COURS

THÉORIQUE ET PRATIQUE

DE MATIÈRE MÉDICALE-

THÉRAPEUTIQUE.

COURS

THÉORIQUE ET PRATIQUE

DE MATIÈRE MÉDICALE--THÉRAPEUTIQUE

SUR LES REMÈDES ALTÉRANS,

DE P.-J. DE BARTHEZ,

Ex-Conseiller d'Etat et de la Cour des Comptes, aides et finances
de Montpellier ; Médecin du duc d'Orléans ; Chancelier de
l'ancienne Université de médecine de Montpellier ; Professeur
de l'École de médecine ; Médecin du Gouvernement ; Chevalier
de la légion d'honneur ; Membre de l'ancienne Académie des
sciences de Paris et de Montpellier ; de la ci-devant Académie
des sciences , inscriptions et belles-lettres de Paris ; Président
perpétuel de la Société de médecine-pratique de Montpellier ;
Membre des Académies des sciences de *Berlin* , de *Stockolm*, de
Gottingue, de *Lausane*, etc.; Correspondant de l'Institut national
de France ; Associé des Académies et Sociétés de médecine de
Madrid , de Paris , de Toulouse, de Bordeaux, etc. etc.

Recueilli et mis au jour avec un Discours préliminaire *et*
des Notes additionnelles, 1.er *volume in-8.*;

PAR M.r J. SENEAUX,

Professeur honoraire de la Faculté de médecine de Montpellier
Docteur en médecine et en chirurgie ; Membre de plusieurs
Sociétés savantes , médicales et littéraires de la France, etc. ;

SUIVI d'un *Cours de remèdes évacuans ;* formant le 2.e
volume , par le même (M.r SENEAUX).

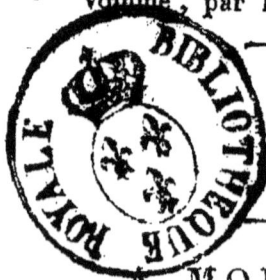

Mécène m'a fait son ami :
Je suis au-dessus de l'envie ,
Et sûr d'une immortelle vie ,
Je ne crains l'enfer, ni l'oubli.
HORACE, *Traduction de* DARU.
L'Ombre de De BARTHEZ.

A MONTPELLIER,

De l'Imprimerie de J.-G. TOURNEL, Place LOUIS XVI, n.° 57.

1821.

Cet Ouvrage se vend

A Montpellier, *Chez MM.* Renaud, Seguin, Gabon, Sevalle.

A Paris, *chez M.* Gabon *père*, *rue et place de la Faculté de Médecine.*

A Toulouse, *chez M.* Sens.

A Lyon, *chez*

A Marseille, *chez*

LE COMTE D.***

PAIR DE FRANCE, ETC.

MONSIEUR LE COMTE,

Je dois l'hommage d'un recueil précieux à la science médicale et utile à l'humanité ; je le dois, dis-je, à l'homme sensible, au littérateur illustre, qui fit retentir le Parnasse Français des accens d'une lyre enchanteresse, qui retraça les chants aimables où le premier des lyriques latins sut orner de grâces les maximes de la raison, et donner sous le voile de la légéreté de sublimes préceptes.

Ce livre, qui est presque tout entier du célèbre De Barthez, devait paraître sous les auspices d'un de ses concitoyens, d'un homme d'état, qui par ses nobles sentimens, ses talens distingués et l'élévation de son âme a mérité la bienveillance particulière du monarque et l'affection de ses compatriotes.

Pour me défendre de vous louer, Monsieur le Comte, vous me prescrivez de ne pas vous nommer...... Je vous obéis ; mais si l'on vous reconnait à quelques traits échappés de mon cœur dans ce pénible silence, n'en accusez que ces sublimes qualités qui vous laissent sans rivaux. C'est ainsi que vos vertus même m'auront malgré vous vengé de votre défense.

J. SENEAUX.

DISCOURS PRÉLIMINAIRE.

LA première partie de cet ouvrage appartient à M. *De Barthez*. Elle fut recueillie dans son Cours public de matière médicale - thérapeutique, et écrite, pour ainsi dire, sous sa dictée. Sans doute parmi ses nombreux auditeurs, d'autres peuvent avoir eu comme moi, l'idée de réunir et de publier les leçons d'un maître si habile ; mais je crois être un de ceux qui auront apporté à ce travail le plus de soin et d'exactitude. Je le devais comme étant son disciple, je le dois plus encore comme ayant été son collègue.

Les leçons de M. *De Barthez* ayant eu lieu en 1781, 1782, il doit paraître extraordinaire, que depuis ce temps, aucun de ceux qui les suivaient et qui les avaient conservées, ne les aient pas faites connaître, ou que lui-même n'ait point rédigé les simples notes qu'il tenait en main , lorsqu'il dissertait publiquement d'une manière si savante et si méthodique sur cette matière.

Peut-être conclura-t-on qu'il voulait ensevelir dans l'oubli, comme trop au-dessous de ses autres productions , ce nouvel ouvrage, quelque utile , quelque nécessaire qu'il fût pour diriger les jeunes praticiens dans le choix des remèdes , ainsi que dans la manière de les administrer pendant le cours des maladies.

Si l'on examine avec attention les orages occasionés par la révolution française, les troubles qu'elle a excités dans l'honorable famille de *De Barthez*, et les pertes incalculables que cette famille a essuyées pendant cette longue période de calamités ; le temps qu'il a fallu à ce Professeur célèbre depuis la renaissance du calme jusqu'au jour de sa mort, pour l'impression de plu-sieurs de ses grands ouvrages , on ne sera point surpris , qu'absorbé par les soins qu'exigeaint ses autres travaux, il n'ait pas eu le temps de s'occuper de celui-ci , et d'y mettre la dernière main,

C'est donc avec confiance que je vais publier les leçons que ce praticien distingué a données dans notre Université sur les remèdes *altérans* ; mais sans en changer ni modifier les expressions, ni sans en dénaturer le style ; en un mot, sans me permettre d'y faire les moindres changemens.

De Barthez est connu de tout le monde savant, non-seulement par sa vaste érudition et ses profondes connaissances dans toutes les sciences exactes ; par les places éminentes qu'il a remplies avec distinction, tant sous l'ancien que sous le nouveau gouvernement, mais encore par l'éclat qu'il n'a cessé de répandre sur l'école de médecine de Montpellier, par le don qu'il lui a fait de sa bibliothèque, composée de livres de choix rares et très-précieux, ainsi que par la noble émulation qu'il savait si bien inspirer à tous ceux qui se livraient à l'étude de la médecine.

La Faculté reconnaissante, doit attacher le plus grand prix à un si digne présent (une bibliothèque qu'il chérissait tant), et veiller soigneusement à sa conservation, pour qu'il passe intact à la postérité la plus reculée. Ce sera le moyen le plus sûr de perpétuer à jamais la gloire et la bienfaisance de *De Barthez*.

Rien ne lui était étranger ; il parlait avec autant de facilité sur toutes les sciences et sur tous les genres de littérature, que sur la médecine. Une seule anecdote suffira pour prouver son érudition. Se trouvant à Paris dans une nombreuse et brillante société, où était la Princesse *De Pois*, fille du Prince *De Beauveau*, nôtre savant avait terminé une conversation assez longue, où lui seul avait disserté, et on l'écoutait encore, lorsque frappée de son éloquence, la Princesse se leva dans un moment d'enthousiasme : « eh ! qu'a donc fait » cet homme à la providence, dit-elle, » pour parler aussi élégamment et sans » préparations, et pour humilier ainsi » tous ceux qui l'écoutent !..... »

Voulant achever de concilier à cet ouvrage l'estime et la confiance qu'il mérite, je répète ici (en faveur de Messieurs les élèves en médecine qui n'ont point connu son illustre auteur), que *De Barthez*, né pour la médecine, avait un de ces génies rares que la nature met des siècles à produire ; il eut en quelque sorte créé la médecine, si elle n'eût pas été connue ; il en a été un flambeau pendant sa vie. Il était regardé comme une encyclopédie vivante. Aussi l'on verra que la première partie de l'ouvrage que nous publions se ressent nécessairement de la touche qui lui était particulière. Heureux si je pouvais l'imiter dans la partie qui m'est propre.

On assure que *De Barthez* a disposé par son testament, de ses manuscrits ; mais je ne crois point que la première partie de cet ouvrage, puisse être révendiquée par ses héritiers ; j'ignore, ainsi que je l'ai déjà annoncé, s'il avait conservé quelques fragmens, ou quelques notes qui ayent rapport à ce cours ; mais, dans tous les cas, j'ose penser que les leçons dont il se compose, et que tant d'amateurs de la science ont pu recueillir comme moi, étaient à l'époque où elles furent données, une espèce de legs, que ce Professeur très-distingué faisait à tous ceux qui allaient l'entendre.

Si *De Barthez* vivait encore, je ne me serais jamais permis d'imprimer ce cours, sans sa participation, sans l'avoir préalablement engagé d'y faire toutes les corrections et tous les changemens qu'il aurait jugés convenables, et à compléter la matière médicale interne, en rédigeant lui-même le traité sur les *remèdes évacuans*, traité qui formera le deuxième volume.

Les dernières leçons de ce cours de *De Barthez*, furent terminées par l'exposition des remèdes sudorifiques et des béchiques expectorans, quoiqu'il eût d'abord annoncé à ses auditeurs qu'il se bornerait à les entretenir des diaphorétiques. Après avoir dit affirmativement, qu'il avait pris la résolution de ne parler que des remèdes *altérans*, il ajouta : « les bornes de ce » cours sont *trop petites*, trop étroites ; » la matière qui me reste à traiter est » trop étendue, comme on peut le » voir par ce que j'ai dit dans diffé- » rentes préleçons de thérapeutique, » sur l'administration de ces médica- » mens, et il sera facile de juger que » sans l'épuiser, on pourrait faire » *quarante leçons* sur l'usage des émé- » tiques et des purgatifs dans les ma- » ladies aiguës seulement. Je me

» contenterai donc de vous donner des
» préceptes sur l'administration des
» sudorifiques et des diaphorétiques. »

Les deux articles donnés par *De Barthez* (les sudorifiques et les expectorans), ne me paraissant pas avoir été traités d'une manière assez étendue, j'ai jugé nécessaire d'y faire une plus grande quantité d'additions que dans les autres articles de son cours.

Je le répète, plusieurs années se sont écoulées depuis sa mort; je me suis cru suffisamment autorisé à livrer au public la première partie de cet ouvrage qui lui appartient exclusivement. Il faut que l'on se persuade bien que je n'ai jamais prétendu me l'attribuer; ma touche étant trop inférieure à la sienne. Je le donne comme la production de cet homme illustre, sans me permettre de faire aucun changement dans la partie qui lui est propre.

La deuxième partie, formant le second volume, m'appartient en entier : j'ai cherché autant qu'il m'a été possible à me rapprocher de mon modèle ; à faire un choix judicieux des remèdes que j'ai eu occasion d'employer moi-

même et de ceux que m'offraient les
ouvrages des auteurs qui m'ont inspi-
ré le plus de confiance et que tous
les bons médecins se plaisent à révérer.

Cette conduite loyale et franche de
ma part, paraîtra peut-être de quelque mérite ; mais sans doute elle ne
saurait plaire à certaines personnes de
notre état, qui, avec des talens distingués, j'aime à le dire, mais qu'un
amour-propre, répréhensible, a engagé à livrer à l'impression beaucoup de
leçons de *De Barthez*, même de son
vivant, sans daigner seulement le citer.

Il ma paru convenable d'adopter la
division qu'il a établie lui-même, quoiqu'elle puisse être regardée comme
vicieuse par beaucoup de lecteurs. Il
n'ignorait point que la division et la
classification des remèdes en *altérans*
et en *évacuans* est fautive, défectueuse, en ce que les altérans deviennent
quelquefois évacuans, *et vice versa* ;
que les évacuans à leur tour agissent
en altérans, et qu'au lieu de remplir
l'attente des médecins, ils la trompent,
surtout administrés à petites doses.

Le quinquina, par exemple, donné
comme fébrifuge (altérant), agit sou-

vent comme purgatif, surtout aux premières prises. L'on peut en dire autant d'une infinité de remèdes et même des substances alimentaires, qui deviennent purgatives, émétiques, sialogogues, etc; suivant l'idiosyncrasie des sujets.

Cependant si l'on conclut, comme on doit le faire, d'après les effets les plus généraux de l'action des remèdes, on verra que la division adoptée par *De Barthez*, est sans contredit la plus simple, la plus naturelle de toutes celles qui avaient été exposées jusqu'à lui.

Du reste, s'il a fait choix d'une division dans les médicamens, c'est je crois pour se conformer à un usage établi jusqu'à lui, et pour mettre un ordre méthodique dans les diverses matières qu'il avait à traiter; car, pour lui-même, toute classification devenait en quelque sorte indifférente, attendu que chaque méthode de traiter les maladies, doit être basée sur la science des indications qui se rapportent toutes nécessairement à la nature du sujet et à la détermination du principe vital, et qu'elle doit être prise de la nature de la maladie, tirée de la constitution du malade, des causes de son état actuel, de son âge, ses forces, son sexe, etc. etc.

Un médicament généralement éva- cuant par une voie, peut le devenir par d'autres ; c'est ainsi qu'un émétique, un purgatif, peuvent devenir évacuans des sueurs, des urines, des règles, des hémorroïdes, de la salivation, etc, ce que l'on voit tous les jours dans la pratique de la médecine.

L'on voit également, que tel re- mède évacuant, qui aurait produit le plus grand bien dans un temps donné de la maladie, est de nul effet, ou devient même dangereux dans un autre.

La matière médicale thérapeutique, ainsi que les autres sciences, ont eu des commencemens fort obscurs ; il paraît qu'on se contenta pendant plu- sieurs siècles, de la simple observation. On se bornait même à l'observation des faits les plus apparens, sans se mettre en peine de la cause qui les pro- duisait. On s'occupait à rechercher des remèdes ; mais on ne s'embarrassait guère d'en expliquer les effets. Cette méthode est à-peu-près la même que celle de la fameuse secte des empiriques, qui s'éleva environ deux siècles avant l'ère chrétienne. Ceux-ci admettaient de plus la recherche des causes évidentes, non pour en tirer des inductions qui servissent à déterminer le caractère particulier de la maladie, ou le genre de remède qu'il convenait d'employer; mais ils les considéraient simplement comme des signes. Elles faisaient partie de ce qu'ils appelaient le concours des accidens. Cette secte était opposée à celle des médecins dogmatiques, qui voulaient connaître les principes du corps humain, la situation, la structure, la connexion et l'usage des parties qui le composent: les causes des maladies communes et particulières, et l'action des médicamens.

Ces deux sectes se glorifiaient l'une et l'autre d'avoir *Hippocrate* à leur tête; mais il paraît que ce grand génie n'eut jamais le dessein de former aucun parti.

Examiner l'homme vivant et en santé, s'assurer de ce qu'il éprouve dans les maladies, déterminer les causes prochaines ou occasionelles de ces maladies, leurs périodes, leurs degrés, leurs variétés; connaître jusqu'à quel

quel point pourront résister les forces vitales etc. , et ce qu'on doit attendre de l'effet des remèdes, voilà, sans doute, à quoi il faut sincèrement s'attacher.

L'efficacité des remèdes dépend spécialement de leur application. Il y a un ordre, une suite, des intervalles et des mesures à observer. C'est le fil de la méthode qui tire les malades d'affaires, sans quoi ce qui devrait opérer la guérison, ferait empirer le mal et les tuerait; variez les remèdes selon les symptômes et la nature des crises. Les faits dérangent quelquefois les plus justes combinaisons; mais le jugement du médecin doit agir là où l'expérience l'abandonne.

De Barthez n'a jamais été partisan exclusif des anciens, quoiqu'il en parle avec beaucoup de vénération; il n'adopte ni leurs systêmes, ni leurs préjugés, ni leurs erreurs, ni leurs chimères. Il n'a pas été non plus séduit par les charmes et les découvertes de l'histoire naturelle, de la chimie, etc. Dans ses leçons, ainsi qu'on le verra, il ne s'est point livré à d'inutiles détails sur l'histoire particulière de chaque médicament pour mettre de côté la partie essentielle de l'art de guérir, qui est celle des cas, des temps et des indications des maladies dans lesquelles ces substances médicamenteuses conviennent, ainsi que de ceux qui les contre-indiquent.

En effet, il ne faut pas qu'un art qui travaille à conserver la vie des hommes, s'appuye sur des fondemens aussi frivoles que les systèmes et les hypothèses, que chacun a la liberté de se forger. Il faut remonter aux premiers temps de la médecine, chercher ce qu'on a fait, y joindre les découvertes des modernes, fonder une conduite indépendante de l'empire de l'opinion.

De Barthez a vu que la matière médicale, exposée dans les ouvrages des auteurs les plus illustres, ne lui offrait que de fausses richesses, quoiqu'elle parût en offrir de vraies ; il ne livrait point ses malades à la violence active d'une foule de remèdes sous le poids desquels souvent ils succombaient, et il ne cessait de dire qu'il fallait en user sobrement ; il citait même à cette occasion cette sentence de *Baglivi*. » On se trompe grossièrement, lors-» que dans les maladies aiguës, ou

» inflammatoires, on accable les mala-
» des de remèdes, et si long-temps,
» que la nature ne sachant où elle en
» est, et se trouvant agitée d'une part
» par la violence de la maladie et de
» l'autre par le poids des remèdes, est
» enfin forcée de succomber ; car le
» mouvement ordinaire et réglé de la
» nature étant troublé et interrompu
» par de doses si réitérées d'un grand
» nombre de médicamens, donnés sans
» ordre et sans méthode, tout est sus-
» pendu ; alors ni la fièvre ne diminue,
» ni la crise ne se déclare au temps
» nécessaire où elle devrait paraître ;
» le malade, accablé de ce choc inté-
» rieur de la nature, succombe, et du
» mal qui s'aigrit, meurt, ou tombe
» dans une maladie chronique ».

De Barthez, dont la longue expérience ajoutait encore à la rare sagacité, prétendait que presque tous les
remèdes nouveaux, ceux même que
les louanges orgueilleuses de quelques
prôneurs indécens ont fait regarder
non-seulement comme très-héroïques
dans une infinité de cas, mais encore
comme spécifiques dans d'autres, n'ont
rien moins que rempli l'attente des pra-

ticiens judicieux, qui très-souvent les ont au contraire trouvés plus nuisibles que salutaires. Je puis citer en exemple : la ciguë, tant vantée par *Storck*, pour la guérison du cancer ; le stramonium, le muriate de barite, etc. etc.

« Combien de choses dont je n'ai
» pas besoin, disait un philosophe en
» voyant le luxe effréné d'un riche !
» Tout médecin sage pourrait en dire
» autant, à l'aspect de ce luxe pharma-
» ceutique, qui commence à perdre
» de son crédit ; mais qui n'est pas
» encore restreint à une juste mesure
» autant qu'il devrait l'être ! En lisant
» nos livres de médecine, on dirait
» que les maladies si richement trai-
» tées de nos jours, doivent être guéries
» avec plus de facilité, c'est tout le
» contraire. L'intempérance est aussi
» pernicieuse en remèdes, qu'en ali-
» mens ; et de même que l'excès de
» la table, bien loin d'augmenter la
» nutrition du corps, l'expose à une
» foule de maladies ignorées de ceux
» qui se bornent aux vrais besoins de
» la nature, de même la multipli-
» cité des remèdes, ne sert qu'à rendre

» les maladies plus rebelles et souvent
» incurables » (1).

Aussi n'est-ce pas sans raison que
dans tous les temps on a vu des médecins s'élever avec force contre l'or-
gueilleuse folie des innovateurs, dont
l'usage est d'attribuer des vertus puissantes à des remèdes qui en étaient
dépourvus.

L'école de Montpellier, plus jalouse
que toute autre de professer la médecine d'observation, n'a jamais voulu
admettre que des remèdes dont l'efficacité fût confirmée par de longues et
sévères expériences. Aussi *De Barthez*,
qui pendant long-temps a présidé cette
école célèbre, a renfermé son cours de
matière médicale, dans un cercle étroit
de remèdes choisis et vraiment curatifs. Il ne fallait rien moins que ses
études contentieuses, ses longues mé-
ditations, sa sagacité et son expérience
consommée, pour démêler parmi le
nombre infini des substances médicamenteuses tirées des trois règnes de

_____

(1) Selle, méd. cliniq. tom. 1, pag. 13. note 9.

la nature, celles qui jouissaient réellement et jusqu'au degré le plus élevé
des propriétés curatives.

De Barthez avait enseigné long-temps
avant *De Fourcroy,* que les remèdes
trop mélangés, faisaient souvent plus
de mal que de bien, et que la polypharmacie épuisait la source de la
médecine hippocratique, qui a toujours
été celle de la faculté de Montpellier.

Les médecins judicieux s'aperce-
vront, que malgré le choix très resserré
que *De Barthez* a fait des remèdes qu'il
préconise, il n'est pas entièrement à
l'abri du reproche qu'il a lui-même
intenté à la majeure partie de ses prédécesseurs, d'avoir multiplié les médicamens sans nécessité, peut-être
même de leur avoir attribué des vertus
qu'ils n'ont réellement point, ou qui
sont, au moins jusqu'à présent, douteuses. Il a payé, comme tant d'autres,
sa dette à l'humanité.

Néanmoins on verra que ses assertions
sur leurs propriétés avaient presque
toujours pour appui des observations,
sinon exactes du moins suffisantes, qu'à
l'exemple de *Cartheuser* et autres, il
ne confond pas dans la même classe

les médicamens dont les propriétés, sont diamétralement opposées, comme il ne sépare point non plus ceux qui doivent être réunis.

Si l'on examine attentivement les jugemens que divers médecins ont porté sur l'effet des remèdes, on trouvera qu'ils sont en discord ; ce qui ne peut qu'intimider le jeune praticien. Celui-ci peut se tromper en adoptant de mauvais remèdes, ou en rejetant ceux qui sont bons, ou enfin en préférant un remède moins bon à un autre qui est héroïque. Le difficile est donc de distinguer le bon du mauvais ; et entre les bons lequel est le meilleur.

Silvius avait souhaité que quelqu'un entreprît un traité des remèdes, où il marquât soigneusement la différence de leurs odeurs, de leurs saveurs ; mais ce projet me paraît devoir être inutile, parce que les remèdes que les malades appètent le moins et dont l'odeur et la saveur leur sont les plus désagréables, sont souvent ceux qui opèrent le mieux et qui guérissent le plus radicalement.

Un reproche qu'on ne pourra faire à *De Barthez*, bien différent de beaucoup d'autres auteurs de matière médicale, il a échappé au reproche d'avoir trop discuté sur la manière d'agir des médicamens et d'avoir négligé les questions des indications et des contre-indications des remèdes ; c'est, comme je l'ai dit, la base de sa doctrine ; il voulait dans ses cours former des médecins à la pratique et non pas des pharmacologues. Aussi verra-t-on avec intérêt qu'il montre autant qu'on peut le faire , lorsque l'on est éloigné des malades, les temps et les circonstances des maladies, qui indiquent ou contre-indiquent l'emploi des remèdes.

Il a soin d'en écarter ceux qu'il énumère, ceux dont il n'a pas eu occasion d'observer, de calculer les effets pour les bien constater ; non qu'il ne puisse y en avoir dont l'action médicatrice est réelle ; mais par cela seulement qu'il ne les avait pas mis en pratique. Il écarte aussi ceux dont l'ignorance ou la crédulité ont malheureusement surchargé la majeure partie des traités de matière médicale. Il n'y a aucun remède qui soit bon en tout temps, en tout lieu et en toute disposition du malade.

Nous sommes loin de regarder comme sans effets les remèdes passés sous silence par *De Barthez* et par moi ; nous ne recommandons expressément, l'un et l'autre, que ceux dont la vertu nous est connue, soit par notre propre expérience, soit par celle des auteurs du plus grand mérite. Beaucoup peut-être mériteraient la préférence sur ceux que nous indiquons et dont nous ne célébrons pas ici l'efficacité. Mais des expériences ultérieures préciseront mieux que nous la valeur des divers remèdes dont nous nous abstenons de parler, par la seule raison que nous ignorons leur force et leur degré d'activité.

La thérapeutique, cette partie de la médecine qui a pour objet le traitement des maladies, c'est-à-dire, qui donne les préceptes généraux qu'on doit observer dans l'administration de tous les moyens curatoires, se divise en trois parties.

La première partie est la diète, ou pour mieux dire le régime qui traite de la santé et du bon usage que l'on doit faire des six choses improprement appelées non naturelles, pour la conserver.

La matière médicale dont nous

nous occupons dans ce traité, est la deuxième qui traite des remèdes, soit simples, soit composés; elle en fait connaître la nature, la force, les effets et le bon usage dans la cure des maladies.

La troisième constitue l'art de guérir par les opérations, ou la médecine opératoire.

Si l'étude des sciences ne doit nous intéresser, qu'autant qu'elles nous sont utiles, la matière médicale en aura de très-grands, par les avantages considérables qu'elle procure à l'homme dans l'état de maladie.

Si Dieu, auteur de la nature, a voulu que les hommes, ainsi que les autres animaux fussent sujets à un grand nombre de maladies, il a aussi pourvu avec abondance à leur guérison.

Les trois règnes de la nature fournissent les médicamens; chacun en fournit séparément, et ils peuvent être combinés. Souvent aussi ils ne sont employés qu'après avoir été soumis aux différentes opérations de la chimie et de la pharmacie.

Le nombre des remèdes est beaucoup plus grand que celui des maladies.

L'expérience a montré dans tous les temps aux vrais médecins que la nature guérit souvent seule les maladies , et que l'usage des remèdes s'oppose à ses efforts , qu'il les augmente quelquefois au point de les rendre mortelles ; d'où il suit , que c'est avec beaucoup de sagesse et de prudence qu'on doit se déterminer dans le choix des médicamens. Tous ces remèdes simples ou composés , domestiques ou officinaux, chimiques ou pharmaceutiques peuvent produire de très-bons effets quand ils sont administrés comme il convient.

Les premiers médecins ne se servaient que de médicamens simples , et ils guérissaient. *De Barthez* ne faisait jamais de grandes formules , et nous l'avons imité· tant dans notre pratique et dans nos cours que dans nos écrits. Nous nous contentons de ne prendre parmi les richesses de la chimie et de la pharmacie , que ce que l'observation journalière nous a paru prouver être le plus utile. Nous nous sommes attachés à éviter le grand nombre de médicamens , dont les propriétés ne fraternissent point les unes avec les autres.

L'histoire la plus ancienne, véritable ou fabuleuse, nous apprend que les hommes n'eurent d'abord d'autres guides dans la science des remèdes, que les troupeaux qu'ils conduisaient. Les ayant vus recourir à certaines herbes, lorsqu'ils se sentaient incommodés, ils en firent l'épreuve sur eux-mêmes et commencèrent à distinguer par ce moyen les plantes nuisibles des plantes salutaires.

Le hazard, le désespoir des malades secondèrent les premiers essais. Comme ils cherchaient indifféremment leur guérison, dans tout ce qui s'offrait à leurs yeux, ils rencontrèrent quelquefois des remèdes dont ils furent soulagés. Telle fut la plus ancienne cure dont nous ayons connaissance. Les filles de *Proetus*, s'imaginant être vâches, remplissaient la campagne de mugissemens ; *Melampe* les guérit heureusement en leurs faisant prendre du lait de chèvre. Il fut surpris lui-même de ce succès et l'attribua à l'ellébore, que ces chèvres avaient brouté. Voila ce qui mit sans doute l'ellébore en vogue.

Dans le premier temps lorsque les

médecins manquaient, on exposait les malades dans les rues et dans les places publiques ; ceux qui connaissaient des remèdes efficaces les leur indiquaient ; après une parfaite guérison, on était obligé d'aller dans les temples, pour y faire graver les noms des remèdes dont on s'était servi.

Les Egyptiens observaient surtout cette coutume : de sorte que dans les temps d'idolâtrie, les temples quoique pernicieux au salut de l'âme, d'après l'avis de nos théologiens, contribuaient du moins à procurer celui du corps ; la piété des peuples, quoique sans règle, n'était pas sans récompense.

Ce ne fut que chez les Egyptiens seuls que la science des remèdes fut en crédit. On sait jusqu'où allait le savoir de *Salomon*, qui s'étendait depuis les cèdres jusqu'à l'hyssope.

Les Grecs avaient aussi beaucoup écrit sur ce sujet ; cependant de tant d'écrits, il ne nous est resté que ce que nous trouvons dans *Hippocrate*, qui a même passé légérement sur cette matière (1).

_____

(1) Les premiers médecins considérèrent les

C'est aux ouvrages de *Theophraste*, de *Dioscoride*, de *Pline*, que nous sommes redevables de ce que les anciens connaissaient sur les remèdes. Depuis ce temps jusqu'à *Galien*, elle n'avait pas fait de grands progrès.

Elle s'accrut considérablement, elle prit un essort très-élevé, sous les auspices des Arabes, dont le génie et les efforts continus, ne servirent pas peu à l'étendre; mais cette heureuse lumière qui avait éclairé les peuples, vint s'éteindre au milieu de l'ignorance funeste des siècles suivans, elle reparut enfin plus brillante et plus vive, à la renaissance des lettres, grâces aux

---

remèdes comme froids, chauds, secs et humides; ils les divisèrent en raison de leurs effets réels ou prétendus, en céphaliques, béchiques, cordiaux, stomachiques, hépatiques, fébrifuges, etc. etc. Depuis *Hippocrate* jusqu'uà *Galien*; depuis *Galien*, jusqu'aux Arabes, cette partie de la médecine ainsi considérée fut absolument empirique.

Après le renouvellement des lettres, on crut pouvoir expliquer l'action des médicamens; on croyait les voir agir sur les solides et sur les fluides; mais surtout sur les premiers, On les divisa en *altérans*, *évacuans*; en *stimulans*, *irritans*, *caustiques*, *astringens*, *relâchans*, *humectans*, etc. etc.

talens de quelques hommes célèbres, de quelques bienfaiteurs de l'humanité.

La découverte de l'Amérique enrichit cette science du quinquina contre les fièvres, de l'ipécacuanha si souverain contre la dyssenterie, le bontua contre la néphrétique ; heureux si chaque siècle en eut produit de pareils, depuis que la médecine est érigée en science !

Un art qui avait présenté au génie des anciens des écueils insurmontables, est presque arrivé à sa perfection, sous l'heureuse dynastie de nos Rois, grâces aux hommes immortels qui nous ont prodigué le fruit de leurs travaux ! Victimes volontaires qui ont sacrifié au plaisir de soulager l'humanité souffrante, leur fortune, leur santé et leur vie. Presque tous les remèdes salutaires sont un témoignage de leur laborieuse bienfaisance. De secrets et inconnus qu'ils étaient, ils sont devenus publics pour le bien commun.

Trois grands obstacles retardent depuis long-temps les progrès de la connaissance des remèdes ; 1.º la difficulté de recouvrer tous ceux qui étaient connus des anciens; 2.º le peu d'exactitude que l'on a porté, et que l'on porte encore, pour connaître à fonds les véritables effets des remèdes; 3.º le risque à courir pour en éprouver de nouveaux.

Il ne faut pas moins de prudence et de circonspection, pour employer à propos des remèdes qui sont actuellement en usage parmi nous. Pour n'avoir pas approfondi leurs propriétés et apprécié les cas où l'on doit les administrer, on les néglige; on les croit nuisibles, parce qu'on ne les connait pas, et on leur fait souvent perdre leur crédit.

Le quinquina en est un grand exemple. L'on remarqua en général, qu'il guérissait les fièvres intermittentes et qu'il n'était pas propre aux fièvres continues. Cependant il est prouvé aujourd'hui qu'il guérit souvent les unes et quelquefois les autres.

Outre les fièvres rémittentes, qui participent du caractère des continues et des intermittentes, n'y a-t-il pas aussi certaines fièvres doubles-tierces, dont les accès anticipent les uns sur les autres, de sorte que non-seulement élles paraissent continues, mais élles le sont en effet? Toutes ces fièvres sont emportées par le quinquina.

Il y a d'autres fièvres qui paraissent suivre le type intermittent, mais qui sont causées par quelques maladies cachées, dont elles ne sont peut-être que des symptômes; le quinquina, au lieu de leur être bon, leur est très-nuisible, parce qu'il aggrave les symptômes, et détermine des accidens fâcheux, qui n'auraient peut-être jamais paru. Nous avons dans la matière médicale assez de semblables remèdes, qui sont bons ou nuisibles, selon qu'on les place bien ou mal.

Le pas le plus glissant de la médecine est de tenter de nouveaux remèdes, surtout lorsqu'on s'y détermine légèrement et sur la foi de certains médecins que souvent on pourrait qualifier à juste titre de mauvais observateurs.

Hoffmann (1) « nihil ominus tamen » re accuratius expensa et adhibita ad » tam circum specta observatione, » pauca certe supersunt, quæ fidæ

_____

(1) Cap. III. de medicamentorum viribus et causis ignorantiæ earum.

» *et expertæ virtutis plurima vero*
» *infida, suspecta, fallacia, ficta et*
» *energiæ egentissima, licet in nullo*
» *mendacio, secundum Plinium* (1)
» *maius sit periculum, quam in me-*
» *dico* ».

Si l'action des médicamens était une fois bien connue, il en résulterait un grand avantage pour la pratique de la médecine et le salut des malades; mais malgré les progrès qu'on a fait de nos jours dans la connaissance des lois de l'économie animale, de l'histoire naturelle et de la chimie, nous n'en sommes pas moins toujours réduits à en appeler à l'expérience pour déterminer les vertus d'un remède.

Les anciens croyaient, que différens remèdes agissaient spécialement sur certaines parties du corps; que les uns portaient sur la tête (les céphaliques et les narcotiques) quelquesuns au poumon, au foie, à la rate; (les béchiques, les hépatiques, les spléniques); que parmi les purgatifs, il y en avait qui entraînaient les sérosités, d'autres la bile, etc.

---

(1) *Lib. XXIX. Cap. I.*

Les médicamens sont plus ou moins efficaces, selon le climat, les régions, le temps de l'année, les constitutions intempestives, le genre d'alimens, de la manière de vivre. C'est ce qui a fait dire à *Celse*, « *aliud medicamen-* » *tum Romæ, aliud in Græcia adhi-bendum* ». Certainement l'expérience atteste que les purgatifs et les émetiques les plus forts, peuvent être administrés aux habitans de la Westphalie, de la Poméranie et de toute la Russie, aussi bien qu'en France, en Italie, etc.

Hippocrate (1) *effectum; quæ profuerunt, quæ vero nocuerunt. Et Celse* (2), *egregie ad veritatem sentire, dum asserit : medicum non semper posse præstare artis effectum, licet sit perpetuum in arte medica, quid fieri debent, tamen non esse perpetuum, quod sequi convenit.*

On ne peut juger de l'action des remèdes que par l'expérience; et on n'a jamais pu bien expliquer leur manière d'agir. L'on sait que le mercure provoque fortement l'excrétion de la

(1) *Lib. de arte*, § 7.
(2) *Lib. III, Cav.* 1.

salive ; que le nitre est rafraichissant et antispasmodique ; que l'opium fait dormir ; que l'arsenic est un poison mortel ; que la semence de jusquiame et de pavot sont narcotiques , la rhubarbe purgative , les cantharides diurétiques , l'antimoine émétique, etc. Il est à remarquer que quelques-uns portent leurs effets plus spécialement que les autres sur les parties nerveuses ; les mercuriaux les portent sur les glandes , la lymphe et les conduits excréteurs du gosier. Les antimoniaux émétiques sur les conduits biliaires ; la coloquinte sur les parties nerveuses des intestins ; l'ellébore sur l'œsophage, le larinx et la tracée-artère ; les cantharides sur le système urinaire : l'aloès sur le système utérin et hémorroidaire ; les sels volatils huileux et les sudorifiques sur les tuniques des vaisseaux artériels , etc.

S'il était possible de connaître la véritable fonction de chaque partie du corps, la connexion et le rapport des unes avec les autres , il serait aisé de déterminer les effets que produiront sur chacune de ces parties l'application d'une cause connue , quelque éloignée qu'elle pût être de l'endroit où les effets se font sentir ; mais malheureusement l'état de la science n'est pas tout-à-fait parvenu à un point si désiré.

Cependant un médecin rationel, sait, des effets visibles, remonter jusques aux causes cachées et découvrir comment il doit appliquer ses remèdes ; tandis qu'un empirique qui l'ignore court risque de faire plus de mal que de bien ; car il arrive souvent que les accidens paraissent dans un endroit, tandis que la source ou la véritable cause se trouve dans un autre.

Il faut donc avoir une connaissance de l'origine, de l'insertion et du mouvement de chaque muscle ; connaître l'origine, la distribution et la communication des nerfs qui appartiennent à chaque partie.

1.º Une partie est affectée par *protopathie*, quand elle est essentiellement *lésée* en elle-même, et quand cette lésion ne vient point de quelque autre partie. 2.º Elle est affectée par *idiopathie* lorsque étant essentiellement lésée, la lésion lui vient néanmoins originairement d'une autre partie qui a été affectée en premier lieu. 3.º Ou enfin par *sympathie*, quand la partie est saine en elle-même, et n'est affectée que par la communication qu'elle a avec une autre qui est lésée.

Les maladies par sympathie se communiquent donc à des parties éloignées par le moyen des muscles, des nerfs, du tissu cellulaire, etc.

C'est par des signes tirés des fonctions des muscles, des nerfs, ou du tissu cellulaire, que l'on pourra parvenir à découvrir où est le véritable siége de la maladie ; si elle est topique, protopathique, idiopathique à la partie affectée.

Dans les maladies protopathiques, il faut appliquer les remèdes à la partie affectée où se trouve le siége du mal. Dans les idiopathiques il faut les appliquer sur l'une et sur l'autre. Dans les sympathiques sur la partie souvent très-éloignée et d'où part le mal.

La source de ces différentes affections étant où pouvant être connue, par les signes qui sont propres à chacune, il deviendra facile de trouver le lieu convenable à l'application des remèdes.

Les remèdes simples doivent être

préférés , à vertus égales , parmi les
végétaux , et les plantes surtout , soit
qu'on les administre *intus ou extus* ,
les infusions l'emportent sur les ébul-
litions. L'ébullition les décompose trop.
Il paraît qu'on ne devrait faire bouillir
aucune production végétale , quand
on désire en retirer un bon succès
dans les maladies.

Lecamus a assuré , que quand des
plantes , de quelque nature qu'elles soient,
ont souffert une ébullition , elles ont
perdu une grande partie de leur vertu
et de leur activité : l'infusion ménage
et conserve leur force , surtout quand
elles sont infusées dans des vaisseaux
bien fermés.

Malgré les travaux des médecins
anciens et toutes les découvertes qui
ont été faites par les modernes , il
paraît que la matière médicale est
bien éloignée de la perfection , et que
tout ce qu'on a pu en apprendre de
plus certain , a été tiré des observations,
faites au lit des malades. *De Barthez*
savait parfaitement que l'homme ne
commande point en maître à la nature;
que le médecin n'en est que l'interprète
et l'instrument intelligent qu'elle met

en œuvre ; que le pouvoir des médecins consiste seulement à suivre la marche de la nature, pour la faire concourir avec les remèdes à la guérison du malade.

De Barthez savait mieux que personne, que le médecin a le plus grand intérêt à ne jamais s'écarter de ce principe, en observant attentivement l'homme sain et l'homme malade ; en étudiant l'action perpétuelle et réciproque des médicamens sur le corps humain, ainsi que les diverses impressions qu'ils font éprouver à nos sens.

Les médicamens agissent par une force active et en suscitant des révolutions dans l'économie animale, surtout lorsqu'ils agissent de concert avec cette puissance intérieure, existante dans tous les corps vivans, dont les attributs sont inconnus, mais dont les effets se manifestent à l'œil de tous les médecins observateurs qui ont l'art de se placer entre la maladie et la nature, de manière que le médicament par ses vertus curatives, étant bien dirigé par le médecin, se mette dans un accord éventuel et parfait avec ce principe inconnu. La nature a ses mystères, mais elle n'est pas toujours et partout inaccessible. Elle daigne sourire quelquefois à des esprits sages qui l'interrogent (1).

Les médicamens, à ce qu'il nous paraît, ne possèdent pas seuls des vertus capables de guérir les maladies; mais, administrés judicieusement suivant leur manière d'agir, ils peuvent

---

(1) Elle leur permet quelquefois de soulever le coin du voile. Tous les instincts industrieux tendant au bien-être et à la conservation de chaque animal et de son espèce.

Si la nature fait que la teigne en sortant toute nue de son œuf, sentant que la nudité l'incommode, se fabrique un habit; si l'araignée en naissant sent déjà en elle ce pouvoir de l'instinct de filer et de former sa toile avant d'avoir vu, ni goûté une mouche, ou une abeille; et que lorsqu'un de ces insectes tombe dans ses filets elle sait la prendre avec ses tenailles, l'emporte dans son lit pour s'en nourrir; la nature prévoyante se suffit souvent, non seulement par elle-même, et lorsqu'elle ne le peut, elle dispose les malades à apprêter ce qui leur est nécessaire pour concourir à la guérison.

Quel est l'observateur qui n'a pas été à portée de voir que des maladies très-graves, surtout dans les enfans, se sont quelquefois guéries spontanément et sans que les malades aient voulu se soumettre à faire aucuns remèdes. La nature, dit *Hippocrate*, est le vrai médecin.

croître ou affaiblir l'activité de divers organes, précipiter ou ralentir les mouvemens des solides et la marche des fluides; rompre les forces vitales, les déplacer, les appeler et même les accumuler sur une ou plusieurs parties du corps.

Le médecin doit donc nécessairement se placer, comme nous l'avons déjà avancé, entre la maladie et la nature, pour suivre la marche de celle-ci, épier ses intentions, solliciter ses efforts s'ils sont faibles, les soutenir quand ils prennent une direction favorable; les réprimer, ou les affaiblir s'ils sont trop forts ou contrarians, afin de parvenir à vaincre et à maitriser la cause morbifique.

Si d'une part le médecin doit apprécier la force active de chaque médicament, évaluer son influence sur l'économie vivante, il doit de l'autre examiner ce que peut faire la nature seule, afin de rester dans l'inaction si elle se suffit pour guérir, en agissant de concert avec elle, si elle manque d'énergie.

Le médecin doit examiner et apprécier, autant qu'il est en lui, les chan-

gemens que les médicamens produisent
sur l'homme malade. S'il ignorait les
lois vitales et les modifications qu'elles
éprouvent, il ne pourrait estimer les
mutations produites par les remèdes :
il ne pourrait jamais parvenir à savoir quelle peut être leur puissance
collective.

Le médecin ne doit pas non plus
ignorer que les médicamens et les
poisons ont une essence analogue et
proviennent de substances analogues
et qu'ils diffèrent par leur intensité,
par l'inégalité de leurs forces ; de
manière qu'en général les médicamens
ont une action douce, modérée et
bienfaisante, tandis que les poisons
en ont une violente et destructive.
Cependant la thérapeutique se trouve
liée avec la toxicologie, en ce que
les remèdes les plus héroïques se
composent de substances vénéneuses.

Toutes les ressources que la médecine
emploie pour guérir, se tirent de
l'hygiène, de la chirurgie, de la
pharmacie, et de la chimie, et s'appèlent
remèdes ; mais la matière médicale est
spécialement appliquée aux substances
naturelles tirées des trois règnes de la

nature, lorsqu'elles ont été disposées convenablement pour être administrées aux malades.

Les modernes n'ont généralement parlé de la vertu et des propriétés des remèdes, que sur la foi des anciens; tandis que *De Barthez* ne loue, ainsi que je l'ai déjà dit, que les remèdes dont il a fait choix depuis long-temps et qu'il a connus par son expérience dans la pratique la plus heureuse. Je me félicite constamment dans la mienne, des remèdes indiqués par lui dans ce cours, et je crois lui devoir la majeure partie des succès que j'ai obtenus sur les malades confiés à mes soins.

Sydenham employait peu de remèdes, et le grand *Boerrhaave* ne demandait pour exercer la médecine, que de l'eau, du vinaigre, du vin, de l'orge, du nitre (nitrate de potasse) du miel, de la rhubarbe, de l'opium, l'émétique, du feu et une lancette. Nous pouvons ajouter le quinquina, le camphre, les vésicatoires, etc.

La simplicité dans les remèdes a encore l'avantage de ne point fatiguer les puissances digestives, si essentielles à la santé et à la vie. L'observation

de plusieurs siècles confirme cette
grande vérité. C'est du ressort du
système digestif, que dépend presque
toujours la force des autres parties
de l'économie animale et surtout des
extrémités.

Serenus Sommonicus regardait cet
organe comme le roi de tout le corps.
Le médecin ne saurait être trop prudent
dans l'administration des remèdes. Les
médicamens sont comme les aveugles;
ils ne font le bien ou le mal que par
la main qui les conduit. Servons-nous
de ceux dont une longue expérience
a consacré le succès; c'est un précepte
très-sage que nous a donné *Rutland.* »
» *Non est tutum aliquid in corpore*
» *humano experiri quod longo usu non*
» *sit comprobatum* «.

Cependant, avec de la prudence
on peut être conduit par l'analogie à
faire des tentatives heureuses. Les
jardins devraient être les vraies phar-
macies. *Solenander* pensait que par les
plantes qui se trouvent en abondance
dans un pays, on peut conjecturer
presque avec certitude quelles sont
les maladies qui y règnent le plus. Idée
sublime et vraiement philosophique !

L'on a toujours trouvé plus de ressources dans les remèdes simples, que dans ceux des laboratoires. Nous avons, ai-je déjà dit, un grand nombre des médicamens, et nous ne trouvons de ressources que dans une classe très-bornée. Il en est des remèdes, ainsi que la très-bien dit *Fontenelle*, comme de la société; où l'on reçoit quantité d'offres de service et peu de services réels. Dans cette foule inombrable de remèdes, nous avons peu de véritables amis. Il serait bien à désirer que l'homme fût assez philosophe pour ne se servir que de peu de médicamens; mais son esprit est si faible quand il est malade, qu'il recourt à ceux qui lui promettent une prompte guérison; et personne ne veut se persuader que la guérison est presque toujours l'ouvrage de la nature. *Natura morborum medicatrix.* Attendez, disait *Stoll* à ses malades; et il éloignait d'eux l'appareil fastueux des remèdes inutiles.

Non seulement *De Barthez* employait peu de remèdes pour combattre les maladies; mais encore il préferait toujours les plus simples. Il connaissait le danger qui pouvait résulter de leur mélange, de leur combinaison, et plus encore de celui de leur altération ou de leur sophistication. Les formules, lorsqu'il était obligé d'en donner, n'étaient jamais beaucoup composées. Il blamait hautement la polipharmacie. On peut voir la preuve de ce que j'avance dans ses ouvrages imprimés, dans les manuscrits de ses cours de médecine que j'ai à ma disposition, et surtout dans ses consultations, livre imprimé à Paris *chez Leopold Collin*, libraire rue Git-le-cœur 1807, par les soins du docteur *Marie S.t-Ursin*, rédacteur de la gazette de santé ; ainsi que dans les consultations, ouvrage posthume de *De Barthez*, publié par M. *Lordat*, héritier des manuscrits de cet auteur et imprimé à Paris, chez *Michaud* frères, rue des Bons-enfans, n.º 34.

Les avantages que les gens de l'art vont retirer de ce cours de matière médicale – thérapeutique au lit des malades sont trop évidens, pour qu'il soit besoin que je les fasse valoir ; il est sans doute à regretter que *De Barthez* n'ait pas porté cet ouvrage au degré d'étendue et de perfection dont il était susceptible, et qu'il était si fort dans le cas de lui donner ; mais entrainé à la capitale par un effet de sa réputation, porté de suite à de grandes places, devenu conseiller d'Etat, médecin des Princes du sang, etc. etc., il se vit forcé d'abandonner l'enseignement, ainsi que l'école de Montpellier, dans laquelle il n'est ensuite rentré qu'après la révolution en qualité de Professeur honoraire.

Quoique *De Barthez* fût fortement prévenu en faveur des remèdes dont il avait éprouvé les bons effets dans sa pratique, néanmoins je dois dire, qu'il était bien loin de regarder tous ceux dont il ne parle point, comme inutiles, faibles, sans vertus, ou dangereux. Il prétendait seulement recommander plus spécialement ceux dont sa propre et longue expérience lui avait confirmé l'efficacité ; car, à en juger par le grand nombre de remèdes que renferment les matières médicales, ou les divers dispensaires de pharmacie, et par les éloges que leurs auteurs leur ont prodigués de siècle en siècle, on serait tenté de croire que les malades ne doivent jamais mourir ;

qu'il y a des médicamens doués de vertus si héroïques et si infaillibles, qu'aucune maladie ne doit résister à leur action ; cependant le médecin praticien a bien lieu de décompter lorsqu'il est au lit des malades. « Les » premières paroles que cet illustre » Professeur prononça en commençant » ce cours de matière médicale, fu- » rent celles de dire, je me propose » de donner la meilleure méthode de » philosopher dans la recherche des » vertus des médicamens ».

De Barthez avait adopté dans ses cours de matière médicale, l'ordre qui me paraît le plus utile pour opérer le bien sans nuire, celui de présenter les médicamens d'une manière *simple*, sans *alliage*, sans *combinaison*, ou tout au moins avec le moins d'association possible : il tâchait toujours de les appliquer de la manière la plus directe aux indications et aux différens temps des maladies. On s'apercevra, sans doute aisément, qu'il avait la très-sage précaution de placer l'abus qu'on peut faire du meilleur remède à côté des cas ou ils sont réellement bien indiqués, afin

ue jamais ses élèves ne pussent
'administrer d'une manière qui devint
uisible à leurs malades.

Il me paraît qu'il y a ici une très-
rande distinction à faire, entre les
uteurs de matière médicale et les
édecins praticiens. Les premiers pré-
endent en général que nous sommes
rès-riches en bons remèdes ; et les
econds assurent que nous sommes
ans un état de très-grande pauvreté,
t que l'art de guérir manque de bons
oyens curatoires. *De Barthez* adop-
ait le dernier sentiment, parce qu'il
avait très-bien que nous n'avons encore
ue des notions commencées et in-
omplettes sur la manière d'agir des
emèdes. Il disait à tout instant que
'observation était toujours le premier
as à faire dans la vraie philosophie
édicale ; que les faits que l'observa-
ion accumule ont été regardés par les
rais médecins, et doivent toujours
'être, comme les matières premières,
t la base du grand édifice de la vraie
cience médicale.

Il est certain, disait-il, que si tous
es phénomènes étaient bien connus,
ne resterait pas beaucoup d'obscu-

rités sur les causes ; et qu'une fois celles-ci bien constatées, on parviendrait à grands pas à la connaissance des remèdes capables de les dompter.

Sans la connaissance des phénomènes de la nature humaine, le plus grand médecin abandonné à ses conjectures, se perdrait dans le vague, dans l'incertitude, et dans la force de son imagination, qui ne serviraient souvent qu'à l'éloigner du vrai, à l'égarer dans des routes inaccessibles, et à le jeter dans un océan de doutes. *De Barthez* était un de ces médecins sages qui avait commencé par interroger la nature, à méditer ses réponses, à se pénétrer, pour ainsi dire, de son esprit et à ne recevoir des lois que d'elle-même. Il joignait la méthode rationnelle et la méthode expérimentale, les faisait aller de front et les unissait perpétuellement. En médecine ce sont deux instrumens nécessaires, qui ne peuvent agir efficacement que lorsqu'ils agissent ensemble ; et c'est à leur accord parfait que sont attachés les grands progrès de la science médicale, et la guérison des maux qui assiégent l'homme. Il faisait, à l'exemple d'*Hip-*

pocrate, la médecine d'observation, parce qu'il savait que l'observation marche d'un pas lent, mais ferme, et qu'elle a renversé, qu'elle renverse et renversera toujours tous les systèmes qui ne dérivent pas d'elle.

Il ne faut, pour se convaincre de cette vérité, que parcourir les différens âges de la médecine, pour juger qu'elle fut féconde, lumineuse et heureuse, toutes les fois qu'elle joignit ensemble l'étude des phénomènes particuliers, la recherche des causes des maladies, et l'observation sur l'efficacité des remèdes employés dans des cas bien déterminés; et qu'elle fut obscure, stérile et malheureuse, lorsqu'elle chercha à se conduire sans le secours de ces trois moyens réunis.

Qu'on n'aille cependant pas s'imaginer que notre auteur se bornât à faire une médecine expectante, car non-seulement il agissait beaucoup et même avec confiance, mais il ne craignait pas de s'approprier les succès des guérisons, et d'affirmer hardiment, dans certains cas, que la curation était son ouvrage, que tel ou tel malade lui devait la vie; mais il était aussi persuadé, et tous ses ouvrages en font foi, que tant que ces trois choses n'ont pas été réunies, la science médicale n'a pas fait de grands progrès et a eu très-peu de succès, comparativement aux autres parties qui composent la science médicale. Elle n'a pas dû en faire, parce qu'ils dépendent de la combinaison des faits, des idées et de l'observation. Et si la médecine doit aux faits sa réalité, sa certitude, elle doit aussi aux idées sa fécondité, sa lumière, et la plus grande partie de son avancement.

Les faits sont, si l'on le veut, le corps de la science; mais les idées en sont l'âme, et les fonctions de cette âme ne se bornent point à façonner et à disposer les matériaux fournis par l'observation ; son influence s'étend encore jusques sur l'observation même.

Il est un art d'observer qui n'est pas donné à tous les hommes. Celui qu'il importe le plus au médecin de bien connaître, c'est celui de l'homme lui-même. C'est cette espèce d'observation intérieure qui doit précéder toute autre observation, et qui ensuite peut en quelque sorte toute seule, nous rendre capables de juger sainement des êtres sains ou malades qui sont hors de nous.

De Barthez portait cet art au suprême degré. Ses écrits sur le principe de la vie et sur la science de l'homme en font foi ; et cet art si intéressant, n'est qu'une application de l'art de penser.

Je crois devoir me dispenser d'analyser ce traité des remèdes altérans ; l'ouvrage seul suffira au développement des principes dont je viens de parler, parce que l'auteur fait sans cesse la bonne application de ces principes. Le lecteur reconnaîtra partout l'esprit et la marche de cet auteur célèbre, parce que c'est dans tous ses ouvrages qu'on trouve approfondie la méthode qui l'a toujours guidé dans ses recherches, et qui nous mettra en état de profiter de son travail et d'aspirer à ses succès.

Dans sa première leçon il nous dit : « il faut partir d'un principe général et » aphoristique, c'est de négliger la » nature des choses et de nous attacher » aux faits, de nous occuper de la » méthode de les rapprocher par des » relations bien constatées et de les » présenter dans leur vrai jour, afin

» que ces faits de la médecine-pratique
» réunis et tirés par une analogie sé-
» vère, il en résulte un corps de doc-
» trine lumineux, fondé sur une base
» solide et heureuse ».

Je sais que la sorte d'esprit et de
sagacité nécessaires pour apercevoir
les défauts d'un ouvrage, ne suppose
pas le talent d'en faire un bon ; mais
il n'en est pas moins vrai que c'est en
remarquant les fautes de ceux qui nous
ont précédé dans une carrière épineuse,
en indiquant, par des traits distincts,
les écueils contre lesquels ils se sont
brisés, qu'on peut espérer de les éviter,
et d'en préserver ceux qu'une fausse
route pourrait égarer.

Il y a dans tous les genres un certain
degré de perfection dont il est très-
difficile et très-rare d'approcher, et
vers lequel on doit tendre sans cesse
et avec effort, même sans espoir d'y
arriver. Ce n'est qu'en voulant faire
mieux qu'on ne peut, qu'on parvient
à faire aussi bien qu'on le doit.

Quand je resterais fort au-dessous
de mon sujet et de mon modèle ; quand
je succomberais sous le poids du far-
deau dont je me suis chargé, les autres

traités de matière-médicale-thérapeu-
tique n'en seraient ni plus mauvais ni
meilleurs.

Nul ouvrage parfait n'est encore sorti
de la main des hommes: La nature est
si profonde dans ses vues, si grande
dans ses plans, si compliquée et tout
à la fois si simple dans ses moyens,
si variée dans ses ouvrages, que ce n'est
point trop des efforts réunis de tous
ceux qui l'ont observée et qui l'obser-
vent encore avec soin, pour en percer
les obscurités, ou pour en épuiser les
bienfaits ; et à tous égards il reste encore
plus à faire à la médecine qu'à toute
autre science humaine.

Il ne faut pas être surpris si le jeune
médecin qui s'élance seul dans la pratique, est embarrassé dans le choix des
médicamens. La somme en est si immense que chaque praticien a, si on
peut le dire ainsi, sa matière médicale
à lui, ses remèdes de choix, c'est-à-
dire, un ou plusieurs remèdes dans
chaque classe. Il les adapte à sa pratique et au système rationnel de traitement qu'il a embrassé, et ce choix
une fois fait, il sacrifie ou rejette tous
les autres.

Le lecteur voudra bien observer, cependant, que dans la majeure partie des cas, le choix des remèdes est primitivement fait par le maître de l'art sous lequel ce jeune médecin a fait ses cours théoriques ou classiques ; que chaque praticien en particulier dit comme *Van-Svieten* : « *ego post quam* » *medicinæ ex auctoritate procerum* » *academicorum docende applicuit,* » *id in primis credidi mei esse muneris,* » *candide ut vobis exponerem, sim-* » *pliciterque illa, quæ, veris experi-* » *mentorum successumque eventis,* » *firmâ in arte cognoscuntur* ».

On voudra bien examiner que c'est encore moins du choix des remèdes que de leur sage et méthodique administration, que notre illustre Professeur s'attachait, dans ses leçons, à bien pénétrer ses élèves, il trouvait la matière riche et pauvre en même temps. Riche, si l'on jette les yeux sur le nombre étonnant des remèdes tirés des trois règnes de la nature ; pauvre, si l'on considère le peu de remèdes doués de quelques vertus vraiment héroïques ou spécifiques, et surtout le peu d'ouvrages écrits sur leur bonne et méthodique application.

Pour pouvoir prononcer sur l'activité d'un seul médicament nous devrions connaître ses premiers principes et ses combinaisons, ses dégradations, sa formation, ses altérations; et cependant ce ne serait que la partie la plus petite de l'ouvrage de faite, puisqu'il faudrait y joindre encore une science exacte des corps, non-seulement en elle-même, mais encore en tant qu'ils sont subordonnés à toutes causes incalculables qui agissent plus ou moins sur elle; telles que l'influence de l'atmophère, des alimens, des passions, et de tant d'autres causes qui nous changent de moment en moment. Tout ce qui nous est permis par la force de notre esprit et par l'assiduité de nos travaux, c'est de raisonner sur l'observation. Nous observons un fait, nous le voyons dans toutes ses variétés, nous remarquons les exceptions qu'il nous indique. La raison sage nous apprend à en tirer des conséquences démontrées, et en même temps nous console dans la faiblesse de nos vues, lorsque nous avons suivi dans l'art de tirer des conséquences, les lois de la plus scrupuleuse démonstration.

De Barthez, en classant les remèdes,
les a réduits à un très-petit nombre,
ainsi qu'on peut le voir dans cet ouvrage. Il cherchait à introduire sans
cesse dans l'esprit de ses élèves les
exemples des plus grands peintres, qui
avec les sept couleurs primitives et
spéciales bien mêlées et bien combinées,
multipliaient les nuances à l'infini ; il
prétendait que le médecin à l'exemple
du peintre devait composer une très-
grande quantité de formules diverses,
avec un très-petit nombre de remèdes
choisis, afin de les faire servir utilement dans les diverses nuances de la
pratique. La matière médicale n'est
déjà que trop riche ; ce n'est pas absolument de nouveaux remèdes dont
nous avons besoin ; c'est d'une bonne
méthode d'employr ceux que nous
possédons.

De Barthez ne donnait jamais dans
ses leçons de matière médicale-thérapeutique l'histoire naturelle des remèdes qu'il indiquait. Il ne disait presque
jamais rien de leurs propriétés physiques et chimiques ; on peut dire en un
mot, qu'il ne considérait les remèdes
que dans leurs propriétés médicales

et dans le mode de leur bonne administration. Le lecteur n'en sera pas surpris lorsqu'il daignera faire attention, que *De Barthez* ayant étudié toutes les sciences exactes, non seulement ne s'était jamais occupé de la botanique, mais encore que l'espèce d'antipathie qu'il avait pour cette science le rendait en quelque sorte injuste ; car il prétendait que tous ceux qui s'étaient livrés fortement à cette étude n'avaient jamais pu devenir de vrais médecins. Il y a toute apparence que cette prévention était née en lui de cette idée : qu'un homme qui se livre avec trop de zèle à cette science accessoire de la médecine, se prive du temps qui est nécessaire pour devenir un grand médecin, d'après le premier aphorisme d'*Hippocrate*, «ars » *longa vita brevis*, etc. ». Cette prévention pouvait aussi lui venir d'une opinion erronée. D'ailleurs, sa façon de penser à cet égard eût-elle été fausse, quel est l'homme exempt d'erreur ?... quel savant philosophe n'a pas son côté faible?...

Cependant, appelé à la place de Chancelier de la ci-devant Université de médecine de Montpellier, et par là obligé de professer la botanique au jardin du Roi, dans les bâtimens duquel cette chaire lui attribuait un logement, il ne laissa pas d'y faire les cours les plus savans et les plus instructifs sur cette science.

Il a eu la franchise d'avouer quelques années avant sa mort, qu'il n'avait enseigné la botanique avec quelque succès, qu'à l'aide du jardinier (le Sieur Banal) et de son heureuse mémoire; que lorsqu'il avait été appelé à la professer, il ne connaissait pas les plantes les plus usuelles; ajoutant qu'au moment même où il nous faisait cet aveu, il était hors d'état de distinguer le cerfeuil du persil et l'un et l'autre de la ciguë.

Avant l'époque où *De Barthez* dictait ces leçons de matière médicale-thérapeutique, on avait travaillé à analyser la majeure partie des plantes usuelles, afin de parvenir à la découverte de leurs vertus médicamenteuses et spécifiques. Les travaux des chimistes tout laborieux qu'ils avaient été jusqu'alors, n'avaient abouti qu'à obtenir de très-petits résultats, relativement aux principes constituans des plantes ; et dans le moment actuel il faut qu'on se hâte de renouveler les expériences, qu'on travaille avec de nouveaux correctifs, qu'on s'empare des substances gazeuses qui entrent dans leur composition, qu'on en examine la nature et qu'on les combine de nouveau, ne fut-ce que pour découvrir, s'il est possible, de remèdes indigènes, capables de remplacer avantageusement les substances exotiques, qu'il nous est quelquefois impossible, surtout en temps de guerre, de nous procurer des pays lointains.

De Barthez ne pouvait pas dire dans ses leçons, tout ce qu'il y a de vrai et de bon sur tous les remèdes cités dans son cours. Depuis cette époque, l'on a fait sans doute quelques découvertes intéressantes sur cette matière. Cependant les médecins ne doivent point s'aveugler, ni se laisser prévenir au point de croire que parmi les remèdes nouveaux, souvent excessivement vantés, on en ait trouvé beaucoup d'héroïques, la chose est si vraie, qu'on n'a pas trouvé, jusqu'ici, le moyen d'assigner, d'une manière certaine, les temps des maladies dans lesquels ces remèdes nouveaux et tant vantés doivent convenir, ni fixer d'une manière assez rigoureuse les propriétés générales et particulières dont ils sont doués. Il est fâcheux d'être obligés de dire que les puissantes vertus qu'on leur a attribuées, n'ont eu souvent pour base que des assertions hasardées, lesquelles ont été détruites par de nouvelles observations.

Ce que nous disons, *De Barthez* et moi, sur les vertus des médicamens, sera utile sans doute; mais après le peu de notions théoriques, il faut les appliquer au traitement des malades. De cette manière on pourrait mieux voir la nature sous différens aspects, et on serait mieux à même de la suivre et de la seconder dans tous les changemens qu'elle fait éprouver aux malades; on pourrait prévoir le résultat de ses efforts spontanés, à calculer l'effet des remèdes. C'est auprès des malades, encore un coup, que peuvent être confirmées les assertions des maîtres, quand elles sont fondées. C'est par de nombreux essais qu'on vérifie la puissance de la nature, ainsi que celle de tous les moyens thérapeutiques connus. C'est encore là qu'on peut hasarder des tentatives indiquées par l'analogie, et alors, sans doute, le jeune praticien se formerait à l'art de bien voir et de juger sainement.

L'auteur de toutes choses n'a rien fait en vain ; tous les remèdes sont bons lorsqu'ils sont bien administrés dans les cas où ils conviennent ; comme ils sont dangereux, et même mortels, lorsqu'ils sont appliqués à contre-temps et à des doses peu exactes.

De Barthez n'entre ici dans aucun détail sur les doses des remèdes, soit par rapport à l'âge, au sexe, au tempérament, et aux forces des malades, soit rélativement à l'intensité des symptômes et aux divers temps de la maladie. On verra qu'il croit toujours parler à des élèves déjà assez instruits sur les quatre branches de la pathologie, et qu'il suppose que son auditeur est conduit à l'application des bonnes études par des principes sévères de médecine, et par des observations bien méditées. Ceux, disait-il, qui jouissent de ces avantages, en se bornant même à un très-petit nombre de remèdes,

sauront incontestablement réussir dans
la pratique.

Autrefois l'art de formuler était très-
difficile, et les médecins de la secte
galeniste l'avaient rendu, pour ainsi
dire, monstrueux ; mais grâces aux
auteurs modernes, on a simplifié cet
art. On commence à faire justice de
l'espèce de jonglerie qui régnait dans
cette partie de la science médicale, en
substituant des ordonnances simples,
faciles à exécuter et mises à la portée
de tous, à ce fatras de remèdes que
l'on cumulait et compliquait d'une
manière aussi obscure qu'elle était peu
conforme à la science chimique.

Cette première partie de la matière
médicale-thérapeutique qui a été pro-
fessée par *De Barthez*, est divisée en
dix-huit chapitres principaux, dénom-
més dans la table, et contient les médicamens altérans généraux. Cet auteur
n'a point fait de chapitres particuliers
de ceux qui sont reconnus propres à
agir spécialement sur tel ou tel système d'organes du corps humain ; de
sorte que le médecin-praticien devra
choisir les céphaliques, les anti-épi-
leptiques, les béchiques ou pectoraux,

les hépatiques , etc. etc. , parmi les remèdes que leurs effets les plus constans et les plus énergiques ont forcé notre auteur de placer dans cette classe préférablement à telle autre.

Tout ce qui est consigné dans le premier volume étant le fruit des plus profondes recherches, d'une pratique longue , étendue, heureuse, et de l'expérience la plus confirmée d'un savant dont le nom fait époque en médecine, je crois m'honorer infiniment que de pouvoir en recommander la lecture à tous ceux qui courent , ou veulent courir la même carrière. Voulant rendre la matière médicale-thérapeutique aussi complète que possible , j'ai composé le second volume traitant des remèdes évacuans.

Pour l'exéuter avec autant d'ordre qu'il m'a été posssible, j'ai adopté une division qu'on trouvera sur la fin. J'y ai placé aussi un supplément sur les remèdes nouvellement inventés, il m'a paru d'autant plus nécessaire, que depuis le milieu du dernier siècle, on a publié des essais sur différens remèdes nouveaux, ou de ceux qu'on a tirés de l'oubli, quoique déjà connus. La

plupart de ces remèdes devenus à la
mode , sont à peine énumérés dans
quelques livres modernes de matière
médicale.

PROLÉGOMÈNES.

Dans ce Cours de matière médicale, je me propose de donner la meilleure méthode de philosopher dans la recherche des vertus des médicamens. Pour cela il faut partir d'un principe général et aphoristique ; c'est de négliger la nature des choses et de nous attacher aux faits, de nous occuper de la méthode de les rapprocher par des relations bien constatées, et de les présenter dans leur vrai jour, afin que de ces faits de médecine-pratique réunis et tirés par une analogie sévère, il en résulte un corps de doctrine lumineux, fondé sur une base solide et heureuse ; c'est ainsi qu'on a procédé dans toutes les sciences de fait, comme la chimie, la physique. Nous allons voir maintenant jusqu'où la science de la matière médicale, peut être aidée par la chimie et par la botanique ; ce qu'elles ont de dangereux, lorsque d'après les notions qu'elles nous donnent sur la qualité des médicamens, on veut régler leur usage dans la pratique.

C'est une grande erreur qu'on peut reprocher à la plupart des médecins, de croire qu'il y a entre un genre donné de maladie et un remède déterminé, une opposition physique et nécessaire, comme celle qu'on reconnaît entre les corps chimiques, qui par leur action mutuelle se détruisent et se neutralisent, d'où il suit un combat entre l'être purement abstrait et métaphysique, et le spécifique qui en triomphe. Si cela était, la médecine ne serait pas aussi difficile et on n'aurait qu'à opposer à chaque maladie son remède spécifique; mais l'influence et l'ineffica cité même des spécifiques les mieux reconnus, tels que l'*ipécacuanha* dans les dyssenteries, et le *quinquina* dans les fièvres intermittentes, le *mercure* dans les maladies vénériennes, nous fournissent une preuve du contraire. Aussi les bons médecins observent-ils que ces maladies subissent dans chaque sujet des modifications qui d'une maladie épidémique font une maladie particulière à chaque individu, et que les médecins vulgaires, qui s'obstinent à combattre les différentes modifications par un seul et même spécique prétendu, aggravent le mal et finissent par le rendre incurable. Le préjugé peut être détruit en bornant la matière médicale à l'exhibition des remèdes pris intérieurement, qui par la modification qu'ils impriment au principe vital, le rendent propre à se débarrasser des maladies qui affligent le corps humain, non pas toujours à la vérité, sans quoi nous pourrions nous rendre immortels.

L'art de la médecine est conjectural. C'est une vérité dont quelques-uns ont abusé pour détruire son excellence, et pour conclure que la guérison n'est due qu'au hasard. Ce raisonnement inconséquent dénote un défaut de logique dans ceux qui le font. Il est vrai qu'on ne peut pas en médecine parvenir à une certitude métaphysique; mais un médecin d'un génie profond, d'un jugement exquis, avec un grand fonds de connaissances, peut acquérir une certitude morale, ce qui suffit pour le mettre à même de rendre les plus grands services au genre humain.

Avant d'entrer dans la discussion de ce que la chimie et la botanique ont d'utile ou de dangereux dans la connaissance des vertus des médicamens, nous devons préalablement tâcher de reconnaître par des faits de médecine-pratique les différentes affections de principe vital, les diverses circonstances des maladies dont le concours peut rendre l'application du remède plus utile. Il faut observer à cet égard qu'il en est des remèdes comme des causes prédisposantes des maladies, qu'il a plu à M. de *Sauvages* de nommer principes de maladies. De même qu'un homme ne peut avoir aucune maladie qu'il n'y ait été disposé et n'en ait été rendu susceptible par les causes prédisposantes, puisque nous voyons que la *peste* et la *vérole* n'attaquent jamais certains sujets quelque exposés qu'ils soient à leurs miasmes, parce qu'il n'y a pas chez ces personnes la susceptibilité de contracter ces maladies; ainsi quelque actif que soit un remède, celui qui le prendra n'en éprouvera aucun effet, s'il n'est pas susceptible de l'action de ce remède. Il faut que le principe vital soit affecté par son impression, et reçoive certains mouvemens opposés à la chaîne de ceux qui constituent la maladie (1). Mais à raison de la diversité immense

---

(1) De *Barthez*, dans son ouvrage immortel sur la science de l'homme, tome premier, page 18, seconde édition, dit : « Je regarde le principe de la vie dont l'homme est animé, » comme la cause expérimentale la plus générale, que nous » présentent les phénomènes de la santé et de la maladie. » Et pag. 10 du discours préliminaire, il continue en disant : » J'avais dit, il est utile d'employer le nom d'une cause » ou d'une faculté expérimentale, comme si cet élément était » connu. Une semblable expression indéterminée, abrége » le calcul analytique des phénomènes, etc, etc. » A la pag. 11 du même discours, il continue encore en disant : « Les » noms des facultés occultes sont utiles pour simplifier le » calcul des phénomènes et pour lui donner beaucoup d'é- » tendue, ces noms étant alors employés comme les lettres » le sont dans l'algèbre. » Pag. 16 et 17 des notes du 1.er

des dispositions à être affecté d'un remède, on voit souvent qu'il ne produit pas ces mouvemens nécessaires au retour de la santé. Ce n'est qu'après un calcul exact de toutes les circonstances, une détermination sérieuse des occasions, l'examen réfléchi des cas particuliers, qu'on peut s'assurer de la vertu des médicamens ; il faut chercher le juste concours des circonstances d'une maladie qui peut rendre un remède plus

---

vol. « J'ai publié, dit-il, un Discours, *De principio vitali hominis*, dans lequel j'ai donné une ébauche de ma doctrine sur les forces du principe vital, en établissant que ce principe existe indépendamment de la mécanique du corps humain et des affections de l'âme pensante. » Pag. 81, 1.er vol. « Je fais voir qu'il n'est pas possible de décider si le principe vital existe par lui-même, ou s'il n'est qu'un mode du corps humain vivant, observant que pour les progrès de la science de l'homme, qui se borne à des combinaisons de faits bien vus, il suffit de concevoir d'une manière abstraite et séptique cet être d'une nature inconnue qui est le principe de la vie dans l'homme,.... etc. » Aux pag. 83 et 85. « Le principe vital de l'homme doit être conçu par des idées distinctes qu'on a généralement, soit du corps organisé de l'homme, soit de son âme pensante. » De Barthez qui paraît ne pas douter de l'existence de son principe vital, quoiqu'on ne puisse connaître ce principe par ses attributs, est cependant plus sceptique que ceux qui disant que rien ne vient de rien, et que ceux qui chantaient autrefois sur le théâtre de Rome : *post mortem nihil est, ipsaque mors nihil.*

Les anciens ont entendu par nature le principe de la vie, l'accord, l'harmonie, l'ordre dans lequel les fonctions naturelles, vitales et animales se succèdent ; la dépendance qui les subordonne les unes aux autres, et les secours qu'elles se prêtent mutuellement pour concourir au même but.

Pilpai et après lui *Hippocrate* sont les plus anciens qui aient parlé de la nature, M. *Wankelmont* l'appelle archée, De Barthez principe vital.

Ainsi quand nous parlons de la nature nous entendons parler du principe vital *et vice versâ.*

approprié. On ne peut regarder que comme générales, et par conséquent vicieuses, les observations qu'on trouve dans les auteurs de matière médicale, sur la vertu des médicamens. Mais le concours de ces circonstances est difficile à trouver : et comme la faiblesse de notre nature ne nous permet pas de voir le dedans aussi clairement qu'il serait nécessaire, il faut en approcher par des conjectures fondées sur des probabilités toujours croissantes. Pour parvenir à ce but, il faut se faire un tableau vrai et bien circonstancié du genre de caractère de la maladie par approximation, et faire concourir un tableau rapproché, autant qu'il est possible, des vertus les plus vraies et les mieux constatées des médicamens.

La meilleure manière de s'assurer de la vertu d'un médicament, est de l'employer dans des cas d'indications simples, dégagées de toute circonstance étrangère et auxquelles on satisfait par un seul remède simple. C'est une règle donnée par *Hamilton* dans son traité *De Regulis praxeos*. C'est de cette manière qu'on a constaté la vertu du *quinquina*, qui, donné seul dans le cas très-simple de fièvre intermittente en arrête les accès.

Cette manière d'expérimenter doit devenir très-familière dans la pratique; car, quelque confiance qu'on doive avoir pour les auteurs qui nous ont précédés, il importe de vérifier les vertus les plus frappantes des médicamens; cela donne de la sécurité, rapproche la vraie manière de voir, et nous fait connaître dans chaque classe les médicamens qui correspondent le plus exactement à l'indication. Au moyen des avantages que nous annonce la vérification des remèdes héroïques, nous pouvons en faire une appropriation plus utile; de plus, cela nous donne beaucoup plus de facilité à faire un choix éclairé dans la prescription des remèdes composés ; cela fait aussi que sans nous arrêter aux médicamens dont les vertus paraissent plus évidentes, nous nous attachons aux spécifiques, quoiqu'ils aient des vertus moins saillantes qu'aucun autre de même classe : ils agissent par une faculté inconnue, *totâ suâ substantiâ*. On forme avec plus de lumières des médicamens composés ; quoiqu'il soit difficile de dire *à priori*, si par un remède composé on remplira les différentes indications auxquelles satisfait chaque remède particulier qui entre dans sa composition, ou si tel effet qu'on attend sera produit par la combinaison de deux remèdes dont on ne peut pas estimer l'impression mixte sur le principe vital. Du reste, dans la composition des formules, il faut laisser à la fortune le moins qu'il est possible, en choisissant les remèdes les plus appropriés.

Les jeunes gens sentent, dans le commencement de leur pratique, une envie extrême de multiplier les usages des remèdes ; l'imagination les y porte, et lorsqu'elle se trouve guidée par le jugement, c'est la marque du génie. Mais lorsqu'on aura acquis des idées exactes sur la vertu d'un médicament dans le cas déterminé d'une maladie simple, on aura beaucoup de facilité à tenter cette extension ; ainsi l'usage du *quinquina*, reconnu spécifique dans les fièvres intermittentes, sera multiplié d'autant plus utilement en suivant l'analogie, qu'on aura mieux connu son effet dans les maladies où on le donne au commencement.

Quoique d'après les observations pratiques nos connaissances sur les médicamens, soient plus sûres et plus vraies que celles qu'on tire de la considération des qualités sensibles des médica-

mens, cependant leur odeur, leur saveur, etc.,
peuvent nous guider jusqu'à un certain point;
elles donnent de la facilité pour les réduire en
classe; mais ces circonstances sont bien légères;
elles peuvent même devenir vicieuses, si on les
pousse trop loin. Il y a dans la pratique des cas
rares où ces connaissances nous éclairent. Ainsi
lorsque nous savons que les *acides* coagulent le
sang, la lymphe, et les autres humeurs, cela nous
conduit à leur application dans les hémorragies;
néanmoins, nous ne pouvons déterminer pourquoi
l'*acide vitriolique*, rafraîchit et le *soufre* échauffe.

Il ne faut pas considérer l'homme comme
une machine physique; et, comme dit *Stahl*,
nous devons regarder les médicamens comme
agissant non sur un corps mixte, mais sur un
corps vivant, puisque dans le cadavre il existe
un certain état de mixtion des différens élémens dont il est composé, qui en fait un corps
mixte bien différent de notre corps animé et
déterminé à l'action, par l'excitation des forces
qui a ses lois primordiales; ainsi nous voyons
que tous les grands médecins ont toujours eu
égard, dans l'estimation des remèdes, au principe sensitif et moteur.

Les raisons qui font qu'on tire très-peu de
ressources des médicamens, sont. 1.º Qu'il n'y
a entre les qualités sensibles des corps médicamenteux et leurs effets aucune analogie, puisque, suivant l'observation de *Vogel*, l'*opium*,
la *coloquinte*, la *gentiane* sont tous très-amers, et
ont des effets tout différens. 2.º Les odeurs et
les saveurs sont très-mixtes, de sorte qu'on ne
peut pas les déterminer et les ramener à des
classes de saveurs et d'odeurs simples. 3.º Nous
sommes faits de manière que les mêmes choses,
dans les mêmes circonstances, affectent différem-

ment les divers sujets; c'est ce qui est sensible sur-tout à l'égard des odeurs, car les uns trouvent-nauséeux ce qui est agréable aux autres, comme, par exemple, le *musc*. Mais si les sens externes nous offrent tant de diversités chez les différens individus; combien ne sera pas différente la manière dont sera affecté, par la qualité des médicamens, chez les différens hommes, le sens interne répandu dans tout le corps vivant! C'est vraisemblablement dans cette différente susceptibilité des sens internes, que consistent les diversités qu'on trouve dans l'administration des remèdes, de ceux même qu'on regarde comme spécifiques.

Pour ce qui concerne les odeurs et les saveurs des médicamens, on peut consulter différens ouvrages écrits sur cette matière. Telle est une dissertation de *Linnæus*, insérée dans son ouvrage qui a pour titre : *Amœnitates academicœ*; elle est intitulée : *De odore et sapore plantarum*. Il y classe les médicamens d'après leurs odeurs et leurs saveurs, il les rapproche par une méthode analeptique dont il s'est servi avec beaucoup d'esprit, en prenant pour base les faits de pratique. *Vedelius* a aussi donné sur cette matière un ouvrage inférieur à celui de *Linnæus* : mais l'un et l'autre le cèdent à ce qu'on trouve dans la grande physiologie de M. *de Haller*.

Les connaissances chimiques ont été très-utiles dans la recherche des vertus des médicamens, en ce qu'elles corrigent les erreurs passées. L'*Académie des sciences de Paris*, au commencement de ce siècle crut beaucoup avancer la science de la matière médicale, en donnant l'analyse des plantes par le feu, et par la nature et la différente quantité d'*huiles*, de *sels* et de *caput mortuum* que chaque plante fournissait ; elle voulut expliquer les vertus que les observations pratiques avaient fait découvrir dans ces médicamens. Il semble que la simplicité et l'identité des principes qu'on retirait de toutes les plantes, principes qui étaient plutôt produits par la violence du feu, que par des principes naturels, auraient dû lui découvrir son erreur. *Lémery* fut le premier qui remédia à ce vice d'analyse ; il substitua à ce procédé une analyse menstruelle, qui appliquée aux différens médicamens en sépare successivement et sans altération les différentes parties essentielles, résineuses, gommeuses, salines, huileuses, etc. (1). Par cette méthode *Boulduc* a obtenu séparément les différentes parties des purgatifs, et a expérimenté dans la pratique les divers produits qu'il en avait obtenus ; il faut cependant se garder de déduire la qualité et l'utilité de ces produits dans telle ou telle maladie, d'après les effets du *tout* dont ils proviennent. *Boulduc* a eu pour imitateurs quelques chimistes Allemands, entre lesquels il faut remarquer *Newman*, qui a donné une chimie médicale très-instructive. *Cartheuser* a été trop loin en voulant d'après les produits de l'analyse menstruelle, se persuader que les différens principes qui constituent un corps, séparés et ensuite réunis ensemble, avaient le même effet qu'aurait eu le remède avant sa

---

(1) S'il est un vœu à former, c'est celui que des savans s'occupent de nouveau de l'analyse des médicamens pris dans les trois règnes de la nature, et spécialement des végétaux, et qu'ils tirent un parti plus avantageux que les chimistes anciens des substances gazeuses qui entrent dans leurs principes constituans.

Il est à présumer que ce ne sera qu'à l'aide de ce travail qu'on pourra parvenir à trouver dans des plantes indigènes les vertus héroïques qui, jusqu'à présent, n'ont paru exister que dans les plantes exotiques.

décomposition (1). D'après cela il voulut introduire une pratique très-dangereuse, sans doute,
celle de substituer à un remède reconnu bon,
et qui se compose de deux principes divisibles
par l'analyse menstruelle, les mêmes principes
obtenus de deux corps différens par la même
analyse. Ainsi, ayant reconnu que le *quinquina*
était composé de deux principes, l'un gommeux
extractif, l'autre austère, terreux, astringent, il
voulut le remplacer par un mélange de *tormentille* pour la partie astringente, et d'extrait
gommeux de *chardon bénit* pour la partie gom-
meuse; mais la nature ne divise pas ainsi la
vertu des médicamens, il faut les administrer
entiers et dans le mode de combinaison sous
lequel elle nous les offre. Lorsqu'on les ordonne
décomposés, ils ont une action toute différente
de leur action mixte, dans laquelle réside la
plus grande partie de leur vertu, et qui tient
intimement au mode de combinaison qu'a gardé
la nature, dans la proportion des différens principes d'un même corps, effet mixte qui ne saurait
exister dans une forme de combinaison différente.

La chimie, comme nous l'avons fait voir par
l'exemple de *Boulduc*, a beaucoup servi la matière
médicale; nous voyons qu'elle tire de l'*antimoine*
des préparations beaucoup plus efficaces que
l'*antimoine crud*, quoique cette substance ne soit
pas aussi *inerte* qu'on le croit communément. C'est
une des plus belles sciences, elle fournit une
infinité de vues d'où l'on peut tirer des théories

_____

(1) C'est ce qui arrive journellement chez les imitateurs
des eaux minérales. Il est certain, et tout praticien de
bonne foi l'avouera, que malgré les secours tirés de la
chimie pneumatique, les eaux minérales artificielles n'ont
jamais produit les mêmes effets que les eaux naturelles,
surtout prises à leur source.

très-lumineuses, fondées sur des faits; elle doit
avoir le pas sur les autres sciences qu'on étudie
relativement à la médecine. L'histoire naturelle
est sujette à trop d'hypothèses, elle est trop peu
avancée, et il faut avoir une tête bien organisée
pour pouvoir y faire quelques progrès. On ne
doit pas négliger la pharmacie; on peut lire avec
fruit sur cet objet l'ouvrage de *Beaumé*. Il faut
être bien sur ses gardes pour ne pas conclure,
d'après les connaissances chimiques, à l'application des remèdes dans la pratique. Telle a été
l'erreur de M *Venel*, qui se confiant trop sur
les connaissances des qualités sensibles des médicamens pour déterminer leurs vertus, concluait
l'inertie d'un remède de l'absence ou du faible
degré de ses qualités sensibles, ou de son indis-
solubilité dans différens menstrues; c'est pour
cela qu'il soutenait que le soufre, qui n'a aucune
saveur, qui n'est soluble dans aucun menstrue
aqueux, qui, par conséquent ne peut subir,
selon lui, aucune altération de la part des sucs
gastriques, ni leur communiquer aucun de ses
principes, ni pénétrer dans les vaisseaux lactés,
ni dans la masse du sang et des humeurs; c'est
pour cela, dis-je, qu'il soutenait qu'il était absolument inutile, malgré l'expérience de plusieurs
siècles, qui atteste sa vertu contre les maladies
de la peau et celles de la poitrine. Les préjugés
chimiques de M. *Venel* étaient les mêmes dans
toutes les parties de la matière médicale.

L'application des différens menstrues aux médicamens pour en obtenir les principes constitutifs,
ne peut pas nous éclairer beaucoup sur leurs
effets dans le corps vivant, dont les affections
le rendent très-différent du cadavre. Nous ignorons encore l'opération physique des différens
menstrues qui existent dans notre corps sur les

médicamées ; opération qui n'en est pas moins
réelle, quoique nous ne puissions pas déterminer
par les effets de l'analyse menstruelle l'altération
que souffrent des corps qui paraissent intrans-
mutables d'après l'action de nos humeurs Ainsi
l'on trouve dans l'urine un sel *sui generis*, nommé
microscomique ou sel *fusible d'urine*, qui certainement est dû au sel marin dont nous usons en
grande quantité, et qui cependant est reconnu
immuable en chimie. Cette altération est donc
exécutée par une action naturelle de la nature
sur ce sel, qui le change et le modifie par des
moyens que nous ne pouvons apprécier et que
l'art ne peut imiter. Voyez à ce sujet *Margraaf.*

Il faut considérer les médicamens comme
agissant sur notre corps vivant composé de solides et de fluides, animé d'un principe sensitif
et moteur qui est affecté et altéré dans sa sensibilité et dans sa mobilité, par le changement
introduit dans les solides et les fluides, par
l'application des médicamens ; changement qui
s'opère non-seulement dans les parties des solides
et des fluides auxquelles s'appliquent les médicamens ; mais qui se répète sympathiquement
dans tout le corps jusques aux parties les plus
éloignées de celles que touchent immédiatement
les médicamens. On a essayé différentes méthodes
pour déterminer la vertu des remèdes. 1.º Leur
mélange *in vitro* avec nos humeurs récemment
tirées du corps. 2.º On a donné ces médicamens
à des animaux. 3.º On les a essayés dans l'homme
sain, et de ces expériences on a déduit leurs
vertus médicales dans l'homme malade. Ainsi
Freind, dans son Emménalogie, a mêlé au sang
différentes substances, soit végétales, soit animales ; *Schulze* a fait de même ; et il est étonnant qu'on soit obligé de vous prévenir contre

l'opinion où vous pourriez être, que les médecins de tous les temps, pour déterminer la
vertu des médicamens se sont attachés aux
observations chimiques; il n'est cependant que
trop vrai qu'on a toujours méconnu les vrais
principes, et qu'on s'est attaché, par un défaut
de l'esprit humain, qui tient à l'imagination qui
nous entraîne dans des hypothèses plus agréables
et plus aisées dans la considération des vertus
des médicamens, à des vues éloignées et étrangères, au lieu d'aller droit au but; c'est le vice
universel qui s'est introduit dans toutes les
branches de la médecine, qui a fait employer
dans la physiologie, la pathologie et même dans
l'histoire des maladies, des sciences hétérogènes,
telles que l'hydraulique, la chimie, l'histoire
naturelle; mais si l'on veut faire des progrès
dans cette science, il faut éloigner autant qu'il
est possible les connaissances et les faits subsi-
diaires. 1.º Les expériences faites *in vitro* par le
mélange des médicamens avec nos humeurs
mortes et séparées du corps, et les conséquences
qu'on en a déduites pour leurs usages dans la
pratique, peuvent nous induire souvent en erreur,
quoique les connaissances sur leurs vertus ob-
tenues par ce moyen puissent se confirmer par
la pratique. Ainsi le Docteur *Pringle*, qui a fait
des expériences très-utiles sur les propriétés septiques et anti-septiques des différentes substances, telles que le *quinquina* et la *camomille*, a
trouvé le *quinquina* éminemment anti-septique;
cette vertu est confirmée par les épreuves qu'on
en a faites. Mais quoiqu'il soit vrai de dire qu'il
y a entre nos humeurs vivantes et nos humeurs
mortes, une conformité qui tient à leur mode
de composition, il est aussi vrai de dire, que
l'effet physique de ce médicament applique à

une partie des solides et des fluides de notre corps, se répète sympathiquement dans toute la masse de ces solides et de ces fluides. Mais les conséquences de *Pringle* sont poussées trop loin; ainsi il met au nombre des anti-septiques l'*alcali volatil*. Il l'est réellement à un degré éminent appliqué à une chair morte; cependant si d'après cette expérience on donnait les alcalis volatils à haute dose dans une fièvre putride, quels mauvais effets n'en éprouverait-on pas, en augmentant la chaleur et la fièvre! Il faut donc être très-réservé à déduire de ces notions des conséquences dans la pratique. C'est d'après les expériences du D. *Alexander*, fameux médecin anglais, sur la vertu rafraîchissante du nitre mêlé *in vitro* avec nos humeurs, et les conséquences chimiques qu'il a cru être fondé d'en déduire, qu'on a donné des quantités excessives de nitre, sans faire attention aux circonstances qui empêchent que l'effet de ce médicament soit le même dans notre propre corps que *in vitro*.

2.° Les épreuves faites sur différens animaux pour essayer différens médicamens, ont aussi leur utilité; mais il faut bien prendre garde de ne pas conclure trop généralement de l'effet d'un remède dans l'animal, à l'action qu'il aura chez l'homme. Ainsi, pour peu que l'on sache de médecine vétérinaire, on voit que les doses pour un jeune animal rapproché de l'homme pour la masse, seraient des doses excessives et funestes pour l'homme le plus robuste; non pas, comme le dit *Murray*, à cause du moindre degré de sensibilité et d'irritabilité, mais plutôt à cause du mode particulier de sensibilité qui caractérise telle ou telle espèce d'animaux, et qui constitue la différence de cette espèce à l'espèce humaine. C'est ce mode qu'il faut considérer lorsqu'on essaye des poisons sur les animaux ; aussi ces sortes d'expériences sont-elles très-fautives et peu concluantes, puisque ce qui est poison pour l'homme, ne l'est pas pour certains animaux, et *vice versâ* ; comme ce qui est poison pour un genre d'animaux, ne l'est pas pour l'autre. Ainsi nous voyons le chameau se nourrir d'euphorbe, plante qui est un poison pour l'homme et pour d'autres animaux.

3.º Les épreuves faites sur l'homme sain pour connaître les vertus des médicamens et pour les appliquer à l'homme malade, peuvent induire en erreur, puisque le principe vital a, dans l'état de santé, des affections toutes différentes de celles qu'il a dans l'état de maladie, il est différemment susceptible dans ces deux états de l'action du même médicament ; mais lorsqu'une maladie vient à changer l'état des forces et la forme des affections, elle lui imprime une sensibilité majeure de l'effet des médicamens. C'est pour ne pas avoir bien senti cela, que D. *Alexander*, après avoir pris de grandes quantités de castoréum et de safran, les a regardés comme des substances de nulle vertu, parce que dans l'état de santé il n'en a éprouvé aucun effet notable. Mais l'essai d'un seul homme ne doit pas l'emporter sur l'expérience des médecins de tous les temps qui les ont regardés comme très-efficaces, sur-tout dans les affections hystériques nerveuses, et dont j'ai moi-même éprouvé de très-grands effets dans le traitement d'une fièvre lente entretenue par une cause nerveuse.

Entre les connaissances étrangères utiles jusqu'à un certain point, pour déterminer et classer les vertus des médicamens et les mieux voir, on doit distinguer cette science qui ne fait que d'éclore, qui considère les rapports intimes qu'il y a entre les caractères des plantes d'une famille naturelle et leur vertu médicinale ; il existe en effet une harmonie entre les caractères naturels d'une famille de plantes et les vertus médicinales des plantes de cette même classe ; c'est la nature qui a établi cette étroite correspondance entre leurs effets médicaux et leurs caractères naturels d'inflorescence ou de fructification. C'est par la considération de ces rapports, aidés de l'analyse chimique exacte, qu'on pourra faire des progrès dans cette science, qui pourra nous donner tant de lumières sur la matière médicale des végétaux. *Murray* a donné un catalogue de plantes suivant leurs classes naturelles ; mais ce n'est qu'une ébauche très imparfaite : on peut espérer de pousser cet objet plus loin, en considérant conjointement et avec méthode les plantes qui dans une même classe ont des vertus plus efficaces et plus saillantes, les *ombellifères*, par exemple. Il y a des plantes qui n'ont aucune vertu connue, ou du moins si faible qu'on les néglige ; dans d'autres, les vertus résolutives, carminatives, diurétiques propres à cette classe, sont dans un degré plus énergique ; enfin, dans quelques-unes ces propriétés sont portées à un tel degré d'énergie, que leur impression anéantit l'harmonie des forces du principe vital, et est délétère pour lui. Ce qui les constitue vénéneuses n'est donc qu'un haut degré d'énergie dans leurs vertus ; de l'*angélique* à la *ciguë*, il n'y a qu'un pas. Ces considérations nous conduiraient à une application plus lumineuse des poisons que leurs premiers panégyristes, qui les ont donné arbitrairement, et les ont appliqués dans des cas où ils n'étaient pas indiqués, par exemple, la *ciguë*, qui a, avec les autres ombellifères, la vertu commune de résoudre, d'être diurétique et de désobstruer, ne possède ces vertus dans un degré éminent que parce qu'elle y joint une vertu emménagogue, qui dans les autres plantes de la même classe, est beaucoup plus faible, c'est cette dernière vertu qui la rend si appropriée dans la résolution des tumeurs squirreuses des glandes du sein chez les femmes encore réglées, et qui ne sont menacées d'un dégégération cangéreuse plus ou moins rapide. J'en ai fait un grand usage, je l'ai trouvée utile (1), je l'ai vu céussir dans plusieurs cas, et presque toujoure elle palliait le mal; mais je ne lui ai pas vu produire les effets merveilleux que lui ont attribués *Storck* et ses partisans. La vertu emménagogue rétablissant ou rendant plus copieux l'écoulement des règles diminuées, peut même parvenir à déduire la congestion de sang sur le sein (2),

(1) La ciguë ne convient, dans les engorgémens lymphatiques glanduleux, tant du sein que des autres parties du corps, que dans l'origine du mal, et lorsque ces sortes de tumeurs conservent leur insensibilité; car du moment que les malades épouvent des douleurs lancinantes (et c'est alors que la tumeur passe à l'état cancéreux), la ciguë est contraire. Alors elle accélère les progrès de la maladie, et la fait dégénérer plus promptement en cancer. Ce point de pratique à été observé par les meilleurs médecins, comme il le fut par les commissaires que la ci-devant Académie de chirurgie avait nommés pour expérimenter les effets de la ciguë pour le traitementdes cancers. Aussi depuis cette époque, malgré tous les éloges prodigués à ce remède par *Storck* et ses sectateurs, la ciguë a été rejetée de la cure des cancers manifestea.

(2) Ce ne sont pas des conjestions sanguines sur les seins qui y produisent des tumeurs cancéreuses; mais bien des congestions lymphatiques. Cette inadvertance échappée à *De Barthez*, dans une leçon prononcée comme on dit vul-

et les obstructions que cette congestion y a
formées à raison de la sympathie qui existe
entre le sein et l'utérus ; lorsque se portant sur
cette dernière partie elle n'y trouve pas cette
disposition à permettre l'écoulement du sang
qu'elle y avait déterminé, il s'y forme une
congestion qui en se répétant sur le sein y
produit le développement et la dégénération
des glandes.

Mais rentrons dans notre sujet ; nous avons dit
qu'une manière de faire quelques progrès dans
la matière médicale, était la considération de la
connexion intime et de la correspondance harmonique des vertus médicinales des plantes d'une
même classe naturelle, avec leurs caractères
naturels, et une attention sérieuse à leurs principes constitutifs séparés par l'analyse menstruelle:
l'on ne peut que regretter les travaux précieux
de *Venel* sur cette partie, travaux qui sont
perdus pour nous.

Pour bien traiter ces rapports il faut y appliquer des sciences étrangères et en déduire,
d'après les modifications nécessaires et visibles,
des résultats médicaux botaniques, et en tirer
des corollaires de pratique ; mais nous ne sau-
rions trop être réservés à conclure, puisque ces
principes étrangers, sur lesquels nous sommes
obligés de nous appuyer, n'ont pas acquis toute
la perfection dont ils sont susceptibles. Ainsi
la connaissance des odeurs et des saveurs n'est
pas encore assez déterminée, l'analyse menstruelle végétale est très-peu avancée. *Cartheuser*

---

gairement d'abondance, n'aurait certainement pas eu lieu
s'il l'avait donnée par écrit, et j'en ai la preuve dans le
recueil manuscrit de ses cours sur les maladies aiguës et
chroniques.

a donné là-dessus un petit ouvrage fort bon, intitulé *De generis plantarum quibusdam principiis*. Il nous manque encore une détermination exacte des familles naturelles, quoique cependant l'on puisse lire avec fruit les ouvrages de *Jussieu*, *Adanson*, *Scapoli* et *Haller*, qui ont dit sur ce sujet des choses nouvelles et intéressantes.

Après avoir ainsi *à priori* établi, autant qu'il a été en nous, les vertus des plantes classées suivant leurs caractères naturels d'après l'analyse menstruelle et la considération des odeurs et des saveurs, il reste à perfectionner *à posteriori* ces aperçus par la pratique, à les vérifier par l'application aux maladies. C'est cette vérification, la comparaison de ces vues, le retour continuel de la médecine à l'histoire naturelle bien vue, qui peut nous donner des aphorismes utiles sur la matière médicale, et faire de la botanique une science et plus belle et plus précieuse. C'est de la vérification pratique de ces vertus présumées dans les médicamens *à priori*, c'est de ces faits particuliers bien vus et des observations cliniques, qu'il faut faire un ensemble de système plus ou moins lumineux. Il faut être sur ses gardes pour ne pas admettre toute sorte de faits et croire aveuglément aux assertions des observateurs; il faut bien examiner s'ils étaient doués de toutes les qualités qui rendent propre à bien observer, et s'ils ont, comme l'a dit *Zimmermann*, la vivacité et la facilité à saisir sous toutes les faces un objet que le vulgaire ne voit que sous une; s'ils sont doués enfin de la solidité dans le jugement. Lorsqu'on ne reconnaît pas à un observateur ces qualités, qui à la vérité se rencontrent rarement, il faut se défier des observations faites par lui. Il faut voir ensuite si l'édifice de la matière médicale qu'on élève de l'ensemble de ces faits bien observés et qui doivent lui servir de base; il faut voir, dis-je, s'il est disposé au hasard et arbitrairement, ou par le génie, cet heureux accord du jugement et de l'imagination qui ne reçoit des lois que de son instinct. Si le siècle d'*Hippocrate* eût eu plus de lumières, il aurait été capable de fonder cet édifice; il en a élevé un aussi parfait que les limites des connaissances de son temps pouvaient le lui permettre. Dans notre siècle nous n'avons eu d'homme de vrai génie que *Stahl* dans la médecine, encore a-t-il voulu introduire dans cette science des lumières puisées dans la chimie et de fausses notions métaphysiques sur le principe qui nous anime, principe sensitif et moteur, qu'il croit être l'âme.

DIVISION GÉNÉRALE

DE LA MATIÈRE MÉDICALE-

THÉRAPEUTIQUE.

Après avoir parlé des règles et des méthodes qu'on doit suivre dans l'étude de la matière médicale, je vais donner l'ordre et la distribution des classes des remèdes dont je me propose vous entretenir.

Dans la première classe je parlerai des *altérans*, que je considérerai comme incrassans ou épaississans, et atténuans ou résolutifs. Dans la deuxième, des *astringens* et des *émolliens* qui, par leur action sur les solides, répondent à celle des *altérans* dans les humeurs. Dans la troisième, des *tempérans* ou *anti-phlogistiques* propres à abattre la chaleur, et des *échauffans* ou *excitans*; ces derniers se rapportent aux mouvemens des solides abattus. Dans la quatrième, des *toniques* et des *antispasmodiques*.

Il y a des rapports continuels entre la sensibilité et la mobilité, qualités qu'il faut bien distinguer pour une raison principale, qui est, que quoiqu'elles appartiennent à un même principe, qui est le principe vital, et qu'elles se confondent dans le même sujet, elles ont cependant entr'elles différens rapports d'énergie et d'influence, c'est-à-dire, que les forces sensitives influent sur les forces motrices et déterminent l'exercice, et que les forces motrices réagissent sur les forces sensitives, et ont dans différens organes, dans diverses circonstances, des rapports très-variés en proportion et en influence réciproque. Ainsi, les métaphysiciens reconnaissent dans l'âme pensante, qui est une, l'entendement et la volonté, qu'ils considèrent séparément. Les toniques sont donc des remèdes qui rétablissent l'ordre naturel qui doit être entre le *sensus* et le *motus*.

Dans la cinquième classe, je parlerai des *narcotiques* et des *irritans* qui agissent sur la sensibilité en la réveillant fortement. Dans la sixième, des *évacuans* (1), où je tâcherai de développer quelques idées sur les sudorifiques et les diurétiques. Dans la septième enfin, je dirai un mot des spécifiques de certaines maladies, telles que la syphilis, etc. (2).

---

(1) Quoique *De Barthez* ait donné ici à entendre qu'il traiterait des évacuans, néanmoins il se borna à parler des sudorifiques, des diurétiques, etc. et ne parla nullement des sialogogues, des sternutatoires, des émétiques, des purgatifs, etc. J'observerai à ce sujet que ce professeur avertit son auditoire qu'il ne traiterait point dans ce cours de ces évacuans; mais qu'il en parlerait une autre année. Il ajouta même que pour traiter convenablement de cette classe de remèdes, il lui faudrait quarante leçons de plus.

(2) Le temps ne lui ayant pas permis cette année-là de parler de tous les évacuans, ni des spécifiques de certaines maladies, telles que la syphilis, etc. et l'année suivante ayant été nommé premier médecin de M.gur le Duc d'Orléans, Prince de sang, sa matière médicale est restée incomplète.

COURS THÉORIQUE

ET PRATIQUE

DE MATIÈRE MÉDICALE-

THÉRAPEUTIQUE,

DE P.-J. DE BARTHEZ.

DES ALTÉRANS.

Je ne m'arrêterai qu'à considérer quelques-uns des principaux remèdes altérans, et je les classerai d'après leurs vertus primitives fondamentales, établies sur de bonnes observations, d'où l'on puisse déduire sans effort toutes les indications : c'est au moyen de ces faits de pratique, bien vus et rassemblés, que la médecine, science isolée par rapport aux autres sciences, peut prendre quelque accroissement. *Multi pertransibunt*, dit *Baillou*, *scientia autem augebitur.*

C'est un préjugé qui a été universel et dont plusieurs grands médecins n'ont pas été exempts, de croire que la vie organique qui nous anime, se bornait aux solides, parce qu'on avait de la peine à comprendre comment la fermentation vivante pouvait s'exécuter, et se continuer dans les fluides qui ne sont composés que de petits globules qui roulent les uns sur les autres sans aucune adhésion; et ceux-là même qui refusaient au sang et aux humeurs leur vie propre, partie de la vie générale qui anime tout être vivant, supposaient que la source de la vie et du mouvement était plus difficile à concevoir dans un composé de globules séparés, que dans une suite de globules unis qui, de l'extrémité d'une houppe nerveuse, portent le sentiment jusqu'au cerveau: mais les expériences nous prouvent que les fluides sont autant animés que les solides, et d'abord nous voyons que les premiers pères de la médecine, qui est née dans les pays orientaux, ont mis le siége de la vie dans le sang. Mais sans nous arrêter à rechercher la vérité de cette opinion, les observations que je rapporte dans mon ouvrage, démontrent évidemment que le sang est entretenu par une fermentation vivante, qui a, comme une autre, ses progrès et son terme, et qui est renouvelée sans cesse par la digestion susceptible d'être changée, altérée, retardée ou accélérée par les impressions des causes de maladie, ou par l'action d'un médicament appliqué à une partie de ces fluides, effet qui se répète sympathiquement dans toute la masse. Il est aisé, après cela, de concevoir l'action des altérans sur les humeurs, comment plusieurs produisent dans nos corps un plus grand degré de consistance, comment d'autres attaquent les humeurs trop épaisses, les résolvent, les atténuent. *Stahl*, qui excluait les esprits animaux, soutenait que ces effets de santé ou d'épaississement n'étaient dus qu'au mouvement des solides excité par le principe vivant qui, selon lui, était l'âme pensante, qui faisait agir le cœur; mais le sentiment de ce grand homme tombe de lui-même, après ce qui vient d'être dit. Cette

action des altérans sur les fluides n'est pas plus
difficile à concevoir que l'action des remèdes sur
les solides. Les uns et les autres, changés dans
leur mode actuel, communiquent au principe
vital qui les anime, des modifications qui doivent détruire la cause des maladies, et rappeler
le mode des mouvemens naturels qui font la
santé : car, comme l'a très-bien dit *Piquer*, c'est
la nature seule qui produit ces mouvemens
salutaires auxquels les remèdes ne font que l'exciter
par les changemens mécaniques ou non mécaniques qu'ils opèrent dans les parties sur lesquelles
ils sont appliqués.

Nous mettrons dans la première classe les absorbans que nous diviserons en *anti-acides* et
non *anti-acides*, et en *gélatineux* ou *incrassans*
proprement dits.

~~~~~~

ANTI-ACIDES.

*La craie, les yeux d'écrevisse, les écailles
d'huître, la magnésie.*

Entre les premiers, on compte la craie, les
yeux d'écrevisse, les écailles d'huître, la magnésie, terre qu'on obtient par la précipitation
des eaux-mères du nitre par le moyen d'un alcali. Ce sont d'excellens remèdes dans presque
toutes les maladies des enfans qui, comme l'a
bien vu *Harris*, *de morbis infantum*, ouvrage
bon pour son temps; et ensuite *Rosen*, dans
un excellent ouvrage vraiment classique sur la
même matière, qui, dis-je, sont, pour la plupart, causées par des acides dans les premières

voïes, parce que la surcharge du lait, s'opposant
à ce qu'il soit pleinement digéré, laisse, en
quelque sorte, cette substance à elle-même; substance qui subit alors la dégénération qui lui est
propre. savoir l'acide avec épaississement. Lorsque cette acrimonie acide produit des affections
convulsives, l'épilepsie même, on voit les yeux
d'écrevisse guérir comme par enchantement.
Lorsque le développement et l'abondance des
acides causent le *soda*, c'est-à-dire la sensation
d'un corps âcre qui passe par la gorge, ces remèdes produisent également des effets merveilleux. Ils ont aussi des succès marqués dans
l'érysipèle; quoique celui-ci soit presque toujours
causé par un vice de la bile. Il y a des cas où il
doit son origine aux acides des premières voïes,
et alors, indépendamment d'un traitement circonspect et bien dirigé, les absorbans, donnés
intérieurement, font beaucoup de bien et accélèrent la cure. On donne dans certains pays
les absorbans avec profusion, pour remédier à
l'acrimonie des humeurs qui cause différentes
maladies de la peau, comme dartres, gale, etc.;
dans d'autres pays, on en prescrit l'usage trop
généralement: il faut éviter de donner dans les
deux extrêmes. Les médicamens parcourent un
cercle d'estime ou de mépris qui les fait monter
au plus haut degré de vogue qu'ils ne méritent
pas, pour retomber dans un oubli qu'ils ne
méritent pas davantage. La raison de cela est
que les premiers qui ont découvert dans un
médicament des vertus surprenantes, lui ont
prodigué des louanges outrées, et en ont étendu
l'usage dans les cas où ils étaient, sinon dangereux, du moins inutiles; les inconvéniens
croissent alors en raison de leur inutilité. D'autres médecins ne voyant que ces inconvéniens,

les décrient et les proscrivent tout-à-fait. C'est
cette manière de voir qui entraîne dans les excès
dont nous avons parlé ci-dessus au sujet des
absorbans : *illorum abusus sustulit usum.*

Il est certain que les absorbans ont des inconvéniens dans le cas même où ils paraissent
convenir le mieux : ainsi il est des enfans ca-
chectiques chez qui la dégénération acide du
lait produit des glaires visqueuses et acides, dont
la considération est très-importante; dans ce cas,
les absorbans souvent répétés se combinent dans
les premières voies avec ce gluten, et forment
un plâtre qui, s'appliquant à la tunique villeuse
de l'estomac et des intestins, où sont ouverts
les orifices des vaisseaux lactés et des vaisseaux
mésaraïques, empêchent la nutrition, de manière que l'enfant tombe dans l'atrophie, la
consomption mésentérique, et meurt. Cette assertion n'est pas seulement fondée sur des pré-
somptions; *Bonet* nous dit dans son *Anatomie
pratique*, avoir trouvé des cadavres d'enfant morts
de cette maladie, dans lesquels les intestins étaient
enduits d'une certaine matière analogue à celle
que nous avons décrite, ce qui constate que les
absorbans agissent alors comme astringens sur
la tunique villeuse des intestins, et crispent
les orifices des vaisseaux lactés, ce qui intercepte
la nutrition. *Baillou* cite un fait semblable : il
rapporte qu'on trouva dans le cadavre d'une
fille qui avait pris beaucoup de craie pour diminuer son embonpoint, les membranes du pilore crispées, et le pilore lui-même étranglé, de
manière à ne rien laisser passer de solide.

On a d'autant moins à craindre de l'effet des
absorbans, que les fluides sont plus développés
dans les premières voies, parce qu'alors les substances calcaires sont dissoutes par les acides, ce

qui forme une nouvelle combinaison *mediœ naturœ*, analogue aux sels neutres à base terreuse; ce sel, comme ceux de sa classe, a une vertu résolutive, incisive, excitante, qui lui fait produire un effet purgatif.

On a beaucoup disputé dans ce dernier siècle pour savoir si les absorbans avaient des vertus diaphorétiques, alexipharmaques, dans les fièvres putrides. En *Angleterre* et en *Allemagne* l'usage en était universel, et même encore il ne manque pas de grands médecins de ces pays qui tiennent à cette opinion. On a voulu prouver cette vertu par des raisons chimiques, au lieu que les vrais principes prouvent que ce sont de mauvais remèdes. Voyez *Cruanen, examen rigorosius terreorum. Schelhamer*, homme intelligent et de mérite, a voulu justifier cet usage. *Stahl* l'adopte dans les fièvres éminemment putrides, universelles, malignes, pourprées, d'après des raisons puisées dans la chimie, qui l'ont fait errer dans la pratique. Il explique sa théorie dans sa *zimatechnie* où l'on trouve des corollaires de chimie qu'on peut beaucoup étendre. *Stahl* a donc prétendu que ces absorbans prévenaient l'effet de la fermentation putride du sang, en rongeant et en fixant les parties huileuses du sang, qui sont les plus susceptibles de fermentation putride; trop actives, trop violemment agitées, et qui étant mises en jeu, produisaient les fièvres de mauvais caractère; mais c'est là un *conspectus* trop mécanique, et les effets s'opposent à cette assertion.

Pringle a vu qu'en appliquant aux cadavres et aux humeurs *in vitro*, les testacées, les écailles d'huître, par exemple, elles en accéléraient la putréfaction; c'est par cette raison, bien opposée à celle de *Stahl*, qui les a conseillées dans

les fièvres putrides. Il y a dans le premier temps
de certaines fièvres putrides, un degré de fixité
ou d'épaississement dans les humeurs dégénérées,
qui les rend peu propres au mouvement de résolution préparatoire à la crise. S'il peut avoir
raison, ce ne sera que lorsque, par des proportions nouvelles et par des circonstances particulières, on pourra faire produire à ces substances
un effet anti-septique qui préviendrait les mouvemens putréfactifs; mais on ne peut ni prévoir
ni indiquer ce cas. Il veut donner, dans ce
période de la maladie, les poudres testacées
pour produire certain degré de putréfaction
dans nos humeurs; nous ne pouvons déterminer
ni graduer ce degré de putréfaction, et on ne
peut point promettre, après l'avoir excité, de
l'arrêter et de l'empêcher à volonté d'aller plus
loin. C'est donc une vue d'autant plus incertaine
qu'on a d'autres moyens qui peuvent concourir
à la fluxilité des humeurs avec relâchement des
solides, dans la préparation de la crise, puisque
les incisifs, les atténuans, remplacent avec avantage l'usage des poudres testacées qu'il voulait
introduire dans le cas de fièvre putride, d'après
les bons effets qu'il avait observés d'une poudre
trop généralement usitée en *Angleterre*, sous le
nom de *pulvis contrayerva*, dans les fièvres malignes putrides pourprées, poudre qu'il a cru
être un absorbant, et qui ne l'est pas réellement;
car la serpentaire de Virginie, qui en fait la
principale vertu, la rend diaphorétique et un
cordial très-efficace, ce qui fait voir qu'il faut
resserrer le corollaire de *Pringle*.

Percival Pott, médecin Anglais, a vu avec
beaucoup de sagacité, que lors même qu'on avait
des signes manifestes de la présence des acides
dans les premières voies, il ne fallait pas donner

les absorbans, lorsque les intestins étaient farcis de matières corrompues, dont la présence est manifestée par les rapports acides et les déjections de matières très-fétides, parce qu'alors les absorbans, après avoir produit un effet utile dans l'estomac, en produisaient un putréfactif et dangereux dans les intestins.

Piquer a fait une observation intéressante sur l'usage des poudres absorbantes, dont il a vu de bons effets dans l'*atrabile*, maladie moins fréquente dans notre pays qu'en *Espagne* où elle est développée par l'adustion du sang produite par la grande chaleur, et où cette dégénération est acide. Il donnait en même temps les délayans et les tempérans pour aider la dépuration des humeurs. Il faut bien distinguer l'*atrabile* qui vient du sang réduit en *fèces*, d'avec celle qui tient à la corruption de la bile et des humeurs dont a parlé *Huxham*; il faut encore en distinguer deux espèces, l'une putride, l'autre ascescente ; les poudres absorbantes, d'après leurs qualités septiques, seraient dangereuses dans la première espèce, mais elles auront de très-bons effets dans l'espèce produite par la corruption de la bile avec acidité. Pour prévenir leurs effets astringens, on emploie les délayans et les tempérans pour évacuer ces humeurs par les couloirs les plus convenables.

Les absorbans sont de bons remèdes dans toutes les espèces de *rachitis*. Cette maladie consistant dans un défaut d'organisation dans le tissu des os, parce que la force plastique a travaillé promptement, à la vérité, mais imparfaitement ; les sucs osseux, de même que l'organisation imparfaite des chairs fongueuses des plaies ne peuvent former une cicatrice solide : l'effet de ce vice d'organisation est l'ascescence générale des humeurs : dans ce cas particulier, les yeux d'écrevisse sont singulièrement appropriés.

~~~~~~~~~~~~~~~~~~~~~~~~~~~~

NON ANTI-ACIDES.

Parmi les absorbans non *anti-acides*, c'est-à-dire, qui ne font pas effervescence avec les acides, quoique *De Venel* n'admette pour absorbans que ceux qui ont cette propriété, nous démontrerons par l'exemple de l'éponge brûlée, qu'il était dans l'erreur. On a distingué le *cristal* de montagne réduit en poudre très-subtile : *Vogel* dit que ce remède lui a rarement manqué dans les diarrhées, mais ses vertus n'ont été constatées ni par moi, ni par *Montet*. L'os desséché a été recommandé pour arrêter les gonorrhées; *Cartheuser* s'est trompé en attribuant cette propriété au sel marin qu'il contient.

L'éponge calcinée jusqu'à noirceur est un très-grand remède dans plusieurs cas d'affections scrofuleuses, et de tumeurs des glandes analogues à celles dans lesquelles se forment les écrouelles. Les modernes lui ont appliqué une espèce de préparation qui la rend beaucoup plus efficace : en ne la calcinant qu'à demi, il n'en résulte pas un véritable charbon, mais un savon très-actif par la combinaison qui se fait pendant la combustion, de l'alcali volatil avec l'huile empyreumatique et la partie terreuse. Je traite actuellement un malade qui avait aux fesses une tumeur de la grosseur du poing, qui lui occasionait des douleurs très-considérables dans les articulations : je lui ai fait prendre soir et matin d'assez fortes doses d'éponge brûlée, la tumeur est déjà réduite à la grosseur d'un maron :

les douleurs que le malade ressent sont très-faibles et reviennent à peine tous les huit jours.

Schulze donnait, dans les fièvres pourprées, même malignes, un sel neutre résultant de la neutralisation des yeux d'écrevisses par le vinaigre concentré, avec un bon résolutif et un incisif. Dans les affections scorbutiques, les absorbans anti-acides sont d'un plus grand usage. Dans cette acrimonie du sang et des humeurs qui est moins manifeste, et qui entretient la gonorrhée, les fleurs blanches et autres écoulemens, entre les absorbans non anti-acides, un de ceux qui tiennent le premier rang et des plus efficaces, est la magnésie blanche, qu'on prépare en grand en *Angleterre* ; cette terre se trouve dans un état extrême de division ; aussi devient-elle un absorbant très-avantageux dans l'hypocondrie, dans les diarrhées qui proviennent de la dégénération acide du lait et de ce qu'on appelle *acidum spontaneum*.

Il y a un état nerveux des organes digestifs, une altération de l'influence sympathique nerveuse sur ces organes, une nuance, un état analogue à-peu-près à celui qu'on a vu dans l'estomac après qu'on a lié les nerfs de la huitième paire qui s'y rendent : *Haller* a vu que dans ce cas les alimens reçus dans l'estomac, ne pouvaient plus subir la fermentation vivante spécifique qui transmute les sucs extractifs des alimens en humeurs vivantes et propres à la réparation de l'animal ; mais que laissés à eux-mêmes, ils subissent la dégénération qui leur était naturelle ; ainsi ils devenaient acides, s'ils avaient du penchant à cette dégénération ; ou putrides, si ce genre d'altération leur était propre. Il arrive chez les vaporeux quelque chose de semblable, la digestion fermentative vivante et spécifique

propre à l'homme, et transmutative des sucs
chileux nourriciers en humeurs vivantes et appropriées à la nutrition, ne se fait point parfaitement; les alimens subissent jusqu'à un certain
point la dégénération qui leur est propre et qui
est presque toujours acide, comme le prouvent
les vents auxquels ils sont tant sujets, les rapports acides, le vomissement de matières aigres:
lorsqu'avec ces signes manifestes il y a, ce qui
est très-ordinaire, une difficulté d'aller à la selle,
la magnésie est alors un évacuant très-approprié,
un laxatif très-avantageux, pourvu qu'il ne soit
pas trop répété. On l'emploie vulgairement en
Allemagne et en *Angleterre* à titre de purgatif.

Bols et terres sigillées, ou argiles ocreuses.

Les bols, les terres sigillaires, peuvent encore
être regardés comme des absorbans non anti-
acides; on en a vu de bons effets dans plusieurs
flux dyssentériques. *Van-Swieten, Trieller, Crantz,*
prétendent qu'ils ne doivent cette vertu qu'à un
acide caché qu'ils contiennent et qui se développent dans le corps; mais cette explication
n'est pas recevable, puisqu'il n'y a aucune action
de forces vitales qui puisse opérer ce développement.

La troisième espèce d'absorbans embrasse les
incrassans gélatineux. Cette gelée se retire principalement des os qu'on fait bouillir dans le
digesteur de *Papin,* ou dans un vase ordinaire,
ou par le moyen d'une liqueur acide, qui, dissolvant le principe terreux, laisse la gelée à découvert. On la retire principalement de la corne
de cerf, remède fort connu dont parle *Sydenham,*
et qu'il fait entrer dans la composition de son
decoctum album. Les yeux d'écrevisses contien-

nent aussi une substance gélatineuse incorporée dans la terre calcaire surabondante de cette substance. *Cartheuser* a séparé les deux principes de ce médicament en le faisant macérer dans une liqueur acide qui dissout la terre calcaire, analogue à celle qui fait la base des sels dont nous avons parlé, et qui laisse intacte la partie mucilagineuse ; expérience que *Hérissant* avait faite au moyen de l'acide nitreux affaibli. Ces concrétions terreuses se trouvent, à la fin d'Août, entre les tuniques de l'estomac des écrevisses. Il y a un rapport marqué entre le temps auquel ces pierres se trouvent dans les écrevisses, et celui où elles ont la peau molle et dépouillée du thorax osseux. Il semble que la nature a donné à ces animaux des provisions de suc osseux placées près de l'estomac qui doit les travailler, pour être ensuite repompées et servir à la reproduction d'une nouvelle écaille. Nous dirons que de même que tous les autres absorbans, ils conviennent dans les maladies des enfans, qui proviennent d'un acide surabondant dans les premières voies, accident fréquent dans l'hypocondrie, où il y a des rapports acides et des vomissemens de matières aigres. J'ai vu un malade qui vomissait tous les jours des matières acides qui lui avaient corrodé les dents, de sorte qu'il ne lui en restait plus que les racines qui étaient au niveau des gencives. Quoique la dégénération acide des sucs des premières voies ne soit pas toujours portée à ce degré, il faut néanmoins avouer qu'on néglige trop la considération de ce symptôme dans le traitement des affections nerveuses.

Yeux d'écrevisses saturés avec le vinaigre, ou acétate de chaux.

Il y a un autre remède préparé avec les yeux d'écrevisses saturés de vinaigre, qui est d'un très-grand usage en *Allemagne*, en *Angleterre* et dans les autres pays du Nord. On lui a reconnu une vertu résolutive très-avantageuse, soit à l'intérieur, soit à l'extérieur. *Van-Swieten* l'a appliqué avec succès aux tumeurs des glandes, mais son usage interne est beaucoup plus commun : c'est un excellent atténuant dans les péripneumonies, où il y a un engorgement extrême des poumons, par une humeur *pituitoso-muqueuse* singulièrement épaissie ; il résout cette humeur très efficacement. *Schulze*, savant médecin, donne cette préparation et la recommande fortement dans les fièvres malignes, putrides, pourprées ; mais son assertion générale peut induire en erreur, parce qu'on n'a pas encore une bonne classification des maladies aiguës. On confond souvent les dénominations ; ainsi on nomme *malignes* plusieurs fièvres qui ne le sont pas, et cela parce qu'on n'a pas une idée vraie de la malignité. On ne doit appeler *malignes* que les maladies dans les progrès desquelles on voit paraître des symptômes qui par leur intensité et leur apparence extraordinaires sont entièrement disproportionnés aux symptômes qui les précédaient : de même aussi, on doit distinguer dans les fièvres putrides celles qui sont particulières comme les *mésentériques* qui doivent leur origine à de mauvais sucs ramassés dans le ventricule et les intestins, d'avec celles qui sont générales, parmi lesquelles il faut encore savoir distinguer celles où il y a dans le commencement une putridité qui infecte toute la

masse du sang et des humeurs, et qui marche
avec une rapidité singulière, de celles où le
premier période est avec un épaississement
général des humeurs, et le second avec une
fermentation putride qui ayant dissous le coa-
gulum des humeurs est suivie d'une putréfaction
colliquative ; c'est lorsque des signes constans
et lumineux nous montrent ce cas que nous
devons employer ce sel neutre digestif, dont
l'opération résolutive rétablit l'état naturel,
décrasse les humeurs et prévient le second état,
en remédiant à cet épaississement muqueux des
humeurs qui n'est que le premier état de la
fonte putride.

Les yeux d'écrevisses peuvent aussi être très-
utiles aux enfans rachitiques ou attaqués de la
chartre, qui n'est qu'une organisation très-
prompte, mais incomplète, de la substance des
os, et il est des cas où, comme le dit *Crantz*, ce
sont d'excellens remèdes qui peuvent même guérir
seuls, c'est lorsque la cause principale qui présente
la première indication, est non-seulement la présence des acides dans les premières voies, mais
encore l'acescence universelle et manifeste des
humeurs ; les absorbans, en détruisant la cause
principale, peuvent guérir par eux-mêmes le
rachitis, parce que la nature fait ensuite le reste ;
mais ces cas sont rares et il faut ordinairement
d'autres remèdes. En suivant l'ordre que nous
nous sommes proposé, nous devons maintenant
parler des incrassans acides, qui ont la propriété
de coaguler le sang et les autres humeurs, et
d'autant plus qu'ils ont plus d'énergie. Les acides
minéraux sont beaucoup plus forts que les acides
végétaux, qui retiennent toujours une portion
mucilagineuse des corps dont ils sont tirés. Ils
ont une vertu coagulante sur le sang et les humeurs

lorsqu'ils leur sont appliqués *in vitro*, comme
on peut le voir dans *Schwencke* et *Gaubius*, ainsi
que dans les thèses de ses disciples. Quoique ces
expériences *in vitro* soient assez conformes aux
effets des acides sur le corps humain, il y a
cependant de nombreuses conséquences qu'on est
tenté de déduire des expériences faites *in vitro*
aux cas de pratique; il y a comme une disposition
intime entre l'effet physique et l'effet pratique; il
y a, à la vérité, un rapport de masse et de quantité
entre l'acide albumineux, par exemple, et l'humeur
qu'on lui soumet *in vitro*; mais il n'y a aucun
rapport de proportion entre la quantité d'acide
qu'on donne et la masse des humeurs du malade.
Ce n'est donc pas d'après les effets chimiques
qu'on pourra expliquer comment quelques gouttes
d'acide vitriolique peuvent produire dans toute
la masse des humeurs du corps vivant un rafraîchissement et un épaississement notables; mais
il faudra recourir à la répétition de cet effet
physique dans le point où il est appliqué, à toute
la masse des humeurs, par l'intermède du principe vital : cette vertu coagulante rend les acides
très-appropriés pour arrêter les mouvemens trop
rapides d'une fermentation putride et les hémorragies. Il ne faut pas croire avec *Juncker* que
ce n'est qu'en fixant le mouvement des vaisseaux
et des autres solides que les acides peuvent
arrêter le mouvement trop rapide des humeurs;
ils peuvent au contraire dans plusieurs circonstances augmenter le mouvement oscillatoire,
tonique des solides; car outre le mouvement
musculaire dont les progrès sont visibles, il en
est un autre dont la succession n'est pas si
prompte et qu'on ne peut reconnaître que par
ses effets. Ce mouvement peut être fixé ou accéléré; on peut rendre plus fortes ces oscillations

toniques ; ainsi les acides, outre leurs effets
coagulans sur les fluides, ont encore des effets
divers sur les solides; celui d'arrêter ou de rendre
plus rapide le mouvement tonique de toutes nos
parties, suivant les circonstances où se trouve
le malade,. qui le rendent plus susceptible de
l'un ou de l'autre de ces deux mouvemens. Ainsi
nous voyons la crême de tartre, le sel d'oseille,
le suc acide des limons, l'acide vitriolique, augmenter la diarrhée, en hâtant le mouvement
d'oscillation des solides, tandis que dans d'autres
circonstances ces mêmes acides enrayent ces
mouvemens oscillatoires dans la membrane des
intestins, ce qui produit une espèce de crampe
dans ces parties, laquelle suprime ou diminue
le flux. Ce que je viens de dire nous prouve
l'insuffisance des lumières que nous fournit l'effet
physique pour nous éclairer dans la pratique,
et pour nous convaincre que nous n'avons que
des fragmens de théories, de probabilités sur
la manière d'agir des remèdes, qu'il faut savoir
apprécier. Ce qui nous jette encore plus dans
l'incertitude, c'est que le principe de la vie doit
être affecté diversement par un médicament qui
a deux effets simultanés opposés; c'est là cet effet
que nous ne pouvons aucunement déterminer,
et qui, lors même que les circonstances nous
semblent les mêmes, sera peut-être très-différent
suivant la diverse susceptibilité du principe vital,
d'être affecté de telle ou telle manière par un
médicament. Il est certain cependant que pris
même à petites quantités, leur impression sur
l'estomac est propagée jusqu'aux extrémités du
corps au moyen du principe qui vit en nous,
puisque *Hoffmann* a vu un homme qui portait
un cautère au bras, qui, lorsqu'il prenait des
acides, ressentait dans les bords de son cautère

un chatouillement qui venait de l'impression qui avait affecté le ventricule (1).

Si l'on veut faire quelques progrès dans la détermination de l'usage des acides, que tant de médecins emploient sans soupçonner la difficulté de leur bonne administration, il est nécessaire de perfectionner la partie chimique des expériences, qui n'est pas assez développée. Ainsi *Pringle* a vu les acides qui agissaient comme anti-septiques appliqués aux chairs et aux humeurs, devenir septiques appliqués en moindre quantité sur ces mêmes substances, ou sur de plus petits corps; il a même vu l'acide vitriolique uni à des substances aromatiques, leur faire contracter une odeur putride. Il faudrait donc déterminer par des observations constantes, quelles sont les proportions des acides ou des autres anti-septiques, puisque ce que nous venons de dire des acides peut s'appliquer aussi au sel marin qu'on emploie si communément comme anti-septique; mais qui employé à petite dose a une qualité putride, et qui appliqué de cette façon à des mélanges en fermentation putride, l'accélère au lieu de l'arrêter. C'est la théorie de ces rapports qui n'est pas encore formée; nous n'avons là-dessus que des vues, utiles à la

---

(1) J'ai connu à Agde, département de l'Hérault, la femme d'un boulanger (le Sieur *Fanjeau*), qui toutes les fois qu'elle buvait seulement un verre de vin blanc de ce pays là, éprouvait demi-heure après une démangeaison extraordinaire aux deux avant-bras, qui était suivie un quart d'heure après d'une éruption de nature érysipélateuse. Cette éruption se calmait spontanément par degrés, dans l'espace d'une heure et ne laissait ni trace, ni vestige de son apparition et de son séjour sur les parties qui avaient été affectées; mais cette femme pouvait à tout instant par le seul effet de sa volonté, en buvant du vin blanc, se redonner de suite la même maladie

vérité, mais qui sont une bien petite partie des lumières qu'on pourrait avoir sur cet objet. La partie médicinale est encore bien moins avancée, puisqu'à peine connaît-on les différentes circonstances des maladies qui peuvent modifier les effets des acides que nous donnons dans un tel but.

Acide vitriolique, ou acide sulfurique.

L'ACIDE vitriolique est un puissant remède pour épaissir les humeurs, arrêter les hémorragies et les mouvemens rapides de colliquation putride qu'on observe dans certaines fièvres. Dans un cas extrême de petite-vérole confluente d'un mauvais caractère, où le sang sortait par tous les couloirs, *Fuller*, par une heureuse hardiesse, donna 40 gouttes d'acide vitriolique assez forte à deux reprises, et guérit le malade (1). J'en ai

(1) En 1770, j'ai eu occasion de voir un malade atteint d'une petite-vérole confluente (c'était un jeune homme âgé d'environ 12 ou 13 ans), qui lors de l'éruption éprouva une hémorragie du nez, qui se faisait par la narrine gauche. La direction de ce malade était confiée à deux hommes du plus grand mérite (MM. *Amoreux* père, médecin de l'hôpital Saint-Eloi, et *Goulard*, professeur en chirurgie, l'un et l'autre membres de l'Académie royale des Sciences). Tous les astringens, les acides végétaux, l'acide vitriolique à large dose furent administrés infructueusement. Rien ne fut capable d'arrêter ni même de modérer cette hémorragie. Dans ce cas extrême on délibéra de faire une opération inventée par M. *Goulard*, dont la description est insérée dans les Mémoires de l'Académie des Sciences, qui consiste à mettre le sang et l'ouverture qui lui donne issue entre deux puissances ; c'est-à-dire, en tamponnant les ouvertures de cette narine tant postérieurement à l'arrière bouche, qu'antérieurement. Cette opération fut exécutée très habilement par M. *Goulard*, dont alors j'avais l'honneur d'être l'élève. Le sang fut arrêté promptement ; mais environ une heure et demie après le malade mourut apoplectique.

vu de très-bons effets dans la petite-vérole où l'on observait la décomposition du sang, symptôme réputé mortel ; de sorte que la peau était tigrée de taches et de raies pourprées. On peut, dans ces cas extrèmes, donner l'acide vitriolique à haute dose, parce qu'alors la nature, affectée de l'état de dissolution des fluides, est moins susceptible de sentir l'effet stimulant du remède, qui produit une exaltation considérable des forces toniques.

La pratique vulgaire est de le donner pour rafraîchir et épaissir dans les fièvres ardentes putrides, sans faire attention que son principe salin le rend un excitant et un stimulant très-fort des mouvemens toniques ; ainsi on ne peut l'employer seul sans un extrème danger, dans des sujets grèles, délicats, d'une constitution frèle, nerveuse, hectique, ou qui ont quelque exulcération interne, ni pendant le temps de la menstruation, parce que le principe de la vie qui, d'après les lois primordiales, détermine à cette époque le flux du sang vers les parties inférieures, qui pourraient être affectées par l'impression des acides, et le double effet qu'ils produisent, changerait et renverserait l'ordre de ce flux. On ne doit pas non plus le donner quand la bile manque, parce que cette humeur plus analogue aux alcalis, venant à manquer, ne peut émousser la force des acides. L'état ulcéreux d'un viscère n'est pas seulement accompagné de phlogose, mais encore d'une disposition et d'une pente de toute sa substance à une colliquation putride. Dans ce cas, si en donnant les acides on détermine des mouvemens alternatifs de contraction et de relâchement de la part des forces motrices, l'on déterminera aussi la formation de la fonte, ou on l'augmentera si elle a déjà commencé ; il faut alors les joindre en petite quantité aux mucilagineux, tels que l'*althœa*, ou aux pectoraux tels que le *symphytum*.

Pringle a donné l'acide vitriolique à la dose de sept gouttes dans une décoction de *symphytum*, d'*althœa*, et de racine d'*hypericum* dans la pulmonie (1). Chez les sujets trop irritables, la tisane acidulée peut avoir de très-mauvais effets, parce qu'ils ont une disposition radicale à des mouvemens toniques qui ne sont point fixes, mais continuels et vifs, ce qui les rend trop susceptibles de mouvemens fébriles, qui feraient plus de mal en les excitant, que de

_____

(1) Aujourd'hui l'on est beaucoup moins timide sur les doses. M. *Dupré de Lisle*, médecin de Versailles, dans son Traité des Maladies de poitrine, le donne à la dose de demi-gros et même d'un gros dans un verre d'eau froide, et trois heures après il réitère le même remède et à la même dose.

Il dit « que trois choses sont absolument nécessaires dans le traitement de l'hémoptysie ; la première, d'arrêter promptement le sang ; la deuxième d'empêcher que le sang ne se porte avec autant de véhémence dans la partie affectée ; et la troisième, de remédier à la solution de continuité. »

Pour remplir la première, il ne voit rien de plus faible que les moyens qu'on emploie ordinairement ; c'est ce qui l'a obligé de recourir à des moyens plus efficaces et plus prompts, c'est-à-dire, à l'esprit de vitriol dulcifié, par le moyen duquel on arrête dans peu de temps l'hémoptysie. Il remplit la deuxième indication en saignant le malade du pied, quatre ou cinq heures après, et en redonnant l'esprit de vitriol. Le crachement de sang arrêté, il tâche de cicatriser la solution de continuité du poumon par les remèdes ordinaires et reconnus excellens dans ces cas. Dans deux cas graves d'hémoptysie, j'ai guéri mes malades par la méthode de M. *Dupré de Lisle*, dans l'un desquels (c'était un tailleur de pierre) on avait employé en vain tous les secours de l'art.

bien en épaississant les humeurs. *Cartheuser* parle d'un chirurgien qui donnait, par une méthode empirique, les acides minéraux à haute dose, même dans les affections qui venaient d'une mucosité acide des premières voies, dans la goutte, par exemple, et guérissait, parce que le principe salin, stimulant et excitant le mouvement des solides, agissait conjointement avec l'épaississement des fluides, et était assez supérieur pour pouvoir fondre et résoudre ces mucosités.

ACIDES VÉGÉTAUX.

Vinaigre, ou acide acétique.

ENTRE les acides végétaux le plus puissant est le vinaigre. *Boerhaave* a dit, avec raison, que c'est un acide volatil huileux, miscible à toutes nos humeurs; on peut donc en déduire avec assez de probabilité quelques-uns de ses effets *in vitro*. Il en est d'autres qu'on peut suivre dans les observations pratiques sur son usage, et d'autres qui se refusent à toute théorie. Le vinaigre atténue-t-il ou épaissit-il les humeurs ? Pour pouvoir résoudre cette question, il nous manque une suite d'observations *in vitro* et pratiques, touchant la forme d'exhibition en vapeurs ou autrement(1). *Schwencke* dit, qu'il épaissit le sang

_____

(1) Je ne sais par quelle fatalité, d'après le grand usage que l'on faisait du vinaigre et sur-tout de l'oxicrat dans tout le midi de la France et sur-tout à Montpellier, sous les yeux et d'après les ordonnances des membres de la Faculté de Médecine, on n'a pas rassemblé, comme on aurait pu le faire, un très-grand nombre d'observation spratiques sur sa manière d'agir, donné tant à l'intérieur qu'appliqué extérieurement L...

et non pas la lymphe. Les faits pratiques nécessaires pour fonder une théorie sur son usage
sont rares ; mais pour répondre à la question, il
faut considérer ses vertus radicales ; l'une acide
par laquelle il épaissit et fixe les fluides, l'autre
stimulante sur les solides qui modifie singulièrement son effet sur les humeurs. On le donne
dans les fièvres bilieuses avec diarrhée, provenant
d'une fonte de bile, il la fixe et en prévient la
dégénération putride, aussi *Hippocrate* dit qu'il
convient aux bilieux, non aux mélancoliques, et
il faut revenir ici à la division que nous avons
donnée de l'atrabile en acèscente et en alcaline ;
dans la première, il serait évidemment contraire ;
dans la seconde, il a un effet équivoque en vertu
de son autre propriété radicale qui est d'être un
résolutif efficace, par la combinaison de son
principe huileux et spiritueux, qui forme un
savon actif. Il pourrait, en effet, accélérer et
aggraver la dégénération du sang et des autres
humeurs atrabilaires, lorsque le sujet est susceptible de cet effet résolutif ; d'où l'on voit que,
suivant la susceptibilité du principe vital des
mouvemens de coagulation ou de résolution, il
peut devenir un incrassant très-approprié, ou un
atténuant très-efficace. *Boerhaave* l'employait
dans les fièvres ardentes exanthématiques comme
stimulant, pour prévenir la coagulation du sang ;
il a vu que, dans le dernier état de péripneumonie, où tous les signes annoncent que le
poumon est engorgé d'une lymphe épaisse qu'on
ne peut rejeter par l'expectoration, les vapeurs
du vinaigre reçues par la bouche, étaient un,
résolutif très-prompt et très-sûr. *Barry* dit qu'il
n'y a pas de remède plus actif que le vinaigre
réduit en vapeurs pour tirer les poumons de
l'état d'inertie où ils se trouvent dans cette

maladie, soit qu'il agisse comme résolutif immédiatement, ou qu'il communique au principe vital un mode de force qui le rend susceptible de cet effet résolutif. On le donne dans certaines fièvres pour prévenir la dégénération du sang qui se réduit en caillots ou en *fœces*, ce qui, obstruant le tube intestinal, cause des coliques auxquelles le vinaigre remédie en détruisant la cause.

On combine l'acide vitriolique avec la graisse de porc pour en faire un onguent dont on frotte les parties paralysées; il n'a que la vertu commune aux autres rubéfians, et on fait beaucoup mieux de combiner le mélange avec le baume du Pérou. Le principe stimulant du vinaigre le rend très-propre à l'extérieur pour exciter et rappeler des défaillances, surtout dans les femmes hystériques et chez les sujets vaporeux; peut-être est-il préférable, dans ce cas, à l'alcali volatil, aux huiles aromatiques, telles que *l'eau de luce*, etc.; c'est toujours par sa vertu résolutive qu'il tient à ces deux principes constitutifs, savoir l'acide marin, qui, comme les autres substances de cette classe, coagule les fluides, et son principe inflammable, qui n'est pas proprement huileux, mais spiritueux, comme l'a reconnu et démontré *Stahl*; il a retiré du vinaigre un esprit ardent, inflammable, en versant sur du sel de saturne et autres acéteux à base métallique, de l'acide vitriolique, et en soumettant ce mélange à la distillation. *Spielmann* n'a pas réussi à en obtenir, parce que probablement il n'avait pas suivi à la lettre le procédé de *Stahl*.. *Boerhaave* a aussi retiré du vinaigre concentré à la gelée un esprit ardent, et c'est à ce principe spiritueux, combiné avec le principe acide d'une manière très-intime, qu'on peut rapporter ses vertus excitantes.

C'est un très-grand remède qu'on a employé avec beaucoup de succès dans les affections soporeuses; on n'a qu'un petit nombre d'expériences sur ce sujet qui pourrait fournir une longue suite d'observations intéressantes. Conduit par l'utilité du vinaigre contre les poisons narcotiques du règne végétal, je le donnai en très-grande quantité; trois pintes en deux jours, à une femme d'un embonpoint extrême qui était comme suffoquée par la graisse; elle était tombée dans une affection soporeuse très-profonde, d'où je la tirai, par ce moyen, en excitant des mouvemens d'oscillations toniques, vifs et répétés, qui ranimèrent la chaleur vitale près de s'éteindre.

C'est un excellent remède dans la peste, comme l'a dit *Fallope*, et avec lui tous les auteurs qui ont parlé de la peste, ainsi que dans toutes les fièvres pestilentielles, soit à l'extérieur, soit à l'intérieur; il est-infiniment salutaire en excitant des sueurs critiques et modérées. Pour expliquer ces effets, il faut recourir à la considération diverse des principes dont est composé le vinaigre, l'un acide qui domine, rafraîchissant, anti-septique, l'autre spiritueux, cordial, diaphorétique. Les auteurs modernes qui ont traité de la peste, aidés des lumières que donnent les nouveaux pas faits dans la médecine, entr'autres *Russel* dans l'histoire qu'il a donné de la peste d'*Alep*, assurent que les nouvelles lumières acquises sur cette maladie ont fait voir que les remèdes les plus efficaces sont les diaphorétiques unis aux acides. La nature nous a donné cette combinaison toute faite dans le vinaigre et dans les proportions les plus convenables, on l'a employé avec succès par analogie dans la cure prophylactique de la peste.

Il faut bien faire attention à la multiplicité

de ces propriétés qui est due à la diversité des principes qui le composent : 1.º à son action coagulante qui agit sur les fluides et les humeurs vivantes de notre corps ; 2.º à l'effet résolutif qu'il a sur les mêmes fluides, en raison de ce que de la combinaison intime du principe salin, acide, avec le spiritueux inflammable, il se forme un corps analogue au savon qui a une vertu atténuante très-active. Ensuite il faut considérer la double manière dont il agit sur les solides en vertu de son principe stimulant, savoir les excitations du frémissement ou oscillations toniques, vives et répétées, ou au contraire la fixation et l'enrayement de ces mouvemens toniques de contraction, non permanente ; c'est au moyen de la connaissance de la manière d'agir de ce médicament, qu'on peut saisir les effets différens qu'il a chez divers malades et que les observateurs rapportent.

Quoique le vinaigre ait été connu pour avoir une vertu résolutive à cause de son principe savonneux, dans le cas d'engorgement qui provient d'humeurs épaissies, si l'on en continue l'usage trop long-temps, la nature s'habitue à son action atténuante et excitante, il n'est plus susceptible que de l'action physique nécessairement coagulante qui est indépendante des affections du principe vital, et comme l'a vu *Roderic à Castro*, les mamelles engorgées de lait ou d'autres humeurs auxquelles on a long-temps appliqué le vinaigre, se durcissent par la coagulation des humeurs contenues, qui de leur nature inclinent à cette dégénération, et par l'effet incrassant du vinaigre : nous ne devons donc en permettre l'administration que par intervalles et avec beaucoup de prudence,

Quelques personnes font usage du vinaigre à

haute dose et le continuent pendant long-temps
pour remédier à leur embonpoint qui leur est
à charge ; elles y réussissent, car le vinaigre
appliqué au chyle qui est une liqueur si ana·
logue au lait et aux émulsions, y produit le
même effet que dans ces deux substances; savoir,
de précipiter la partie laiteuse vraiment nourrissante du chyle, et de la coaguler, de sorte
que le chyle, devenu séreux et presque aqueux,
ne peut plus réparer les pertes; mais il est à
craindre, et il arrive presque toujours que cette
application trop répétée ne produise des squirres
au pylore en agissant sur les membranes de
l'estomac, qu'il crispe, et en produisant son
effet de coagulation, ayant fait assez par l'ha·
bitude l'excitation de l'agitation tonique. C'est
aussi, par la fixation des oscillations toniques
répétées des fibres qui, par le frottement qu'elles
subissent alors, augmentent la chaleur animale
qui est toujours proportionnée au frottement
des solides et aux mouvemens intestins des fluides, car tout ce qui enraye ces mouvemens,
empêche ceux que l'influence du principe vital
peut produire, au moyen desquels il excite la
chaleur, et par conséquent détruit l'affluence
de ce principe sur ces parties; c'est, dis-je, de
cette fixation que nous devons déduire l'effet
rafraîchissant du vinaigre appliqué sur les parties
enflammées, effet que *Galien* a très-bien observé
dans un cas où ayant enflammé la peau par un
médicament âcre, après avoir essayé tous les
rafraîchissans, il n'en trouva pas de plus efficace
que l'application du vinaigre. C'est aussi en ar·
rêtant les oscillations irrégulières que produit
dans les parties ligamenteuses le principe vital
affecté d'une douleur très-vive, comme lorsque
ces parties sont foulées, pressées, conteuses, les

fibres étant dans un état extrême de distension, elles sont à demi dilacérées, ce qui produit une douleur aiguë dans ces parties; c'est donc en remédiant à cette distension excessive, en produisant des mouvemens de contraction toujours fixes qu'il fait cesser la douleur; il faut avoir soin de le mêler avec l'eau chaude qui de son côté amollit les parties lésées, et contribue à la cessation de ces oscillations qui perpétuent la douleur. Cet effet n'avait pas échappé aux anciens. *Pline* rapporte qu'*Agrippa* étant attaqué d'un violent accès de goutte, voulait qu'on le délivrât de la douleur excessive qu'il ressentait, quoi qu'il en pût arriver : un médecin lui dit qu'il n'avait qu'à tremper ses jambes dans du vinaigre chaud et que par ce moyen les douleurs cesseraient, mais qu'il deviendrait paralytique de ces deux extrémités, ce qui arriva effectivement; car la cessation absolue des mouvemens toniques produisit l'indolence, parce que l'exercice des mouvemens musculaires tient beaucoup de l'acidité de ce mouvement oscillatoire. Ainsi nous voyons que suivant les diverses circonstances d'administration, il peut exciter ou fixer les contractions toniques.

Le vinaigre a d'autres vertus qui se refusent à toute explication par aucune théorie connue. Je veux parler de sa vertu anthelmintique et anti-maniaque qui est connue spécifique. *De Haën* dit que dans une maladie épidémique, on avait donné à un homme attaqué de vers, tous les anthelmintiques imaginables, mais que ce ne fut que par le vinaigre qu'il fut délivré d'un ver fort long : il y a entre la nature de ce ver supérieur à tous les remèdes propres à le détruire, et le vinaigre qui le dompte, une corrélation inexplicable. On en a vu des effets avantageux dans la manie, sans qu'on puisse dire comment il agit dans ce cas (1).

Parmi les acides végétaux, on compte encore le *sel d'oseille*, la *crême de tartre* (3), les *tamarins*, qui tous cependant sont moins dessicatifs que les vinaigres à raison du mucilage qu'ils retiennent des corps dont ils ont été retirés, ils ont de même que les autres acides un effet irritant qui les rend purgatifs; les médecins vulgaires les donnent sans y attacher la considération que mérite leur usage, qui devrait être au moins aussi fréquent que celui de la manne, parce qu'ils sont beaucoup plus indiqués que ce dernier remède qu'on multiplie trop facilement. L'usage de la manne est déplacé surtout dans ces pays-ci (3), où ce corps doux, muqueux n'est pas sans inconvénient chez les sujets bilieux; car les corps doux

(1) Si le vinaigre était plus cher, moins connu, et surtout moins commun, on l'emploirait en médecine plus qu'on ne fait. Lorsque la composition de l'oxicrat n'était connue que des gens de l'art, et que les pharmaciens le tenaient préparé dans des bocaux sur les portes de leurs officines, et qu'ils vendaient assez cher, les médecins et les chirurgiens le conseillaient à leurs malades tant pour l'intérieur que comme topique; et cet excellent remède produisait des effets merveilleux. Depuis que la composition de l'oxicrat est devenue publique, on ne s'en sert presque plus.

(2) La crême de tartre, outre ses vertus *acide*, *laxative*, etc. est regardée comme un bon fébrifuge par notre célèbre praticien *Fizes* et par ses sectateurs, surtout après que le quinquina a été administré sans succès; associée à la camomille, voici comme on la donne à Montpellier: prenez camomille romaine et odoriférante, une bonne poignée; crême de tartre une once; faites bouillir dans trente parties d'eau pendant quelques minutes. Coulez, et faites prendre au malade, aussi chaud que possible, au moment où il ressent les premiers prodromes de l'accès fébrile. Réitérez ce remède cinq à six fois de suite de la même manière.

(3) Montpellier et dans tout le midi de la France.

se changent facilement en bile. Les acides végétaux ci-dessus mentionnés sont excellens pour corriger les mouvemens intestins des humeurs que renferment les premières voies; ils évacuent étant joints à la manne, dont ils émoussent la trop grande douceur, et arrêtent dans les premiers degrés la formation bilieuse. Nous avons dit qu'ils étaient purgatifs, rafraîchissans, cela doit s'entendre autant que peuvent l'être des purgatifs dont l'effet irritant est toujours échauffant; mais après avoir évacué il reste encore une partie qui exerce la vertu rafraîchissante, et qui comme on dit, rafraîchit *in recesu.*

Le suc de citron est aussi un puissant acide, parmi les végétaux; il peut lorsqu'on en abuse avoir de mauvais effets par son principe excitant, qui le rend purgatif et diurétique, comme l'a observé *Linné.* Il est singulièrement approprié dans toutes les maladies soit aiguës soit chroniques, qui doivent leur origine à une surabondance, et à une trop grande fluidité de la bile, de même qu'à une dégénération universelle du sang et des humeurs en bile, on le donne aussi comme rafraîchissant dans les fièvres ardentes et autres de même caractère, dans les putrides où il faut abattre la chaleur. Il est cependant des cas de cette maladie, où l'estomac ne s'en accommode point, et où la bile est évidemment acide; alors on aggraverait les symptômes, et par conséquent il faut recourir à des boissons plus appropriées. C'est un excellent remède dans les pays chauds, où les maladies bilieuses produites par une chaleur excessive sont si fréquentes; il corrige et arrête la bilescence des humeurs, il donne par son effet coagulant plus de consistance à la bile qui est trop fluide.

J'ai par ce seul remède pris assidûment dans toutes les saisons et guéri d'une maladie chronique (1) un homme, chez qui cette maladie ne venait que de l'exubérance de la bile; il ne faut cependant pas en abuser, car il existe dans la tunique villeuse des intestins et de l'estomac, des affections analogues aux aphthes qui produisent des exfoliations des membranes (2), ce qui cause des cours de ventre, même la lienterie, suivant l'observation de *Riviere*. Les fruits aigres, comme les groseilles, les cérises et autres sont encore des secours très efficaces que nous fournit la providence, pour remédier à la corruption que la bile contracte pendant l'été, qui présente une des premières indications dans plusieurs fièvres putrides inflammatoires, qu'on voit céder quelquefois au seul usage de ces fruits. Ils appaisent la soif, la chaleur, la douleur, le vomissement, le flux de ventre, pourvu qu'ils soient appropriés au

(1) Le suc de deux ou trois citrons, mêlé avec une grande tasse de café, un peu fort, et préparé autant que possible sans ébullition, répété plusieurs jours de suite avant la première stade des accès de fièvre intermittente, surtout des quartes, forme un excellent remède pour guérir ces maladies. On s'en sert beaucoup dans tout le midi de la France, après avoir préalablement employé la saignée ou les émétiques et les purgatifs selon le besoin.

(2) C'est à tort que l'illustre *Barthez*, ainsi que presque tous les médecins de son temps *avaient cru*, *que dans les dyssenteries il se faisait de très-grandes exfoliations de la membrane interne des intestins*. Il paraît d'après l'autopsie cadavérique, que ces prétendues exfoliations, ne sont que la mucosité qui se sépare de la membrane interne de ces organes, qui sécrétée plus abondamment par l'effet de l'irritation et de la phlogose, et restant collée sur les parvis de ce canal et desséchée par la chaleur, sort ensuite en totalité, sous la forme du tube intestinal lui-même, soit à l'aide du mouvement péristaltique augmenté, soit par les contractions du diaphragme et des muscles du bas-ventre.

sujet et donnés en petite quantité ; car autrement leur effet stimulant venant à dominer, déterminerait le cours de ventre, parce qu'alors la fermentation vivante digestive ne peut s'exécuter dans une aussi grande masse, qui laissée à elle-même subit la fermentation vineuse dont le produit détermine la diarrhée, le choléra-morbus ; au lieu que si on prend cet acide à petite dose, le période de la fermentation vineuse passe rapidement, en ce qu'elle ne peut pas se répéter comme le font les différentes parties d'une grande masse, et est suivie bien vîte de la fermentation acide qui est le vrai remède de ces maladies. *Boerhaave* a vu les cerises mangées en grande quantité exciter une foule d'humeurs mélancoliques qu'on évacuait au moyen du petit lait ; ce qui tient encore au principe que nous venons de développer. *Van-Swieten* a donné ces fruits dans le délire maniaque.

Le règne animal ne nous fournit point d'acides utiles dans la pratique, seulement *Stahl* recommande dans l'atrophie des enfans, l'acide qu'on retire des fourmis, qui suivant *Margraff* est très-analogue au vinaigre, il lui croit même une vertu aphrodisiaque.

Nous allons maintenant nous occuper des incrassans non acides, dans la classe desquels sont les gommes *adragant, arabique*. Ce sont de bons remèdes dans l'acrimonie salée des humeurs, dans les premières voies seulement, soit universelles, prises en grande quantité dans un véhicule approprié ; elles conviennent dans les ardeurs d'urine qui surviennent à la rougeole, et pour envelopper et émousser les humeurs qui se portent aux intestins dans la dyssenterie. Un exemple frappant de l'utilité des gommes est dans la chaude-pisse, où l'urine âcre venant à

passer sur les parties écorchées (1) de l'urètre y
excite des douleurs cuisantes; les émulsions ordinaires nitrées, remplissent rarement leur but à
cause du principe salin stimulant du nitre, qui
augmente la propension du principe vital à l'inflammation. On les donne en petite quantité dans
l'orgeat, elles adoucissent les humeurs corrosives
dont le passage par l'urètre est si douloureux.

Les incrassans sont presque tous pris des
substances alimentaires; les peuples du *Sénégal*
sont souvent réduits à ne vivre que de gommes.
Parmi les incrassans, les farineux tiennent le
premier rang, on fait un usage très-commun du
sagou, qui est la moelle grumelée d'une espèce
de palmier des Indes, que *Linné* appelle *cycas
circinalis*. Malgré sa vertu célébrée par les médecins, sa décoction ne l'emporte en rien sur
la crème d'orge ou de riz.

La gomme arabique peut aussi servir à l'extérieur : mêlée avec un jaune d'œuf, c'est un
fort bon remède pour la brûlure, dans l'exco-
riation du mamelon chez les nouvelles accou-

(1) Dans le temps que de *Barthez* faisait ce Cours, on
croyait encore que l'excrétion de la matière muqueuse et
comme puriforme, qui se fait par l'extrémité du canal de
l'urètre dans les hommes, et du conduit du vagin chez les
femmes et qui forment la gonorrhée virulente, était due
à des ulcères vénériens, situés aux parois de ces conduits;
mais des auteurs modernes ont prouvé jusqu'à l'évidence
par l'ouverture de l'urètre des cadavres de sujets morts ayant
la chaude-pisse, dans l'un et dans l'autre sexe, les ulcérations
qui sont très-rares, ainsi que le vrai pus, et que généralement parlant, au lieu d'une vraie suppuration, les malades ne rendent qu'une humeur plus ou moins dense, plus
ou moins blanche ou jaune, ou verdâtre, sécrétée sans
errosion par la membrane muqueuse qui tapisse l'urètre,
ou le vagin, qui alors sont dans un état d'irritation et de
phlogose.

chées : elle agit par une vertu émolliente, conglutinante, son usage extérieur trop prolongé soulève l'estomac et produit des nausées, à cause de son extrême fadeur, elle convient aussi quand l'organe de la peau est affecté par l'acrimonie des humeurs qui s'y portent; elle excite une légère transpiration, qui fait passer son effet jusqu'à la peau; c'est pourquoi on la recommande dans les affections cutanées.

Les Tortues, les Vipères, les Limaçons, les Grenouilles.

On met au nombre des alimens incrassans médicamenteux, les bouillons de tortue, de vipères, de limaçons, de grenouilles, quoiqu'en aient dit de grands hommes, entr'autres *Venel*, qui n'admettait aucune sorte d'acrimonie dans les humeurs, tandis que *Fizes* le voyait partout. Il est certain que le sang et les humeurs peuvent être attaqués de fermentations âcres et salées, très-manifestes dans les sujets en consomption tabide, scorbutique, hectique, on a vu cette acrimonie si considérable, que le sang corrodait les lèvres de la plaie faite par la lancette.

Toutes les décoctions chaudes des animaux que nous avons nommés, s'emploient dans ces cas-là; mais il y a dans la pratique une incertitude, la chimie n'ayant pu avoir séparément le principe volatil de ces bouillons; on dit qu'ils sont tous les mêmes; quoiqu'il soit certain que dans les bouillons de tortue, de vipère, d'écrevisse, etc., il y a un principe volatil, salin et alcalin, qui est combiné en différentes proportions, avec la partie épaisse purement gélatineuse de ces substances animales. La chimie de même que la médecine clinique auraient dû nous avertir

de ces diversités. Les médecins de *Boulogne*,
disent bien à la verité que la gelée de bouillons
de tortue, d'écrevisse, a beaucoup moins de
consistance que celle de bœuf ou de mouton;
ce qui indique une plus grande quantité de
principe volatil aux proportions duquel ces
différentes substances doivent leur plus ou moins
grande vertu diaphorétique, dépurative, échauffante; proportions auxquelles il est donc d'une
grande importance d'avoir égard dans la pratique:
c'est une vertu dépurative et diaphorétique, qui
le rend très-approprié dans les affections dartreuses à l'extérieur du corps, et dans celles qui
sont tabides dans la surface interne des vaisseaux
du poumon. Dans le premier cas, ces sucs gélatineux peuvent adoucir, envelopper, soit dans
les premières voies, soit dans les secondes, soit
enfin par la répétition sympathique de ses effets,
qui de ces organes intérieurs se portent à toute
l'habitude du corps, ces humeurs âcres et les
évacuer par une douce diaphorèse, elles réparent
la crasse des humeurs par des sucs de bonne
nature; dans le second cas, ils ont le même
effet, mais de plus ils rétablissent les fonctions
de la transpiration dans les poumons.

Les bouillons de tortue constituent une nuance
entre les bouillons de vipères (1) et d'écrevisses
visiblement échauffans, quoiqu'ils aient guéri

---

(1) Tous les praticiens sont d'accord aujourd'hui, que la
tortue est plus nourrissante et plus incrassante que la vipère;
mais qu'à son tour celle-ci est plus dépurative et plus sudorifique que la tortue.

Il me paraît qu'il y a plus d'analogie entre l'effet des tortues
et celui des couleuvres qu'il n'y en a entre les vipères et les
tortues. Les couleuvres semblent tenir le milieu; car si elles
sont plus analeptiques et plus incrassantes que les vipères,
elles sont aussi beaucoup moins sudorifiques. Cependant un

des sujets manifestement tabides, et les bouillons
de grenouilles et de limaçons qui sont simplement
incrassans et inertes en comparaison des autres.
Les bouillons de tortue doivent être employés
suivant la proportion de leur principe volatil,
et de la disposition des sujets auxquels on les
fait prendre, car par leur effet échauffant ils
pourraient exciter la fièvre, qui est si à craindre
dans les sujets en consomption; c'est-là une
diversité du principe volatil des bouillons de
tortue, qui le rend d'un usage si universel. Un
homme célèbre pour n'avoir pas eu connaissance
de ces faits chimiques, regardait les alimens
incrassans médicamenteux comme des êtres de
raison, et voulait que les sucs extraits des alimens
par la digestion et qui constituent un chyle parfait,
fussent de même nature et entièrement homo-
gènes, ce qui répugne aux connaissances que
nous fournit la chimie *à priori*, et les observations
pratiques *à posteriori*.

Nous avons dit que la digestion s'opère par une
fermentation de son espèce, qui décompose les
principes des alimens pour en recomposer un
corps que nous appelons *chyle*, et qui doit servir
à la réparation des forces. Cette fermentation est
fort analogue aux autres, comme la fermentation
vineuse qui convertit le moût en vin, et qui
cependant n'empêche pas qu'il ne retienne les

---

de nos proches parens, grand chasseur, qui en tuait beaucoup,
et qui avait le soin de les saler et de les préparer à la manière
des anguilles afin de les conserver pour le besoin, toutes
les fois qu'il croyait que la sueur lui était nécessaire, il
mangeait tout simplement de couleuvres cuites sur le gril,
ou en sauce blanche, et il était plus assuré de l'effet de ce
remède sudorifique que les médecins ne le sont des préparations
antimoniales et des bois sudorifiques exotiques, etc. etc. Je
ni en ai vu faire usage avec succès.

qualités sensibles du terrein, tels que le goût de fumier, d'ardoise, de chiste, etc. De même le chyle conserve la qualité sensible des alimens dont il est formé, et c'est faute d'avoir connu l'analogie entre la fermentation vivante et les autres fermentations, que *Venel* était dans cette erreur. L'observation vient à l'appui de ce raisonnement : ainsi on observe que les cochons qui se nourrissent de fruits acerbes, deviennent scrofuleux, et qu'il se forme chez ces animaux des engorgemens dans toutes les glandes du mésentère, des empâtemens dans toute l'étendue du tissu cellulaire et autour du cou. *Rivière* dit que les jeunes chevaux à qui on donne trop d'avoine perdent la vue; parce que les sucs qui doivent servir à la nutrition du cristallin sont tellement épaissis qu'ils le rendent opaque, et produisent ainsi la cataracte.

Lait.

Entre les alimens médicamenteux incrassans, l'un des principaux est le lait. Avant d'entrer dans le détail de ses vertus, des cas où il est indiqué et de ceux où il ne l'est pas, nous allons tracer en peu de mots ce qu'il nous importe de connaître touchant le lait.

1.º La théorie chimique spontanée du lait n'est pas connue, (1) nous savons que le lait laissé à lui-même subit plutôt ou plus tard une séparation de ses parties ; séparation spontanée dont on attend encore l'explication (2), surtout

---

(1) Elle est connue maintenant. Voyez *Parmentier* et *Deyeux*, traité sur le lait.

Voyez aussi *Fourcroy* et *Vauquelin*, annales de chimie, *Thenard*, etc.

(2) Le lait frais contient déjà une petite quantité de vinaigre,

des phénomènes suivans, la coction retarde la décomposition spontanée, l'eau s'évapore, elle laisse moins de masse et de disposition à une fermentation quelconque ; s'il faut en croire *Hoffmann*, un grand coup de tonnerre en accélère la décomposition, je crois être fondé à penser que cet effet est dû à l'électricité de l'atmosphère, car un nombre infini d'expériences ont prouvé que l'électricité de l'atmosphère augmente la disposition à la putréfaction, qu'elle accélère le mouvement dans les plantes, augmente la transpiration dans les animaux et les végétaux (1). Dans les grands coups de tonnerre l'atmosphère est généralement électrisée dans une certaine partie de son étendue où éclate l'orage ; cette électrisation se communiquant au lait comme corps conducteur de l'électricité, peut y déterminer l'accélération du mouvement spontané de décomposition. *Schulze* a vu que l'ail retardait ce mouvement ; y aurait-il dans l'ail des *effluves* qui servissent de *media veniendi* entre les principes constitutifs du lait ?

2.⁰ Le lait se coagule par les acides, ainsi que par des substances non acides, comme les fleurs de chardon et autres, sans qu'on ait connu l'explication de ce fait. L'analyse par le feu, telle que la faisait *Homberg*, est rejetée avec raison, celle qu'on fait par un feu modéré est encore nulle, à cause de l'opposition qu'il y a entre les

---

ou du moins d'un principe qui lui ressemble ; cette quantité augmente, et à mesure que cette espèce de vinaigre se forme, il se combine avec le cazeum et forme un composé insoluble dans l'eau : un grand excès de ce vinaigre dissout le composé.

(1) L'explication que de *Barthez* attendait, a été donnée dans les mémoires de la Soc. Roy. de médecine de Paris, par MM. *Mauduyt*, *De Fourcroy*.

divers produits qu'en ont retiré divers chimistes,
tels que MM. *Rouelle*, *Cadet*, *Beaumé*, etc. On
trouve dans les auteurs principalement dans
Geoffroi, *Hoffmann*, les différentes proportions
des parties constitutives du lait, suivant les diverses espèces d'animaux dont on le retire, tels
que le lait de femme, d'ânesse, de vache, de
brebis, de chèvre, qui sont le plus en usage.
Le lait conserve ses propriétés au delà de l'estomac ; il est purgatif suivant les alimens dont
se nourrit l'animal qui le fournit.

3.º On pourrait suivre une longue suite d'expériences et de recherches curieuses et intéressantes, sur la différence du lait des animaux
herbivores et carnivores, il serait avantageux de
pouvoir fixer dans le lait le période de la fermentation vineuse qui est produite par le sel
sucré qu'on peut retirer du lait, mais ce période est très-rapide, et peut-être ne saurait-être
fixé que par des moyens qui nous sont inconnus.

Les Tartares et quelques autres peuples retirent du lait par la putréfation, un esprit ardent
inflammable qui enivre. *Venel* doutait de ce
fait, mais il a ensuite reconnu que cela fourni-
rait un vaste champ d'expériences curieuses ; on
peut consulter sur cela l'encyclopédie, à l'article
lait. *Spielmann* a trouvé le moyen de retirer du
lait une grande quantité de principe spiritueux,
en le secouant pendant long-temps, le distil-
lant et le rectifiant ensuite.

Quoique ce soit un préjugé très-répandu
et adopté même par quelques médecins, que le
lait est un aliment facile à digérer, il est cependant certain qu'il est très-indigeste pour les
adultes, quoiqu'il soit pour les enfans nouveaux-
nés un très-bon aliment. *Spielmann* a fait à ce
sujet une bonne dissertation intitulée : *Lac op-*

timum recens natis alimentum. On peut rendre
raison de ce fait en disant qu'une longue interruption a fait perdre à la nature l'habitude
de le digérer, surtout si on le prend en grande
quantité, et c'est ce qu'a très-bien vu *Gédéon
Harvée*, qui dit qu'il faut avoir un très-bon estomac pour digérer le lait. Cela est surtout vrai
dans ce pays-ci (*Montpellier*), où l'usage du lait
ne passe pas le temps de la lactation, temps qui
est assez court; tandis qu'au contraire en *Suisse*,
en *Angleterre*, son usage est très-prolongé et
très-commun chez les adultes ; c'est donc pour
cette raison que l'estomac prend l'habitude de
le digérer et le rend un aliment très-sain. Aussi
voit-on des peuples entiers qui en font leur
seule nourriture, mais d'après notre manière de
vivre, l'homme quittant de bonne heure cet
aliment et faisant usage d'une nourriture bien
différente, perd l'habitude de le digérer, sa digestion est cependant de la plus grande nécessité;
car il ne faut pas croire que le lait, pour être
une substance analogue à nos humeurs ne soit
pas altéré en passant par les premières voies, de
celles-ci dans les secondes, et ne soit ensuite
repompé par les vaisseaux absorbans.

Comme nous avons vu que la digestion s'opère
par une fermentation vitale analogue aux autres
fermentations, qui décompose les parties d'un
mixte pour en recomposer un autre, il faut de
même que le lait se décompose pour pouvoir être
imprégné de la vitalité, et être rendu propre à
produire des humeurs vivantes et des solides
animés. C'est cette indigestibilité du lait (1) qui

---

(1) Cette indigestibilité du lait, peut bien dépendre, ainsi
que le dit notre auteur, de ce qu'on ne le prend d'ordinaire que dans le temps de la lactation, temps qui quelquefois
n'excède pas la première année de la naissance, surtout dans

a fait recourir à plusieurs correctifs pour le rendre
approprié dans certaines maladies, où il convenait
comme aliment, on a employé et l'on emploie
encore communément les purgatifs recommandés
par *Tronchin* et *Bellini*, qui le donnent au commencement et à la fin de l'usage du lait et même
les entremêlent avec lui ; mais il est aisé de voir
que ces médicamens ne conviennent que pour un
moment, en chassant les matières épaissies et
caséeuses qui farcissent les organes digestifs des
premières voies, et qui sont le produit des mauvaises digestions. Ces remèdes bien loin de le
rendre plus digestif, affaiblissent le ton et les
forces de l'estomac et des intestins, nuisent ainsi
à sa prompte transmutation en chyle. Il faut donc
bien faire attention aux circonstances de l'idiosyncrasie du sujet et à ses affections maladives,
dans l'administration de ce remède ; il faut, pour
qu'il produise un bon effet, qu'il se digère, et
tout ce qui ne rend pas cette opération facile
pervertit son usage médicamenteux. C'est faute
d'avoir bien vu cela que tant de médecins se sont
trompés dans son application.

Le lait en tant qu'indigeste a deux inconvéniens
généralement observés : il lâche le ventre aux

---

le midi de la France; tandis que l'on conserve l'habitude du lait
en *Suisse*, en *Angleterre*, et dans tous les pays où le lait
est abondant et le vin très-rare. Mais j'estime que cette in-
digistibilité dépend encore plus souvent de cette habitude que
l'on fait prendre de très-bonne heure aux enfans, de boire
de vin au lieu de lait. J'ai observé que ce sont ceux qui
boivent beaucoup de vin et qui ont même des estomacs très-
forts, qui digèrent le plus mal le lait. Il m'est démontré encore
que tous ceux qui ne boivent que de l'eau, et qui sont vraiment absternes et accusés d'avoir des estomacs faibles, appètent
et digèrent très-facilement le lait. Je puis moi-même, n'ayant
bu de ma vie ni vin, ni liqueurs fermentées, ni spiritueuses,
et ayant un estomac faible, me citer en exemple.

sujets robustes, et il constipe les sujets faibles.
C'est en aggravant la constipation, trop ordinaire
aux sujets vaporeux, hypocondriaques ou hystériques, qu'il augmente leurs maux. Ces effets
contraires viennent néanmoins de la même
cause; le lait est indigeste pour les uns et pour
les autres plus ou moins; chez les sujets faibles,
infirmes, il surcharge l'estomac et anéantit pour
ainsi dire les forces expultrices, qui sont déjà
habituellement affaiblies, et dont toute l'énergie
est inutilement consumée par les efforts nécessaires à la digestion du lait. Chez les personnes
robustes il devient un corps irritant, qui, par
sa présence fatigue l'estomac, mais dont la nature
vigoureuse se débarrasse facilement par la diarrhée, ou par une excrétion de selles plus liquides
qu'à l'ordinaire. Nous savons que si la faiblesse
des organes empêche les alimens reçus dans
l'estomac d'être frappés, pour ainsi dire, de la
fermentation, la chaleur humide de cet organe,
les restes des digestions précédentes, les font
passer à la fermentation qui leur est propre,
soit acide soit putride. D'après cela nous n'avons
pas de la peine à concevoir que tous les mauvais
effets du lait viennent de la dégénération qu'il
subit, lorsqu'il ne se digère pas; cette dégénération est la fermentation acéteuse, qu'il subit
alors, semblable à celle qu'il éprouve lorsqu'il
est laissé à lui-même *in vitro*.

C'est la lenteur de cette fermentation qui produit les maux de tête, les douleurs d'estomac,
les sueurs abondantes, qui viennent sans cause
manifeste, comme l'a dit *Baglivi*, et qui dépendent de la réplétion de l'estomac, qui, fatiguant
les viscères, excite par son action sympathique,
l'organe de la peau, ce qui produit une transpiration forcée et incomplète. Elles peuvent

encore être être attribuées au passage d'un chyle
mal préparé dans les vaisseaux et repompé dans
les veines mésaraïques ; ce liquide corrompu
déprave les autres produits de la digestion et
devient un principe d'irritation, qui procure des
mouvemens d'excitation et de sueurs.

On essaie de corriger l'effet de constipation
occasioné par le lait, en y joignant les émolliens, comme le suc de violettes, de mauves,
l'eau de poulet ; *Méad*, pour corriger son effet
laxatif y joignait les astringens, mais par là, on
ne fait que remédier à l'accident de l'indigestion
et on ne le rend pas plus digestif, aussi lorsqu'on
ne peut y parvenir il faut en abandonner l'usage.
Il y a des circonstances particulières dans l'administration du lait qui le rendent plus aisé à
digérer. Ainsi chez les uns il passe mieux étant
crud, d'autres le préfèrent bouilli ; il faut avoir
égard dans son usage à la disposition individuelle
du sujet, à son tempérament, à certaines affections qui, sans être maladives, tendent manifestement à la maladie ; il ne faut pas non plus
perdre de vue certaine impulsion automatique,
qui sert à en rendre la digestion plus aisée ou
plus difficile. Il y a des hommes qui ont pour cet
aliment une répugnance invincible, il faut bien
se garder de le leur faire prendre.

On a long-temps disputé et l'on s'est trop
généralement décidé pour l'une ou pour l'autre
de ces questions, s'il convenait ou non de dormir
après l'usage du lait. Les anciens qui s'occupaient
beaucoup plus de ces objets diététiques que nous,
ont traité la question dans le plus grand détail.
Paschal la résout suivant l'opinion de son temps,
en disant qu'il ne faut pas dormir après avoir
pris le lait, de crainte qu'il ne soit absorbé et
attiré crud par les veines mésaraïques. Mais il

est plus intéressant de partir d'après l'habitude du malade; il est des personnes qui le digèrent mieux pendant le sommeil; il en est d'autres chez qui il arrive le contraire : au reste il y a là-dessus une très-grande différence entre l'homme d'un tempérament faible et le paysan robuste. Chez l'homme de travail, l'habitude, comme nous l'avons dit, a établi une sympathie étroite entre les forces de l'estomac et celles de tout le corps. Le lait étant pour le commun des hommes un aliment indigeste, l'estomac a besoin d'une grande exaltation et de la concentration de tout le système des forces. Un exercice trop violent chez un sujet infirme, occasionerait une distraction de forces qui sont concentrées par le principe vital pour l'ouvrage de la digestion, au lieu que chez l'homme robuste cette concentration n'est pas nécessaire; il faut au contraire que les forces de l'estomac soient continuellement excitées par l'activité des forces des organes extérieurs.

Après avoir considéré l'idiosyncrasie propre à chaque sujet, il faut avoir attention de ne pas recommander un air trop chaud, trop froid, ou trop humide, il faut éviter les plaisirs de l'amour, les affections vives de l'âme, et tout ce qui peut en diminuant le système général des forces, affaiblir celles de l'estomac. Pour ne point ajouter à cette indigestibilité du lait, il faut, à moins qu'on ne soit très-robustes et très-accoutumés à la *polyphogie*, prendre le lait seul deux heures avant le repas, puisque la digestion se fait d'autant plus mal, que l'estomac est chargé d'une plus grande quantité d'alimens divers, chacun devant subir une fermentation particu-lière (1), et cette quantité de fermentations in-

_____

(1) Ce que M. de *Barthez* avance ici ne me parait ni prouvé

dépendantes les unes des autres, forment le plus grand obstacle à la fermentation digestive générale, qui doit transformer les alimens en humeurs vivantes (1). Le vice des sociétés policées ayant introduit la coutume d'une grande variété d'alimens dans le même repas, des végétaux, d'animaux cuits, bouillis, rôtis, assaisonnés avec des acides, des aromates, il convient mieux de donner le lait seul et à des heures où les alimens soient digérés; autrement on ajouterait un nouveau puissant obstacle à la digestion.

Il est encore d'autres considérations, quant aux dispositions particulières à telle ou à telle maladie, que nous devons faire sur les contr'indications de l'usage du lait; considérations qui nous sont tracées par *Hippocrate* dans l'aphorisme *quibus caput dolet*, à cause de la faiblesse du système nerveux, *et quibus viscera œstuant*, à cause du travail pénible de la digestion, *lac his dare malum est*. A ces hommes, sans doute, qui ont des douleurs et des ardeurs d'entrailles, il ne faut pas permettre le sommeil après le lait, parce que pendant le sommeil les forces se concentrent sur l'estomac, qu'elles y sont trop exaltées et que ce viscère travaillant plus que dans un état simple de repos, il détermine sympathiquement la douleur de tête et le feu

---

ni probable, et je suis porté à être d'un avis contraire, ne pensant point que l'estomac se trouvant rempli d'alimens et de boissons de différente nature, il se fasse d'abord une séparation entre eux; et que cette séparation une fois faite, chacun d'eux éprouve une fermentation particulière qui lui soit propre

(1) Il paraît que M. *De Barthez* était grand partisan du système de la fermentation; alors qu'il faisait ce cours, les expériences de *Spallanzani* sur les vertus puissamment dissolvantes du suc gastrique, n'avaient pas encore paru.

d'entrailles; il faut donc que de tels sujets dans lesquels se rencontrent les indispositions observées par *Hippocrate*, gardent un repos parfait d'esprit et de corps, sans se livrer au sommeil, qui augmente la chaleur et la fréquence du pouls; cette explication n'est que le rapprochement des faits et des observations pratiques. Je fus consulté pour une personne attaquée d'épilepsie dont les accès la prenaient au commencement du repas; il était clair que ces sortes d'observations n'étaient déterminées que par le travail de l'estomac, qui se préparait à la digestion, travail qui se répétait spécialement sur l'origine des nerfs affaiblis par une constitution faible, dont il avait hérité de sa mère, vaporeuse à l'excès, mais surtout par la masturbation.

Il est une pratique raisonnable, qui semble avoir pris naissance dans ce pays-ci, qui tient à la considération des sujets grèles, chez lesquels il y a une intempérie chaude des viscères, pour parler le langage des anciens. Elle est fort recommandée par *Grant*, médecin Anglais, c'est de donner à ces sujets le lait ou le petit lait lorsqu'ils entrent dans le bain; on abat ainsi l'irritabilité extrême de tout le corps, qui fait obstacle à la digestion. Cette modération de l'irritabilité universelle est la circonstance qui favorise le plus l'action modérée des organes digestifs; il faut noter aussi que ces phthisiques qui ont du penchant aux sueurs, se réveillent mouillés dans cette excrétion colliquative, s'ils dorment sur le lait. Cet aliment reçu dans l'estomac ne s'y digère point, il y subit trois sortes de dégénérations, dont j'ai parlé plus au long qu'on n'avait fait avant moi, et dont la découverte de la dernière m'est entièrement

due, la première est *acida coagulans*, la seconde *nidorosa pinguis*, la troisième *lenta
rancida*; toutes ces corruptions aggravent les
différentes dégénérations calculeuses, bilieuses,
pituiteuses, etc.

Le lait reçu dans un endroit chaud, tel que
l'estomac, où il y a des restes d'indigestions presque toujours acides, tend à s'aigrir fort facilement.
Spielmann a cru qu'il était nécessaire que le lait
se caillât dans l'estomac pour être digéré, ce qui
n'est pas exact (1). Il est vrai qu'on ne peut pas
douter que le lait ne se coagule dans l'estomac:
la chaleur de cet organe et les restes acides
d'une digestion précédente deviennent pour lui
une espèce de présure, la nature le décompose
enfin entièrement pour en former un mixte
vivant, suivant le mode de toute fermentation;
mais cette dégénération est bientôt prévenue
par la bile et les sucs gastriques que nous
savons être très-actifs, et qui à mesure que le
lait commence à se coaguler, le dissolvent de
nouveau pour le rendre propre à la digestion
vitale. Mais si le défaut ou l'inertie de ces sucs
ne peuvent prévenir cette corruption du lait,
l'acidité peut acquérir un tel degré d'énergie
qu'il devient un poison réel soit pour les enfans,
soit pour les adultes, comme on le voit dans
Forestus cité par *Hoffmann* dans sa dissertation
de optimâ lactis administratione. Les correctifs
de cette dégénération sont les alcalis et les
absorbans, l'eau première ou seconde de chaux
employée à plus haute dose qu'on ne fait com-

_____

(1) Il est démontré que le lait se coagule chez tous les
enfans peu après l'avoir sucé, sans qu'on aperçoive chez
eux le moindre symptôme de maladie dépendant de cette
coagulation.

munément, les eaux minérales qui contiennent
un principe alcalin ou une terre calcaire, le
sucre ajouté au lait peuvent arrêter cette fermentation acide, parce que le sucre étant le
principe de cette fermentation vineuse, ou se
mêlant avec celui qui est déjà contenu dans le
lait, produit puissamment la fermentation vineuse, et assure par-là l'influence de la fermentation digestive. Il est remarquable que les acides
eux-mêmes remédient à l'acescence du lait dans
les premières voies et aux mauvais effets qu'elle
peut produire. *Galle*, dans son traité de *usu
lactis*, veut qu'on donne les acides même à un
certain degré de concentration, à l'heure où
l'on s'aperçoit que le lait a coutume de s'aigrir;
il dit que par-là on prévient les mauvais effets
de l'acescence, parce qu'il vaut mieux lui donner
tout d'un coup le caractère d'acide, que s'il y
parvient lentement. Cette dégénération lente
produit en effet les vents, les pesanteurs d'estomac et bien d'autres symptômes fâcheux, ce
qui n'arrive pas lorsque l'acidité se manifeste
tout à coup; et c'est par ce principe qu'on explique ce que nous dit *Cullen*, d'une fille chlo-
rotique qui mangeait sans inconvénient des fruits
acides et austères, tandis que les fruits mûrs
lui causaient des indigestions. Ces fruits mûrs
tendaient par leur nature à une fermentation
vineuse, et ce n'était que par une corruption
lente qui donnait lieu à des symptômes fâcheux,
qu'ils parvenaient à l'acidité, au lieu que les
fruits acides et austères la déterminaient prompte-
tement, mais ce remède, quoi qu'en dise *Galle*,
ne corrige pas les accidens de l'indigestion.

La seconde dégénération du lait, suite de son
indigestibilité, est la nidoreuse grasse, qui se
reconnaît aux rapports nidoreux. Le lait et le

petit-lait en sont susceptibles, suivant *Tissot*,
après s'être aigris. On observe fréquemment des
diarrhées à sa suite, dans cette espèce de corruption se sont les parties bilieuses, grasses qui
dominent; elles se séparent de la masse entière,
se rassemblent et subissent la fermentation ranco
qui leur est propre ; cette dégénération du lait
a beaucoup d'analogie avec une dégénération
du vin, lorsqu'il devient huileux, et que les
parties grasses prédominent. Elle est commune aux
pays chauds, chez les sujets bilieux, elle a les
plus mauvais effets dans les maladies fébriles et
bilieuses. Le moyen de prévénir cette dégénération est d'ajouter de l'eau au lait; ainsi on le
coupe avantageusement avec de l'eau d'orge,
qui tend plus à l'acidité qu'à la rancidité. Si l'on
veut faire attention à ce que dit *Stahl* dans sa
Zymotechnie, nous concevrons facilement comment une grande quantité d'eau ajoutée au lait,
arrête cette fermentation rance : il prouve en
effet dans cet excellent ouvrage, que l'eau est
le principe, l'instrument de toute fermentation;
mais s'il y en a trop, les parties du mixte fermentées sont noyées et se trouvent alors dans
un contact aussi intime, la fermentation est suffoquée ; on peut aussi, dans cette seconde fermentation comme dans la première, employer
le sucre ; qui en prolongeant la période de la
fermentation vineuse, oppose un obstacle puissant à la dégénération putride.

Boerhaave a donné sans aucun danger le
lait coupé avec trois ou quatre parties d'eau
dans les fièvres inflammatoires, comme inflammations de poitrine, petite-vérole, fièvres
ardentes bilieuses, et c'est même un aliment
nourrissant, car il semble que l'eau est un
moyen énergique d'application au corps des sucs

nourriciers du lait, puisque, suivant *Cullen,* les veaux sont beaucoup mieux nourris avec une partie du lait étendu dans de l'eau, qu'avec deux qui ne le sont pas. Les anglais mêlent le lait avec la petite bière, ce qui lui communiquant la fermentation spiritueuse fait le même effet que le sucre, pour lui communiquer la fermentation acide. Mais le moyen le plus sûr et le plus général de corriger dans le lait la disposition à se rancir, c'est de lui associer les acides. On a regardé dans ce pays-ci (Montpellier) cette proposition comme insoutenable, parce qu'on était dans le préjugé qu'avant toute corruption il fallait que le lait s'aigrît, et on croyait que les acides ne pouvaient qu'augmenter sa corruption; mais de même qu'ils aggraveraient sa dégénération acide, de même ils sont singulièrement utiles pour corriger le rancé que le lait contracte dans l'estomac, ou au moins pour y mettre de puissans obstacles. Les acides sont des remèdes excellens dans les affections scorbutiques, dans cette intempérie des viscères et cette prédominance dans la bile qui procure la dégénération qu'indiquent les rapports. Dans ces cas, je me suis très-bien trouvé de donner les acides affaiblis, de faire prendre le matin le lait, le soir la limonade ou l'orgeat. *Galle* fait prendre avec le lait le suc de citron, l'esprit de vitriol; on fait de même une limonade avec le petit-lait, et dans la saison des fruits, l'on peut prendre le même jour, des cerises, des fraises et d'autres fruits analogues, qui préviennent la dégénération nidoreuse.

La troisième espèce d'altération que contracte le lait reçu dans l'estomac, est la *lente muqueuse;* il ne se digère pas, ne s'aigrit pas, mais il s'épaissit, se fige et produit des puanteurs d'estomac, des cardialgies; aux personnes chez lesquelles le lait subit cette dégénération, le ventricule est incommodé de glaires; on voit que chez eux la pituite surabonde, et en combinant les symptômes avec la considération du tempérament du malade, on peut la reconnaître aisément. Les correctifs de cette dégénération, sont tous les remèdes appropriés pour exciter les forces languissantes des organes digestifs, et leur donner la force de surmonter, par une transmutation vivante et prompte, cette dégénération lente muqueuse. Cette indication est remplie par les stomachiques doux, dont l'usage est assez général, quoique ceux qui les emploient ignorent pour quelle raison ils sont utiles dans ce cas. Ainsi on peut mêler au lait une infusion de menthe, quelques cuillerées d'eau de fleur d'oranger; il serait même avantageux dans de pareils tempéramens, de suivre la pratique d'*Hippocrate*, qui donnait le vin avec le lait aux pituiteux, aux hydropiques, pratique bien développée par *Prosper Martian*. Il nous reste un vestige de cette coutume dans la préparation du petit-lait vineux, fait avec le vin blanc, de manière que le goût y soit bien marqué; je m'en sers avec succès dans ma pratique, en le donnant aux tempéramens phlegmatiques. Je l'ai administré heureusement à la dose de deux cuillerées à bouche, à un jeune homme de 12 ans menacé de phthisie et attaqué de fièvre lente, qui avait succédé à une fièvre intermittente, et chez qui le lait de chèvre, donné le matin à la dose de 8 onces, passait difficilement.

La manière réputée généralement la meilleure pour faire prendre le lait de femme, lorsqu'on le juge nécessaire, c'est de le faire sucer sur le sein même. La cause de cet avantage est un esprit analeptique restaurant qui disparaît, par une émanation subtile des humeurs vivantes de la femme, analogue à l'esprit recteur des plantes qui répare singulièrement le malade attaqué de cette consomption. *Capivacci* sauva par ce moyen un rejeton de l'illustre race de *Cologne*, en lui faisant têter plusieurs nourrices, dont il réglait le régime. *Gaubius* a fort heureusement pensé que l'effet avantageux qui résultait d'être allaité par une nourrice de bonne complexion, qui suit un régime convenable, tenait à l'exitation imparfaite des désirs vénériens. Nous savons que les anciens peuples de l'Orient, lorsque leurs souverains étaient tombés dans un état de décrépitude, les faisaient coucher avec de jeunes filles, pour refouler leurs forces prêtes à s'éteindre.

Il est certain que l'excitation de ces désirs est salutaire aux vieillards, pour soutenir et augmenter les forces du principe de la vie; cela peut avoir aussi la même utilité chez les personnes en consomption; car ces désirs faibles, fréquens et non satisfaits, peuvent rétablir les forces d'une constitution énervée; mais il ne faut pas qu'ils aient leur exécution, sans cela ils occasioneraient une déperdition considérable de forces et deviendraient nuisibles. *Tissot* a fait les mêmes observations sur le rétablissement de la santé des masturbateurs, par la sensation que faisait éprouver la vue d'une femme; l'explication de ce fait tient au dogme général que le système radical universel des forces est augmenté, quand toutes les fonctions de l'âme et du corps sont excitées modérément; mais il faut que chacune de ces fonctions soit excitée en particulier à son tour, afin que de l'ensemble de toutes les forces excitées et augmentées dans une juste proportion, il en résulté un *maximum virium* de la plus grande énergie. Aussi les repas qui se font à des heures réglées excitent la digestion dans des temps périodiques qui se correspondant, augmentent les forces radicales; il en est de même de toutes les autres fonctions comme de l'exercice, du sommeil qui restaure beaucoup, lorsqu'on s'y livre à des temps marqués et qui reviennent régulièrement. Mais le déclin de l'âge, où les maladies de consomp· tion ne veulent pas que cette excitation soit poussée trop loin, ni qu'elle soit satisfaite, car alors l'état de langueur qui suit la puissance, détruit l'énergie et la plénitude entière des forces du principe de la vie.

Nous allons nous occuper maintenant de la contre-indication du lait. *Hippocrate*, dans un de ses aphorismes dit : *lac dare capite dolentibus malum*. Il entend ici les douleurs de tête gravatives sympathiques qui dépendent de la crudité des premières voies, parce que le lait, comme aliment indigeste, ne peut qu'augmenter les crudités, et par conséquent les douleurs sympatiques de la tête. Il ne faut pas s'imaginer qu'*Hippocrate* le défende dans toutes les espèces de céphalalgies, il faut le commenter par lui-même, et nous verrons qu'il recommande le lait dans les maladies aiguës de la tête, qui sont causées par des humeurs âcres et mordantes que le lait peut développer et adoucir. Ne nous imaginons donc pas, comme l'ont cru ses commentateurs, que la douleur et la pesanteur de tête soient aggravées par le lait, à cause des vapeurs qui s'en élèvent, mais c'est à l'effet semi-narcotique qui tient à la langueur qui suit cet état de plénitude, et qui se répète sympathiquement sur l'origine des nerfs, surtout chez les sujets vaporeux, chez lesquels ces parties sont dans un état de débilité relative. Il dit aussi dans la même section qu'il ne faut pas donner le lait aux fébricitans. Il faut entendre ceci des fièvres aiguës bilieuses, dans les pays chauds, où les mœurs et les usages des sociétés ont banni le lait et l'ont rendu, par désuétude un aliment indigeste. Le lait donné crud dans ces pays-là serait nuisible, puisque dans tous les cas de ces fièvres, la digestion se fait mal, on digère plus difficilement tout aliment, à plus forte raison le lait. Mais il le donnait dans les fièvres lentes chroniques, où l'estomac étant accoutumé aux mouvemens fébriles ne travaille pas autant pour digérer le lait. Lorsque dans les fièvres aiguës l'on veut donner de la nourriture, c'est toujours très-nuisible de la donner dans le temps de l'accès, il faut toujours choisir celui de la rémission. On peut faire cependant un usage avantageux du lait en le coupant avec de l'eau, ou avec des décoctions appropriées, sous forme d'*hydrogala* ou de *pousset*, qui est un mélange de bière et de lait. Ces moyens tendent tous au même but, qui est d'empêcher la dégénération nidoreuse, grasse, où, suivant le vulgaire, sa dégénération bilieuse, qui est surtout à craindre dans cet état de débilescence des humeurs et du sang, qui accompagne presque toujours les fièvres ardentes.

Hippocrate ne veut pas qu'on le donne à ceux qui ont les hypocondres élevés et à qui ils murmurent, signe de trouble et de diarrhée, et d'évacuations d'humeurs âcres qui sont dans les intestins. Mais il faut distinguer deux espèces de bouffissures, l'une qui tient à un état actif, l'autre qui dépend d'un état passif des intestins. Lors donc qu'il n'y a pas de contre-indication majeure, lorsque le météorisme est causé par les matières âcres qui remplissent les premières voies, et qui occasionent des contractions spasmodiques, on peut l'employer comme calmant : alors il relâche très-bien le spasme des intestins qui cause l'élévation des hypocondres ; mais lorsque les intestins sont dans un état passif, c'est-à-dire, quand l'atonie et la faiblesse de ces viscères permettent aux vents de les distendre et de bouffir tout l'épigastre, lorsque le déplacement des intestins met un obstacle invincible aux mouvemens de péristole des viscères du bas-ventre, lorsque l'infirmité de ces parties entretient un état de fluxion ou de congestion qui perpétuent la bouffissure, l'usage du lait est imprudent, et pour parler le langage des anciens, le lait reçu dans les viscères peu disposés pour le digérer, s'altère, devient une humeur nuisible et étrangère qui a besoin d'être travaillée, par une coction propre à le rendre susceptible d'être évacué.

Hippocrate ne veut pas non plus qu'on donne le lait à ceux qui dans les fièvres ardentes ou aiguës sont tourmentés de soif, parce qu'il la rend plus difficile à modérer. En cela il a raison, car cette fièvre tient à un état d'échauffement considérable que la digestion du lait ne peut qu'aggraver. Il le condamne dans ceux qui sont attaqués de fièvre bilieuse, et dont les digestions sont de matières bilieuses ; et, en effet, il est contraire dans ces cas pour deux raisons : la 1.re est que le lait abonde en parties grasses, et que la bile étant fournie en partie par la graisse, comme le fait voir de *Haller*, le lait, en fournissant une grande quantité de ces principes, ne peut qu'augmenter la tendance générale des humeurs à la bilescence. La 2.e est que le lait et la bile se corrompent mutuellement, le lait mal digéré s'aigrit et corrompt la bile en la rendant acide ; la bile à son

tour lui fournit une fermentation vicieuse, car
ils tendent ensemble à une dégénération putride
qui augmente les déjections bilieuses. C'est ce
qu'on voit arriver lorsqu'on donne imprudemment
le lait dans ce cas.

Il y a une pratique d'*Hippocrate* qui semble
opposée au précepte qu'il vient de donner ; car
il en faisait usage dans le *cholera-morbus*, et
dans les fièvres ardentes qui tiennent évidemment
à la surabondance, ou à quelque vice de la bile ;
mais alors il le donnait, non comme aliment,
mais comme purgatif pris en grande quantité,
pour chasser du corps toutes les matières bilieuses.
Bordeu et ses sectateurs, veulent qu'on donne
le lait dans ces affections, afin de calmer le spasme,
de procurer la détente, le relâchement nécessaire
pour faciliter la coction, et qu'on emploie aussi
de temps en temps les purgatifs, pour chasser
successivement les productions de cette coction
bilieuse ; mais cette pratique est très hasardée à
cause, comme le dit *Stahl*, de la co-fermentation
du lait et de la bile. Il existe d'ailleurs des moyens
plus sûrs et plus convenables.

Il y a des médecins qui ont donné le lait pour
prévenir un ictère commençant ; mais comme
le lait ne purge pas, cette pratique est mauvaise,
et l'on a vu des cas où elle a décidé la formation
de la jaunisse. Il faut savoir que le chyle ou le
suc extrait des alimens, n'est pas repompé seulement par les vaisseaux lactés absorbans, mais
encore par les veines mézaraïques qui le transmettent dans les canaux de la veine-porte ventrale
et dans le foie, où il aggrave les obstructions
de ce viscère, et confirme par-là, la jaunisse qui
n'était qu'imminente.

On voit encore dans *Hippocrate*, qu'il ne
faut pas donner le lait à ceux qui ont essuyé

de grandes pertes de sang, parce qu'il existe chez eux la fièvre, qui peut déterminer de nouvelles hémorragies. Ces sortes d'évacuations en effet, épuisent les forces et laissent après elles un état de cachexie, de difficulté de sanguification; on aggrave ces symptômes en donnant à l'estomac un aliment trop nourrissant. Pour que la transmutation des alimens en sang se fasse, il faut qu'il y ait une certaine proportion entre la totalité du sang et l'aliment, ou pour mieux dire, la quantité des sucs extraits des alimens par le travail des premières voies, et qui doit achever d'être assimilé au sang et aux autres humeurs dans le poumon, le lait fournissant tout à coup une grande quantité de sucs nourriciers, rompt cette proportion. Les organes de la seconde digestion affaiblis travaillent au delà du degré de leur intensité et peuvent ainsi rallumer la fièvre qui ne manquerait pas de renouveler les hémorragies. Ce que nous venons de dire de ceux qui ont peu de sang peut s'appliquer à ceux, chez lesquels il y a pléthore sanguine, soit par suppression d'évacuations, soit autrement. Il est à craindre que chez ces malades la sanguification ne s'opère trop rapidement, il faut en conséquence être très-réservé sur le régime. Nous savons que les bouchers, pour rendre les animaux plus gras, plus succulens les saignent de temps en temps, il est démontré que la répétition des saignées occasione une surabondance de sang.

Le lait est très-souvent un excellent remède, lorsqu'il n'est pas contr'indiqué, dans les hémoptysies où règne une acrimonie consomptive des humeurs comme le dit *Barry*. Leur correctif spécifique est le lait ou le petit-lait, qui enveloppe, adoucit cette acreté, pourvu qu'on lui associe les autres remèdes appropriés. Il peut être avantageux chez les sujets en consomption, lorsque la fièvre n'est pas vive et qu'il se digère bien; car il est sûr qu'il fournit une grande quantité de sucs nourriciers qui s'assimilent au sang, aux humeurs et aux solides vivans. Il est spécifique dans cette espèce d'épuisement auquel sont sujettes les nourrices qui ont trop donné à téter à leur nourrisson, comme on le voit dans *Morton*, d'autant plus que chez les femmes l'hématose, ou la sanguification se fait aisément.

Le lait convient dans une infinité de maladies, on trouve ses indications dans la plupart des matières médicales; nous ne toucherons qu'aux principales. Il convient surtout dans les ulcérations et suppurations internes : il corrige par une vertu spéciale l'acrimonie qui accompagne l'état d'ulcération, et il fournit la quantité de sucs nourriciers propre pour réparer le corps épuisé par les pertes produites par la suppuration. On le donne aussi en quantité pour correctif des poisons âcres et caustiques reçus dans l'estomac, pour adoucir et envelopper les particules vénéneuses. Par la même raison il convient dans le cas d'humeurs âcres dégénérées qui sont pour le corps un véritable poison. *Baillou* le donne dans cette vue dans la colique bilieuse, accompagnée de ténesme et de douleurs vives, mais toujours en grande quantité et comme purgatif. *De Haën* le prescrit avec succès dans la colique du Poitou, pour calmer les spasmes et envelopper les matières âcres qui causent cette colique, et excitent cette douleur. Le lait produit aussi de bons effets dans ces acrimonies des humeurs qui se portent vers la peau, y excitent les dartres et autres maladies cutanées, ou fait avec les plantes émollientes cuites dans cette liqueur, un *semicupium* très-avantageux dans les hémorroïdes dolentes.

On peut rendre le lait plus énergique, plus médicamenteux, en nourrissant les animaux qui doivent le fournir avec des plantes appropriées à la maladie ; ainsi *Galien* nourrissait des chèvres avec des plantes purgatives ; il a été imité par *Cœlius Aurelianus* qui le recommande dans la passion iliaque. On peut aussi arrêter les dissolutions de sang qui rendent les hémorragies si fréquentes, en nourrissant l'animal qui le fournit, de plantain et d'autres plantes analogues. Ce fut par une méthode semblable, et en nourrissant une vache avec des orties que *Poissonnier* obtint le plus grand succès dans un scorbut, qui entretenait des affections hémorragiques. Un médecin Dauphinois (1) ayant eu à guérir de la vérole un enfant nouveau-né, crut n'avoir rien de mieux à faire que de lui faire téter une chèvre, à qui l'on administrait des frictions mercurielles après l'avoir rasée. Ce procédé ingénieux lui réussit à merveille.

La diète blanche est d'un grand secours dans plusieurs affections invétérées, soit comme moyen curatif, soit comme moyen palliatif. Le docteur *Cheyne*, lorsqu'il avait employé plusieurs remèdes sans succès, mettait ses malades au lait pour toute nourriture. Nous considérerons les cas où elle est principalement indiquée. *Stahl* était opposé à la diète blanche, il ne croit pas à ses bons effets, il prétendait que c'était la nature qui faisait tout, et que cette diète n'était

_____

(1) M. *Daumont*, Professeur de la ci-devant Faculté de médecine de Valence, aujourd'hui département de la Drôme. On trouve cette observation dans le traité de physiologie de *Ferapie Dufieu*, chirurgien du grand Hôtel-Dieu de Lyon.

utile, que parce qu'elle constituait un régime réglé. Cette idée est fausse, car l'on observe dans l'usage du lait des changemens qui prouvent qu'il agit très-profondément sur nos corps. Il ne peut pas à la vérité causer ces changemens chez ceux qui y sont accoutumés. Les indications premières en prescrivant cette diète sont, de s'occuper de renouveler l'habitude de la digestion du lait qui s'était perdue, et de pourvoir aux inconvéniens de son abandon et aux dangers auxquels exposent les divers alimens.

Il est étonnant de voir quelle est la différence que la corruption de nos mœurs et notre manière de vivre, ont mis entre les effets du lait chez les anciens et ceux qu'il a chez nous. L'abbé *Winckelmann* nous apprend qu'on réduisait les athlètes au lait pour toute nourriture, afin de les rendre plus robustes; nous voyons au contraire que si un homme du monde se réduit à la diète blanche, il change de manière d'être, il perd beaucoup de son appétit, de son activité, son âme a beaucoup d'inquiétude, d'apathie, moins d'énergie et de vivacité; ce qui le rend un excellent parégorique dans les affections de l'âme est aussi vrai du corps. *Venel* a observé que les habitans des montagnes, les *Suisses* surtout, qui sont entièrement galactophages, sont en général plus pesans, plus sérieux, moins attentifs que les gens qui habitent la plaine; ils contractent une inertie que n'ont pas ces derniers qui boivent du vin et qui sont beaucoup plus gais et beaucoup plus vifs. Cet effet du lait de changer jusques aux affections de l'âme, prouve combien *Stahl* s'est trompé en assurant que la diète blanche n'avait aucune énergie; cet état habituel d'inertie tient au sentiment de réplétion qu'il procure dans l'estomac, sentiment qui produit dans cet organe une langueur qui, se répétant sympathiquement sur l'origine des nerfs, comme nous l'avons vu plus haut, procure un effet semi-narcotique qui peut augmenter la tristesse et la mélancolie. Ces effets généraux paraissent bientôt chez ceux qui pour quelque affection nerveuse ou goutteuse, prennent le lait ; après quelques mois de son usage, ils éprouvent un changement notable, soit pour le physique, soit pour le moral. Il est donc d'une efficacité singulière, indépendamment des règles qu'on prescrit pour son administration. C'est un très-bon remède dans la phthisie, soit qu'il constitue absolument toute la nourriture, ou qu'il en fasse seulement le fondement.

On a cru, à tort, que le lait convenait dans toute sorte de phthisie, car il est manifestement contrindiqué dans la phthisie tuberculeuse, qui se rencontre quelquefois, mais non pas si souvent qu'on le croit. On peut, sans crainte de se tromper, admettre des tubercules dans le poumon dans les sujets scrofuleux qui ont été attaqués de ce mal, chez qui les engorgemens des glandes se succèdent les uns aux autres, sans se dissiper entièrement, chez lesquels il y a obstruction aux glandes du mésentère qui s'opposent au repompement du chyle ; aussi voit-on, suivant *Raulin*, ces malades avoir des diarrhées chyleuses qui les épuisent bientôt, surtout quand ces engorgemens sont aggravés par l'usage du lait. Les vaisseaux des poumons de ces personnes sont obstrués. Nous savons que le sang artériel se forme dans les poumons ; ce viscère étant vicié, altéré, énervé, est moins propre à digérer le lait, et si l'on surcharge cet organe, l'on ne peut qu'aggraver le vice, en rendant le travail qui se fait fort imparfait. De là, naît aussi une mauvaise préparation des humeurs, qui augmente facilement les obstructions. On voit que dans ce cas le lait fournissant, à la fois, et trop d'alimens pour un viscère énervé, et un aliment d'une nature épaissie, ne peut qu'être contraire dans ce cas-là.

Dans le cas de suppuration interne, si le lait ne se digère pas, il fait beaucoup de mal, il diminue ou supprime l'expectoration; car, comme nous l'avons dit, le principe vital, pour remplir une fonction quelconque, a besoin d'une certaine concentration de ses forces, pour cela seul, mais si l'on le distrait vicieusement en excitant une autre fonction à laquelle il doit aussi vaquer, il exécute mal toutes les deux, ou abandonne celle qui lui est la moins naturelle, pour remplir celle qui tient le plus particulièremet à la loi primordiale; c'est ce qui arrive dans le cas présent, la suppuration ne peut avoir lieu que par un certain travail du principe de vie, qui est plus ou moins considérable. La fonction de la digestion ne s'exécute que par le travail et l'influence directe du même principe, mais ces fonctions diverses opèrent une direction vicieuse des forces vitales qui les affaiblit radicalement, et ces deux efforts simultanés produisent une chute de ces forces qui mène rapidement le malade à la mort, ou bien la fonction de la digestion étant plus naturelle au principe vital que celle de la suppuration, suspend cette dernière, et alors le malade meurt suffoqué par le défaut d'expectoration.

L'application de la diète blanche dans certains cas de goutte est fort délicate et équivoque, il faut examiner si les forces digestives ne sont point entièrement épuisées ou altérées, si on peut espérer de rétablir les forces de l'estomac, de manière qu'il puisse digérer le lait, et qu'il soit susceptible du degré de mode d'action nécessaire pour le digérer, pris comme aliment. Il faut

de plus en retournant à une autre nature d'alimens, prendre garde à ne pas le faire tout d'un
coup, parce que le principe vital s'est accoutumé
à la digestion du lait et que cette habitude ne
peut se changer, sans que l'estomac n'éprouve
des difficultés à digérer des alimens d'une autre
nature; alors le malade se trouve affaibli par ce
changement brusque, ses forces ne suffisent plus
pour détourner vers les parties moins nobles
l'humeur morbifique, il s'opère une métastase
sur les parties principales et la nature succombe
enfin sous ses efforts, rendus impuissans par la
mauvaise administration du lait.

DES ATTÉNUANS.

On a long-temps disputé et douté s'il existait
dans le sang et les humeurs quelque degré
d'épaississement dans certaines maladies, mais
à présent personne n'ignore qu'il se puisse
former dans le sang et les humeurs quelque
degré d'épaississement, surtout dans la bile et la
semence, et spécialement, dans les vaisseaux et
dans les glandes lymphatiques, et qu'elles ne
puissent présenter des concrétions depuis le degré
de fluidité jusqu'à celui de la dureté pierreuse (1).
Nous avons des exemples fréquens de concrétions
polypeuses du cœur et des gros vaisseaux, formés
par des lames superposées par une organisation
lente que le sang subit dans le corps vivant
avant la mort, quoique *Pasta* ait dit, pour
prouver le contraire, que ces concrétions polypeuses ne se forment qu'à l'heure de la mort;

_____

(1) On en voit dans la grenouillette, tumeur qui se forme
sous la langue.

car on ne voit point cette organisation lamellée dans les coagulations polypeuses qui ne doivent leur existence qu'à la cessation de la vie : si donc il est vrai qu'on trouve dans le corps humain des concrétions aussi décidées que le sont celles dont nous venons de parler, il est aussi vrai sur ce que l'expérience et une sage pratique nous apprennent, qu'il existe des remèdes atténuans, incisifs, qui agissent immédiatement sur les fluides, malgré l'opinion des solidistes qui ont affirmé que ces remèdes n'agissent sur les fluides que par le moyen des solides, dont les oscillations, surtout celles des artères, sont excitées et rendues plus fréquentes par l'effet de ces remèdes (1). Mais la dissolution du calcul de la vessie par l'usage des lithontriptiques sans aucune augmentation de chaleur, ou de fréquence du pouls, sans une intensité plus grande des mouvemens des solides, montre toute la fausseté de cette hypothèse.

On peut donc regarder comme reçu, que les atténuans agissent sur les fluides sans occasioner

---

(1) Les solidistes ont eu tort sans doute de prétendre que les atténuans n'agissent point immédiatement sur les fluides, et que ce n'est que par les oscillations des solides que les humeurs sont incisées et liquéfiées; mais M. *De Barthez* me paraît avoir tort aussi de nier totalement l'effet que produit, dans ce cas, le jeu des solides sur les humeurs, puisque les atténuans et les incisifs accélèrent toujours le mouvement du pouls, et augmentent la force et la fréquence des pulsations des artères. C'est un fait que tout praticien peut expérimenter chaque jour.

Les maladies avec épaississement des humeurs sont d'ordinaire des maladies froides, lentes et chroniques. Or, on sait en médecine, que ces sortes de maladies ne se terminent et ne guérissent qu'en prenant un caractère prompt, chaud ou aigu, qui s'accompagne toujours de l'accélération du pouls.

aucun accroissement de mouvement aux solides; leur action, est ou physique, autant qu'elle agit sur le gluten qui sert de moyen d'union aux parties calculleuses, ou elle imprime au principe vital une telle modification, qu'elle détermine des mouvemens qui s'opposent à l'accroissement du calcul en opérant la solution (1), nous devons à M.lle *Stephens* le plus efficace des lythontriptiques, qui doit sa principale vertu à la chaux, au savon, ou aux cendres des végétaux qui contiennent beaucoup d'alcali fixe végétal. M. *Lieutaud* en a vu de très-bons effets. J'ai connu un homme chez lequel la sonde avait confirmé l'existence d'un calcul; cet homme prit, sans interruption et sans dégoût, pendant six mois, ce remède, qui lui fit rendre beaucoup de graviers. A cette époque il se fit sonder de nouveau, et on ne trouva plus de pierre, sans que cependant on eût observé chez lui une grande fréquence dans les mouvemens des solides. On peut l'employer dans tous les cas, mais son effet est plus prompt sur les pierres molles que sur les dures, s'il ne peut venir à bout de détruire un calcul de sa forme, il en empêche à coup sûr l'accroissement; on peut de là, conclure évidemment que l'action de ce remède se porte principalement sur le gluten qui lie les parties terreuses de la pierre. Ce gluten peut être de différente nature, il peut être visqueux ou oléaqueux. Ici s'ouvre un vaste champ aux expériences chimiques, afin

---

(1) Il paraît que notre auteur a eu tort de comparer l'action des atténuans, sur les humeurs en congestion dans le tissu des solides du corps humain, et surtout dans les petits vaisseaux du système glanduleux, où ils ont coutume de se former, avec le calcul urinaire qui est toujours hors des voies de la circulation.

de déterminer par des travaux de ce génre les différentes natures de calculs et les remèdes appropriés à chacun d'eux en particulier (1).

Les Anglais font beaucoup plus d'usage des alcalis fixes, mais ils ne sont pas sans danger. Le savon et la chaux sont des remèdes qui ne sont point contr'indiqués dans les tempéramens bilieux, entre les atténuans; les principaux sont pris du règne minéral, tels sont l'antimoine, le mercure, le soufre dont nous parlerons en leur place. On pourrait peut-être se procurer en plus grand nombre des lithontriptiques d'un usage plus sûr, en examinant plusieurs calculs de nature et de consistance différente, en leur

---

(1) Le travail a été fait avec grand succès par *Scheele, Pearson, Fourcroy, Vauquelin,* etc. Il y a deux sortes de calculs urinaires : 1.º calculs de matière animale qui se forment dans les reins, et il y en a de deux sortes, savoir : *l'acide urique* et l'urate d'ammoniaque; 2.º calculs salins ou terreux qui se forment dans la vessie par couches concentriques : le noyau est toujours d'une substance insoluble, et les enveloppes sont formées par des substances peu solubles; les calculs terreux sont de cinq espèces. 1º Siliceux, très-rares et formant toujours le noyau; 2º d'oxalate de chaux (rares); 3.º uriques d'acide (uriques peu communs); 4.º d'urate d'ammoniaque (rares); 5.º de phosphate de chaux ou de magnésie (communs); 6.º de *phosphatæ ammoniaco magnesien* (communs), l'ordre des couches dans un calcul composé de ces six substances, est le suivant (en partant du centre à la circonférence) silice--oxalate de chaux--urate d'ammoniaque--acide urique--phosphate de chaux--phosphate ammoniaco--magnésien.

La boisson abondante et les diurétiques peuvent faciliter la dissolution ou l'expulsion de la gravelle. (acide urique cristalisée en forme de sable).

On ne connaît pas de moyens pour détruire ces calculs terreux. Quand un corps solide, insoluble, arrive dans la vessie, il sert de centre d'attraction pour la formation des calculs terreux,

appliquant avec sagacité les différens menstrues
et en observant avec soin les résultats (1).

ATTÉNUANS SALINS.

*Esprit de Succin. Alcali Fixe de Potasse. Sel de
Tartre ou Carbonate neutre de potasse.*

Dans le nombre des atténuans il faut distinguer, 1.º ceux qui sont d'une nature saline,
comme les alcalis fixes soit minéraux soit végétaux, et les alcalis volatils; 2.º ceux qui sont
d'une nature savonneuse, soit qu'ils soient formés
de la combinaison d'une huile grasse avec l'alcali
fixe, ou de ce meme alcali uni à une huile
essentielle, ou d'un acide uni avec l'une ou l'autre
de ces huiles. De ce nombre est l'esprit acide
essentiel de succin, que *Boerhaave* appelait *prin-
ceps et diureticorum facilè primum*, qui possède
une très-grande vertu atténuante et incisive, à
raison de la grande quantité d'huile essentielle
qui entre dans sa composition. D'autres savons
formés avec un acide et une huile empireumatique, possèdent aussi une vertu incisive assez
forte.

On est fort incertain sur la manière d'agir des
alcalis fixes ; quelques-uns prétendent qu'ils
exercent leur action sur le sang desséché et brûlé,
comme par exemple dans les fièvres ardentes, en

---

(1) M. De *Barthez* est mort après des souffrances inouies d'un
calcul dans la vessie, dupe de sa confiance pour les lythontriptiques qu'il avait employés sur lui, sous toutes les formes,
et dans la crainte qu'il avait de ne pas résister a l'opération
de la lithotomie.

ce que par leur nature qui est d'attirer l'humidité,
ils facilitent l'entrée des molécules aqueuses dans
les fluides, et que si l'on donnait l'eau seule,
sans l'aider par quelque agent salin savonneux,
elles s'écouleraient par différens canaux sans avoir
pu, d'aucune manière, délayer le sang et les
humeurs, au lieu que les savonneux aident
l'action des parties aqueuses et facilitent l'ouverture des petits vaisseaux, ou empêchent l'épaississement des humeurs de s'insinuer. Ce sont-là,
des idées bien imparfaites, et nous ne pouvons
bien concevoir les effets qu'en partant du principe que nous avons posé. Les sels et les savons
aident l'action de la boisson aqueuse, en ce que
dissous dans l'eau, ils renouvellent la fermentation
vivante des humeurs altérées par leur vice d'épaississement. Ce mouvement de vice intestin est
modifié dans la forme, dont la partie de notre
corps où sont appliqués les médicamens, est
pourvue, de manière qu'il tend plus à la fonte
qu'à l'épaississement. C'est ce mode de mouvement
intestin de colliquation, que les sels impriment
dans l'estomac auxquels ils s'appliquent; mouvement qui se répète sympathiquement dans toute
la masse des fluides, autrement il serait impossible de comprendre, comment l'effet d'un atténuant appliqué en petite quantité à une partie de
notre corps, est ressenti dans toute l'étendue de
nos humeurs.

Tous les sels alcalis végétaux peuvent se rapporter
au sel de tartre, et n'en diffèrent en rien par leurs
vertus ou par leurs qualités chimiques, lorsqu'ils
ont été bien purifiés. Ces sels sont les plus forts
des atténuans, ils ont une vertu incisive, résolutive sur les humeurs épaissies, qui produisent la
cachexie. On les corrige en les donnant à la dose
de quelques grains, plusieurs fois le jour, dans

un bouillon de veau. Cette manière de l'administrer convient surtout dans les pays chauds,
où l'excès de la sensibilité et de la mobilité se
joint presque toujours à l'épaississement des humeurs. Il est singulièrement approprié dans les
fièvres intermittentes simples, dans lesquelles
domine une complication d'épaississement des
humeurs : car ce serait en vain qu'on essayerait
de dompter les fièvres par les fébrifuges, si on
n'avait auparavant résout et changé la crasse des
humeurs épaissies, surtout la complication de la
bile, qui est la cause la plus commune des fièvres
automnales; si leur usage avait de mauvais effets,
on émousserait et l'on envelopperait leur principe salin par des mucilagineux.

Sel marin ou Muriate de Soude.

Nous allons parler des atténuans salins pris dans
la classe des sels neutres, c'est-à-dire, qui sont
composés d'un acide qui leur est propre et d'une
base alcaline, ou d'une analogue qui leur en
tienne lieu. Un des principaux résolutifs et dis-
cussifs de cette classe, est le sel marin ou le sel
gemme, qu'on trouve en très-grande quantité en
dissolution dans les eaux de la mer, dont on le
retire par l'opération de la cristallisation, et sous
l'état de solidité en grandes masses dans l'intérieur
de la terre. L'opinion la plus commune sur sa
formation est que la nature ne le produit qu'en
faisant rencontrer l'alcali fixe minéral avec l'acide
marin, comme nous le faisons dans nos laboratoires, en combinant ces deux corps ensemble;
mais il pourrait bien se faire qu'il fût produit
tout d'une pièce, que ses parties fussent formées
conjointement par l'action du phlogistique sur
l'acide qui lui ôte son eau principe : car on croit

généralement que les alcalis ne sont que les acides altérés et déguisés par l'union d'une terre, et du principe inflammable qui les rend caustiques (1). Le sel dissout dans l'huile est un remède déjà connu par les anciens, pour dissiper les lassitudes spontanées, ou celles qui surviennent à la suite d'un exercice violent, en faisant des onctions sur le membre fatigué, ces onctions diminuent le sentiment obscur de contusion qu'on éprouve après des exercices forcés; on n'expliquera cet effet, qu'en parlant du principe que j'ai établi dans mon ouvrage, savoir que les contractions répétées dans un muscle donnent à ces fibres, soit par une force physique qui dépend de l'attraction, soit par une autre force quelconque, un degré de cohésion beaucoup plus fort que dans l'état naturel, et qui est la cause de ce sentiment de douleur et de lassitude qu'on sent dans ces parties. L'huile, par sa vertu émolliente, détend et relâche les fibres trop fortement contractées, et fait par conséquent cesser la douleur, tandis que le sel excite les forces languissantes du principe vital; la vertu résolutive du sel marin le rend très-approprié dans l'inflammation, qu'il

---

(1) Le sel marin tenu en dissolution dans les eaux de la mer, se retire par le moyen de l'évaporation naturelle.

L'eau ne pouvant tenir qu'une certaine quantité de sel en dissolution, dès que le volume du liquide n'est plus suffisant pour tenir en dissolution une certaine portion de ce même sel, cet excès se dépose et se cristallise plus ou moins confusément. Dans cet état le sel marin est grisâtre, parce qu'il est souillé de plusieurs autres sels terreux, et particulièrement de muriate de chaux et de sulfate de chaux; et c'est le premier qui donne au sel gris de cuisine, la propriété d'attirer l'humidité de l'air; propriété qui disparaît en partie lorsqu'on le rafine et qu'on le fait passer à l'état de sel blanc.

peut dissiper étant appliqué en sachet, dans les blessures d'armes a feu qui mâchent les chairs. L'eau foulée de ce sel s'emploie avec succès autant par sa vertu excitante sur les parties solides, que par sa qualité discussive des humeurs qui peuvent déjà s'ètre épaissies au bord de la blessure.

Les anciens qui ne connaissaient pas l'usage si approprié du linge, étaient fort sujets aux inconvéniens de la malpropreté et à toutes les maladies cutanées. Ils employaient les bains de mer contre la gale, les dartres, et autres affections cutanées, ulcéreuses. L'utilité qu'ils en retiraient dépend vraisemblablement de la propriété détersive et dessicative du sel marin qui est contenu en grande quantité dans l'eau de mer, et de son effet résolutif de l'inflammation ulcéreuse de chaque bouton galeux; cette double vertu résolutive des humeurs et stimulante des solides, le rend très-approprié dans le cas de tumeurs, qu'il soulage toujours s'il ne peut entièrement les dissiper. L'on en fait ainsi un excellent remède contre les contusions et les plaies contuses, car si l'on bassine la blessure avec de l'eau de sel, elle résout le sang épanché hors de ses propres vaisseaux. Ce sel reçu dans le corps ne s'y digère point; il peut être transmuté par la fermentation digestive, ou altéré par les menstrues du corps vivant, il est cependant possible que le sel microcosmique soit, comme nous l'avons déjà fait voir, produit par quelque dégénération que subit le sel marin dans notre corps. Dans des cas rares de suppression d'urine, on l'a vu paraître en petits grains au visage, au nez surtout. Et en suivant les observations faites sur la colique du Poitou, et celles: de *Vedel*, dans son ouvrage qui a pour titre: *Theoria saponum medica.* Il s'ouvre ici un vaste champ aux expériences et aux recherches à faire sur ce sel, qu'on croit indissoluble dans le corps de l'homme.

Eau de la mer.

On donne aussi l'eau de la mer comme anthelmintique, son usage est moins fréquent ici qu'en *Angleterre*. Les médecins du collége de Londres rapportent dans le 1.er volume de leurs mémoires, qu'un homme ayant pris beaucoup de sel, se délivra d'un grand nombre de vers qu'il avait dans l'estomac (1). Ce fait pourrait fournir des vues d'application de ce remède à la médecine vétérinaire, puisque selon *Buffon* et *Daubenton*, l'estomac des chevaux et des autres bestiaux, est souvent farci de vers qui sont engendrés dans le pâturage, et qui ne peuvent que nuire extrèmement à ces animaux. Il est des cas très-pressans dans lesquels on s'aperçoit évidemment que le ver monte de l'estomac à la gorge et la pique, ce qui occasione des convulsions, qui tuent le malade en le suffoquant, cet accident est très commun aux enfans. J'en ai vu un exemple dans une petite-vérole

(1) Le sel est d'un très-grand usage dans les départemens maritimes du midi de la France, non-seulement comme remède prophylactique des maladies vermineuses, mais encore comme remède curatif, tant pris par la bouche, qu'administré en lavement. Je suis très-assuré que si le sel coûtait douze francs la livre, on en ferait un très-grand usage tant à l'intérieur qu'à l'extérieur du corps. Appliqué dans les chutes, les coups, les contusions, dans les plaies d'armes à feu, dans les tumeurs œdémateuses, dans les tumeurs blanches non squirreuses, etc. il produit des effets merveilleux et la matière médicale n'offre pas de topiques plus héroïques.

qui avait été très-régulière et qui n'annonçait rien
de sinistre dans ce cas. L'eau bien saturée de
sel peut faire fuir, peut même chasser les vers,
et ainsi prévenir cet accident d'autant plus dangereux qu'il attaque des parties voisines des nerfs,
et que l'organe affecté est près du siége du
principe de la vie.

Parmi les anciens, *Asclépiade*, charlatan éloquent,
et parmi les modernes, *Paracelse*, non moins
charlatan, mais beaucoup moins instruit, donnaient l'eau de sel dans l'ictère, les affections
scrofuleuses et autres obstructions analogues
des viscères glanduleux. On en a tenté l'usage
en *Angleterre* et dans ce pays-ci, avec beaucoup
de succès. *Richard*, célèbre médecin Anglais,
est l'auteur qui a le plus mis en vogue ce remède, et il rapporte des cures merveilleuses
opérées par son moyen, soit par bains, soit par
boisson, dans son livre *de tabe glandularum*.

Avant de parler des circonstances qui déterminent son usage, des signes des limites de son
administration, nous ferons observer que dans
le cas d'ictère, il ne faut point ordonner la
boisson de l'eau de mer, lorsque cette maladie a pour cause une surabondance de bile,
qui s'est repandue dans le pannicule adipeux de
la peau, et qui teint en jaune toute l'habitude
du corps, ainsi que la cornée opaque; mais
lorsqu'elle est obligée de stagner dans ses propres
vaisseaux par un trop grand degré de profusion,
et qu'elle y occasione des obstructions. Pour
bien voir la manière d'agir de l'eau de mer
dans les affections scrofuleuses et autres, il
faut non seulement faire attention à l'action du
sel marin, mais encore il faut avoir égard à
cette espèce de sel marin à base terreuse qui
se dissout en grande quantité, ce sel est une

découverte de notre siècle, *Du Hamel, Boulduc, Paul* et *Cartheuser*, ont distingué les premiers, le sel marin à base calcaire éminemment septique, et c'est en partie à la vertu de ce sel qu'on doit attribuer les bons effets de l'eau de mer dans ces affections. Les expériences de *Pringle*, *Macbride* et autres sur les différentes substances qui accélèrent ou arrêtent la putréfaction, viennent à l'appui de notre conjecture. Le premier a vu qu'en mêlant aux chairs et autres parties animales disposées à la putréfaction, moins du huitième du total de sel marin, bien loin d'être préservatif il accélère la putréfaction, quoique ce soit un fait connu de tout le monde qu'employé en grande quantité, il conserve pendant long-temps les chairs exemptes de pourriture. *Gaubius* déduit cette force septique sur les tumeurs écrouelleuses de l'eau de la mer, parce que la quantité de sel que l'eau de mer tient en dissolution est en trop petite quantité, suivant la dose de son véhicule, relativement à toute la masse des humeurs, pour ne pas avoir un effet septique et colliquatif sur les humeurs grasses, qui obstruent les glandes; là-dessus il convient de faire des observations tant sur l'effet pratique, que sur l'expérience de *Pringle*. Les médecins qui en donnant l'eau de la mer voudraient en avoir un bon effet, doivent faire une attention sérieuse aux circonstances, aux conditions et aux cas d'application, et ne se déterminer qu'après des faits bien observés. *Whyt*, a dit que l'eau de la mer a une vertu purgative plus efficace que les eaux minérales salines, il a dit aussi que lorsqu'elle ne purgeait pas elle échauffait, et qu'il en fallait quitter l'usage. Mais il ne faut pas croire que son action purgative soit la cause de ses bons effets; elle est seulement le signe qu'elle opère efficacement; car si elle était trop purgative elle manquerait son effet, et elle serait précipitée lentement. Il faut donc qu'elle ait une vertu purgative et un effet purgatif modéré, qu'elle tienne seulement le ventre libre, car si elle était retenue dans le corps elle produirait des effets pernicieux. Le même auteur quoique partant d'un mauvais principe, conseille une modification de ce remède, qui consiste à lui ajouter de l'eau douce; il dit que les effets en sont alors plus considérables. ce qu'on explique par la théorie ingénieuse de *Gaubius*, qui est, que plus on étend le véhicule du sel, plus il est septique, étant toujours en moindre proportion avec la masse des fluides; il a par conséquent des effets d'autant plus sûrs pour la résolution des obstructions scrofuleuses. Quoiqu'on ait déjà beaucoup traité de la théorie de la fermentation, soit spiritueuse, soit acide, soit putride, c'est cependant une matière neuve encore à beaucoup d'égard, et on peut en indiquer un dogme qui rend très-sensible la multiplicité des expériences, qu'il y aurait à faire pour s'éclaircir à fonds sur cette matière. Le sel marin appliqué en petite quantité aux chairs et aux substances animales qui commencent à fermenter, ou qui sont susceptibles de fermentation, a un effet putrifiant; mais il arrive le contraire si l'on ajoute à ces mêmes substances une quantité de sel plus grande, que le 8.me de la masse du total. Un fait bien analogue est que, si dans deux liquides en fermentation spiritueuse ou susceptibles de cette fermentation, on ajoute une petite quantité de sucre, on accélère la fermentation; si au contraire on l'y jette en grande quantité, il arrête ce mouvement. Il produit le premier effet en ce qu'il ajoute un corps doux, muqueux, qui est le principe de la fermentation spiritueuse, et que cette addition dans les substances fermentescibles, ne peut qu'en hâter le développement et en accroître l'effet.

Quant à la manière d'agir du sel, il faut savoir que les substances animales, surtout les décoctions qu'on en fait, sont sujettes à une fermentation qu'on remarque très-bien dans le bouillon de veau qu'on n'a pas salé. Cette fermentation est la première période de la putréfaction; c'est ce mouvement de la dégénération acide, salée que le sel ajouté en petite quantité à ces substances développe plus promptement, qu'il en augmente, fortifie et accélère la marche; mais lorsqu'on emploie le sel en grande quantité, il absorbe toute l'eau qui, comme le dit *Stahl* dans sa *zymotechnie*, est l'instrument et le véhicule des parties qui se trouvent alors fixées et enrayées; c'est peut-être pour la même raison que les substances calcaires, absorbantes, sont éminemment septiques; mais comme elles n'ont qu'un principe salin peu développé, elles ne peuvent pas faire naître le mouvement intestin de fermentation salée sans la procurer, et conduisent rapidement ces substances à une putréfaction prompte. La comparaison de ces effets contraires du même sel employé en quantité différente présente un vaste champ à de nouvelles expériences à faire sur la vertu septique ou anti-septique des différens corps.

L'addition du sel marin aux alimens en aide la digestion, ce n'est pas qu'il ait dans l'estomac un effet septique, mais parce qu'il lâche, atténue le tissu des viandes trop serré et trop compact, en déterminant ce premier degré de mouvement

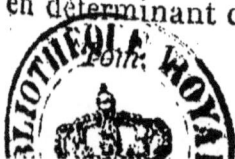

fermentatif que nous venons de décrire, qui
passerait à la fermentation putride, s'il ne sur-
venait une fermentation vivante et digestive.

M. *Virgile* et d'autres, ont vu que l'usage du
sel prévient les maladies des bestiaux, soit maladie épidémique, vermineuse, hépatique, soit
pissement de sang, auxquels ils sont sujets. Ces
deux effets tiennent aux mêmes causes, savoir
aux sucs nourriciers dégénérés, corrompus qui
arrivent au foie, par les veines mésentériques;
ce qui peut déterminer dans ce viscère la formation des vers et produire, par sympathie, le
pissement de sang, quoiqu'il y ait des pâturages
qui peuvent occasioner directement cette affection; elle peut tenir aussi à un état vicieux du
foie, ce qui est d'autant plus probable que *Méad*
assure qu'on n'a jamais vu de diabétès sans lésion
au foie, dans ce cas, le sel aidant la digestion des
alimens chez ces animaux, prévient la corruption
du suc nourricier.

Nous allons donner des exemples des effets du
sel donné à très-grande dose, effets différens,
suivant qu'il agit ou sur les solides ou sur les
fluides, et suivant la disposition du sujet qui le
rend plus enclin à une dissolution putride des
fluides, ou à une immobilité vicieuse des solides.
Les marins, au rapport de *Gorter* et de *Boerhaave*,
qui en avaient pu voir beaucoup en Hollande,
qui respirent presque toujours un air chargé de
particules salines et qui se nourrissent d'alimens
conservés dans le sel, en contractent beaucoup
de roideur et de gêne dans le mouvement musculaire. Ce dernier auteur nous a conservé l'histoire d'une fille attaquée de la maladie qu'on
nomme *pica*, qui mangeait le sel à poignées, et
qui devint presque semblable à une statue de
sel, *viva et expirans obriguit*, disait-il, en parlant

de cette fille. On voit au contraire dans un mémoire des Transactions philosophiques, l'exemple
de la vertu septique et atténuante du sel marin
portée à un degré extrême, avec une impression
excessive sur les fluides. Une jeune fille grèle et
délicate, prit pendant neuf jours une pinte d'eau
de mer par jour, sans éprouver aucune augmentation dans ses évacuations naturelles, au
bout de ce temps elle fut prise d'une hémorragie
énorme par les gencives, l'utérus et les autres
émonctoires; son corps se couvrit d'exanthêmes
rouges, noirs et livides, la gangrène se mit à
un bras, et son cadavre, encore après sa mort,
versait un sang dissout et putride (1). Ces symptômes ont une conformité frappante avec ceux
qui se présentent dans les petites-véroles et les
fièvres pourprées de mauvais caractère. Dans l'un
et l'autre cas, la partie muqueuse du sang qui en
fait proprement la base, en ce qu'elle est le
medium uniendi des parties huileuses et aqueuses
de ce fluide; ce mucus, dis-je, est fondu, dé-
composé, détruit par le mouvement intestin de
la fermentation putride; la partie rouge du sang,
le *cruor*, n'étant plus retenu en file des vaisseaux
qui n'étaient pas destinés à le charier, il s'ex-
travase dans le tissu cellulaire, et cause ainsi ces
hémorragies incoercibles et ces taches à la surface de la peau. La circonstance de la gangrène
au bras est surtout remarquable, et nous montre

---

(1) D'un cas particulier il ne faudrait point faire une règle
générale; car j'ai donné à un très-grand nombre de malades scrofuleux, plusieurs mois de suite, et souvent avec
beaucoup de succès, l'eau de mer, et je déclare n'avoir jamais
vu survenir ni hémorragies, ni gangrènes, ni aucun fâcheux
accident. Il est à présumer que la jeune malade dont on
rapporte l'observation dans les Transactions philosophiques
de Londres, avait déjà ses humeurs en dissolution.

l'harmonie qui existe entre les affections des solides et celles des fluides; dans ce cas la dissolution
putride universelle du sang produisit la gangrène
des muscles de l'extrémité supérieure. *Quesnay*,
dans un assez bon traité de la gangrène, parle
d'une espèce de maladie de cette nature produite
par la fonte putride générale du sang.

Les deux faits que nous venons de citer donnent
par la même cause des effets contraires qu'on
peut déduire des raisons suivantes : 1.º de la
disposition du sujet. La dernière était d'un tempérament faible, scorbutique et avait une susceptibilité spéciale de concevoir dans les fluides
ce mouvement intestin de fermentation putride
que produit le sel sur le sang; la première, au
contraire, attaquée de *pica*, était d'un tempérament vigoureux, et par conséquent le principe
vital, chez elle, était plus susceptible de l'état
de roideur, effet ordinaire du sel marin sur les
solides. 2.º De la différence des doses, l'une prenait de l'eau de mer qui tient peu de sel en
dissolution, et qui, par cette raison, doit avoir
un effet septique; l'autre, au contraire, avalait
le sel à poignées qui, pris dans cette quantité,
doit voir un effet anti septique. 3.º De ce que
le sel peut affecter en même-temps, mais d'une
manière différente, les solides et les fluides.

Sel fébrifuge de Silvius ou Muriate de Potasse.

L'acide propre du sel marin combiné avec
l'alcali végétal, forme le *sel fébrifuge* de *Sylvius*,
médecin de *Leyde*, qui avait quelque réputation
il y a un siècle. Il possède, comme les autres
sels, une vertu incisive, résolutive, qui corrige
la préparation des huméurs qui tendent à *l'inspis-*
sation, et comme cette dégénération est fréquente

dans les fièvres intermittentes quartes opiniâtres,
on le donne alors avec succès, ce qui lui a mérité
le nom de *fébribuge* ; on le nomme *digestif*, en ce
qu'on a cru qu'il aidait la préparation des humeurs et la rendait plus parfaite. *Etmuller* le
loue comme un excellent apéritif dans l'hypocon-
driacisme et le scorbut ; mais ces observations
vagues sont entièrement inutiles et ne sont propres qu'à induire en erreur les commençans ; car
il ne suffit pas de dire tel remède est efficace
dans telle maladie, mais ce n'est qu'après avoir
bien distingué et isolé la maladie, après avoir
vu des affections déterminées, et reconnu les cas
parfaitement semblables à un autre, où un remède
a été utile ; qu'on peut parler avec assurance de
sa vertu. L'efficacité du sel digestif est analogue
à plusieurs autres sels dont nous parlerons, mais
elle n'est pas supérieure à celle du sel ammoniac,
(*muriate d'ammoniaque*), formé de la combinaison de l'acide marin avec l'alcali volatil. C'est
un résolutif et discussif très - efficace appliqué
extérieurement dans le cas de nodosités et de
tumeurs dures des mamelles, ajouté à l'emplâtre
de *Spermacetti*. Il faut avoir égard à ce que
les tumeurs sur lesquelles on l'applique soient,
pour parler vulgairement, d'une nature froide,
car, s'il y avait inflammation, il deviendrait
trop irritant à cause de sa base alcaline, surtout
pour les personnes qui ont un tempérament
sensible, soit que ce soit un vice héréditaire,
ou acquis. Il ne faut pas croire que les tumeurs
qui surviennent aux mamelles soient toujours
des engorgemens glanduleux ; mais lorsqu'on a
reçu un coup sur cette partie, le tissu cellulaire
qui y est naturellement lâche, étant affaibli
dans l'endroit de la percussion, les sucs s'y
amassent et forment des tumeurs qui en im-

posent pour des ganglions : il est essentiel de
ne pas négliger la considération de cette inflammation et d'attaquer la tumeur avant qu'il
y ait phlogose, car toutes benignes qu'elles paraissent au commencement, si on les néglige,
elles peuvent facilement devenir squirrheuses et
dégénérer ensuite en cancer.

Sel Ammoniaque ou Muriate d'Ammoniaque.

Blemps, médecin de *Vienne*, fait vraisemblablement entrer le sel ammoniac dans un onguent
qu'il emploie avec beaucoup de succès contre la
galle ; il est à présumer que cet onguent est le
même que celui que décrit *Pringle* contre cette
maladie, dans son traité des maladies des armées;
ce remède est composé de soufre, de sel ammoniac mis en poudre et mêlé avec la graisse de
porc. On est fondé à croire que l'efficacité de
ce remède tient à ce que chaque bouton de galle
est le foyer d'une petite inflammation particulière
entretenue par l'obstruction de l'organe qui en
est le siège, et qui est résoute utilement par
l'action discussive de ce sel (1). M. *Ray* est le

_____

(1) Le sel ammoniac, à haute dose, dissout dans l'eau
de pluie, me parait être un des meilleurs remèdes pour
résoudre les humeurs sinoviales épanchées dans les articulations, pour prévenir la formation des ankiloses et pour
fortifier les ligamens relachés qui lient ces parties. Ce remède
est aussi très-efficace pour prévenir la formation des luxations spontanées ou consécutives et même pour guérir celles
qui ont lieu. J'ai guéri deux malades atteints de luxations
consécutives du fémur, qu'on réduisait à la vérité avec la
plus grande facilité, mais qui se déplaçaient aussi par les
plus légers mouvemens, au moyen des douches et des applications faites au tour de l'articulation malade, avec l'eau
ammoniacée, employée pendant trois mois et demi.

premier qui ait employé le sel ammoniac dans les fièvres intermittentes, soit combiné avec le quinquina, soit séparément dans celles qui avaient résisté au premier remède. Il l'a employé dans les fièvres quotidiennes et dans les quartes, principalement dans celles qui sont le plus souvent combinées avec une dégénération d'humeurs épaissies. C'es à tort qu'*Haller* et *Hunter*, considérant l'action rafraîchissante du nitre et du sel ammoniac ont dit qu'il était indifférent de donner l'un ou l'autre de ces sels, dans les fièvres aiguës; leur vertu, cependant, dans le corps humain, est entièrement différente. Il serait dangereux de donner le sel ammoniac dans d'autres fièvres que dans celles qui dépendant d'un épaississement général de la masse des humeurs, et où cet épaississement ne serait pas un élément dominant de la maladie. Il y a encore une autre observation à faire, qui est de donner le sel ammoniac dans les fièvres d'Automne préférablement, qui sont le plus souvent produites et entretenues par un vice de la bile et des humeurs qui ont été épaissies, recuites ou brûlées par la chaleur de l'Eté, état qui empêche l'action du quinquina et se refuse à son action. C'est le contraire dans les fièvres vernales où il y a plutôt turgescence d'humeurs et disposition de leur part à l'inflammation et à la putridité; mais dans les fièvres aiguës, proprement dites, et putrides légitimes, il est plutôt contre-indiqué qu'utile. On a été conduit à présumer son efficacité dans ces cas, d'après les expériences qui attestent sa vertu anti-septique, dans le sang, les humeurs et les chairs mortes; mais son effet irritant éteint dans le corps vivant sa faculté anti-putride.

Le sel ammoniac est très-bon pour arrêter les progrès de la gangrène. Cette propriété était

connue des anciens et a été confirmée par *Pringle;*
d'après cela on à cru pouvoir regarder son usage
intérieur comme salutaire; mais sa base alcaline,
excitante, échauffante, le rend trop septique;
on peut tout au plus l'employer dans la première
période de certaines fièvres putrides qu'on peut
nommer muqueuses et dont la fonte colliquative
fait la seconde période.

Sel de Glauber (admirable), ou Sulfate de Soude, Tartre vitriolé, ou Sulfate de Potasse.

L'alcali fixe minéral combiné avec l'acide
vitriolique, forme le sel admirable de *Glauber,*
qui est purgatif; on lui substitue avec avantage
le sel sedatif d'*Epsom* qui est plus soluble, moins
nauséeux; il se trouve dans les eaux minérales.
Le tartre vitriolé formé de la combinaison de
l'acide-vitriolique avec l'alcali-fixe végétal, n'en
diffère pas beaucoup par sa vertu qui est un
cathartique efficace. On a cru que le sel *d'epsom*
était de même nature que le sel de *Glauber;*
mais ils diffèrent essentiellement par leur base,
qui dans celui-ci est saline, alcaline, et dans
l'autre, terreuse; cette terre est d'une nature
particulière, et *Beaumé*, a reconnu qu'elle n'était
point argilleuse, ni entièrement calcaire; quoiqu'elle se dissolve dans les acides sans efferves-
cesce; elle ne contracte par la calcination aucune
causticité, et donne une terre absorbante d'un
usage précieux, dans les cas d'aigreurs des premières voies, elle n'a pas l'inconvénient des
autres anti-acides. Les alcalis en effet sont trop
caustiques, surtout pour les enfans qui sont
cependant les plus sujets aux aigreurs.

Magnésie ou Carbonate de Magnésie

Les terres calcaires empâtent l'estomac, n'ont pas toujours la propriété purgative, propre à la *magnésie*; celle-ci est un fort bon remède dans le *soda* ou sentiment d'aigreur dans l'œsophage, moins causé par les matières acides contenues dans l'estomac (puisque rejetées par le vomissement elles ne teignent que faiblement en rouge la teinture de tournesol) que par le gaz acide qui s'élève pendant la digestion dans l'estomac, des alimens en fermentation, suivant l'opinion de M. *Macquer;* gaz, qui agit avec plus d'activité sur les parties sensibles de l'œsophage, et dont l'expansion produit chez les hypochondriaques la douleur et la distension des organes digestifs. Cette magnésie purgée de son gaz par la calcination *(magnésie décarbonatée),* est très-propre à absorber celui qui cause les incommodités des premières voies dont nous parlons.

Tartre vitriolé ou Sulfate de Potasse.

Le tartre vitriolé est un puissant résolutif, propre à fondre l'épaississement des humeurs muqueuses et pituiteuses. Il convient dans les tempéramens lâches, phlegmatiques. Il faut en user avec beaucoup de précaution dans les tempéramens sensibles et irritables, soit par leur constitution propre, ou qui le deviennent par accident. Avec les femmes les mieux constituées après le travail de l'accouchement, surtout s'il a été laborieux, qui sont sensibles à l'excès; si l'on a donné alors, comme on est dans l'usage de le faire à *Paris,* un purgatif, par exemple le tartre vitriolé à trop haute dose pour faire passer le

lait, on excite des symptômes nerveux et vaporeux qui, comme l'ont vu *Raulin* et *Hoffmann*,
peuvent devenir fâcheux et aggraver tous les
symptômes propres aux maladies des femmes en
couche. Il a le même inconvénient chez les
personnes faibles et délicates, chez lesquelles
il y a habituellement un état susceptible d'irritation trop active. Du reste c'est un apéritif
puissant, un diurétique efficace, dans le cas
où l'on veut empêcher le lait de se porter aux
mamelles; car si on n'évacuait pas le lait par
quelque couloir, il se formerait des dépôts laiteux
qui fournissent des écoulemens de même nature.
On croit communément que tout le lait qui dans
ces circonstances se présente en différentes parties du corps, a été filtré dans les mamelles; mais
il est à présumer que le reflux d'une trop grande
quantité de lait dans les humeurs, y excite une
espèce de fermentation lactée, qui donne à ces
humeurs tous les caractères du vrai lait, car si
les choses ne se passaient pas à peu près ainsi,
la quantité de lait qui est séparée dans les mamelles, ne pourrait pas fournir à celle que rendent
les dépôts laiteux. L'abus du tartre vitriolé employé pour détourner le lait et le faire passer
par les urines chez les femmes nouvellement
accouchées, peut donc rendre leur état plus
grave et produire les effets que nous avons rapporté ci-dessus. Il est un résolutif et un discussif
trés-efficace pour dissiper l'épaississement et les
engorgemens pituiteux et muqueux des viscères
qui entretiennent la perpétuité des épanchemens
qui causent l'hydropisie. *Venel* l'a employé avec
beaucoup de succès dans le traitement d'une
hydropisie survenue à une femme qui prit pendant 5o jours près de trois livres de tartre vitriolé
sans aucune augmentation de la soif, car ce sel

a l'inconvénient d'altérer beaucoup; ce fut dans ce cas là une condition nécessaire pour la guérison, car si ce sel avait altéré cette femme, ç'aurait été une marque d'échauffement, elle n'aurait pas pu en soutenir une si grande dose et l'effet salutaire qu'on en attendait aurait été manqué. Ces sels digestifs donnés à haute dose, d'une once, par exemple, et plus, ont un effet purgatif, si on les donne en moindre quantité ils deviennent diaphorétiques, purgatifs, diurétiques, suivant les circonstances où se trouve le malade. Il est assez singulier que le médecin puisse à son gré changer l'effet du remède; cela tient à la sympathie de l'estomac, qui reçoit l'impression d'un médicament, avec les autres organes auxquels il la communique. Ses propriétés diaphorétiques et diurétiques, sont des diminutifs de la vertu purgative qui domine dans ce sel. Si le malade se trouve exposé au froid, surtout lorsqu'il porte immédiatement sur la peau, les reins se ressentent plus de son action excitante, et le remède est diurétique. Si au contraire le malade fait usage d'un régime chaud, qu'il ne s'expose point au froid et qu'il se tienne couvert dans son lit, cette température tenant la peau dans un état de souplesse et de mollesse, elle devient susceptible de l'action irritante, sympathique du sel sur les voies sudorifiques, elle est excitée par cette affectabilité à sa fonction propre qui est l'éruption des sueurs, qui se fait alors plus copieusement..

Sel de Seignette ou Tartrate de Potasse et de Soude.

L'acide végétal combiné avec la base alcaline du sel marin, fournit le sel de *Seignette* ou sel

polychreste qui est fort en usage; il se dissout
fort aisément, mais on l'emploie plutôt comme
purgatif que comme atténuant.

Terre foliée de Tartre ou Acétate de Potasse.

La combinaison de l'acide acéteux avec l'alcali-
fixe végétal, fournit un sel nommé *diurétique*,
par les Anglais, et que sa forme feuilletée en
petites écailles, fait appeler, en *France*, *terre
foliée de tartre*. C'est le plus puissant des résolutifs;
il n'y en a aucun qui soit approprié à un plus
grand nombre de cas, la plus dégraissée n'est
pas la meilleure, une trop grande dépuration
lui enlève les parties grasses et savonneuses du
vinaigre, qui ajoutent beaucoup à sa force discussive suivant l'observation d'*Huxham*. Le malheur
qu'il y a dans l'usage de ce sel apéritif, est que
ceux qui croient à ses bons effets le donnent en
trop petite quantité, et craignent d'en augmenter
la dose. Elle a de très-bons effets dans la résolution des dépôts laiteux, suivant l'observation
de *Baron*, dans ses notes sur la chimie de *Lémery*,
dans l'obstruction des viscères, du mésentère, et
même des poumons, quoique on croie que donnée
à haute dose elle offense cet organe; ce qui pourrait avoir lieu à raison de la délicatesse du sujet,
qui serait susceptible de l'irritation que pourrait
produire l'action apéritive de ce sel; alors elle
deviendrait contraire. Les anciens employaient,
quoique d'une manière grossière, une espèce de
terre foliée de tartre, puisque *Pline* rapporte
qu'on faisait boire à ceux qui étaient attaqués
d'obstructions à la rate, ou au foie, de cendres
de sarmans brûlées et saturées de vinaigre. Ce sel
agit non-seulement par sa vertu résolutive dans
les affections tuberculeuses du poumon, mais

encore à raison de sa vertu diurétique, qui est très-évidente, et le rend un remède souverain dans plusieurs cas. J'ai guéri par ce seul remède, quoiqu'il soit bien rare de guérir une maladie, surtout chronique et grave, par un seul médicament, une hydropisie ascite confirmée, en le donnant à la dose d'une ou même de deux drachmes par jour, ce qui procurait des urines abondantes et copieuses. Cette vertu le rend approprié dans plusieurs maladies du poumon, du genre des obstructions, son utilité est alors indiquée, parce que, dit *Hippocrate*, le flux d'urine devient plus considérable sans aucune augmentation de la chaleur et de la fièvre. *Baglivi* recommande de même, dans les maladies de poitrine de, *ducere ad vias urinarias*, son effet est alors analogue à celui des cloportes, que *Stahl* proposait comme spécifique dans la pulmonie, à haute dose; elles sont diurétiques et par conséquent efficaces dans les hydropisies, mais quelquefois elles manquent leurs effets. *Boerhaave* est le premier qui ait employé ce sel dans les maladies, soit aiguës, soit chroniques, lorsqu'il y avait embarras dans les premières voies, ou dans d'autres organes, causé par des humeurs fixes gélatineuses.

Esprit de Mindererus ou Acétate d'Amoniac.

Si l'on sature de vinaigre l'alcali volatil, on aura un sel demi-volatil, peu susceptible de crystallisation, d'une odeur forte, connu sous le nom d'esprit de *Mindererus*. On le fait entrer dans les potions atténuantes, fébrifuges, lorsqu'il y a indication de résoudre; indication qu'il remplit très-bien donné à dose modérée, à raison de sa base alcaline volatile : on peut aussi l'employer extérieurement à titre de topi-

que dans les tumeurs qui ne sont pas d'un
caractère inflammatoire, où dans lesquelles
l'inflammation n'est pas considérable. *Clarke*,
médecin du collége de *Londres*, dit en avoir
éprouvé de bons effets appliqué ainsi extérieurement, on peut même le donner dans ce cas-là
intérieurement, il a alors un effet atténuant
diaphorétique; ce remède a cela de commode
que comme formé de deux principes l'un acide
qui raffraichît, l'autre alcalin qui échauffe, ces
deux principes se combinant à un troisième
mixte, qui est incisif et sudorifique, on peut
faire dominer l'un ou l'autre de ces deux effets,
comme *Pringle* l'a observé dans son ouvrage
des maladies des armées, en y ajoutant du vinaigre ou de l'alcali volatil. Ainsi pour combattre
extérieurement l'inflammation, on ajoute du
vinaigre, ce qui lui donne une vertu rafraîchissante, discussive, très-appropriée dans certains
cas; cette addition peut lui donner une plus
grande utilité dans certaines obstructions internes
avec inflammation lente, alors on ne pourrait
pas le donner seul : c'est aussi cette manière de
l'administrer, qui le rend utile dans plusieurs
maladies aiguës. En y ajoutant de l'alcali volatil
on peut le rendre plus propre à résoudre extérieurement les tumeurs froides, et intérieurement
dans les rhumatismes ; aidé d'un régime chaud et
de la surabondance de l'alcali volatil il devient
diaphorétique, il produit dans ces cas des sueurs
utiles et salutaires, comme l'a observé *Clarke.*

Les sels digestifs dont nous venons de parler
sont laxatifs à haute dose. Dans certains pays
on les donne préférablement à la manne, et
ils doivent lui être préférés dans les cas simples
où il n'y a pas de complication, en ce qu'ils
détournent moins la transpiration parce qu'ils

purgent, brisent comme disent les anglais. Leur
action ne dure que peu de temps, ils n'échauf-
fent pas, ne tourmentent pas comme les autres
purgatifs qui agissent lentement et fatiguent souvent plus qu'ils ne soulagent. Dans le premier
cas, l'organe de la peau troublé sympathiquement
par l'irritation des intestins, est plus promptement
rendu à sa fonction propre qui est la transpiration. On en fait un usage très-universel à *Rome*
et en *Allemagne;* il ne faut pas cependant en
abuser, car ils affaiblissent les intestins, comme
on le voit, dans ceux qui prennent les eaux de
Balaruc avec excès et sans précaution; il ne faut
pas s'imaginer qu'un relâchement physique soit
la cause de cet affaiblissement, mais c'est que
l'usage fréquent de ces sels excite d'une manière
vicieuse la sensibilité et la mobilité de ses organes;
ils se tourmentent, et cette application répétée et
forcée, détruit les forces radicales de l'estomac.
Cet état d'affaiblissement radical dépend si peu
du tissu des fibres de ces parties qu'il pourrait
exister avec l'augmentation physique de la cohésion de ces fibres.

Nous allons nous occuper des eaux minérales
salées, atténuantes. On peut en établir deux
classes, dont la première comprend les eaux
thermales chargées d'une plus grande quantité
de sels, et la seconde les eaux minérales acidules froides chargées d'une plus petite quantité
de principe salin.

Eaux thermales de Balaruc.

Dans la 1.ʳᵉ classe sont les eaux de *Balaruc*, (1)

---

(1) A l'exemple de M. de *Barthez*, je ne parlerai point des
principes constituans de ces eaux, pour ne pas dire comme
Duclos, qu'elles donnent par l'évaporation de sel, semblable

qui sont un excellent apéritif, résolutif, dans
les maladies chroniques, pourvu qu'elles soient

---

au sel commun, sans aucun mélange de terre; avec *Roulin*,
qu'elles contiennent une terre absorbante, un sel saleniteux,
un sel déliquescent et un sel marin en grande quantité;
avec *Dortoman*, qu'il y a du bitume, du nître et du sel en
général; que d'après d'autres, *Serrier*, *Arelate*, comme
contenant du fer, du sel et du soufre; avec *Regis*, un sel
acide très-volatil, un sel fixe regardé comme alcali; qu'il
en résulte d'après *Leroi*, qu'elles contiennent une terre absorbante, un sel seleniteux, un sel marin et un sel déliquescent; que par *Pouzaire*, médecin inspecteur de ces eaux,
et le prédécesseur de mon malheureux fils, sel marin à base
terreuse; après quoi *Pouzaire* rapporte les résultats que *Leroi*,
a obtenu de leur mélange avec différens réactifs.

N'ayant jamais fait l'analyse de ces eaux, je compterai
plutôt sur celles qui ont été faites depuis les découvertes de
la chimie pneumatique, et notamment de celle faite par feu
M. *Figuier*, professeur au Collège de pharmacie de Montpellier, qui a trouvé par l'effet des expériences les plus
rigoureuses, au moyen des plus puissans réactifs,

que 6 Kilogrammes contiennent

Acide Carbonique	36 pouces cubes:	
Muriate de Soude	44 grains 6 centièmes.	
Muriate de Magnésie	8 g.	25 c.
Muriate de Chaux	5 g.	45 c.
Carbonate de Chaux	7 g.	00 c.
Carbonate de Magnésie	00 g.	55 c.
Sulfate de Chaux	4 g.	20 c.
Fer	Quantité impondérable.	

Quant à leurs vertus médicinales, il est certain qu'elles
sont stomachiques, anthelmintiques, purgatives, diurétiques,
emmenagogues, détersives, cicatrisantes, agissant fortement
sur les nerfs et sur le système cérébral, qu'elles fortifient à
un degré éminent, au point de produire dans les paralysies,
les hémiplégies, à la suite des apoplexies séreuses et nerveuses,
des effets merveilleux, et en quelque sorte étonnans.

Ces eaux sont très-propres à faciliter la résolution du
sang épanché dans les capacités du corps, ou extravasé dans
le tissu cellulaire, à la suite des chutes et des grandes contusions. Aussi sont-elles éminemment indiquées pour les tempéramens froids, phlegmatiques, lâches et pituiteux; qu'elles
sont abusives pour les tempéramens chauds, sanguins, ainsi
que pour les personnes sèches et mélancoliques.

appliquées avec sagesse et administrées avec précaution. On en a vu de bons effets dans les maladies de la tête qui dépendent d'une infirmité originaire du système nerveux, surtout lorsqu'elle a commencé par des obstructions dans le bas-ventre. Elles sont aussi bonnes pour fondre les empâtemens des premières voies par des humeurs glaireuses et visqueuses qu'elles fondent et dissolvent, surtout si la maladie ne tient qu'à cette cause, le malade recouvre bientôt une parfaite santé ; elles guérissent de même certaines maladies nerveuses qui n'ont d'autre cause que l'embarras de l'estomac et des organes digestifs. On les fait prendre avec succès dans cet épaississement des humeurs qui est si fréquent dans les fièvres intermittentes, et qui est souvent causé par le quinquina donné à trop haute dose et sans avoir pris les précautions nécessaires ; obstructions qui mènent à l'hydropisie, si elles sont abandonnées à elles-mêmes. Un signe que ces eaux ont un bon effet, est, lorsqu'elles passent facilement par les urines et par les selles. Un précepte général pour l'administration de ces eaux, c'est de ne jamais les donner, 1.º dans les cas d'obstructions confirmées, dures, squirrheuses des viscères qui par là sont devenues impénétrables aux liquides, et inaccessibles à l'impression résolutive de cette eau. 2.º Aux vieillards chez lesquels il y a un raccornissement sensible dans toutes les parties, dont les fibres sont devenues presque solides et chez lesquels *omnia occaluére.* Il est dangereux dans ces deux cas de donner une trop grande quantité de liquide à-la-fois : en effet dans le 1.ᵉʳ, nous avons vu qu'il y avait une imperméabilité aux liqueurs dans l'organe affecté, que ce vice était uni à un affaiblissement relatif de tout le système des vaisseaux, dont l'activité et la force constituent la liberté et la régularité du cours du sang et des humeurs. Si on inonde d'eaux thermales de pareils organes, cela ne peut que les affaiblir davantage, causer de l'irrégularité dans la circulation des humeurs, déterminer des congestions irrégulières sur tel ou tel organe affecté de débilité relative, dont la fonction est gênée à raison du peu de force des vaisseaux qui en sont les instrumens, ce qui produit des épanchemens d'eau dans différentes cavités du corps, renversement qui cause des hydropisies en ce qu'il ne peut pas être corrigé par l'absorption faite par les orifices de vaisseaux qui se trouvent sur la face externe de ces organes, mais qui ne peuvent pas exercer leurs fonctions à raison de leur affaiblissement. C'est encore pis dans le 2.e cas, dans les vieillards la faiblesse, la rigidité des fibres se prêtent moins aux mouvemens oscillatoires de la circulation, cette fonction est plus facilement lésée par l'afflux d'une plus grande quantité d'eau : cette fonction est quelquefois si altérée qu'il survient des gangrènes comme l'a observé *Schulze*, de ces hémorragies dont nous avons parlé ci-dessus.

Les eaux de Vals.

On met dans la seconde classe les eaux de *Vals* qui déposent leur feu pendant le transport (1) ; elles ont aussi une vertu résolutive, efficace, appropriée dans les cas où ne convien-

---

(1) Les eaux gazeuses de Vals, pendant leur transport, perdent une partie du gaz acide carbonique dont elles sont saturées lorsqu'elles sortent de leur source.

draient point des eaux chargées de principe
salin. On peut les employer avec avantage dans
le cas d'hémorragie par le vagin et par l'anus
produites par un amas de matières indigestes
et corrompues dans l'estomac, dont l'agitation se
répète plus particulièrement dans ces organes
affaiblis qui versent le sang ; ces eaux en dissolvant et en évacuant la matière font encore
cesser les hémorragies. Cette pratique doit son
origine au hazard plutôt qu'à une sage observation. Dans le temps qu'on croyait que toutes
les maladies venaient ou de la putridité, ou
du trouble des premières voies, on ne savait
que purger indistinctement, on réussissait presque toujours. On ne doit les donner qu'avec
ménagement aux vaporeux, parce que l'ordre
de la circulation se trouble très-facilement chez
eux. En général il ne faut donner les eaux
thermales minérales, chargées de beaucoup de
principe salin, qu'aux personnes robustes,
parce qu'elles sont alors exposées à de plus fortes
vibrations, et les acidules froides qui ont peu
de principe salin, conviennent aux personnes
délicates qui ont la poitrine et les nerfs infirmes, parce que les autres rendent irrégulier le
cours du sang et des humeurs et empêchent
les fonctions du poumon, car une grande quantité de liquide admise dans le sang, en trouble
la circulation, et le poumon plus directement,
qui est le principal organe à chaque mouvement
respiratoire, et qui alors est déjà affecté d'une
débilité relative. On donne les eaux de *Vals* dans
le cas d'obstruction au foie, qui est devenu par là
imperméable à la bile, qui de son côté a contracté
un certain degré d'épaississement ; dans les coliques hépatiques qui viennent d'un calcul, soit
dans la vésicule du fiel, soit dans le canal cho-

lédoque. On peut les donner à forte dose aux
tempéramens vigoureux, mais il faut la diminuer
aux tempéramens faibles; elles peuvent encore convenir dans les maladies de la peau, dans lesquelles
il faut pousser par les sueurs. On les fait prendre
aussi avec succès dans les intervalles des coliques
néphrétiques, soit qu'elles soient produites par
un calcul, soit qu'elles reconnaissent pour cause
des graviers, ou un mucus trop abondant. Il
ne faut jamais les donner que dans les intervalles,
car le paroxysme consiste dans un spasme violent
qui resserre les tuyaux par où passe l'urine qui
est claire, et qu'un diurétique, quelque léger
qu'il fût, ne ferait qu'augmenter. Mais la cessation
du paroxysme étant une détente et un relâchement général des voies urinaires qui rendent
alors des urines bourbeuses qui, en croupissant,
forment le calcul, c'est alors le temps d'aider
cette expulsion par les eaux de *Vals*. D'ailleurs,
dans les intervalles des paroxysmes, les voies
urinaires sont dans un état d'atonie dominante,
qui laisse croupir le mucus de ces organes; mucus
qui contribue singulièrement à la formation des
calculs; c'est alors le cas de relever les forces de
ces parties par un diurétique modéré, et de
faciliter ainsi l'excrétion de ces matières qui ne
peuvent que déterminer de nouveaux accès de
néphrésie. On peut en prendre pendant long-
temps à petite dose; mais il vaut mieux ne pas
en faire un usage habituel, de crainte que la
nature ne s'accoutume à l'impression de son
action irritante et ne devienne ainsi susceptible
d'un mode vicieux d'action et ne perde davantage
ses forces sensitives et motrices, au lieu de soutenir les forces de ces organes et de dissiper leur
tendance aux mouvemens spasmodiques. Il ne
faut pas faire prendre les eaux en trop grande

quantité aux personnes récemment guéries de gonorrhées ou de fleurs blanches, car l'action des voies urinaires déterminerait chez les femmes, à raison du voisinage, et chez les hommes, à raison de la communauté du passage, l'excrétion de l'humeur muqueuse qui constitue ce flux. Les eaux de *Passy*, qui sont vitrioliques, ont le même inconvénient, il faut les mitiger pour l'éviter (1).

Les anciens ont eu sur la bile et sur la pituite des connaissances plus distinctes que nous, qui les conduisaient plus sûrement dans la recherche des remèdes. En suivant les notions qu'ils nous ont laissé sur ces humeurs, nous pouvons dire que les eaux minérales de la 1.re classe conviennent dans la pituite, celles de la 2.e classe dans les maladies de la bile qui est accumulée,

---

(1) J'ai guéri un de mes proches parens, d'une *hydropisie vineuse* en le mettant, l'espace d'un mois et demi, à l'usage des eaux de Vals à la dose d'une pinte et demie tous les matins à jeun.

Les derniers quinze jours, il jeta dans la totalité de chaque dose de ces eaux, quarante gouttes de la teinture de mars tartarisée. Ce malade, après la guérison, ayant repris le même train de vie, mourut environ 4 ans après de l'hydropisie vineuse, les eaux de Vals, ainsi que tous les autres remèdes étant alors devenus inutiles. Feu mon très-respectable ami *Faujas de S.t-Fond*, professeur et administrateur du muséum d'histoire naturelle de Paris, qui a laissé tant d'ouvrages immortels sur la géologie et sur les volcans, homme rare tant par les qualités du cœur que par celles de l'esprit, m'a assuré qu'un membre du Sénat conservateur, atteint d'une cacochymie très-caractérisée, et dans un état qui semblait être désespéré, passa dans la terre de feu *Faujas de S.t-Fond*, située dans le Département de la Drôme, dans la plaine de Lauriol, le long du Rhône, pour traverser ce fleuve, qui n'est distant des eaux de Vals que de 5 à 6 lieues; que jamais il n'a éprouvé de surprises si étonnantes, que lorsqu'il revit ce sénateur au retour des eaux, parfaitement rétabli et jouissant d'une santé parfaite.

recuite et surabondante dans le temps chaud.
Lorsqu'on fait usage de ces eaux, soit de la 1.re,
soit de la 2.e classe, dont il est ici plus particulièrement question, il faut avoir égard à ce
que les nerfs ne soient pas trop affectés et que
les organes de la respiration soient en bon état;
car on pourrait craindre l'impression que feraient
ces eaux jetées en grande quantité dans un corps
mal disposé : en effet une masse d'eau considérable soumise à la circulation ne peut qu'occasioner des congestions irrégulières sur différens
organes; le poumon recevant beaucoup plus
qu'un autre organe et étant déjà affecté d'un
affaiblissement relatif, il ne peut que se ressentir
vicieusement de cette trop grande quantité de
liquide.

Les Savons.

Le *savon* soit ordinaire, soit médicinal, composé d'une huile douce et d'un alcali caustique,
est un excellent remède pour une infinité de
cas, surtout pour remédier à la dégénération
des acides simples ou compliqués d'une dégénération de sucs nourriciers, acido-austères,
glaireux, terreux, produits par une nourriture
analogue. C'est un remède très-approprié dans
ce cas, en ce qu'il enveloppe l'acide par sa partie
huileuse, et résout les glaires de nature austère;
on peut le donner dans les maladies des enfans
ab acido, parce que les alcalis sont caustiques,
les terres calcaires surchargent et empâtent vicieusement l'estomac et les intestins; les savons
n'ont pas ces inconvéniens, aussi sont-ils des
contre-poisons appropriés des poisons acides
corrosifs.

Le savon n'a pas seulement un effet chimique nécessaire sur les fluides, mais il agit encore sur les solides, comme l'a vu *Spielmann*, qui dit que le savon par ses deux principes l'un huileux, l'autre salin, est émollient et excitant. Il ne faut pas cependant croire que les choses se passent absolument comme cela, et que la nature soit susceptible séparément des deux effets de ce médicament; mais ces deux impressions se combinent pour en former une 3.e, mixte, qui fait cesser l'état de spasme qui accompagne presque toujours l'épaississement des fluides, tandis que par son action directe sur les humeurs, il les divise et les atténue; ce qui fait voir à combien de cas ce médicament est approprié. Il ne manque pas de remèdes qui résoudraient l'épaississement des humeurs vivantes, mais ils seraient trop irritans et augmenteraient le spasme des solides, ou *vice versâ*; au lieu que celui-ci réunit l'effet émollient par ses parties huileuses et l'effet atténuant par son principe alcalin; mais, nous le répétons, ce remède affecte la nature d'une manière spéciale, qui change la manière d'être du principe de vie, qui entretient le spasme, et opère de la manière la plus heureuse la résolution de l'affection vicieuse des solides ou des fluides. On voit dans ce cas-ci l'harmonie bien marquée qui règne entre l'affection des forces vivantes qui animent nos solides et celles qui vivifient nos fluides, qui font qu'ils subissent presque toujours des altérations analogues.

C'est par la considération du double effet du savon, qu'on sentira l'utilité de ce remède pris intérieurement dans les affections rhumatismales. On résout les tumeurs en ajoutant au savon de l'eau-de-vie ou de l'huile, celle-ci fait dominer le principe émollient et convient lorsqu'il y a inflammation, douleur, roideur; celle-là ajoute

à l'effet pénétrant de l'alcali et convient dans
le cas de typhus, de tumeurs pâteuses, inertes,
il est aisé de déduire son utilité dans les écrouelles
et autres engorgemens muqueux, d'après ce que
nous avons dit de ses effets.

Il est d'une utilité merveilleuse pour faire
cesser les constipations rebelles, qui ont résisté
à tous les remèdes, pourvu qu'on le donne à
assez haute dose dans l'eau. On rapporte un
cas, où après avoir employé sans succès les lavemens émolliens, délayans et purgatifs de toute
espèce, la constipation ne cessa qu'après avoir
donné un lavement avec trois onces de savon
dissout dans l'eau. Son efficacité est due à son
effet mixte, émollient et irritant, car dans le
cas dont il s'agit, on avait employé sans succès
les émolliens et les salins séparément.

On le recommande aussi dans les maladies
qui sont entretenues par un embourbement glaireux, dans la jaunisse par obstruction du foie
et épaississement de la bile, qui l'empêche de
sortir de ce viscère où elle a été séparée. De
Sauvages s'en est servi avec succès dans une
jaunisse épidémique, il le donne aussi dans cette
obstruction des poumons qui produit l'asthme
tuberculeux. Les pilules de savon sont un excellent remède dans cet état des premières voies
où elles sont engorgées par des sucs pituiteux,
glaireux, qui se régénèrent lorsqu'on les a ex-
pulsés par les purgatifs qui produisent l'inertie,
la douleur, la pesanteur, la lésion des fonctions
de l'estomac. Il résout les sucs visqueux, glu-
tineux, et rétablit l'état de force de l'estomac
de manière à en prévenir la dégénération.

Il est avantageux dans certains cas de goutte,
causée par les alimens trop succulens, par des
boissons mucilagineuses, dans quelque cas ana-

logue du *lithiasis* qui est sœur de la goutte. Il est cependant des cas de calcul, où il n'en faut pas faire un excès, de crainte de donner trop de fluxilité au mucus des voies urinaires, qui seraient alors trop exposées à l'impression âcre des urines, des calculs et des graviers. C'était une pratique de *Boerhaave*, suivie par le plus célèbre de ses disciples, *Van-Swieten*, de donner le savon uni au miel ou au sucre en grande quantité et même les savons naturels formés dans les plantes; ils en donnaient de si grandes quantités qu'ils en observèrent de bons effets dans les maladies opiniâtres de l'abdomen, par la diathèse crasse des humeurs atrabilaires ou autres fixes qui produisent ces obstructions, en produisant des diabétès et des diarrhées considérables, qui étaient la crise salutaire de ces maladies. Il faut remarquer que le miel dans l'usage médicinal est préférable à celui du sucre, que la dépuration a privé de son principe mucilagineux, adoucissant et savonneux qui le rendait un résolutif très-avantageux et approprié où ne conviendrait pas le sucre. Une chose à laquelle il faut faire attention dans l'usage du savon est, que pendant long-temps on ne reçoit et on n'aperçoit pas d'effet sensible de son administration suivie pendant des mois, pendant même des années entières, mais qu'il est un temps où la fonte des humeurs se fait tout à coup, elles s'évacuent par une espèce d'explosion et déterminent des diabétès. Cette circonstance tient à la manière d'agir des savons qui affectent simultanément les solides et les fluides. On voit régner dans cette crise cette harmonie dont nous avons parlé et qu'on observe entre les affections vivantes de nos deux principes matériels, les progrès de l'irritation des solides correspondant aux progrès de la résolution immédiate des humeurs. Le terme de ces actions harmoniques est la colliquation des matières épaissies, qui ne peut avoir lieu que lorsqu'elles sont parvenues à leur terme. *Boerhaave*, comme nous venons de le dire, faisait un grand usage des substances savonneuses, soit naturelles, soit artificielles dans les maladies *a glutine spontaneo* qu'il voyait très-fréquemment : mais il faut faire attention qu'il pratiquait en *Hollande* où les tempéramens lâches et phlegmatiques rendent la formation de ce mucus plus abondante que dans nos pays méridionaux. On a vu un long usage du savon résoudre et atténuer tellement le mucus, que l'obstruction se fondait et s'échappait par de copieuse sévacuations ; et de plus, il faisait évidemment évacuer cette humeur muqueuse qui tapisse et lubréfie la membrane interne des intestins, de la vessie et des vaisseaux sanguins. Lorsque son effet atténuant est porté à ce point d'énergie, il est à craindre qu'il n'ait de suites fâcheuses ; 1.º parce que tout changement subit et considérable de la manière d'être du corps vivant produit une altération profonde, qui peut devenir une affection dangereuse ; 2.º la surface interne des viscères caves et des vaisseaux artériels et veineux, dépouillée de cet enduit fin, délié, et de mucus qui défend les uns de l'impression vicieuse des parties âcres excrémentitielles qui s'y rendent et s'y déposent, qui dans les autres affaiblit l'irritation que produiraient sur leur surface une les parties caustiques acrimonieuses ; cette surface interne, dis-je, serait exposée à des lésions continuelles et dangereuses. C'est une chose étonnante, quoiqu'elle ne nous paraisse pas telle, à cause que nous l'avons continuellement sous nos yeux,

que l'artifice admirable par lequel la nature entretient par un juste degré de consistance le
mucus qui tapisse cette surface interne. Nous
prendrons pour exemple celui de la vessie, qui
est défendue de l'impression trop active que
ferait sur ses parois l'application immédiate de
l'urine, qui est salée, âcre, par un vernis muqueux. Mais ce degré de fixité et de consistance
a un terme après lequel l'urine dissout et entraîne
ce mucus, il se détache par lambeaux ; mais à
mesure que cette expoliation a lieu, il se trouve
sous la couenne muqueuse qui se détache, un
autre enduit parfaitement semblable, pour la
consistance et la fixité, à celui qui a précédé,
et, qui, de même après avoir resté un certain
temps, sera remplacé par un autre de même
nature. Ce qu'il y a d'admirable, c'est la manière dont l'être qui nous anime entretient ce
juste degré de consistance qui fait qu'il n'est
ni trop épais, ni trop tenu, nous parlons ici
de l'état de santé.

D'après cet exposé philosophique nous sen-
tirons les maux que peut causer l'usage excessif
des savonneux qui délayent ce mucus de la surface
des vaisseaux avant qu'il ne s'en soit produit
une nouvelle couche d'une consistance nécessaire,
qui abrégent la période de fixité du mucus et
qui multiplient les causes d'irritation et causent
un nombre infini de maladies.

Savons Neutres.

De même qu'il y a des savons alcalins, il y
a aussi des savons neutres, qui sont les extraits
des plantes nitreuses, telles que la bourrache.
Ces extraits sont de vrais savons, puisqu'on y
trouve une substance alcaline et une substance

oléo-mucilagineuse sans une grande quantité de principe terreux. On les donne dans le cas d'épaississement des fluides, pour en procurer la fluxilité ; on emploie dans la même vue les fruits doux, sucrés, qui, comme l'a dit *Gorter*, sont eux-mêmes des savons naturels.

Les recherches des chimistes modernes de *Hachard*, *Cornette* et autres, nous ont fait connaître les savons acides formés de la combinaison des acides minéraux avec les huiles grasses ; on en pourrait aussi faire en les combinant avec les huiles essentielles. On peut d'après les recherches faites de nos jours sur les savons, en faire d'heureuses applications. Ils pourraient avoir de bons effets pour la résolution de certaines obstructions qui auraient été attaquées en vain par les savons alcalins. Le principe acide, comme nous l'avons vu, est un puissant excitant de l'action des fluides ; mais l'huile avec laquelle il est combiné, l'empêche d'agir avec trop de causticité, en donnant néanmoins au savon une activité singulière.

Macquer a proposé une idée fort ingénieuse sur l'utilité du savon acide, donné seul, alternativement avec le sel alcalin. C'est un principe de chimie, qu'un corps peut être insoluble à deux menstrues appliqués ensemble ; mais que le même corps ayant déjà éprouvé l'action d'un de ces menstrues, et en ayant souffert une division dans ses parties, peut alors être attaqué avantageusement par l'autre de ces menstrues, et même dissout par celui-là même qui auparavant n'aurait eu aucune action sur lui ; il peut se faire aussi que le savon acide ayant pénétré les humeurs épaissies, elles soient rendues solubles et accessibles à l'action du savon alcalin, indépendamment de l'irritation du principe acide de ces savons sur les acides (1). Il est naturel de croire que ces impressions successives et alternatives peuvent exciter une résolution indirecte en ramenant le principe vital à son ordre naturel.

Savon de Starkey. (Savonate de Potasse).

Le savon de *Starkey* est formé de la combinaison de l'alcali fixe végétal avec une huile essentielle, communément celle de térébenthine. Certainement c'est un résolutif très-efficace dans les obstructions rebelles. L'huile essentielle doit beaucoup ajouter à sa vertu; il est fâcheux que la difficulté de le préparer le rende trop cher, et par conséquent d'un usage peu fréquent dans la médecine. On a cru que donné à petite dose il était correctif de l'opium et des purgatifs, ce n'est qu'à la fixité de leurs parties résineuses qui sont restées dans les premières voies, qu'on doit attribuer l'effet de ces purgatifs, et le savon ne peut les entraîner. *Schulze* dit en avoir éprouvé de grands effets dans les obstructions des viscères qu'on avait tenté vainement de résoudre par le savon ordinaire.

Peut-être faudrait-il rapporter ici le produit chimique singulier qu'on nomme *offa helmontii*, composé d'alcali volatil en liqueur qu'on mêle à l'esprit de vin très-rectifié et alcalisé, ce qui

---

(1) Un savon acide en contact avec un savon alcalin, forment un sel alcalin, et la matière grasse se sépare. Il faudrait pour que le savon alcalin exerçât une action sur les humeurs qu'il eût un excès d'alcali, et pour saturer l'acide et pour dissoudre l'humeur. La propriété de s'entredétruire qu'ont ces deux savons, doit porter une corruption sur la manière absolue de les considérer comme menstrues de la matière animale.

fait un corps qui ressemble à la gelée, mais il faut attendre que sa vertu résolutive soit confirmée par les expériences et les observations pratiques qui doivent toujours être le fondement de nos connaissances en médecine.

DES ASTRINGENS.

Notre manière vicieuse de voir les conceptions vulgaires et méchaniques auxquelles nous sommes accoutumés, ont fait considérer l'effet des astringens sur nos humeurs, comme semblable à l'effet physique ou chimique qu'ils ont sur les peaux des betes mortes. Par exemple, ainsi l'on a cru que l'écorce de chêne, de tormentille, agissent sur l'estomac, comme lorsqu'elles tannent les cuirs. De grands médecins, entr'autres *Gorter,* ont donné dans cette erreur.

En considérant leur action d'après des vues si bornées, nous n'aurions qu'une connaissance vicieuse de leur manière d'agir, et une idée imparfaite de leurs vertus; nous les appliquerions mal à propos, nous les doserions mal. Mais nous n'avons qu'à partir des faits propres de ce genre, qui nous montreront que les impressions de ces substances sur les solides vivans, sont bien différentes de leur action physique, conformément aux lois que suivent les corps. Il est bien certain que lorsqu'une poudre astringente est appliquée aux parois de l'estomac, elle a un effet local analogue à celui qu'elle aurait sur un cuir; dans ce cas, elle agit en absorbant l'humidité, elle dessèche, elle fortifie le tissu du cuir parce qu'elle renferme un principe mucide (1)

(1) Le principe tannin.

qui s'insinue entre les parties constitutives du cuir, et leur sert de colle. Mais si l'on ne considérait que cette impression physique sur la membrane veloutée de l'estomac, on ne parviendrait pas à expliquer et à déduire son effet dans les parties les plus éloignées, au moyen duquel on voit arrêter un flux, soit sanguin, soit séreux; mais il faut concevoir que cette addition astrictive que reçoit le principe vital dans une partie du corps vivant, est répétée sympathiquement jusques dans les parties les plus éloignées où ce principe reçoit aussi cette astriction. C'est à cette harmonie du principe de la vie qu'il faut rapporter l'étendue, la célérité et l'activité singulières des astringens. Ce rapport de correspondance n'existe pas seulement entre les solides, mais aussi entre les fluides. Quoique la mauvaise manière de voir, à laquelle nous avons été accoutumés, ne nous permette pas de concevoir l'existence d'une vie particulière dans les fluides de même que dans les solides; cependant cette sympathie est bien prouvée par un nombre infini de faits; nous n'en citerons qu'un. L'expérience a d'abord été faite par *Schulze* : il ouvrit l'artère crurale à un chien, et au moment que le sang jaillissait avec le plus de force, il versa dans la gueule du chien quelques gouttes du beaume styptique rouge de *Dippel* : aussitôt le sang s'arrêta et il se forma sur l'ouverture du vaisseau un caillot semblable à celui qu'aurait produit l'immédiate application de ce fort styptique sur le sang. *Schulze* avait bien senti l'insuffisance de la sympathie des nerfs pour expliquer ce fait, puisque n'agissant que sur les solides elle n'aurait produit que le resserrement des lèvres de la plaie, mais non pas la formation soudaine du caillot. Cet auteur rapporte ce fait, dans son dispensaire de la pharmacologie de *Brandebourg*. Il nous serait impossible de comprendre comment quelques gouttes de liqueur styptique peuvent produire l'arrêt du sang dans un vaisseau aussi éloigné, si nous n'avions recours à l'effet de l'affection astrictive qui est imprimée au principe vital, d'abord dans la gueule, et répétée ensuite momentanément dans toute la masse du sang et des humeurs, surtout dans les parties lésées, d'après les lois primordiales de ce principe.

Il faut remarquer ici que quoique les conceptions matérielles auxquelles se sont fixés jusques ici ceux qui ont traité de la science de l'homme, leur aient fait croire qu'il n'était pas possible qu'une affection vivante se communiquât autrement que par son passage d'une fibre à une autre, ils ont cependant imaginé des esprits animaux qui transmettent par une série de globules les impressions qu'ils reçoivent de l'être pensant jusques aux parties solides. Ils tombent par là dans une contradiction manifeste. Ce que nous venons de dire n'empêche pas qu'il n'y ait des cas où les astringens agissent par une vertu immédiate et fortifiante des solides auxquels ils sont appliqués ; ainsi lorsque l'estomac souffre dans le tissu physique de ses fibres un relâchement et un état d'infirmité, l'application d'un astringent augmente la force physique, et de plus les fibres ayant recouvré leur propriété naturelle de ton et d'élasticité, les forces vivantes sont déterminées à agir sur ces fibres et à y renouveler la sensibilité et le mouvement.

Nous ne parlerons pas de tous les astringens, le nombre en est infini, mais seulement des principaux, qui ont des vertus bien marquées et confirmées par l'observation. Presque toutes les racines ont quelque chose d'astringent, parce qu'elles renferment beaucoup de terre, comme l'a observé *Spigel* (1) ; mais il y en a chez lesquelles cette propriété est diminuée par d'autres qualités ou est dans différens degrés d'énergie. Il serait dangereux de croire que l'efficacité des astringens dans la médecine fût proportionnée à leur force d'astriction ; au contraire c'est une maxime que souvent la médiocrité d'énergie d'un remède le rend plus approprié dans la pratique.

La racine de Tormentille.

La racine de tormentille, *tormentilla erecta*, a une qualité astringente qui la rend d'un usage si général, que *Ludwig* a dit qu'on pourrait avec la tormentille se passer de tous les autres astringens. Son effet astrictif est très-marqué, puisque, au rapport de *Bartholin*, on s'en sert dans quelques pays pour tanner les cuirs. C'est cette vertu qui la rend appropriée au flux utérin, à la diarrhée, mais toujours *tempore et loco*, en distinguant l'espèce, la période, le cas, la dose du remède et la manière d'être du principe vital. La tormentille peut aussi être utile comme corroborante dans des cas de fièvres malignes particulières, ou putrides universelles avec diarrhée, pour arrêter la colliquation des humeurs. On peut conclure en faveur de la tormentille, d'après les bons effets du quinquina dans des circonstances pareilles. Les anciens avaient bien senti cette

(1) C'est plutôt parce qu'elles ont toutes un principe *tannin* dans lequel paraît résider la propriété astringente.

vertu fortifiante des astringens, puisqu'ils les faisaient entrer dans le Mithridate, la thériaque et les autres préparations cordiales ; mais il n'est permis qu'à une main prudente de s'en servir dans ces cas, parce qu'il y a une infinité de complications où ils pourraient dérranger les mouvemens naturels des crises.

Les Bayes du vaccinium mirtyllus.

Les Bayes du *vaccinium mirtyllus*, forment un astringent très efficace, employées en décoction contre les flux de ventre opiniâtres. *Schelhamer* s'en est servi heureusement dans les diarrhées colliquatives, qui terminent les jours des phthisiques, et résistent souvent à tous les remèdes. Ce fait est analogue à ce que rapportent les médecins de *Breslaw* d'une constipation mortelle, causée par la décoction des bayes de cette plante. *Werlhoff* a guéri avec ce remède une dyssenterie qui régnait épidémiquement en *Allemagne*.

Le Simarouba

L'écorce du *Simarouba* est un astringent très-efficace dans plusieurs cas de flux sanguins et autres, particulièrement dans la dyssenterie, où d'après les assertions de *Jussieu* on le regarde comme spécifique. Mais il faut distinguer les cas de dyssenterie auxquels il est approprié ; ainsi nous dirons qu'il convient dans la dyssenterie qui est sanguinolente, plutôt que dans la bilieuse, où lorsqu'il y a une exulcération des intestins. Il ne faut la donner que lorsqu'il y a indication générale d'arrêter le flux de sang ; et qu'on n'a pas craint de fixer par l'usage de cet astringent les humeurs corrompues dans les premières voies, ni de causer aux ulcères des intestins une impression trop forte, ce qui serait également dangereux et contraire à la bonne méthode de guérir. On a donné ce remède dans le déclin des grandes dyssenteries, lorsqu'il y avait encore un écoulement sanguinolent et que les intestins étaient dans un état général d'affaiblissement. Cette écorce est non-seulement utile dans les cas dont nous venons de parler d'hémoptysie intestinale, mais elle produit aussi les plus heureux effets dans les pertes de sang utérines qui menacent du plus pressant danger. D'après les observations de *Jussieu* et de *Schrumel*, médecin hollandais, elle paraît avoir quelque chose de spécifique; ainsi, lorsqu'elle est appliquée à propos dans les flux de sang, elle produit une augmentation ou d'urines et des sueurs critiques. Cet effet est analogue à celui du quinquina, qui n'est spécifique que lorsqu'il produit des sueurs ou quelqu'autre excrétion, soit par les urines, soit par les selles, et son efficacité n'est assurée que lorsqu'elle est marquée par des évacuations. Le *simarouba* produit aussi de bons effets dans les menaces d'avortement; mais il faut discuter le cas, car, suivant les causes qui peuvent déterminer l'avortement, on doit employer des remèdes différens; les uns veulent la saignée, les autres l'opium, d'autres les astringens, et alors le *simarouba* est le plus approprié. Mais pour mieux expliquer son action, remontons à la grossesse et à l'histoire de l'avortement.

Le progrès du développement du fœtus ne se fait pas toujours dans les mêmes proportions, il y a des variations remarquables qui produisent un développement soudain et extraordinaire. Cette augmentation subite a lieu principalement dans

le 4.ᵉ mois, parce qu'alors il se fait une ossifi-
cation dans toutes les parties du corps, ainsi que
dans le 9.ᵉ, et c'est une des causes qui déterminent
le plus puissamment, soit l'avortement dans le
4.ᵉ mois, soit l'accouchement dans le 9.ᵉ, lorsque
ce développement prompt a lieu. Si par quelque
accident ou quelque lésion particulière la matrice
est moins disposée à se dilater, elle souffre un
degré d'extension, ses ligamens sont tiraillés,
et ces tiraillemens lui rendent insuportable cette
dilatation; le principe vital affecté de ce sentiment
de douleur, détermine l'exercice des forces expultrices de la matrice qui chassent le fœtus. Il
est à remarquer que chez les personnes qui, dans
les grossesses précédentes ont souffert l'avortement
le 4.ᵉ mois, la nature, lorsqu'elle est arrivée à ce
période, est disposée à répéter les mouvemens qui
ont déjà produit l'expulsion du fœtus; dans ce
cas le *simarouba*, par son astriction augmentant
la cohésion des fibres, les rend plus susceptibles
de se prêter aux différens degrés d'extension qui
sont requis pendant la gestation (1), c'est à dire,
que le tissu de la matrice pourra parvenir à ces
différens termes de dilatation, sans ressentir le
danger pressant de rupture qui termine avant le
temps la dilatation contraire de ce viscère. On n'a
pas encore fait la distinction des signes auxquels
on peut reconnaître et fixer les cas où le *Sima-*
rouba est spécialement utile pour prévenir l'avor-

---

(1) Il paraît que l'auteur aurait dû conclure le contraire,
d'après la manière dont il pense qu'agit le *Simarouba*,
dans ce cas qui au lieu de rendre les fibres de l'utérus
plus susceptible de se prêter à l'extension, doit les disposer
à la résistance et au resserrement. Or, pour l'appliquer à
dessein de prévenir l'avortement il aurait, ce me semble,
mieux fait de le conseiller lorsque les fibres utérines seraient
dans un trop grand degré d'extension.

tement imminent, et on n'a pas fait l'exclusion nécessaire des circonstances d'avortement où il ne convient pas, comme dans l'avortement par pléthore, qu'on prévient par la saignée, et celui qui est produit par des causes nerveuses et exige l'opium.

L'Alun. Sulfate d'Alumine. Le Vitriol de mars. Sulfate de fer.

Parmi les astringens qu'on retire du règne minéral, les plus efficaces et les seuls dont nous parlerons, sont l'*alun* et le *vitriol de mars.* Nous avons raison d'être surpris de ce que même des médecins célèbres qui reconnaissent qu'un acide combiné avec la litharge, peut donner la colique du Poitou, osent donner le sucre de Saturne; nous nous garderons bien de recommander leur pratique, puisque ce sel, quoique astringent, est un poison, même aux doses les plus modérées. L'*alun* avec le *vitriol de mars* sont employés avec succès extérieurement sur les parties qui sont le terme et le siége de la fluxion, surtout lorsque ces parties sont affaiblies, ils en augmentent le *robur physicum*, mais il faut faire bien attention que l'inflammation soit récente; ainsi, suivant le conseil de *Boerhaave*, on peut faire entrer ces sels dans la composition des collyres pour les fluxions inflammatoires sur les yeux. Mais cette application bien placée dans ce cas, deviendrait vicieuse et même dangereuse, lorsque l'inflammation est déjà confirmée, parce qu'ils fixeraient le sang dans les vaisseaux où il est contenu et qui en sont gorgés, ils s'opposeraient à la résorption d'où s'en suivraient des suppurations et des corruptions diverses qui seraient périlleuses dans les organes nécessaires à la vue.

Ainsi, il faut nous conduire avec attention dans la distinction de ces cas et avec une sagacité dirigée par l'observation, et que nous acquerrons en suivant les anciens. L'*alun* est encore communément employé dans les ulcères externes, sordides. Il tarit la source de la sanie, et détruit la substance putride des bords et du fond de l'ulcère. Mais il faut distinguer les cas d'ulcération auxquels l'*alun* est approprié; ce sont ceux où l'affection dominante est la fonte et la colliquation de la partie qui est le siége de l'ulcère; au lieu que celui où l'inflammation est vive, l'*alun* ne ferait que l'augmenter en fixant le sang dans les vaisseaux, et comme ayant un principe irritant. C'est ainsi que nous pourrons accorder l'opposition qui se trouve entre les assertions de *Fallope*, qui prétend que l'application de l'*alun* est contraire dans les ulcères, et celle de *Boerhaave*, qui assure qu'il n'y a point d'ulcère si malin et si sordide qui ne puisse être guéri et amandé par l'*alun*, parce que, dit-il, l'*alun* brûle, absorbe la sanie et est un fort détersif et un léger cathérétique, et fixe ainsi les progrès de l'errosion.

Le mélange de *sang de dragon*, qui est aussi un fort bon astringent, et de *l'alun*, est connu depuis *Hevetius*. Il a été employé par *Tompson* et autres comme efficace dans les flux utérins, dans les hemorragies; mais comme il pourrait se rencontrer des cas de flux et d'hémorragies rebelles où on employât le petit-lait avec l'*alun*, *serum aluminosum*, on le donne aussi, suivant *Mead*, dans les diabétès, après avoir remédié aux causes essentielles et prédisponantes; il est d'autant plus utile dans ce cas que son action porte spécialement sur les voies urinaires. Suivant les observations du même auteur, on peut le donner dans les petites-véroles extrémement malignes, où il y a dissolution des humeurs et des hémorragies universelles par tous les émonctoires.

L'usage de *l'alun* souffre des exceptions générales à tous les astringens et d'autres qui lui sont propres. Il y a plusieurs circonstances qui le contr'indiquent dans les hémorragies ; lorsque par exemple, elles sont causées par une pléthore universelle du sang dans les vaisseaux, on y remédie par un régime sévère et par d'autres évacuations, au lieu de les accroître en supprimant les hémorragies, qui sont un travail très-souvent salutaire de la nature. Il est encore contre-indiqué lorsque le flux de sang est habituel et qu'il garantit de plusieurs maux graves auxquels il faudrait suppléer avant que d'y remédier. Lorsqu'il y a des congestions particulières du sang et des humeurs, il faut les corriger par les évacuations des humeurs, par les révulsifs et les dérivatifs, en entretenant une grande liberté de toutes les excrétions. Lorsque l'application de *l'alun* convient, il faut commencer par de petites doses, et aller ensuite en augmentant selon les effets sensibles qu'il produira, bons ou mauvais. Il ne sera pas difficile en raisonnant d'après les principes que nous venons de poser, de concevoir comment une petite quantité d'*alun* peut produire de très-grands effets ; car nous savons que son effet astrictif se communique de proche en proche et se répète sympathiquement dans les parties éloignées de la masse des fluides. Ce qui est rendu plus sensible par ce que rapporte le célèbre *Cullen* : il dit que si l'on met sur l'extrémité de la langue un très-petit morceau d'*alun*, on ressent dans toutes les parties de la bouche, même avant qu'il se soit dissout, une augmentation de cohésion dans les fibres, une sensation très-forte qu'il faut rapporter à la sympathie des parties voisines qui sont affectées du même sentiment d'astriction que le bout de la langue : c'est cette astriction imprimée au principe de la vie qui détermine l'étendue de l'action des astringens.

Un médecin anglais, dans une bonne dissertation sur la colique du Poitou, fait mention d'une espèce de cardialgie, de colique ou de tenesme qui lui sont analogues, maladies qui dépendent d'un défaut de consistance du trop de fluxilité du mucus qui enduit le ventricule et les viscères, qui venant à manquer les expose aux impressions trop actives des corps âcres qui y sont contenus. Ce médecin a bien vu que pour empêcher le retour de cette cardialgie, de ce tenesme de la vessie, assez fréquent chez les vieillards, il fallait augmenter la fixité de ce mucus, effets qui sont très-bien remplis par l'*alun.* A cette manière judicieuse de voir, il y a joint une considération qui n'est que subsidiaire, c'est que comme dans ces affections les malades sont tourmentés de constipations opiniâtres; cet auteur croit que l'*alun* par son principe salin, irritant, peut déterminer la liberté des excrétions par les selles ; mais cet effet est subordonné à l'effet principal, qui est que la répétition du sentiment d'astriction, détermine dans les membranes des viscères dont nous avons parlé, une corrugation, un rapprochement dans les élémens de leurs fibres qui rend moins imparfaite et moins fréquente la sécrétion de l'humeur muqueuse qui doit enduire le velouté de l'estomac, des intestins, de la vessie et lui donne plus de fixité.

J'ai vu que l'*alun* donné pendant un mois et demi, même à forte dose dans le cas d'hémorragie utérine, qu'il ne fit que diminuer sans pouvoir l'arrêter, détermina un cancer à la matrice, qui causa la mort; il faut donc user d'une extrême circonspection en donnant l'*alun* aux personnes qui sont disposées áux affections cancéreuses, qui malheureusement ne semblent devenir que trop fréquentes, quoique un célèbre chirurgien qui a donné quelques observations sur ce remède, veuille le regarder comme spécifique dans le cancer. Il faut avoir un grand fonds de courage et de sagesse pour savoir se tenir en garde contre les éloges excessifs que donnent aux remèdes héroïques les médecins et les chirurgiens charlatans, pour se préserver de l'erreur de ceux qui, plus éclairés et plus effrayés par les maux qu'ils voient produire par l'effet de ces remèdes, ont la pusillanimité de n'en vouloir faire aucun usage, tandis que, en les employant sagement, on en pourrait rendre l'usage précieux et faire des cures qui feraient honneur à l'art et à l'artiste. Il ne faut pas que *abusus tollat usum*, mais nous devons garder un juste milieu, *medio tutissimus ibis*. L'usage de l'*alun* n'a pas été borné à l'emploi dont nous venons de parler, on l'a encore donné dans le cas de fièvre intermittente. Il y a une infinité d'observations de fièvres guéries par des astringens pris à assez haute dose avant l'accès. *Cullen* l'a employé avec succès, joint à l'opium, ce qui est analogue à ce que rapporte *Hoffmann*, de la combinaison de ce remède avec la noix muscade. Il faut considérer l'état du corps dans une fièvre intermittente comme composé d'accès et de rémission. L'accès consiste en une violente contraction des forces, en un spasme universel dans toute l'habitude du corps, marqué par les frissons et le froid; spasme qui se résout par degrés, et se termine par des excrétions critiques de cet accès. L'intervalle d'un paroxysme

à l'autre est un état bien contraire, il règne une
atonie générale rendue très-sensible par l'humidité, la pâleur de la peau, la lenteur, ou, du
moins, la faiblesse du pouls, la défaillance des
forces musculaires. La nature passe successivement d'un de ces états à l'autre, mais l'expérience
nous a fait connaître que les astringens donnés
avant les paroxysmes ont une vertu roborante,
qui détruit l'état d'atonie dont nous venons de
parler, et remonte les forces vitales. En changeant
ainsi l'état précurseur de l'accès, on rompt la
chaîne de succession de ces différens états auxquels la nature était nécessairement assujétie,
et dont l'un amenait nécessairement l'autre. On
altère par là, la manière d'être du principe vital,
qui, pendant les intervalles, produisait et préparait les dispositions aux spasmes, et était ainsi
rendu susceptible de cette chaîne d'affection de
spasme et d'atonie qui constituent le période de
l'accès.

Il ne faut pas croire que cette manière de
guérir les fièvres soit bien sûre; elle est infidèle
et purement empirique; car si la nature renforcée
par ce remède ne produit pas quelque évacuation
critique par les sueurs, les urines ou les selles,
c'est-à-dire, si pendant la suppression de l'état
de trouble des forces vitales, la nature n'est pas
déterminée à détruire la cause essentielle de la
fièvre, cette cause tend toujours à renouveler
le mouvement fébrile dont on ne peut empêcher
la reproduction, qu'en donnant les astringens
pendant le paroxysme; mais comme la nature
se refuse souvent à leur impression, il faut,
pour en obtenir l'effet qu'on en attend, forcer
la dose, ce qui n'est pas sans danger pour le
malade. Il est certain que les aromatiques et les
narcotiques ajoutent beaucoup à l'action, soit

fortifiante, soit antiparoxystique des astringens;
mais malgré cette addition une partie de leur
mouvement subsiste, et c'est ce qui en fait la
différence d'avec les astringens spéeifiques, comme
le quinquina, qui produisent toujours des évacuations critiques.

Le Vitriol de Mars ou Sulfate de Fer.

Le *Vitriol de mars* se trouve tout formé par
la nature dans quelques eaux minérales, ou ar-
tificiellement dans nos laboratoires. *Vogel* et
Lemery croient qu'il est dangereux d'employer
celui qui est naturel, parce que, disent-ils, il
peut être mélangé avec le vitriol du cuivre qui
est un puissant émétique à très-petite dose, et
un violent poison à des doses plus considérables; l'artificiel au contraire n'a rien de dangereux, c'est un astringent avantageux dans plusieurs
maladies. *Vedel*, en faisait la base d'une poudre
absorbante, qu'il donnait avec succès dans des
défaillances fréquentes qui tenaient à une cause
nerveuse dépendante du vice radical de l'estomac. *Schulze* nous apprend qu'on peut augmenter
singuliérement l'activité des purgatifs par son
moyen, même les porter à l'excès. Il produit
cet effet en ce qu'il augmente les forces de l'estomac, et qu'ainsi il l'empêche d'être susceptible
de ces spasmes légers qui arrivent avec l'atonie.

Boerhaave le faisait dissoudre dans cent fois
autant d'eau, et préparait ainsi une eau minérale
ferrugineuse artificielle dont il retirait de bons
effets dans différentes maladies, en l'employant
avec prudence et en faisant promener les malades d'abord après l'usage de ce remède; il
l'employait encore dans les maladies vermineuses.
Je suis venu à bout d'en faire prendre 35 grains

par jour avec le jalap à la même dose et chasser
par ce moyen un tœnia qui causait des affections
épileptiques, qui furent ainsi dissipées. On peut
aussi le donner, quoique l'usage en soit fort
délicat, dans le cas de gonorrhée rebelle qui
survient lorsqu'on a détruit, autant qu'il est
possible, le virus vénérien ; quoique cet état
paraisse si simple à quelques médecins, il est
cependant certain qu'il est mixte et combiné
avec des affections très-diverses qui se succèdent
quelquefois avec beaucoup de rapidité et d'irrégularité, ou qui existent en même temps ; c'est
ce qui fait qu'il faut bien choisir l'instant de
l'application du remède, puisque l'affection changeant de moment à autre, l'indication change
de même. Il est certain qu'il y a un état d'engorgement inflammatoire chronique, de phlogose
lente, dans les parois des vaisseaux excréteurs
de la prostrate et des lacunes de l'urètre, état
qui est difficile à résoudre et qui tient béants
les orifices de ces vaisseaux qui versent continuellement l'humeur de la gonorrhée : d'autres
fois ces organes, sans cesse irrités par le passage
de l'urine, se trouvent dans un état vicieux de
forces irrégulières ; il ne faut pas alors trop
insister sur l'emploi des antiphlogistiques, comme
la saignée et le camphre, de crainte de rendre
l'inflammation trop faible et d'autant plus difficile à résoudre, ou de la porter à un trop
haut point, car cette conduite exciterait la
nature à concevoir les alternatives, et il ne faut
pas s'imaginer qu'il y a dans ce cas là un affaiblissement mécanique, un rélâchement des orifices des vaisseaux excréteurs qui sont béants
et qui laissent couler l'humeur qu'ils renferment ;
car ils sont plutôt dans une altération constante
des forces naturelles vivantes qui produit un

Engorgement dans les parois de ses tuyaux. Les moyens appropriés dans ces circonstances sont les astringens, qui en même temps sont toniques, parce qu'ils relèvent les forces et rétablissent l'ordre naturel. Le *vitriol de mars* est alors un des plus efficaces; on peut en faire une espèce d'eau minérale en en dissolvant 7 ou 8 grains dans une bouteille d'eau; il faut bien se garder de le donner dans les circonstances ou l'inflammation est trop forte, mais lorsque la faiblesse et l'atonie sont réellement dominantes, ce que prouve l'affaissement général. *Chesnau* donnait le *vitriol de mars* comme apéritif, fortifiant, pendant quarante jours à petite dose, pour prévenir le retour de la collection des eaux dans les hydropisies, après qu'on avait fait la ponction.

DES ÉMOLLIENS.

L'application de l'eau chaude en forme de bains, ou en vapeurs, est le plus efficace et le premier des émolliens, quoiqu'il soit le plus simple. Les parties de l'eau pénètrent les pores, les fibres, s'insinuent dans leur intervalles, les assouplissent, les distendent et font cesser la contraction spasmodique. Dans l'effet des émolliens il ne faut pas considérer le relâchement physique qu'ils procurent, mais nous devons concevoir les fibres humectées et distendues comme moins susceptibles de constance et de durée dans leur contractilité vitale. Quoique l'action du principe vital puisse occasioner dans les molécules des fibres un rapprochement énergique, il est certain que plus la fibre se refuse à cet état de cohérence, moins aussi cet état a de durée et de constance. C'est ce qui rend l'eau chaude anti-spasmodique, quoique la fibre soit déposée à l'al-tération qu'elle reçoit de ce moyen et a ressentir les influences naturelles non formées du prin-cipe vital. La diminution physique de tension produite par les bains ou les vapeurs d'eau chaude, ne se borne pas aux parties extérieures qu'elle pénètre, mais encore les parties internes réçoivent sympatiquement cet effet de détente et de diminution de la propriété vitale contractile.

Bains. Effet des Bains tièdes.

On trouve de très-grandes différences en com-parant les degrés de température des bains des peuples septentrionaux, avec ceux des peuples du midi. La nature accoutumée par l'habitude et les conseils de la médecine, ont établi dans les pays septentrionaux l'usage des bains extré-mement froids et extrémement chauds, en sorte que les habitans de ces contrées passent des étuves où l'eau est réduite en vapeurs, à l'air extérieur qui est extrémement froid pour se rouler dans la neige et dans la glace. Ils donnent ainsi une trempe forte et vigoureuse à leur constitution.

Dans nos climats on fait usage des bains tempérés, où la température varie fort peu, ce qui constitue les bains tièdes et frais *sub te-pida*. La raison de cette différence est fort aisée à comprendre. Les peuples du Nord sont beau-coup plus passifs, leur insensibilité est si grande, qu'ils ne peuvent être affectés par les extrêmes variétés de la température de l'eau, et parce que dans nos climats l'insensibilité est beaucoup moindre, elle porte plus difficilement à supporter la diversité de température, telle qu'elle soit.

Plusieurs auteurs célèbres et même des plus récens, ont voulu expliquer les bons effets apéritifs des bains par la pression qu'exerce l'eau sur la surface du corps. Pour entendre leur hypothèse, il faut savoir que la pression que fait l'eau sur la surface du corps est beaucoup plus considérable que celle de l'atmosphère ; mais il n'est pas possible par là, d'expliquer l'effet apéritif des bains ; car ce n'est point en augmentant le poids d'une colonne d'eau gravitante sur les pores qu'on pourra faire pénétrer l'eau dans ces pores. Cette considération a séduit *Hales* et a produit l'erreur dans laquelle il est tombé dans son *hæmastatique*, ouvrage bien inférieur à sa *statique des végétaux*. Il applique à l'économie animale des notions purement physiques hydrauliques, et a cru parvenir à injecter les vaisseaux lactés des intestins en faisant graviter sur leurs pores une colonne d'eau de la hauteur de 8 pieds ; mais au lieu de les rendre perméables, il les comprimait, les écrasait et les empêchait par-là d'être perméables. C'est ce qu'on conçoit encore mieux lorsqu'on connaît la dernière division de la structure qui termine les vaisseaux dans la cavité intestinale, telle que nous la présente *Lieberkun* dans ses heureuses injections. On voit que le poids qu'ils souffrent doit les boucher.

Un auteur anglais a calculé la différence qu'il y avait entre la pression de l'atmosphère et celle qu'exerçait sur le corps de l'homme, une colonne d'eau de la hauteur de 2 pieds, et il a trouvé que la première excédait la seconde de 2280. Il n'est pas surprenant que l'homme supporte une augmentation de 22 quintaux, puisque en évaluant la quantité d'eau qui pèse sur le corps depuis la surface de la mer jusque dans toute la hauteur qu'on suppose à l'atmosphère, on voit qu'elle égale le poids de 30000 livres. Ce poids étonnant nous devient presque insensible, parce que nous y sommes habitués, que la charge est distribuée universellement et que chaque point de la surface du corps par les propriétés physiques, son élasticité, son mouvement tonique, résiste à la gravitation de la petite colonne d'air qu'elle supporte; ainsi la pression de l'eau du bain dans lequel est plongé le corps humain, devient nulle n'étant que 1/5e du poids total de l'atmosphère. Il faut moins considérer la pression sous cet objet que sous un autre qui est très-vrai, c'est que pendant le bain la tête et les parties supérieures, comme le col et les épaules, étant au dessus de l'eau dans laquelle sont plongées les parties inférieures, elles ne participent pas à la pression que fait l'eau sur le ventre et les cuisses, ce qui peut déterminer le sang et les humeurs à se porter vers la tête lorsqu'on a resté long-temps dans le bain, surtout dans certains états de faiblesse et de disposition aux congestions; cette pression inégale fait refouler vers les parties supérieures d'une manière mécanique les humeurs, et empêche la circulation dans les parties inférieures; ce qui imprime au principe vital une affection capable d'exciter des congestions irrégulières vers la tête; ce qui dans les personnes délicates et vaporeuses, cause des éblouissemens, des vertiges, comme l'ont remarqué *Raulin* et *Hoffmann.* Cette même pression inégale fait refouler le sang vers la poitrine qui en reçoit une grande quantité, ce qui dans les sujets qui ont cette partie faible, peut déterminer des hemoptysies.

J'ai vu des demi-bains, d'ailleurs très-indiqués dans des maladies graves, dont j'étais obligé de faire interrompre l'usage à cause de ces accidens. Ils excitent quelquefois les excrétions supérieures, comme le moucher, le cracher, mais ils diminuaient les selles et les urines. Suivant *Prosper Martian*, ces inconvéniens n'ont pas été inconnus, et cela a fait imaginer de petits rafinemens pour y remédier, comme de plonger la tête la première dans le bain, ce qui prévient la congestion; mais cette précaution est assez inutile, puisque on ne peut guère l'employer chez les sujets infirmes; car si le bain est continué long-temps, le sujet s'évanouira et bientôt la congestion se rétablira; mais lorsque les malades ont des dispositions à cette affection, il faut les combattre par les saignées et par d'autres évacuations dérivatives.

Quoique ce ne soit point la pression qui force l'eau à entrer par les pores de la peau, il n'est pas moins certain qu'il se fait généralement dans toute l'étendue de l'organe extérieur suivant la disposition du sujet, une absorption de l'eau par l'organe cutané, ce qui est prouvé jusques à la démonstration, en ce que ayant pesé un homme avant le bain on le trouva plus pesant après, *et en ce qu'on a vu baisser l'eau d'un bain de pieds de la même quantité qui avait été absorbée, laquelle eau était ensuite rendue par les urines* (1).

1.° Les bains tièdes délassent singulièrement après des exercices forcés. Nous concevons cet

---

(1) Dans l'évaluation que De *Barthez* fait de l'eau qui a été absorbée par l'organe cutané, dans un bain des pieds, et qu'il dit avoir rejetée ensuite par les urines, il ne comprend pas celle qui a dû s'élever en vapeurs et s'évaporer pendant tout le temps que le malade a resté dans le bain.

effet, en nous rappelant que la répétition fréquente et longue des mêmes mouvemens de contraction dans un muscle, excite le principe vital à y déterminer un degré de cohésion et de fixité plus grand que celui qu'ils avaient auparavant. C'est à cet état que remédie l'eau en pénétrant les interstices de ces fibres et les rendant ainsi plus propres à se prêter à l'affection du principe vital qui tend à augmenter la tension contractile; les anciens avaient bien connu cet avantage, aussi, en faisaient-ils un grand usage.

2.º Nous ne devons pas penser que l'absorption se borne à la pénétration du tissu de la peau, car elle parvient jusque dans le parenchyme du muscle; et c'est en nous faisant une idée juste de cette imbibition du tissu des muscles, que nous pourrons concevoir leurs effets avantageux dans plusieurs cas de rhumatisme, de sciatique d'un côté, et dans les affections scorbutiques, comme l'a vu *Baglivi*. Pour avoir une idée plus claire de la manière d'agir des bains d'eau tiède dans ces cas, il faut rectifier l'idée qu'on a de la circulation *harveienne*, il faut savoir qu'elle n'a lieu que dans les gros vaisseaux et que dans une infinité de petits, elle suit une marche différente, une espèce d'ondulation et même d'épanchement et d'absorption, comme l'ont démontré *Bordeu* et ses disciples, de *Haller* et l'abbé *Spallanzani*. Cette espèce de circulation n'est point soumise aux lois mécaniques, mais dépend d'une modification particulière du principe vital. *Stahl* avait déjà dit que le sang s'épanchait dans le tissu *tomenteux* des muscles, il avait été conduit à penser de la sorte, parce que, si on lave un muscle plusieurs fois dans plusieurs eaux, on le prive de sa partie rouge.

D'après les deux assertions que nous venons

d'exposer, le sang est fixé dans le tissu spongieux des fibres musculaires, avant d'avoir pu être repompé par les vénales ; il y séjourne, s'y ramasse en plus ou moins grande quantité, suivant la disposition du sujet ; ainsi, dans les affections scorbutiques, où le sang a beaucoup de tendance à s'extravaser, ce *tomentum* se trouve gorgé de sang ; dans les rhumatismes il y a une fluxion inflammatoire, une congestion de sang et d'humeurs sur les muscles qui en sont le siége, il s'y fixe en plus grande quatité que dans l'état naturel ; c'est cette obstruction qu'il faut résoudre pour rendre la mobilité à ces parties ; les dissections nous démontrent, dans les sujets qui ont été long-temps tourmentés d'affections rhumatiques, le tissu celluleux plein de sang épanché. L'eau pénétrant jusques à ces parties, comme nous l'avons dit, en délayant et en détachant les humeurs qui s'y sont déposées en facilitant l'extraction et l'éruption par les pores de la peau, non sous forme de sang, mais sous celle de *crassamentum* filandreux, gluant, comme celui qui se forme dans l'eau qui a reçu le sang d'une saignée de pied, ainsi que l'a vu *Baglivi* dans l'eau qui avait servi aux scorbutiques. Lorsque cette fixation est rebelle aux moyens ordinaires, l'eau en fait sortir l'humeur par parties, c'est à cela que tient l'utilité des bains qu'on a trop négligés dans ces affections. Indépendamment de cet effet résolutif des bains d'eau tiède, ils sont singulièrement parégoriques, ils sont aussi antispasmodiques, dans les affections nerveuses de peu de durée, mais souvent répétés. On les emploie avec beaucoup de succès dans les affections vaporeuses, hystériques, hypocondriaques, qui tiennent à un empâtement des viscères du bas-ventre, qui n'ont pas encore détruit le tissu de la

partie, on peut aussi les regarder comme un
excellent remède dans la mélancolie, dans quelques maladies de la tête, comme la manie confirmée. Ils calment, comme nous l'avons dit, les
inquiétudes de l'âme, produites par quelque
passion très-violente qui accompagnent presque
toujours les affections morales, qui, dans les
hommes même civilisés tiennent plus à la manière
dont ils sont disposés à recevoir l'impression des
objets extérieurs dans certaines circonstances,
qu'à la force de ces impressions. C'est donc à
l'irritation sourde, intérieure, qu'est attachée
l'inquiétude morale qui est la cause de nos affections tristes. Les bains, en résolvant cette contraction cachée, qu'on ne soupçonne même pas,
car on cultive trop peu la médecine de l'âme,
nous rendent moins sensibles les impressions des
objets externes, qui pourraient exciter chez nous
des passions tristes. *Whyt* rapporte l'exemple d'une
maladie singulière qui nous donne des notions
exactes de la vertu antispasmodique des bains :
Une jeune fille tourmentée d'une toux convulsive
d'une espèce singulière, était soulagée par les
bains de jambes dans l'eau chaude, et elle ne
pouvait l'être autrement, sinon par des flanelles
imbibées d'eau, et précisément au même degré
de chaleur que le bain ; ce qui nous fait voir
que l'effet harmonique du bain tenait à la répétition sympathique d'une sensation particulière
rigoureusement déterminée sous cette forme
d'application, indépendamment de la chaleur à
la considération de laquelle on s'attachait. On
pourra par là répondre à certaines objections,
par lesquelles on dit, que tel remède appliqué
dans des cas analogues n'a pas produit le même
effet, c'est qu'on ne s'était pas attaché à une
administration égale en tout.

Les anciens qui faisaient usage de l'hellébore blanc à haute dose dans plusieurs maladies, où les modernes n'osent pas le donner, faisaient toujours précéder son usage par les bains ; ils préparaient leur effet en affaiblissant ainsi l'impression de ce médicament. Si le caractère de fonte putride dominant dans le malade, faisait craindre que le bain eût des suites fâcheuses, ils se contentaient de faire des douches et des fomentations sur les hypocondres, par là ils relâchaient, rendaient fluxiles, assoupis, les organes où devait se faire le travail principal produit par l'action de ce remède, et les rendaient ainsi moins susceptibles des mouvemens de contraction spasmodique. Les modernes ont imité cette pratique des anciens lorsqu'ils donnent des remèdes simples même d'une médiocre énergie. On donne les purgatifs à l'entrée du bain aux sujets hystérique, très-irritables, chez lesquels les purgatifs les plus doux sont trop actifs ; on affaiblit par cette pratique la disposition générale aux spasmes, ou d'une manière absolue ou relativement aux circonstances dans lesquelles se trouve le malade.

L'usage assidu des bains est très-avantageux pendant l'emploi du sublimé-corrosif ; on les fait prendre encore dans les cas où l'on n'emploie pas des remèdes aussi actifs ; ils ont aussi un effet salutaire quand on les joint aux remèdes toniques, proprement dits, qui ont toujours quelque chose d'astringent, comme le quinquina et les martiaux, ils contribuent efficacement à l'appropriation de ces remèdes. Ils rendent le corps plus fluxile, comme disaient les anciens, toutes les parties plus souples, plus susceptibles de se prêter aux mouvemens que doivent leur imprimer ces médicamens, et préparent ainsi de la manière la plus avantageuse l'action de ces remèdes. Ils en assurent aussi le bon effet, en aidant et en procurant la transpiration, ce qui est analogue à ce que nous avons dit de l'exercice qui en favorisant la même excrétion, rend certain et salutaire l'effet du quinquina. C'est avec beaucoup de sagesse que les anciens avaient défendu de boire ou de manger immédiatement avant où après les bains; cela est surtout dangereux pour ceux qui vivent dans l'intempérance, qui ont les digestions dépravées, chez lesquels il y a une altération violente des organes digestifs, c'est ce qu'avait en vue *Juvenal*, quand il dit, *crudam passionem in balneum portant*.

Les anciens expliquaient les pesanteurs, les embarras de tête que ressentent ceux qui mangent avant ou après les bains, en disant que le bain attirait dans tout le corps les sucs récemment extraits des alimens dans l'estomac, et encore cruds. Ils considéraient la surface interne des intestins où sont les vaisseaux mésentériques, sous un point de vue physique, comme un crible dont les pores ouverts par l'action du bain, recevait la crudité qui produisait l'embarras dans les veines et le *capiplenium*.

Ce fait est analogue à un autre dont nous avons parlé, qui est, que les personnes délicates ne doivent point manger immédiatement avant et après l'exercice (car toutes les règles diététiques et hygiastiques sont nulles pour les santés vigoureuses), parce que, suivant *Galien*, la tête s'emplit, les veines s'embarrassent, la matière surnage; il faut entendre ces derniers mots de la matière qui ne se digère pas bien dans les hypocondres, et qui étant entretenue dans l'estomac, produit le sentiment de plénitude qui se communique sympathiquement à la tête.

Cette affection peut bien avoir pour cause en partie un effet mécanique de l'estomac plein, et cela arrive aisément quand il est amolli par le bain. Il presse l'aorte et ses principales branches, ainsi que la veine-cave et produit un refoulement, une congestion de sang vers les parties supérieures, qui affecte ainsi le principe de vie irrité. Mais la principale cause est lorsque l'impression du bain est permanente et produit la transpiration, les forces vitales sont excitées à s'étendre vers l'habitude du corps, ce qui fait une distraction vicieuse des forces vivantes qui sont également déterminées vers l'estomac par le travail de la digestion; cette distribution entre les organes également puissans, produit les affections nerveuses de la tête. Aucune de ses fonctions n'est bien remplie, et si cela est répété souvent et pendant long-temps, cela mine essentiellement les forces radicales essentielles du principe de vie, ce qui peut avoir les suites les plus funestes.

Un principe général qu'on doit observer dans l'usage du bain, qui nous a été donné par *Hippocrate*, est qu'il faut s'en abstenir lorsqu'il y a une diarrhée entretenue par une fonte putride des humeurs, lorsqu'il y a un affaiblissement général, un vice de digestion stomachique, et des dispositions aux mouvemens irréguliers de congestion de sang et d'humeurs vers la tête, qui produit le délire, la frénésie, le saignement du nez. La raison de ce précepte est facile à concevoir, car le bain chaud est d'autant plus pernicieux qu'on souffre déjà une grande altération dans les organes digestifs qui éprouvent un affaiblissement radical, parce que le principe vital souffre dans ses forces une distraction vicieuse, pour exécuter en même temps une digestion laborieuse, et l'affection de l'organe extérieur, pour augmenter la transpiration.

Nous avons fait voir la cause mécanique de la congestion du sang vers la tête, dans l'usage des bains chauds; c'est un conseil très-sage, de ne pas se borner dans les maladies qu'on a à combattre par les bains, à ce seul remède; mais qu'il faut faire accompagner ou précéder par les remèdes généraux. Ainsi dans les affections *catarrhales*, où il y a des mouvemens désordonnés de congestion de sang et d'humeurs sur les organes affaiblis, laquelle serait rendue plus forte par les bains chauds, on voit assez communément lorsqu'un malade est attaqué de colique néphrétique, qu'on commence de le jeter dans le bain, sans avoir fait précéder aucun des remèdes propres à détendre le spasme, et sans avoir détourné, par les révulsifs, les humeurs qui affectaient des congestions sur des organes infirmes; l'on voit, dis-je, qu'on aggrave par cette pratique cet état d'infirmité et de fluxion, où se trouvent les reins et les voies urinaires, dans la colique et les intestins, dans la diarrhée. Lorsqu'on fait prendre les bains pour résoudre ces obstruction du bas-ventre, il faut toujours les faire accompagner, ou leur entremêler les remèdes vraiment apéritifs et les évacuans propres, autrement il serait à craindre que la résolution de ces humeurs étant préparée par l'usage des bains, c'est-à-dire, que les humeurs étant rendues fluxiles, ne se jetassent sur quelque partie affaiblie et n'y produisissent des maux plus graves que ceux qu'on veut combattre.

Les anciens ordonnaient les bains tièdes dans plusieurs maladies aiguës inflammatoires, comme *la pleurésie*, par exemple : mais leur usage est trop infidèle et demande trop de sagacité dans le dernier cas, en ce qu'ils peuvent augmenter la fluxion et l'inflammation. *Alexandre de Tralles*, et les auteurs les plus judicieux parmi les anciens, avaient reconnu l'utilité du bain tiède dans la fièvre ardente, qui est une fièvre aiguë, où l'ardeur fébrile est le caractère dominant, ce qui fait de cette fièvre un caractère propre entre les aiguës; ainsi lorsqu'on détruit l'ardeur fébrile, la fièvre ardente devient simple, et se guérit par les sueurs. Les anciens et les modernes ont mal saisi le caractère distinctif de la fièvre ardente; ils ont multiplié les cas de cette nature, où le bain peut être utile, ce qui les a obligés d'y appliquer des modifications et des exceptions sans nombre : car outre celles dont nous avons déjà parlé, *Galien* y joint les contre-indications, lorsqu'il y a un caractère subsistant sans maturité, une fluxion inflammatoire, une disposition prochaine à la congestion du sang et des humeurs sur quelque partie, la complication putride; au lieu que si l'on restreint la notion des fièvres ardentes, comme nous l'avons dit, les bains tièdes y conviendraient sûrement. Il est certain que s'il y a une fluxion inflammatoire, soit qu'elle soit dans son principe, ou dans son état, elle ne peut qu'être aggravée par l'action de ces bains; de même s'il y a un mouvement intestin putréfactif, soit dans les premières voies, soit généralement dans tout le corps, ce mouvement imprimé aux humeurs ne peut qu'être augmenté par la chaleur et la faiblesse, qui sont les effets du bain. Si l'on conçoit cette simplification de la fièvre, l'on verra que quoiqu'elle se fasse par abstraction, elle n'en est pas moins confirmée par l'observation pratique; on distinguera facilement les indications prépondérantes à toutes celles que peuvent fournir les élémens constitutifs de la fièvre.

Il y d'autres fièvres aiguës qui ne sont pas compliquées d'ardeur fébrile, mais dont l'élément principal est un état nerveux spasmodique; le bain tiède en résolvant le spasme, rétablit la simplicité de la fièvre et la rend surmontable par les méthodes, ou naturelle, ou analeptique les plus simples.

Gilchrist est celui qui a le mieux développé les fièvres, et donné les meilleurs conseils sur l'usage des bains. Dans ce cas, il les ordonnait dans le plus haut degré de la fièvre, lorsque les accès étaient les plus forts, jusques au 8.e et au 15.e jour, et il en obtenait journellement les plus heureux effets. Pour le bien sentir, il faut bien comprendre le cas, le moment de leur application. Il y a un état dans ce cas extrême où le spasme, soit général, soit fixé dans quelque organe, produit le délire et d'autres affections analogues, dans ce *summa periodus*, où il faut que la maladie se termine par la mort ou par la convalescence, un rien peut décider la vie ou la mort. La détente ou diminution subite du spasme opérée à propos, produit des effets miraculeux. A cette occasion nous pouvons remarquer que le peuple reproche, avec raison, aux médecins, que des malades qu'ils avaient abandonnés revenaient à la vie, par l'application de certains topiques qui ne paraissaient d'aucune valeur. Aussi un médecin ne doit jamais abandonner un malade, parce que, comme l'a dit *Baglivi, quandiù spiritus suggeret sperandum aliquid ex arte nostra mirabili*, soit pour rendre les malades à la vie, soit pour la leur prolonger de quelques momens. Il arrive donc quelquefois que les médecins voyant un malade moribond, ayant le ventre météorisé, le délire, des affections soporeuses, désespèrent de lui, tandis qu'il est rendu à la vie par l'application sur sa tête d'un pigeon ouvert. Le médecin, pour se justifier, prétend que ce remède n'a rien fait, et que sans cela le malade serait également revenu à la vie, parce qu'il devait y revenir; mais la vraie raison, c'est qu'ils ne peuvent pas croire que cette application faite dans le *summa periodus*, qui devait finir par la vie ou par la mort, dans ce moment critique où un rien, un remède même de nul effet dans toute autre circonstance et qui ne doit son efficacité singulière qu'à la circonstance unique où il est placé, détermine la nature à surmonter le mal; c'est ainsi que les bains préparent la solution de ce spasme violent, qui peut-être n'aurait pas pu durer un quart d'heure de plus sans causer la mort, rendent la fièvre à sa première simplicité, qui, dans cet état, cède facilement aux efforts de l'art et de la nature. *Gilchrist* en a heureusement expliqué les bons effets, par la cessation du spasme, causé par la fièvre, et qui à leur tour s'aggravent et produisent des symptômes dangereux; mais il a été trop loin quand il a dit que les bains en facilitant la transpiration, dissipaient la matière morbifique; car il est difficile de comprendre comment l'eau du bain fait choix de la matière morbifique pour l'évacuer de préférence.

Ce n'est pas seulement aux élémens constitutifs de la fièvre qu'il faut avoir égard pour faire abstraction de chacun d'eux en particulier, mais aux principaux symptômes; ainsi quand une douleur occasionée par un spasme fixé dans quelque partie, est un symptôme dominant, l'usage des bains est très-approprié pour l'abattre et ramener ainsi par cette circonstance heureuse la fièvre à son état d'unité générique. Pour concevoir plus clairement cela, il est né-

cessaire d'avoir une notion des méthodes de
guérir, naturelles et analétiques. Dans la première
on se plie à la marche de la nature, on favorise
les tendanses les plus heureuses qu'elle affecte.
La seconde au contraire sépare tous les élémens
de la maladie par abstraction comme pour les
traiter chacun en particulier; et lorsqu'une fois
la maladie est par cette méthode dépouillée de
toute complication, qu'elle est décomposée, alors
on la traite avec avantage par la méthode naturelle. Dans lés fièvres aiguës, par exemple, il faut
exprimer quel en est le caractère dominant de
continuité ou d'intermittence, quel est le caractère
du période ou du retour de l'accès; si c'est celui
d'ardeur fébrile, de malignité particulière ou
générale; mais outre les caractères généraux qu'il
faut traiter séparément, il y a, comme nous
l'avons indiqué, des symptômes dominans qu'il
faut éloigner dans le traitement; ainsi il peut se
rencontrer un délire, qui, s'il était laissé à lui-
même, conduirait à la mort; il faut le combattre
par les moyens appropriés, afin de pouvoir, après
l'avoir détruit, passer à la méthode naturelle,
d'arrêter la fièvre qui n'aurait pas cédé avant la
destruction de ce symptôme. Une chose très-remarquable qui a été bien vue par *Gilchrist*, et dont
il a fait une application heureuse dans les fièvres,
ce sont les effets en apparence contraires des
bains; il les a vu calmer des délires opiniâtres,
retirer les malades d'une éthargie profonde,
éteindre une soif ardente ou la réveiller chez
ceux qui n'en avaient point et qui cependant
auraient dû en avoir; arrêter des sueurs immodérées ou en produire de salutaires, lorsque la
transpiration était trop faible. Nous devons rapporter tous ces effets à un état vicieux de la
sensibilité que les bains rétablissent dans son

état naturel et font cesser toutes ces différentes affections qui dépendaient de son altération. Ainsi un état d'irritation excessif, peut causer une trop grande chaleur de la peau, ou bien d'un resserrement spasmodique de la concentration des forces dans quelque organe qui empêche l'excrétion de la transpiration. La même cause peut aussi exciter un frémissement convulsif de l'organe extérieur qui détermine des sueurs colliquatives utiles.

La nature de la fièvre ardente, est de déterminer la soif, mais les causes déterminantes peuvent bien exister sans que la soif se fasse sentir au principe vital par le défaut de sensibilité; mais les bains, comme nous l'avons fait voir, rétablissent le mode naturel de la sensibilité, ils rendent plus uniforme la distribution des forces sensitives, et il paraît même un nouvel ordre d'effets plus naturels.

Les bains chauds sont aussi d'une très-grande utilité dans plusieurs cas de fièvre lente, lorsqu'elle est essentielle, qu'elle existe *per se* par un vice de toute l'habitude du corps, et non par l'ulcération, la suppuration d'un viscère particulier, qui demande un traitement propre. Dans le premier cas, les bains d'une température modérée sont convenables. Les anciens ont beaucoup varié sur les préceptes qu'ils nous ont donné relativement à l'usage des bains : on trouve souvent dans les principaux auteurs des avis opposés, ainsi les uns contre-indiquent l'usage du bain, les autres assurent en avoir éprouvé les meilleurs effets. Il faut bien s'appliquer dans la pratique à connaître les cas d'exclusion et d'application d'un remède dans tel ou tel genre de maladie. Ces recherches sont très-pénibles pour nous, mais profitables pour les malades, et font faire des pas utiles dans la science; c'est faute d'avoir distingué ces deux espèces de fièvres lentes, qu'ils n'ont pas vu que les bains dans les premières étaient utiles, et nuisibles dans les secondes. Il arrive souvent que la fièvre lente essentielle est accompagnée de toux, de frisson, qui ont des retours irréguliers, ce qui peut tromper et faire croire que ces fièvres ont le caractère qui exclut l'usage des bains : car dans les cas de fièvre lente, il y a une irritation générale qui prédispose les sujets à cette toux qui doit être combattue par les vrais rafraîchissans et les tempérans, au nombre desquels on peut mettre les fruits de la saison, surtout les bains combinés avec l'exercice, soit à cheval, soit en voiture, *mais non pas à pied.* Cette alternation de bains et d'exercice, est d'un très-grand secours dans le traitement des maladies chroniques.

L'eau réduite en vapeurs est d'une très-grande utilité pour la curation des affections convulsives; elle résout non-seulement le spasme présent, mais en prévient le retour. *Poissonier,* en cite un exemple frappant. Les nègres, peu de temps après leur naissance, sont sujets à des affections convulsives, qui faisant entrer en contraction les muscles crotaphite, le masseter externe et interne et les autres muscles releveurs de la machoire inférieure, occasionent un resserrement très-fort de la bouche; il a vu les vapeurs d'eau chaude presque spécifiques dans ces cas là.

~~~~~~

DES ÉMOLLIENS.

Nous allons passer à une autre classe des émolliens, qui sont les corps huileux et gras, qui
ont une efficacité bien marquée dans les cas où
l'indication est d'assoupir; les corps mucilagineux,
gélatineux, même les émulsions peuvent être
rapportés à ce genre; ils peuvent tirer une
partie de leur efficacité de ce que leur plus
grande fixité ne peut que porter sur les parois
des vaisseaux, ils y adhèrent plus fortement,
les humectent, et les ramollissent ainsi convena-
nablement; c'est cette raison qui fait que souvent
l'eau même bue en grande quantité, n'a pas une
efficacité bien marquée, parce que ne pouvant
assez long-temps se fixer sur la surface des solides, elle est aussitôt chassée par les émonctoires
si elle n'est pas chargée d'un principe gélatineux
qui lui donne plus de fixité; on trouve dans
Gravimer, auteur allemand, tout ce qu'on peut
dire sur les émolliens.

L'huile (1).

Les anciens faisaient un grand usage de l'huile

---

(1) L'*huile*. De *Barthez* ne se borne point, parlant des
remèdes à indiquer généralement leurs vertus, mais il pré-
cise les cas auxquels on les applique. *Burserius* se contente
de dire « *usus olei, nephritis, enteritis pleuritis, tussis
colica pictonum et lochialis, acria injesta, morsus viperœ,
tormina, strictura intestinorum; externe ascites* ». C'est
du remède le plus doux, en faire une épée pour mettre
entre les mains d'un fou.

dans la gymnastique, ils en faisaient des onctions
pour assoupir les membres et diminuer la lassitude dans le moment d'anxiété qu'elle procure,
qui est causée, comme nous l'avons dit, par l'augmentation de la cohésion, du *robur physicum*
qui se fait entre les molecules de la fibre musculaire qu'ont occasionée de contractions violentes et long-temps répétées de cette fibre;
degré de cohésion qui subsiste après les contractions violentes, et procure un sentiment incommode qui occasione la lassitude et la caractérise.

Les huileux par l'introduction de leurs parties
entre les élémens des fibres, diminuent cette
cohésion, et la rendent propre à concevoir des
mouvemens vitaux modérés. Indépendamment
de l'observation générale qu'ont fait beaucoup
d'auteurs, que les muscles qui sont exercés
habituellement et fortement, comme chez les
hommes qui dans leurs travaux emploient certains
muscles exclusivement à d'autres, acquièrent
une plus grande condensation physique dans le
tissu des fibres, qui les rendent comme tendineuses, leur donne une augmentation de
volume, et fait même qu'ils sont plus nourris.
Ainsi, nous voyons les mains des boulangers
beaucoup plus fermes et plus grosses que celles
des autres artisans. Indépendamment de cette
observation générale, les autres muscles du corps
après des contractions forcées et fréquentes, sont
susceptibles d'acquérir cet accroissement, qui
tient à l'intensité du *robur physicum* augmentée.
De là on peut déduire comment les demi-luxations
des muscles de l'épine, les crampes, sont soulagées par des onctions huileuses sur les muscles.
L'huile les pénètre et leur redonne ce rapport
de cohésion naturel qui répond le plus exactement possible au mode d'influence du principe

vital sur les parties; c'es-à-dire, du rétablissement à cet état naturel, il naît une plus grande susceptibilité de concevoir les impressions du principe vital. Nous concevrons encore mieux l'efficacité des émolliens huileux, lorsque nous nous serons faits une idée exacte du sentiment de lassitude, qui, comme l'a bien vu De *Haller*, est accompagnée d'un mouvement oscillatoire qui se porte du milieu du muscle à ses extrémités, et qui de là revient au centre; c'est cette oscillation qui empêche l'augmentation physique de la cohésion et qui fait renaître ce sentiment d'incommodité toutes les fois qu'on veut recommencer le mouvement musculaire. L'effet assoupissant des émolliens diminue et corrige cet état non-naturel, et fait cesser l'anxiété.

Les huiles d'olive, d'amande douce, de lin, et en général toutes les huiles grasses, ont été recommandées dans les cas de tension excessive des solides qui produit des douleurs ou des convulsions, dans la colique néphrétique, dans les tranchées et les ténesmes des femmes en couche, quoiqu'on eût voulu expliquer ces douleurs et ces épreintes par l'irritation que causent des humeurs altérées, étrangères à la partie souffrante; mais ces affections sont opérées par une contraction violente de la matrice qui succède à l'accouchement, et dont le sentiment importun est un principe perpétuel d'irritation qui excite ces douleurs et ces ténesmes. C'est dans ce cas qu'on voit bien la différence qu'il y a entre les effets produits par l'âme pensante, souffrante et prévoyante que *Stahl* avait établi, comme le seul agent des mouvemens vitaux, et ceux qui sont opérés par un principe aveugle, sans conscience ni prévoyance, nécessité par les lois primordiales. Car elle n'aperçoit pas dans ce cas des douleurs qui tiennent au spasme de la matière, qui est un stimulus qui en détermine la durée, parce que le principe vital en a conçu automatiquement l'idée par la concentration de l'irritation qui a précédé, au lieu que l'âme affectée de ce sentiment désagréable aurait travaillé à rétablir le calme et le repos.

L'huile est singulièrement appropriée contre les vers et contre les poisons âcres, non-seulement parce qu'elle tue les vers en bouchant leurs trachées, ou leurs pores aériens, par lesquels ils respirent, et en ce qu'elle enveloppe et émousse l'activité naturelle aux poisons, mais encore parce qu'elle agit comme antispasmodique et qu'elle calme les spasmes qu'excitent dans l'estomac et les intestins ces animaux, et ces substances vénéneuses. *Hamilton*, dans son court, mais bon ouvrage *de praxeos regulis*, observe très à propos que l'huile d'amande douce est bonne dans le vomissement des femmes enceintes, lorsque le vomissement est trop prolongé, il n'existe ordinairement que dans les premiers mois de la grossesse; mais lorsqu'il se trouve prolongé pendant toute sa durée (et c'est alors une affection convulsive), il introduit par la raison que nous avons détaillée plus haut, un resserrement du pylore qui empêche le passage des alimens et produit des cardialgies très-violentes et de trop longue durée pour être produite par cause de grossesse. *Hamilton* a vu avec beaucoup de sagacité que l'effet des huiles est dans ce cas assuré par des purgatifs. Pour concevoir cela, il faut savoir que toute impression violente, extraordinaire, faite au principe vital, le détermine à changer les mouvemens péristaltiques, en mouvemens anti-péristaltiques : l'impression vicieuse produite par la grossesse occasione cette inversion ; de même que *Schelward*, à cru

que la compression de la moelle épinière occasionait la convulsion de l'estomac et le vomissement
aux chiens. Cet état anti-péristaltique vicieux,
produit par la grossesse, se succède alternativement avec le mouvement péristaltique naturel,
et lorsque après avoir rendu par les huiles la
souplesse naturelle à l'estomac, et détruit ainsi
la cause efficiante de cette inversion, la péristole
des intestins est déterminée, elle l'emporte sur
le mouvement contraire et tout est ainsi remis
dans l'ordre. La première cause de cette incommodité est nerveuse; ensuite la répétition durable
de ce spasme produit l'altération constante de
ce *robur physicum* de l'organe et il arrive que
les fibres musculaires du pylore acquièrent un
degré de condensation physique plus forte que
la naturelle, ce qui produit des cardialgies
violentes (1). L'huile relâche et ramollit les parties,

(1) Dans les vomissemens qui surviennent aux femmes
grosses dans les premiers mois de la gestation, qui se
continuent quelquefois jusqu'à la fin, le praticien doit
plutôt tourner ses vues du côté du système utérin que de
celui de l'estomac lui-même, puisque la maladie dont il
est affecté n'est que sympathique. C'est l'irritation de la
matrice déterminée par la présence d'un corps, qui pour
certaines femmes est comme étranger : c'est surtout la
difficulté qu'a cet organe à se dilater à mesure que le
produit de la conception se développe, qui donnent lieu
aux nausées, aux vomissemens et aux autres maladies du
corps situées au dessus de la matrice. Les bains tièdes, les lavemens émolliens, anodins,
anti-spasmodiques, les applications de même nature sur la
région hypogastrique et sur les parties génitales, produisent
de plus grands effets que les meilleurs remèdes dirigés sur
l'estomac. Enfin, ce qu'on aura peut-être peine à croire, le
moyen qui réussit presque toujours lorsque les autres ont
manqué, c'est la saignée du bras, employée lors même que
les femmes grosses ne manifestaient aucuns symptômes de
pléthore générale, soit vraie, soit raréfactive; je l'ai éprouvé
plus de cent fois.

facilite le passage des alimens ; les purgatifs font alors dominer le mouvement péristaltique sur le mouvement contraire qui existait auparavant. C'est encore une bonne pratique du même auteur de donner les huiles aux femmes qui à l'époque de leurs règles, quoique bien portantes et bien constituées d'ailleurs, éprouvent de fortes douleurs qui accompagnent leurs menstruations, et les réduisent à un état de maladie qui les oblige à garder le lit 3 ou 4 jours. L'opium en pareil cas est plus efficace, cependant comme il n'agit que dans le moment et qu'il en faudrait souvent répéter l'usage, ce qui pourrait être dangereux, il n'est que palliatif, au lieu que l'huile d'amande douce, donnée soir et matin à cette époque jusqu'à la dose d'une once, est le vrai moyen curatif.

Pour éclaircir l'efficacité des huiles dans ces cas, il faut remonter à la théorie de la menstruation. Il faut considérer cette fonction comme une pléthore locale des vaisseaux de l'utérus, accompagnée d'une contraction sympathique des parties voisines, comme l'a très-bien vu *Stahl ;* dans les personnes fortes et robustes, les vaisseaux trop fortement tendus produisent des douleurs très-vives ; il ne faut pas donner de l'huile dans le temps de l'éruption des règles, mais dans l'intervalle d'une révolution à l'autre, alors une petite dose donnée habituellement, procure à a matrice cette souplesse nécessaire pour n'exé- luter que des mouvemens réglés. Il ne faut cas s'imaginer que l'huile aille s'appliquer aux parois de l'utérus pour y produire un effet anti-spasmodique ; mais il faut concevoir son effet relâchant anti-spasmodique produit sur l'estomac et répété sympathiquement dans tout le corps, mais surtout dans les parties qui sont affectées d'un état contraire; il donne plus de facilité, de modération au mouvement des organes qui occasionaient ces douleurs qui accompagnent l'éruption vicieuse des règles. On donnerait en vain dans cette circonstance les emménagogues soit spécifiques, qui portent directement sur l'uterus, soit accidentels qui en augmentant la circulation dans tout le corps, peuvent augmenter par accident le cours de celui qui se porte aux organes menstruels. Ils n'ôteraient point le vice auquel tiennent ces douleurs, au contraire ils ne feraient qu'accélérer et rendre irréguliers ces mouvemens (1). Les narcotiques sont des remèdes excellens pour le moment, mais ils ne détruisent pas la cause. Si la tête ou l'estomac sont affectés de l'usage des huileux, il faut leur associer les stomachiques pour prévenir l'effet relâchant et nauséeux que les huiles peuvent produire sur l'estomac.

L'usage des huileux a été célébré par plusieurs auteurs de grande réputation, notamment par les *Stahliens*; ils les donnent dans différentes inflammations, ainsi *Baglivi* recommande l'huile de lin dans les pleurésies; un autre auteur regarde celle d'amande douce comme spécifique dans ce cas. Il est bien vrai que les huileux peuvent être sensiblement utiles dans plusieurs cas d'inflammations de poitrine avec crachement de sang, pour faciliter l'expectoration défaillante dans quelques circonstances et sur le déclin de ces maladies, mais ces cas sont trop accidentels, il faut trop de sagacité pour les discerner; nous avons des expectorans plus appropriés et plus

---

(1) Dans ces cas on appliquerait aussi avec un plus grand succès les remèdes proposés dans la note précédente, page 163.

sûrs. Cet usage doit au moins nous paraître douteux et équivoque, car c'est jeter, à proprement parler, de l'huile sur le feu, que d'en jeter sur un corps enflammé par une fièvre vive. Cette huile ne peut que subir sa dégénération rancide qui aggraverait la maladie par une complication vicieuse. Les médecins *Stahliens* ont été séduits par les bons effets des huileux dans les pleurésies vermineuses, très-communes chez les sujets qui prennent de mauvaises nourritures; le caractère dominant de ces maladies est une affection vermineuse, l'inflammation n'est qu'un caractère accessoire et subordonné.

Les potions huileuses sont d'un usage beaucoup trop général dans plusieurs fièvres aiguës, même dans celles d'un mauvais caractère, et surtout dans celles où la putridité est l'affection principale, soit qu'elle soit fixée dans les premières voies, soit qu'elle s'étende au delà, ou directement dans les organes voisins, ou indirectement dans les organes sympathiques; cet usage est trop incertain et peut avoir des suites funestes; quoique l'huile puisse dans ces cas, par son effet laxatif, avoir une utilité secondaire en évacuant les matières. *Fournier* vante beaucoup l'huile dans le cas de fièvre putride ou maligne, où les purgatifs ne peuvent pas mordre, ce qui inquiète les médecins vulgaires. L'huile fondant en quelque sorte cette viscosité qui empâte les organes mésentériques, détache les sucs épaissis et les évacue par vertu purgative. Elle peut être alors très-bien placée pour obtenir l'effet des purgatifs qui sont les seuls remèdes appropriés pour combattre la putridité dominante, par rapport aux autres élémens constitutifs de la fièvre.

DES TEMPÉRANS, DES ANTI-PHLOGISTIQUES, DES ÉCHAUFFANS ET DES EXCITANS.

Nitre ou Nitrate de Potasse.

Le *nitre* est très-approprié dans les maladies inflammatoires aiguës, dans les fièvres ardentes; mais il faut être circonspect dans son usage, dans les inflammations où il y a une grande disposition à la mobilité. *Hoffmann* a bien vu la raison de l'action rafraîchissante du *nitre* pris en très-petite quantité. Il n'est pas possible que quelques grains de ce sel puissent se porter dans toutes les parties du corps pour y opérer ce sentiment de calme et de rafraîchissement que produit le *nitre*, mais il occasionne sur l'estomac un sentiment de fraîcheur qui se porte sympathiquement dans toutes les autres parties: on sentira mieux cet effet harmonique rafraîchissant et tempérant du *nitre*, si l'on remonte à la théorie de la chaleur que les faits nous ont montré, produite par le mouvement intestin des fluides et le frémissement oscillatoire qui produit le mouvement entre les fibres musculaires. Le principe vital affecté de l'action anti-phlogistique du nitre, rend le mouvement des solides moins vif et plus lent, il fait tomber l'agitation intestine des humeurs et opère ainsi dans tout le corps une chute, une diminution de la chaleur animale.

Il faut remarquer que le nitre, le principal des anti-phlogistiques qui a la vertu d'abattre

le mouvement oscillatoire des solides et intestin
des fluides, peut néanmoins devenir excitant,
à raison de sa vertu saline, à quoi il faut bien
faire attention pour avoir une idée juste de sa
manière d'agir dans les maladies. Les estomacs
faibles et délicats sont susceptibles de toute l'action irritante du nitre, qui fait naître des nausées,
des anxiétés, des cardialgies et introduit un
état de langueur relative, habituelle. Il ne faut
pas le donner à trop haute dose, parce qu'alors
on donne plus, de sel que de nitre. Son effet
anti-phlogistique est marqué par la diminution
de la fréquence du pouls, et il l'accélère lorsqu'il est irritant.

Quoique l'effet tempérant et rafraîchissant du
nitre ne s'exerce pas seulement sur la partie
à laquelle il est appliqué, mais encore sur
toute l'habitude du corps, cette possibilité de
diffusion des effets du nitre, est rendue sensible
par une observation d'*Alexander.* Une femme
croyant prendre quelque sel purgatif prit une
grande quantité de nitre, qui, lorsqu'il eut été
rendu dans l'estomac, produisit un gonflement
dans toute l'habitude du corps, qui dans l'espace
de 7 à 8 minutes croissait toujours à vue d'œil,
en sorte qu'on fut obligé de lui découvrir le sein,
de détacher toutes ses ligatures, pour qu'elle pût
respirer. Cet effet produit sur toute l'habitude
du corps, par le nitre reçu dans l'estomac, est
analogue à celui de certains poisons. Le principe
vital qui, dans l'état naturel détermine des mouvemens de contraction et de rapprochement
tonique des fibres musculaires affectées par des
impressions vives et extraordinaires, exécute des
mouvemens opposés et contre nature et produit
un écartement entre les fibres musculaires.

De *Bordeu* a vu un gonflement semblable chez

une personne très-sensible, chez qui le seul effort qu'il fallait faire pour penser, déterminait l'enflure du bras. Le nitre donné à de doses modérées a deux effets remarquables que nous entendrons mieux, après avoir donné l'explication suivante.

On doit considérer dans le muscle trois mouvemens, un de contractilité ou de rapprochement, un d'écartement, un tonique ou de position fixe des élémens du muscle. Le premier qui est le plus ordinaire, peut se faire par des oscillations qui, des extrémités du muscle, vont en se succédant jusqu'au centre, ou du centre jusqu'aux extrémités. La chaleur animale dépend de la fréquence de ces mouvemens. Le nitre affecte de telle manière le principe vital, qu'il ne peut plus opérer ces rapprochemens alternatifs avec la même force, qu'il modifie de même les agitations des fluides et les ramène à un état le plus convenable à la santé.

On a cru pouvoir expliquer l'action rafraîchissante du nitre dans le corps, en ce que au moment de sa dissolution dans l'eau, il se produit du froid qui fait descendre très-sensiblement la liqueur du thermomètre. Mais on ne peut pas déduire de ce froid, celui qui se fait ressentir dans le corps, puisque *Spielman* a reconnu que la dissolution du sel ammoniac et du sel marin produisaient le même effet, *in vitro*; cependant personne ne s'est avisé de dire que ces sels étaient rafraîchissans. D'ailleurs comment expliquer la célérité avec laquelle le sentiment de fraîcheur se propage dans tout le corps, et la petite quantié de nitre qui produit cet effet : cela seul prouve que ce n'est ni par les effets chimiques, ni par les effets physiques qu'on doit expliquer l'action du nitre sur le corps humain.

Alexander veut qu'on donne le nitre dissout dans l'eau, au moment de la dissolution où le plus grand froid a lieu ; cela peut bien ajouter à la vertu tempérante, si on le donne dans cette circonstance ; l'effet peut en être plus marqué, parce que le principe vital reçoit plus énergiquement l'impression de froid dont est affecté l'estomac, et le communique dans tout le corps avec le même degré d'énergie. Une curieuse observation de cet auteur, est, que le nitre donné après, ou un peu avant la boisson diaphorétique et diurétique, fait qu'on obtient un plus grand effet de ce remède par les organes que les boissons affectent spécialement. Cela vient de ce que le nitre ayant un effet tempérant général, abat les mouvemens toniques trop actifs, diminue l'intensité de l'agitation intestine des fluides qui confondent et troublent l'effet de ce spécifique, dégage et rend plus pure l'impression des mouvemens de diœrèse et de diaphorèse, leur donne plus d'énergie, les fait se succéder avec d'autant plus de forces, que les autres mouvemens qui règnent dans le corps ont été plus abattus par sa vertu tempérante.

Plusieurs médecins anglais, entr'autres *Brocklesby*, donnent dans les maladies inflammatoires, le nitre à haute dose, à plus d'une once par jour. Il arrive de là que, surtout les sujets irritables, étant plus susceptibles de ressentir l'impression de ce remède, peuvent en éprouver des effets pernicieux ; il irrite, surcharge l'estomac, y introduit une langueur habituelle, qui fait qu'on recouvre difficilement l'appétit, et rend la convalescence longue et imparfaite. *Van-Swieten* assure que le nitre est contre-indiqué dans l'inflammation de l'estomac, à moins qu'on ne le donne à très-petite dose et noyé dans une grande quantité

d'un véhicule approprié. S'il ne produit pas
quelque évacuation, il surcharge l'estomac et
abat les forces; il est bon dans plusieurs flux
hémorragiques et autres, surtout quand les congestions hémorragiques sont entretenues par des
mouvemens spasmodiques précipités qui se succèdent avec rapidité et force, comme l'a dit
Hoffmann; il étouffe les mouvemens oscillatoires
trop vifs, soit des organes voisins, soit des organes
éloignés qui produisent les congestions; et en
affaiblissant cette synergie ou sympathie, il fait
cesser la congestion. Mais personne ne s'est avisé
de le donner dans le cas de contraction fixe
tonique, telle que le *tétanos*, où il ne pourrait
agir que par sa qualité saline irritante. C'est un
excellent remède pour enrayer ces mouvemens
alternatifs, et ces frémissemens dont le concours
dans les organes voisins procure l'inflammation,
pourvu toutefois qu'on ait toujours égard aux
contre-indications.

Rivière est de tous les médecins de son temps,
celui qui a le plus employé le nitre et avec le
plus de succès. Il en faisait usage dans l'hémoptysie. *Stahl* et ses disciples, sont ceux qui ont
le mieux décrit les symptômes de congestion
hémorragique ; ce sont des mouvemens précipités, irréguliers des organes synergiques dont le
concours entretient les symptômes de l'hémorragie produite. Quoique le nitre soit bon pour
faire cesser le mouvement de congestion dans
l'hémoptysie, il est contraire et déplacé dans la
phthisie pulmonaire, entretenue par l'ulcération
du poumon, de même que dans l'inflammation
ulcéreuse de tout autre viscère. On verra la raison
de cette différence, si l'on fait attention qu'une
inflammation lente et chronique des bords de
l'ulcère du poumon, doit être conduite d'une

manière différente qu'une inflammation vive et
prompte dans l'ulcération du poumon ou de tout
autre viscère. L'inflammation des bords de l'ulcère
étant languissante, les tempérans seraient alors
dangereux, parce que par leur vertu ils rendraient encore plus lents les mouvemens d'inflammation et y éteindraient entièrement les
forces vitales. Si de cet état on veut la remonter
à l'état nécessaire par les excitans, il est à craindre
qu'on ne lui fasse passer ce *medium*, cet état
moyen d'activité qui la rend facilement soluble,
et qu'on ne donne dans l'excès opposé; si au
contraire l'inflammation est trop vive et qu'on
veuille la diminuer, il arrivera, ou qu'elle tombera
dans l'extrémité opposée, ou que la mobilité
exquise dans ce cas, rendra le principe vital plus
susceptible d'irritation et qu'il ne sera affecté
que de l'action irritante du nitre entant que sel;
c'est la difficulté de reconnaître ces différens
états dans la phthisie pulmonaire, de distinguer
le passage de l'un à l'autre, qui rend si difficile
le traitement de la maladie.

Le nitre est déplacé dans le cas d'orgasme de la
bile, où, après avoir phlogosé les intestins, elle
excite une inflammation incomplette, elle provoque des inflammations sympathiques vicieuses,
le vomissement, la diarrhée. Le nitre ne pouvant
exciter ses forces tempérantes, agit comme irritant.
Cela ne paraîtra pas étonnant si nous faisons
attention que dans ces sortes de fièvres, où le
symptôme dominant est un affaiblissement considérable, il ne peut que diminuer les mouvemens
vitaux, augmenter la langueur des forces, et
aggraver par là la maladie; il empêche le mouvement critique qui se fait du dedans au dehors,
comme sueurs, exanthêmes, etc., ressource dont
se sert la nature pour juger quelquefois ces ma-

ladies. C'est par la même raison que les sucs des plantes nitreuses sont bien souvent déplacés dans les fièvres malignes, quoique leur usage soit connu. On les a néanmoins associés aux anti-scorbutiques, dans quelques cas de fièvre lente et cela avec succès; mais ce remède est sujet à caution, et l'on peut souvent en abuser.

Le nitre est contre-indiqué dans le cas d'atonie; il produirait des tumeurs œdémateuses. Il est indiqué dans les hémorragies et autres flux avec congestion spasmodique; mais il faut bien distinguer cette qualité de flux d'avec ceux qui sont lents, qui dépendent de la langueur, de l'atonie de la partie qui est le terme de la fluxion, il serait nuisible en ce cas, en aggravant cet état d'abattement des forces vitales.

Nous avons dit que les remèdes tempérans étaient appropriés à l'inflammation interne des viscères; mais il faut distinguer entre les viscères, ceux qui sont les plus susceptibles d'affection nerveuse. Nous entendons par cet état nerveux d'un viscère, une irritation extrême, rapide des forces motrices et sensitives, une succession prompte d'atonie et de spasme; en effet, il faut être plus réservé sur l'usage du nitre dans ces sortes de cas à cause de la disposition à trop de mobilité où ils se se trouvent. La matrice est un organe où l'on observe ces affections nerveuses, et lorsqu'elle est attaquée d'inflammation, il faut être réservé sur l'usage de ce sel. *Piquer* a vu dans ce cas que si l'on donne les tempérans et les délayans seuls, sans les unir aux fortifians, on peut faire succéder la gangrène; le principe vital accoutumé dans cet organe à des variations extrêmes, soit pour l'intensité, soit pour la promptitude, est affecté trop vivement, et par conséquent d'une manière dangereuse de l'effet rafraîchissant du nitre. L'état d'inflammation de ce viscère ne peut pas diminuer par gradation modérée dans un organe qui ne connaît que des transitions brusques entre les états les plus opposés; mais l'inflammation tombe soudainement et rapidement d'un excès de force dans une situation totalement contraire, où l'action de la force vitale anéantie produit la gangrène. Ce sont donc ces variations extrêmes des forces des organes nerveux qui doivent nous rendre fort circonspects dans l'administration du nitre, lorsque ces parties sont attaquées d'inflammation.

La faculté anti-spasmodique que nous avons reconnu au nitre, le rend très-approprié pour résoudre les spasmes qui entretiennent la suppression de quelque évacuation accoutumée. Je le donne avec succès pour faire reparaître des hémorragies supprimées, pour lesquelles on avait vainement employé les saignées; mais il faut bien s'assurer de la dominance du spasme alternatif. *Rivière*, comme nous l'avons dit, en faisait un grand usage, il le combinait avec le quinquina et d'autres remèdes, il le donnait dans les hémorragies considérables, sans être excessives surtout dans l'hemoptysie. Il est excellent dans les cas où il y a des mouvemens fébriles spasmodiques, en le donnant comme faisait *Rivière*, dans l'intervalle du paroxysme,

Excitans.

Parmi les *excitans* et les *échauffans*, les principaux sont les huiles essentielles, les alcalis volatils, les baumes, les aromatiques, les amers qui agissent principalement sur l'estomac, les eaux thermales, les bains froids qui sont de puissans excitans.

Huiles Essentielles.

Les *huiles essentielles*, tirées des végétaux retiennent presque toujours le caractère et la vertu du végétal qui les a fournies. Il faut être bien attentif à ne donner les huiles essentielles, nervines et stimulantes, que dans le cas où on n'a pas à craindre une congestion de sang sur l'origine des nerfs; car alors leur vertu excitante les rendrait plus nuisibles qu'elles ne pourraient être utiles par leurs qualités nervines. L'huile essentielle de *cumin*, celle de *menthe poivrée*, de *camomille*, sont des carminatifs puissans. On peut les employer dans ces cas de colique sta-tueuse, où il règne une succession de spasme et d'atonie dont il est facile d'observer les inter-valles; mais il ne faut les donner que lorsque l'affaiblissement, la langueur du malade, la cessation de douleur nous font présumer que c'est l'atonie qui domine dans ces sortes de co-liques chroniques. Les intestins sont affectés d'un état mixte dans différentes parties du tube intestinal; dans l'une, il y a un spasme invin-cible; dans l'autre, ils sont affectés d'atonie, les vents les distendent douloureusement; sen-timent de douleur qui y engendre le spasme, et l'excès des forces motrices ne peut se déterminer que par le défaut de ces forces. C'est ce que *Wepfer* a vu, dans les animaux auxquels il avait fait prendre du poison, et dont il irritait les intestins mécaniquement. Il faut bien exami-ner quelle est dans cet état mixte l'affection dominante; on sera fondé à croire que chez les hommes énervés, constipés, chez lesquels les douleurs se font ressentir faiblement, c'est l'atonie qui est l'affection principale; et dans les hommes vigoureux quand avec la diarrhée, les douleurs sont atroces, que la colique n'est pas chronique, il est vraisemblable que le spasme l'emporte sur l'atonie.

Huiles de Génièvre et de Térébenthine.

Les huiles essentielles des baies de *génièvre*, l'huile de *térébenthine*, portent spécialement leur action sur les voies urinaires, ce qui les rend quelquefois appropriées dans les gonorrhées; mais il faut être très - réservés sur leur usage, crainte que leur impression spécifique enflammât ces organes; dans ce cas leur efficacité est subordonnée aux baumes. *Cullen* assure en avoir vu de très-bons effets dans les affections sciatiques et rhumatismales invétérées. Mais si on les donne à haute dose, elles peuvent porter leur action sur les reins et occasioner la strangurie, la dysurie; appliquées extérieurement elles sont efficaces pour résoudre les tumeurs froides et celles ou l'inflammation est faible. Dans la paralysie, pour rendre ces remèdes plus appropriés, et pour graduer leur activité, on les marie en différentes proportions avec les huiles grasses; leur usage pour arrêter l'effet de la putréfaction et de l'engorgement est connu : elles excitent les forces vitales au degré d'inflammation qui fait la séparation du mort d'avec le vif; mais si l'inflammation est déjà trop vive, leur stimulus ne faisant que l'augmenter, accroîtra le progrès de la gangrène. On les emploie avec succès dans la carie des os pour en procurer l'exfoliation. L'action chimique des huiles essentielles sur les parties constitutives du sang n'est pas bien décidée. *Schwencke*, dans son *hématologie*, dit qu'en général elles dissolvent la sérosité, la fondent, la séparent du sang. Quoi qu'il en soit, l'expérience nous apprend que ces substances reçues dans le corps y augmentent le mouvement intestin du sang et des humeurs et les contractions des solides vivans. *Fuller*, dans sa *pharmacopée extemporanée*, a fait une remarque judicieuse sur l'exhibition de ces huiles; il dit que dans les cas d'atonie, de prostration des forces dans cet état où l'on dit *de ægro conclamatum est*, et dans le cas où les mercuriaux sont nécessaires et où la première indication est de soutenir les forces, produirait une excitation plus constante des forces vitales, en combinant les huiles essentielles avec les électuaires, les cordiaux, comme de la vieille thériaque sans opium, ou autres analogues, telles que les teintures spiritueuses qui sont d'un usage aussi général qu'inutile et dont l'effet est regardé comme rapide et fugace. On pourrait, de cette manière, les employer non-seulement dans les cas extrêmes, mais aussi dans une maladie fort négligée par les praticiens et dont on peut voir des exemples dans *Sauvages*. C'est celle où tout le corps est attaqué d'une débilité universelle et qui sans fièvre ou avec une fièvre à peine sensible, a une marche rapide et funeste. Les cordiaux puissans sont très-bien appropriés dans cette maladie, surtout lorsqu'elle survient aux vieillards accoutumés à l'usage fréquent du vin. Les cordiaux les plus puissans qu'on puisse accorder sont les huiles essentielles de *canelle*, de *girofle* à petite dose, avec quelque électuaire cordial. Il faut étendre aux autres huiles essentielles ce qu'on dit de celle d'*absynthe* qu'elle est anodine, mais cet effet n'est produit que secondairement.

Huiles de Canelle, de Girofle, d'Absinthe.

L'huile est, de sa nature, excitante et échauffante, elle devient anodine en ce que son effet
est suivi d'une détente d'autant plus grande que
le spasme a été plus fort, laquelle détente est
suivie du calme et du sommeil. C'est de cette
manière qu'agit le *jalup* qui dans les jeunes sujets,
surtout après qu'il a causé des évacuations avantageuses, est suivi d'une détente des forces dans
les organes fatigués par son action, ce qui procure le sommeil; il faut de même étendre aux
autres huiles essentielles ce que *Boerhaave* dit
de celle *d'Absinthe*, dans les fièvres intermittentes,
qui au commencement du paroxysme empêche et
dissipe le frisson subséquent. C'est une pratique employée quelquefois par les médecins, mais qui est
surtout en usage chez le peuple qui donne pour
le même objet du poivre et du girofle dans
du vin ; ils réussissent quelquefois, mais cette
pratique est téméraire et dangereuse; car si le
sujet n'est pas vigoureux, bien loin de prévenir
l'accès qui se déclare, ou excite une fièvre ardente
avec tous ses symptômes et ses dangers (1).

Alcalis volatils. Ammoniac Fluor.

Les *alcalis volatils* sont des excitans très-éner-
giques; celui qu'on obtient par la distillation
du sel ammoniac, par le moyen des chaux métalli-
ques, ou de la chaux vive sous forme fluide,
(ce qui lui a fait donner le nom de *fluor*), est
plus pénétrant et plus actif que tous les autres,

---

(1) C'est cette manière peu conforme aux règles de la
médecine, que notre célèbre appelle méthode perturbatrice.

il ne faut pas en abuser, ni en multiplier l'usage comme a fait *Sylvius*; il ne faut pas non plus que cette considération y fasse renoncer. C'est un puissant anti-septique, comme le prouvent les expériences de *Pringle*; mais il ne serait pas toujours prudent de s'en servir dans les cas de sphacèle ou de gangrène, parce qu'ils sont trop excitans et qu'ils pourraient déterminer l'inflammation qui étendrait les progrès de la gangrène, selon la remarque d'un médecin de Florence (1). Les alcalis volatils peuvent être utiles dans la léthargie, la stupeur universelle du corps qui survient dans les fièvres malignes, en les donnant dans les cas précis où la chute des forces est le symptôme dominant, et où l'inflammation n'est pas à craindre. C'est un très-bon cordial dans les cas d'agonie, où les potions cordiales sont inutiles, parce que leur effet est trop peu considérable et trop fugitif. *Monro*, dans son excellent ouvrage des maladies des armées, dit avoir vu que dans le cas d'agonie, c'était un excitant des forces très-efficace. Sur quoi nous devons remarquer qu'on ferait souvent de très-belles cures, et qu'on retirerait quelquefois des portes du tombeau, si on savait employer ce remède et s'arrêter àpropos. On soutiendrait assez les forces vitales, pour que les concentrant dans quelque partie, elles produisissent, par des effets particuliers de la nature, l'éruption de l'exanthème critique, ou qu'il s'opposât à leur rentrée, ou, enfin, qu'elles fissent crever quelque abcès, événemens que les forces défaillantes et non excitées ne peuvent produire, et qui entraînent la chute totale de ces forces.

---

(1) On augmente nécessairement la gangrène lorsqu'elle succède à un excès d'inflammation.

Quoique l'emploi de l'*alcali volatil* soit abusif en *Allemagne*, quoiqu'il convienne mieux dans ces pays froids que dans nos provinces (1), cela n'empêche pas qu'on ne puisse s'en s'ervir en les appliquant exclusivement aux cas que nous avons indiqué lorsqu'on n'a pas à craindre l'inflammation.

Voilà l'usage général des alcalis volatils déduit de leur vertu principale excitante. Si nous passons maintenant à leur usage particulier, nous verrons qu'on les donne comme un diaphorétique puissant dans les maladies aiguës, mais en fort petite dose et noyé dans une grande quantité de véhicule aqueux ; avec ces modifiations ils poussent à la peau, déterminent la sueur qui termine ces maladies, sans exciter soudainement l'orgasme du sang, et l'agitation des solides qui ne pourrait qu'être dangereuse. De cette vertu diaphorétique des alcalis volatils, on peut déduire leur utilité dans les fièvres aiguës et intermittentes, quoiqu'on dise trop généralement que les fièvres intermittentes ne tuent que dans le froid, il est certain qu'au commencement du frisson, dans des cas particuliers, il se fait une concentration spasmodique des forces qui peut être funeste, surtout lorsqu'elle produit, le resserrement de la poitrine (2); l'alcali volatil opérant la résolution de

---

(1) L'auteur entend parler, dans le Midi de la France.

(2) L'auteur a raison de blâmer ceux qui prétendent que les fièvres intermittentes ne tuent que dans le froid. On peut avancer au contraire, que c'est dans le second stade des fièvres d'accès, dans la chaleur et spécialement dans les fièvres qui ont les types marqués en tierce et en double tierce, qui sont les plus communes, que les malades succombent dans le chaud. L'observation de tous les jours prouve que les malades ne meurent dans le froid que dans les fièvres quartes et dans les doubles quartes.

ce spasme, procure une douce chaleur qui, se répétant uniformément sur toute l'habitude du corps, excite la transpiration ; par la même raison, il est pectoral indirectement. On ne saurait l'employer que dans ce cas, et avec circonspection, parce qu'il est incendiaire, et que si la chaleur est l'affection dominante de la maladie, il ne peut manquer d'augmenter la fièvre d'une manière dangereuse. Lorsqu'on en continue trop long-temps l'usage pour forcer la transpiration critique, il produit, comme l'a observé *Stahl*, des enflures aux extrémités, qui dégénèrent en hydropisie.

On ne peut bien concevoir son effet qu'en partant de ce principe démontré par l'expérience, que les alcalis par leur effet stimulent, excitent les forces de la peau et les soutiennent long-temps dans cet état d'exaltation, tandis que les parties internes sont dans la langueur qui se fait sentir d'autant plus dangereusement à ces organes, qu'à raison de l'excitation de ces forces, leur chute est plus complette, ce qui les énerve et les rend sujets aux fluxions, aux catarrhes, aux congestions d'humeurs qui se filtrent dans le tissu cellulaire et produisent ces enflures, comme l'a vu *Hoffmann*. Cet effet semble être en opposition avec l'utilité de l'esprit volatil urineux qu'on retire des vers de terre, dont *Spielman* assure avoir vu de bons effets dans les maladies de consomption, comme la phthisie, la cachexie avec l'enflure des extrémités, et l'état œdémateux de toute l'habitude du corps, surtout dans les jeunes sujets. On conciliera facilement cette opposition apparente, en faisant attention que la cause de ces épanchemens n'est pas la circulation languissante, ou la résolution empêchée, mais que ces amas de sérosité se produisent

d'autant plus aisément, que tandis que l'organe
extérieur est dans un état d'énervation, les
vaisseaux de l'intérieur du corps souffrent une
déplétion remarquable et un resserrement nécessaire par l'élasticité des parois de ces vaisseaux;
les liqueurs manquant alors d'un libre passage,
sont forcées de s'extravaser dans les vases ou
cellules, où elles trouvent moins de résistance,
comme dans le tissu cellulaire de l'intérieur du
corps, ou de s'épancher dans les capacités. Ce
n'est donc qu'en excitant l'organe de la circulation intérieure, en lui donnant son activité
naturelle, que l'alcali volatil est utile comme *in
colluvie serosa*, de même que dans la paralysie.
On peut s'en servir avec utilité pour corriger le
vice d'acidité qui se trouve réuni avec la goutte,
mais il faut en user avec beaucoup de modération
et n'insister sur son usage qu'autant qu'on en
obtient des effets diurétiques et diaphorétiques
avantageux, car s'ils ne produisaient pas ces
excrétions, ils pourraient, par leur caractère
échauffant, augmenter le resserrement des vaisseaux, et produire les maux qui en sont la suite.

On regarde l'*alcali volatil* comme le secours le
plus efficace contre la morsure de la vipère,
depuis que *Bernard de Jussieu* guérit un étudiant
qu'avait mordu ce reptile dans une herborisation;
il se servit de l'eau de luce qui est l'alcali volatil,
joint à l'huile essentielle de succin. Ce remède
n'avait pas été inconnu à *Charras*, qui ordonne
pour la morsure de la vipère le sel volatil qu'on
retire de sa chair. On a voulu dernièrement faire
regarder ce sel comme l'antidote de la morsure
du serpent à sonnettes, dont le venin est si prompt
et si subtil; des expériences ultérieures n'ont
pas confirmé ce qu'on devait attendre de ce remède. Il est impossible de donner une explication

de cette vertu de l'alcali volatil dans le cas de la morsure de la vipère ; on dit que *Fontana* est actuellement occupé à la recherche d'un vrai spécifique contre la morsure de ces animaux venimeux.

Sel volatil huileux.

Sylvius a employé avec succès le sel volatil huileux, comme un résolutif des plus efficaces dans les maladies chroniques. Ce sel n'est que l'alcali volatil, imprégné de beaucoup d'huile empireumatique. *Gorter* assure aussi en avoir vu les effets les plus avantageux dans ce cas là. Il est certain que ce remède peut convenir dans un pays froid et humide où les habitans sont phlegmatiques et pituiteux, comme en *Hollande* où pratiquaient ces deux médecins. D'autres nient son utilité, entr'autres *Stahl*, qui le regarde comme dangereux. Mais il ne faut pas dire avec *Cartheuser*, que si le sel de *Sylvius* n'a pas de bons effets comme il en avait autrefois, c'est-à-dire, il y a un siècle, c'est que depuis ce temps-là la nature humaine a changé ; cette différence n'est pas assez majeure pour rendre raison des effets divers des sels volatils huileux ; on l'expliquera bien mieux en disant que cela dépend de la diversité des dispositions du sujet, du tempérament, de l'irritabilité, du système d'affection du principe de vie. Le trop grand usage de ce sel a deux effets également pernicieux. Par sa vertu universelle excitante il augmente l'orgasme, le mouvement intestin du sang et des humeurs, il engendre la chaleur hectique consomptive, il allume la fièvre et allume tous les autres symptômes dépendans de l'excès de la chaleur et de la fièvre. Ils sont dangereux chez les sujets où il y a une tendance spéciale du sang et des humeurs sur les origines des nerfs, parce que l'orgasme du sang détermine des congestions dont on a vu résulter des maux de tête violens, de gouttes sereines suivant *Hoffmann*, et dans la fièvre il engendre le délire qui survient si aisément dans cet état de maladie.

C'est une assez bonne pratique que de donner cet excitant à petites doses entremêlées avec les alimens pour exciter les forces de la digestion ainsi que celles du reste du corps dans les sujets épuisés par le flux hémorroïdal ou d'autres hémorragies. *Stahl* l'employait sur le déclin des grandes hémorragies soit utérines, soit du poumon, après avoir fait prendre sa poudre tempérante. Il reste en effet après les flux sanguins dans les vaisseaux qui en ont été le siége, un certain degré d'engorgement qui déterminerait le renouvellement du flux, s'il n'était dissipé par un puissant résolutif qui donne en même-temps une nouvelle vigueur à la nature. C'est un remède aussi douteux qu'il est puissant, car il peut augmenter l'ardeur de la fièvre et l'hémorragie. On peut cependant l'employer avec confiance dans les pays froids, chez les sujets phlegmatiques et peu irritables, et dans les seules circonstances où il a été indiqué par *Stahl*, pour prévenir ce retour des hémorragies. Pour se former une idée juste de la manière d'agir de ce sel, il faut faire attention que dans le cas de flux sanguin, c'est en résolvant le spasme auquel il doit succéder, que ce sel prévient le retour des hémorragies.

La Suie.

On emploie dans les pays étrangers une substance analogue à ce sel, je veux dire la Suie, où entre beaucoup de sel ammoniac; il y a une grande quantité de sel volatil employé dans beaucoup d'huile empireumatique. On peut en donner à la dose de 30 grains dans les maux de tête opiniâtres, causés par la stagnation du sang qui entretient une obstruction qu'on peut se flatter de résoudre assez sûrement sans incendier et enflammer le malade. Un auteur l'a regardée comme analogue au camphre et l'a donnée dans le cas de galle rentrée et dans les maladies exanthématiques.

Baumes naturels.

Les baumes naturels comme ceux de la *Mecque*, du *Pérou*, de *Copahu*, du *Canada*, etc., sont analogues par leurs vertus et leurs manières d'agir, aux huiles essentielles. Le choix de ces baumes n'est pas indifférent, et c'est avec raison que *Spielman* a cherché à déterminer leur vertu par la plus ou moins grande quantité d'huile éthérée qu'on en retire par l'analyse. Nous parlerons en premier lieu de leur application extérieure dans les plaies, les blessures, les contusions. Leur efficacité y est très-remarquable, surtout celle du baume de la Mecque ou *baume blanc*, *opobalsamum*, il est singulièrement efficace dans les grandes plaies pour en procurer la prompte cicatrice.

Baume Blanc.

Hasselquist rapporte que les Turcs, dans leurs blessures les plus graves, se contentent d'en verser quelques gouttes sur la playe qu'ils guérissent ainsi très-promptement sans accident ni inflammation, ni suppuration, ce qui tient au principe qui est dans les baumes et à un degré éminent dans celui de la Mecque. Ce principe tient à une qualité astrictive et fortifiante, qui, agissant efficacement sur les parties séparées, procure très-vite leur réunion, et prévient tous les inconvéniens d'inflammation et de suppuration qui accompagnent la marche plus lente et plus douloureuse de la nature, non-seulement chez les peuples civilisés, mais encore chez les sauvages. Cette application des baumes sur les fibres rompues à demi-déchirées, excite la nature à rapprocher les molécules de ces fibres, fait cesser le tiraillement douloureux qui résulterait de cette dilacération et de leur tendance à s'écarter davantage; ils préviennent ainsi la chaîne des mouvemens que produirait cette irritation, savoir: la douleur, la fluxion d'humeurs et de sang sur cette partie, d'où suivent l'inflammation et la suppuration; ayant ainsi levé tous les obstacles qui s'opposent à la cicatrice, la nature, libre dans ses opérations, achève en peu de temps l'effusion des sucs nourriciers et l'organisation de ces sucs qui doit former la cicatrice parfaite.

Esprit de Térébenthine.

L'esprit de *térébenthine* agit d'une manière très-analogue à celle que nous venons d'expliquer, c'est ce qui le rend très-propre pour arrêter l'hémorragie causée par l'ouverture des vaisseaux considérables, lors même que d'autres remèdes, même les styptiques, ont été insuffisans. On en applique sur les parties, des compresses chaudes qui ont un effet astringent en resserrant et en rapprochant les molécules des fibres rompues et donnant une nouvelle force de contraction aux bords coupés de l'artère. On a reconnu depuis

long-temps le baume naturel comme le meilleur
spécifique dans les blessures et les piqûres des
aponévroses, destendons, et autres parties de cette
nature. Ainsi *Ambroise Paré* nous apprend qu'il
guérit le Roi *Charles* IX, qui s'était blessé à la
main, en se servant de ce remède, qui est d'autant
plus précieux, que ces sortes de blessures négligées
ou laissées à elles mêmes, produisent des convulsions fortes, parce que ces parties sont éminemment
nerveuses, non qu'elles soient pourvues d'une
grande quantité de nerfs, mais parce qu'elles
participent à un très-haut degré à la sensibilité
propre aux nerfs, et l'effet fortifiant des baumes
est d'autant plus grand, que ces parties sont
plus vivement sensibles; on peut donc se servir
avec le plus grand avantage de ces remèdes comme
étant spécifiques.

On pourrait faire usage des baumes, dans les
suppurations internes, comme du poumon, du
bas-ventre, des reins, s'ils n'étaient contre-indiqués
dans la plupart des maladies ulcéreuses. On peut
employer avec succès les baumes dans l'ulcération du poumon ; mais il faut observer si
l'inflammation n'est pas trop forte, si le malade
n'est pas susceptible d'échauffement général ; si
son état permet l'effet résolutif plutôt que l'effet
stimulant, si l'ulcère est entretenu par un état
d'engorgement et d'obstruction des glandes du
poumon qu'on peut se flatter de résoudre ; dans
ces cas il faut administrer les balsamiques ; mais
il faut toujours préférer les naturels, qui sont
moins excitans que les artificiels. Les suppurations
intérieures sont toujours accompagnées de fièvre
lente et d'inflammation du viscère affecté, ce
qui est pour les baumes la plus grande contre-
indication. Il est vrai que dans le premier degré
de la phthisie pulmonaire, la fièvre et l'inflam-

mation ne sont pas de la partie, mais cette période
est très-courte, et les causes déterminantes de la
phthisie amènent bientôt la seconde période où
l'inflammation s'allume et la fièvre augmente,
titre d'exclusion pour les baumes en tant qu'excitans. Ils peuvent cependant être d'une très-
grande utilité dans les sujets pituiteux où la
fièvre est faible, l'expectoration laborieuse,
l'engorgement des glandes du poumon, l'affection
dominante, combinés, modifiés de différentes
manières, suspendus et réunis tour-à-tour. On
préfère celui de la Mecque, comme le moins
désagréable et le moins phlogistique, toujours
en en modifiant l'emploi, d'après le tempérament
du malade, et d'après différentes considérations
et circonstances. L'usage en est très-fréquent dans
les pays froids, où son effet excitant est presque
nul, ou du moins très-rare dans la phthisie pulmonaire. *Fuller* à donné avec les mêmes indications la *mirrhe* dans un looch; elle convient
comme les autres baumes, sur la fin des inflammations, lorsqu'il ne reste plus qu'à résoudre.
On n'en doit point prescrire l'usage, quoiqu'en
Allemagne et en *Angleterre* on en abuse, puisque
ce ne sont des médicamens spécifiques si puissans,
que lorsqu'ils sont employés avec prudence et
à propos, ils ne peuvent être remplacés par aucun
autre remède. C'est avec raison que *Spielman*
propose de préférer le baume de la Mecque
récent, à celui qui est vieux, parce que, suivant
les observations de *Lieutaud*, il perd, par le
temps, beaucoup de sa vertu.

Action des Baumes sur les voies urinaires.

L'énergie des substances balsamiques est tempérée et dirigée pour ainsi dire du meilleur côté par leur vertu diurétique, qui avait déjà été connue de *Linné*, mais que personne n'avait développé et dont on n'avait tiré aucune vue d'application avant *Cullen*, dans sa matière médicale, ouvrage excellent, quoique publié par ses élèves sans son consentement. Ce principe diurétique de la *térébenthine* et de tous les baumes naturels, qui est quelquefois si fort, qu'il excite le pissement de sang, a fait déduire à *Cullen*, leur utilité dans les gonorrhées rebelles et les fleurs blanches; il a rassemblé un grand nombre de faits sur cette matière, qui prouvent tous que la guérison de la gonorrhée et des pertes blanches chez les femmes, est opérée par les baumes, en vertu de leur principe stimulant, fortifiant et diurétique, ce qui rend utile dans ces cas-là d'autres remèdes différens qui ont une vertu excitante, comme les cantharides, le sublimé corrosif, le mercure doux, un exercice violent, courir la poste et autres moyens analogues qui excitent tous une inflammation plus ou moins forte, qu'on est quelquefois obligé d'arrêter par les saignées après lesquelles ce médecin a vu guérir ces flux; il a bien aperçu le fait pratique, mais il n'en a pas donné la véritable explication. Plusieurs médecins et chirurgiens ont imaginé que dans toute gonorrhée persistante il y a ulcère de l'urètre, et que c'est en cicatrisant les ulcères, que les baumes guérissent le flux gonorrhéique; mais le contraire est bien prouvé par ce que dit *Morgagni*, qui ayant examiné l'urètre de plusieurs hommes morts avec la gonorrhée, n'avait jamais vu, ou du moins que très-rarement, des ulcères; qu'il avait observé seulement que les lacunes ou canaux excréteurs de la prostrate avaient leurs orifices béants qui étaient entretenus dans cet état par l'inflammation de leurs bords, ce qui y détermine une fluxion de l'humeur qui fournit la matière de l'écoulement.

L'opinion de *Cullen*, qui est assez générale, est que les écoulemens sont entretenus par le relâchement des vaisseaux excréteurs qui ont besoin d'éprouver un certain degré d'inflamma- tion excitée par le stimulus des baumes, et qu'ils sont par cette inflammation raffermis et rendus à leur premier état de force. Nous pensons au contraire, que dans ces parties il a une excita- tion locale des forces, produites et entretenues par l'inflammation, qui, lorsqu'elle est trop active et trop exaltée, comme elle le serait par les baumes que *Cullen* donne pour faire cesser le relâchement, produirait des brides qui se propageraient d'un des bords des lacunes à l'autre, et des callosités en procurant à ces orifices béans un trop grand raffermissement, comme l'a vu *Morgagni.* Cet état des vaisseaux excréteurs, soit de la prostate, soit des lacunes de l'urètre, est entretenu par l'inflammation qu'il est difficile d'amener à une résolution naturelle, parce qu'elle est trop forte ou trop faible. Dans le 1.er cas, l'excès de son activité rend la résolution impossible; dans le 2.e elle n'est pas susceptible du degré d'activité nécessaire à la résolution; ce ne serait pas un bien grand inconvénient si ces deux états étaient fixés, parce qu'en employant dans ces cas-ci les excitans, on élèverait l'inflammation au degré qui la rendrait le plus susceptible de résolution, et dans l'autre, les anti-ph logistiques pour la ramener au degré de plus faible résolution. Mais la grande difficulté vient de ce que l'inflammation trop forte entretient le catarrhe, et lorsqu'elle est trop faible, elle peut opérer la solution; qu'elles se succèdent rapidement et se transforment aisé ment l'une en l'autre. En sorte que si l'on veut élever de quelques degrés l'inflammation qui paraît languissante on l'exalte trop, et on est ensuite obligé de la modérer; que si on veut abaisser celle qui est trop vive, on risque de la faire tomber au dessous de l'état moyen d'énergie qui opère le plus promptement et le plus complettement la résolution de l'inflammation. Ainsi un médecin sagace doit calculer les probabilités qui lui assurent que le malade est dans tel état plutôt que dans tel autre; varier en conséquence les remèdes en donnant alternativement, suivant les affections qui dominent les anti-phlogistiques et les excitans, ou même les combiner habilement et en en faisant usage en même temps; ainsi on peut faire prendre intérieurement les pilules balsamiques et employer à l'extérieur des liqueurs anti-phlogistiques injectées dans le canal de l'urètre, comme l'eau de *Goulard*, l'eau de *vitriol camphrée*, etc. (1).

La vertu diurétique des baumes les rend utiles non-seulement dans le cas d'ulcères des reins, mais encore dans certaines circonstances de rétention d'urine, et dans les maladies de la poitrine, dans l'asthme. Cela tient à la sympathie remarquable qu'il y a entre la poitrine et les

---

(1) L'eau végéto-minérale de Goulard, l'eau de vitriol camphrée et généralement toutes les injections répercussives, résolutives ou astringentes, doivent être rejetées. Elles peuvent bien dans quelques cas comme le prétend De *Barthez*, concourir à calmer les irritations du canal de l'urètre qui accompagnent les gonorrhées virulentes, et même à arrêter les écoulemens de matière muqueuse ou puriforme qui ont souvent lieu dans ces maladies malgré les traitemens anti-syphilitiques les plus méthodiques, et qui par leur opiniâtreté sont l'opprobre de l'art; mais il est à craindre alors, que ces injections ne donnent lieu à leur tour, à des spasmes

voies urinaires ; ce qui est un exemple de sympathie entre deux organes qui n'ont aucun rapport
de fonction ni de structure ; c'est pour cela qu'on
voit souvent les abcès du poumon se vider par
les urines, et les diurétiques être d'une très-
grande utilité dans quelques cas de maladie de
poitrine.

Les baumes sont de même des stomachiques
très-puissans, comme nous l'apprend *Chalepin*,
qui rapporte que les Turcs prennent trois grains
de baume de la Mecque pour fortifier les organes
faibles. Il est certain qu'ils pourraient être d'une
très-grande efficacité dans l'infirmité habituelle
de l'estomac qu'on rencontre si communément.
C'est cette vertu fortifiante et balsamique qui est
le principe de leur singulière efficacité dans le
traitement de la colique du Poitou et de la paralysie qui lui succède. L'eau vulnéraire, les
spiritueux, ont aussi leur utilité dans cette
maladie, et par le même principe dans la plupart
des coliques. *Sydenham* et *Boerhaave* ont vu les
bons effets de l'usage interne du baume du Pérou ;
Cullen explique son efficacité dans ce cas là
d'après sa vertu cathartique, vertu qu'il doit au
principe stimulant, joint à une certaine ténacité
d'action qui le rend un puissant laxatif dans des

---

et au resserrement de ce canal, au gonflement du tissu
spongieux de l'urètre, de la prostate et des autres glandes
qui entrent dans la contexture de ce conduit, et par suite
à des stranguries, à des dysuries et même à l'ischurie ; maux
plus dangereux que la gonorrhée, comme on n'est malheureusement que trop à portée de le voir dans la pratique.
C'est pourquoi, si l'on est obligé de faire des injections,
il est plus convenable d'employer les infusions de graine
de lin, l'huile d'amandes douces, de petit lait, les infusions
de jusquiame, de tête de pavot, etc, chauffées jusqu'au
degré de la chaleur naturelle.

cas où les purgatifs ordinaires ne réussissent pas;
mais cette vue est imparfaite, et pour se former
une idée juste de leur manière d'agir, il faut
combiner avec la considération de leur vertu
laxative, celle de leur vertu fortifiante.

Ce n'est pas seulement à la colique qui pour
avoir été endémique dans le *Poitou* en a pris
le nom, que la paralysie survient, mais nous
voyons beaucoup de maladies bilieuses auxquelles
sur la fin succède la paralysie des extrémités,
et l'atrophie de ces membres paralysés. On a
voulu expliquer cette paralysie, suite des coliques, par la sympathie des nerfs des intestins
avec ceux des bras et des jambes; *Van-Swieten*
est de cette opinion, qui se proposant de fortifier les nerfs dans la cure de cette maladie,
doit avoir le plus souvent échoué; car cette
sympathie ne se voit pas trop; de là viennent
une infinité d'erreurs dans la pratique; de là
le traitement arbitraire de cette maladie, dans
laquelle les uns donnent des lavemens héroïques,
d'autres les adoucissans huileux. Lorsqu'on veut
partir d'un fait pratique pour jeter les fondemens d'une théorie lumineuse et utile, il faut
le traduire de la manière la plus simple et la
plus étendue; ainsi, dans le cas dont nous parlons, que voyons nous? Que lorsque la colique
a duré un certain temps, et qu'elle a diminué
jusqu'à un certain point, le malade est attaqué
de paralysie, c'est-à-dire, que la nature veut
qu'à ce degré de maladie non à un autre, cor-
responde un état de langueur dans les forces,
soit motrices, soit plastiques des extrémités, d'où
il suit leur immobilité, leur amaigrissement.
Quand on s'approche d'un homme attaqué de
cette affection, on voit qu'il ne sent plus de
douleur dans le canal intestinal, la colique sem-

ble dissipée, et tout à coup le mal semble transporté dans les membres. Malgré ces apparences le principe du mal subsiste toujours, cet état de paralysie n'est entretenu que par l'irritation cachée qui est dans les intestins à un degré moins fort qu'auparavant; il ne s'agit donc, pour opérer la guérison entière, que de faire tomber cette irritation, d'en faire cesser le principe, qui pour être masqué n'est pas moins réel; et si la paralysie est trop invétérée et a jeté de trop profondes racines, ce sera la meilleure préparation qu'on puisse employer et faire succéder les remèdes anti-paralytiques, comme les eaux thermales et autres convenables dans ce cas. Dans cette maladie opiniâtre un médecin doit se proposer pour indication; 1.º d'évacuer les matières corrompues par leur séjour, ou qui sont les produits des mauvaises digestions, et tâcher de détruire les causes qui entretiennent la colique; 2.º de s'occuper des intestins, de les fortifier et de ne pas négliger la colique quoiqu'elle ne se fasse pas ressentir. Les baumes remplissent cette indication de la manière la plus convenable; ils sont laxatifs, fortifians, stomachiques; ils rétablissent les forces de l'estomac et des intestins : c'est en suivant cette méthode que j'ai guéri deux chartreux dont la maladie avait résisté au soin et aux lumières d'un médecin habile; l'un fut sauvé par un mouvement salutaire de la nature qui produisit la goutte, l'autre recouvra parfaitement la santé.

La Myrrhe.

La *myrrhe* est un des baumes les plus efficaces; mais il ne faut l'employer qu'avec précaution, surtout dans le cas où on a à craindre l'échauffement et l'agitation du sang chez le malade; comme chez les femmes sujettes aux hémorragies intérieures, qu'elle pourrait renouveler par sa vertu emménagogue; chez les femmes grosses qui ont essuyé quelque avortement, chez les sujets où le sang a beaucoup de disposition à l'effervescence. Mais lorsqu'on l'emploie avec prudence et à propos, elle produit les plus grands effets. *Bauhin* l'a employée avec beaucoup de succès. Cette substance produit deux effets également pernicieux, lorsque son administration est contre-indiquée, effets qui quoique contraires, tiennent cependant au même principe; elle produit l'assoupissement chez les sujets phlegmatiques dont la tête se surcharge facilement d'humeurs pituiteuses, et chez ceux qui sont d'une nature irritable et échauffée; elle engendre des douleurs de tête et des veilles opiniâtres chez les malades qui ont une disposition soporeuse, comme ceux dont la tête est remplie d'humeurs pituiteuses, où il y a du penchant à ressentir d'une manière plus forte les congestions de sang vers la tête, et la pléthore relative que cette congestion y détermine; ceux-là éprouvent l'affection soporeuse, parce que l'efflorescence du sang, c'est-à-dire, son mouvement intestin étant augmenté, il se forme une dérivation du sang plus considérable vers la tête, par rapport aux autres parties du corps; cette masse pressant sur l'origine des nerfs, diminue l'intensité de leur influence sur les forces sensitives de toute la machine, chute qui procure le sommeil. Dans les malades, au contraire, où il y a un excès de chaleur et de sensibilité, ces vices sont perpétués constamment par l'usage de la myrrhe, dont l'effet stimulant est d'augmenter ce mouvement fermentatif du sang qui fait renaître la pléthore qu'ils ressentent d'une autre manière que ceux qui sont enclins au sommeil : car chez eux la sensibilité est augmentée et exaltée d'une manière vicieuse dans l'organe où se fait sentir le stimulus de la pléthore et de la céphalalgie.

L'extrait mou et aqueux de myrrhe, est préférable à l'extrait spiritueux, même dans l'usage extérieur, parce qu'il dessèche, durcit et rend calleuses les parties où on l'applique; ce qui est un très-grand obstacle à la circulation. Il est aussi d'une très-grande utilité à l'intérieur, comme le remarque *Hoffmann*. On peut, ainsi qu'il le conseille, le réduire en tablettes avec autant de sucre; il est d'autant plus approprié dans le cas d'ulcération aux viscères, que l'ardeur fébrile et l'irritabilité sont moindres, que le tempérament est plus pituiteux, que l'affection dominante est plutôt l'obstruction du poumon que son inflammation. On peut en joindre l'usage avec celui du lait et du quinquina, comme l'a fait *Loëseck*, médecin de *Berlin*, qui après avoir craché le sang fut attaqué de phthisie pulmonaire dont il se guérit fort bien par l'extrait mou et aqueux de myrrhe, combiné avec le quinquina, et en prenant en même-temps une grande quantité de lait, ce qui convient surtout dans les affections ulcéreuses, suppuratoires internes.

Quels sont les effets avantageux de la myrrhe? 1.º comme stomachique elle rétablit et fortifie les digestions qui sont toujours dans un grand désordre avec les grandes altérations des viscères; 2.º comme anti-septique elle résiste à la corruption générale du sang et des humeurs qui a lieu dans les suppurations internes; car on observe qu'outre les différentes dégénérations putrides des humeurs, comme scorbutiques, pestilentielles, etc. causées par un levain d'une nature particulière, la purulente qui reconnaît pour origine la formation du pus, y excite une corruption colliquative lente, dont sont affectés le sang et les humeurs; dans les grands ulcères, lors même qu'il ne se fait aucune résorbtion, qu'il y a une issue libre, qu'il n'y a point de frissons ni d'autres signes qui en puissent faire présumer le repompement, c'est une dégénération colliquative, connue dans la pratique sous le nom de fièvre lente qui rend très-rapide les progrès de la maladie. Nous aurons une idée juste de la formation de ce mouvement intestin de fermentation putride du sang et des humeurs, si nous considérons que le principe vital présent dans toutes les parties de notre corps, est affecté, en vertu des lois primordiales qui le régissent, d'un mouvement de fonte putride dans le viscère ulcéré, qu'il répète sympathiquement dans toute la masse du sang et des humeurs, ce qui produit l'affection putréfactive qui rend si utile et d'un usage aussi général, les sucs anti-scorbutiques, dans les maladies de suppuration âcre avec fièvre lente. L'extrait aqueux de myrrhe est très-approprié dans cette putréfaction universelle.

Cette substance n'est pas seulement utile dans les maladies de consomption, dans la phthisie pulmonaire, mais encore dans un autre cas très-commun, pour rétablir le cours des règles; mais elle ne doit pas être employée dans toutes les circonstances ni dans tous les sujets indistinctement, mais seulement dans les occasions favorables où les emménagogues sont appropriés. Car les balsamiques accélèrent le mouvement du pouls, allument un certain degré de fièvre, et l'on ne doit faire usage de la myrrhe que chez les femmes où l'on n'a pas à craindre ce degré de fièvre, qui augmenterait le mouvement intestin du sang, et déterminerait la pléthore particulière qui sollicite le flux des règles. Si on la donnait dans d'autres occasions, on risquerait de produire le crachement de sang et la phthisie.

Les Amers.

Les excitans amers, aloètiques, sont stomachiques, cardiaques, c'est-à-dire, que leur vertu fortifiante porte bien son action sur toute la machine, mais plus spécialement sur l'estomac, ce qui est reconnu par les changemens qu'ils opèrent dans les fonctions de cet organe. On a long-temps disputé pour savoir s'il y avait des médicamens qui agissent d'une manière spéciale sur tel ou tel viscère. Si on s'en tient à l'opinion vulgaire, le nombre en est prodigieux, on trouve des remèdes *hépatiques*, *béchiques* et *diurétiques* qui portent leur impression sur le foie, sur les poumons, sur les voies urinaires exclusivement à tout autre viscère. Le nombre en est infiniment borné ; mais il ne faut pas en nier, ni en assurer l'existence, par des raisons théoriques, puisque l'action des cantharides qui frappe spécialement les reins, démontrerait la fausseté de cette opinion ; on peut assurer qu'un remède est spécifique sans l'appuyer d'aucune théorie, lorsque dans toutes les circonstances il produit la même action ou la même évacuation par le même viscère. Les anciens, lorsque les bornes des sciences naturelles étaient encore peu reculées, cherchaient à deviner les vertus des médicamens d'après des rapports éloignés et arbitraires. Ainsi, ils croyaient que la nature avait indiqué l'utilité de telle ou telle plante dans quelque affection, en lui donnant une ressemblance, soit pour la couleur, soit pour la figure avec le viscère affecté ; c'est de cette manière qu'ils ont cru l'*anemone hépatique* bonne dans les maladies du foie ; ils ont prétendu de même que la *pulmonaire* était utile dans les maladies du poumon, par sa ressemblance éloignée avec ce viscère. Une autre manière qu'ils avaient pour découvrir des remèdes spécifiques, était d'employer les mêmes parties de quelque animal sain, que celles qui étaient affectées dans l'homme ; ainsi, ils ont cru que le poumon du renard, animal fort vite à la course, devait être bon dans la difficulté de respirer, dans l'athsme. La ressemblance de la couleur avait fait regarder la racine de *curcuma* bonne dans les maladies du foie à cause de sa couleur jaune ; il est vrai que dans ce cas le hasard leur avait fait rencontrer juste, car cette plante est un apéritif efficace qui teint les urines en jaune foncé. Ils avaient de plus imaginé que dans les parties des animaux, il restait quelque chose des facultés cachées du principe qui avait animé le corps. C'est ainsi qu'ils avaient loué les testicules du cheval, dans la suppression des règles ; le crâne humain, dans l'épilepsie ; la cause de cela est, que la recherche du vrai coûte beaucoup, qu'il faut une imagination forte et un jugement sain ; au lieu que pour créer le merveilleux, il ne faut qu'une imagination faible et exaltée ; les hommes n'ont pas assez d'énergie pour calculer les probabilités d'une chose, en faire des ensembles, en connaître et en estimer le prix.

Nous avons dit que les amers étaient de bons stomachiques, il ne faut pas croire pour cela que l'infirmité de l'estomac, lors même qu'il s'y engendre des aigreurs, tienne à la froideur de cet organe, mais l'infirmité en peut être liée à l'intempérie chaude ; ainsi , ce que le vulgaire appelle *estomac chaud*, est cet état d'excès d'irritation et de sensibilité avec un échauffement sensible dans les extrémités, où un sentiment de chaleur dans ces parties fatiguées par l'exercice de la fonction de cet organe, et un *estomac froid,* suivant le vulgaire , sera cet état de langueur et d'inactivité de ce viscère, où la chaleur est au dessous de son état naturel , ce qui engendre les aigreurs ; dans celui-ci les stomachiques les plus forts conviennent; dans l'autre, au contraire, il faut employer les plus doux , modérer leurs effets , et les rendre appropriés à la nature de cet estomac par les tempérans et les délayans. *Gaubius* dit avec raison que les stomachiques chauds et actifs ne conviennent pas dans ce cas, parce que quand leur usage est long-temps continué , il devient abusif, les urines se teignent en rouge , ce qui est un indice de la fonte colliquative du sang, causée par le mouvement intestin de ce fluide poussé trop loin , mouvement qui la décompose et produit les hydropisies.

Les amers conviennent moins aux tempéramens sanguins et bilieux qu'à celui que de *Haller* a nommé *quadratum et torosum* , qui est propre à ces hommes bien musclés qui ont moins de sang que les sanguins, qui sont d'une constitution faible et spongieuse. Il faut remarquer ici que la distinction des tempéramens qu'on a reçue jusqu'à présent est très-absurde ; car , sans nous arrêter à ce que nous dit *Piquer* là-dessus, que les quatre tempéramens ne signifient autre chose, sinon qu'il se trouve des personnes chez qui il y a une surabondance de bile, de pituite, etc. Il est certain qu'on ne peut connaître le tempérament d'un quelqu'un , qu'en observant avec sagacité l'ensemble des affections du principe vital constantes et individuelles à chaque sujet, quel est le degré de mode de sa sensibilité, les maladies auxquelles il a été sujet, etc.

Les amers ne conviennent pas à ceux qui ont une surabondance de bile dans les premières voies; car, puisque suivant l'observation judicieuse de *Prosper Martan*, les corps doux même comme le miel, se changent en bile; à plus forte raison les amers reçus dans l'estomac deviennent-ils des fermens de la bile, qui est une liqueur amère; en général cette surcharge de bile contre-indique les amers. Une circonstance remarquable dans l'état du malade qui défend les amers stomachiques, est qu'il ne faut pas donner les amers forts, lorsqu'il reste quelque vestige de mouvement spasmodique, de grande concentration des forces; ainsi il faut s'en abstenir chez les femmes en couche, immédiatement après l'accouchement. Le principe vital conserve dans ces circonstances des forces vitales, qui constituent les mouvemens spasmodiques; dans cette opération le principe vital quoique bien différent de l'âme pensante, l'imite beaucoup: ainsi, nous voyons que lorsque notre âme a essuyé quelque grande passion, elle est plus susceptible de s'y livrer ou à d'autres analogues. C'est par ce principe que les amers, tant excitans, qu'irritans, peuvent causer une excitation dangereuse dans les femmes en couche, qui renouvellerait la chaîne des mouvemens spasmodiques qui peuvent conduire à la mort. Nous en avons un exemple dans une femme qui après avoir accouché prit de *l'absynthe*; de là son lait devint amer, elle fut prise d'une constipation extrème, il s'alluma chez elle une fièvre fort vive qui lui coûta la vie.

Le Café.

Les amers soutiennent les forces de la digestion, comme on le voit dans le *café*, qui soutient
certainement le degré naturel des forces digestives chez les personnes sujettes aux indigestions;
soit parce qu'elles mangent trop, soit par l'infirmité de l'estomac, lors même qu'elles mangent
modérément. Mais l'usage habituel qu'on en fait,
lui ôte l'utilité qu'il aurait étant pris comme
remède. *Hoffmann* a vu qu'il arrêtait les diarrhées
causées par la faiblesse de l'estomac; il dissipe
les maux de tête vertigineux, suite sympathique
des indigestions, il empêche le sommeil en en-
trainant l'estomac dans un état d'excitation
modérée des forces sensitives, excitation qui se
communique à toute la machine : car les causes
du sommeil sont 1.º la diminution générale des
forces sensitives; 2.º l'habitude alternative du
sommeil avec la veille, qu'a contractée la nature
vivante, 3.º lorsque les forces d'un organe étant
exaltées jusqu'à un certain point viennent à
tomber soudainement, cette chute des forces
sensitives se communique sympathiquement à
toute l'habitude du corps. Ainsi lorsque l'on
prend du vin, les premiers verres excitent la
gaiété, si on en prend davantage le trouble de
la raison survient, et si l'on va encore plus loin,
le délire arrive, et c'est là le plus haut point
d'exaltation où le vin puisse porter les forces;
mais comme cet état est trop forcé et outré,
elles ne peuvent s'y soutenir long-temps, elles
tombent dans la langueur qui produit un sommeil général.

Le café ne produit pas cet effet, parce qu'il

ne détermine pas une action aussi considérable des forces, mais elle est permanente et toujours médiocre, ce qui soutient les forces du corps au degré d'exaltation qui l'empêche d'obéir à la loi alternative du sommeil avec la veille ; c'est pour cela qu'on peut, à l'exemple de *Mallebranche*, donner des lavemens de café dans le cas de léthargie. *Prosper Alpin* remarque que les femmes égyptiennes, lorsqu'elles sont travaillées du flux irrégulier de leurs règles, emploient, pour les ramener à leur période régulier, le café, avec une utilité remarquable ; nous concevrons aisément cela, si nous faisons attention que le café étendant son action sympathique jusques sur l'utérus, y détermine, de lui-même, des hémorragies utérines chez les femmes qui y sont sujettes, en sorte que les femmes chez lesquelles l'oisiveté et les alimens échauffans et succulens font naître la pléthore, et qui usent beaucoup de café, ont leurs menstrues plus souvent et plus abondamment que les femmes de la campagne qui vivent d'une manière toute opposée. Cet effet emménagogue va quelquefois si loin, qu'il procure l'avortement, surtout dans les femmes qui ont essuyé plusieurs fausses couches. C'est ce qui rend le café dangereux aux femmes enceintes ; il faut supposer que cette irrégularité dans le cours des règles des femmes égyptiennes, est simple, qu'elle n'a été causée par aucune lésion organique qui la perpétue ; mais, rendue telle par l'aberration de l'ordre périodique que ces règles doivent affecter, très-souvent par des circonstances accidentelles, en prenant du café au moment qu'elles les ont, elles les rendent plus abondantes, et préviennent ainsi la dégénération de la pléthore qui ramènerait les règles avant le temps, et détruit ainsi l'aberration que la nature avait contractée par cause accidentelle.

La Canelle.

Entre les stomachiqes amers, un des plus puissans est la *canelle*, elle est aussi singulièrement utile comme emménagogue dans le cas de suppression des règles et des lochies, où il faut employer des remèdes actifs capables d'exciter dans le sang ce mouvement intestin comme fébrile qui, en déterminant la pléthore générale, sollicite la pléthore locale qui détermine l'éruption des règles; dans ce cas, la *canelle* est un remède excitant très-approprié (1). Comme la suppression des règles reconnaît différentes causes, il y a plusieurs cas où les aromatiques ne seraient pas appropriés, soit lorsqu'elle est causée par obstruction, soit que par une grande

_____

(1) Ce que vient de dire notre illustre auteur, concernant les vertus excitantes et emménagogues de la canelle, se trouve d'accord avec ce qu'en avaient dit les auteurs anciens et modernes, à l'exception de *Van-Swicten*, *comment. in aphor.* 1327, *tom. IV, pag.* 534, où il avait dit : « *bonum effectum* » *satis vidi, si unciam mediam tincturæ cinnamomi in unciis* » *sex aquæ stillantitiæ melissæ, vel similis, diluerem et* » *cochlear talis mixturæ omni bihoris exiberem. Refocilat tale* » *remedium, roborat nec tamen motum sanguinis augendo* » *nocet* ».

M. le Professeur *Plenc* a publié *des remarques sur l'usage de la teinture de canelle* dans les pertes utérines et les a insérées dans la bibliothèque de chirurgie du Nord, ou extrait des meilleurs ouvrages de chirurgie publiés dans le Nord par M. *J. C. Rougemont*, Professeur en l'université de Bonn, sur le Rhin, tom. I.er pag. 408. M. *Plenck* avait vu employer cette teinture par *Van-Swieten*, dans les avortemens avec perte de sang considérable, et avec un si heureux succès, que la perte cessait promptement, quoique l'accouchement ne se fît que quelque temps après. Il l'ordonnait, aberration la nature ne se plie pas à ces périodes régulières que suit l'évacuation menstruelle ; on peut, dans le même cas, en employer d'autres, comme le *macis*, les *noix muscades*, qui n'ont point d'âcreté, dans les cas, surtout, où il n'y a qu'à exciter l'échauffement, pourvu qu'il n'y ait pas d'acrimonie dans le sang et les humeurs, ou des constrictions spasmodiques dans quelque partie du corps.

Macis, Noix Muscades.

Ces substances aromatiques produisent les meilleurs effets dans le cas de diarrhée simple, entretenue par le défaut de cette fonction de l'estomac que *Galien* nomme *paristone*, différente du mouvement péristaltique, par lequel l'estomac et les intestins sont mus, depuis la bouche jus-

---

dit-il, de la manière suivante ℞ eaux de menthe et de mélisse, de chacune trois onces ; *teinture* de canelle, demi-once ; pierre hématit, deux onces ; Sirop de mélisse, une once ; melez et donnez trois cuilèrées tous les quarts d'heure. Depuis ce temps M. *Plenck* dit avoir prescrit ce remède plus de *deux cents fois* dans les pertes utérines pendant et hors le temps de la grossesse, avant et après l'accouchement, avec un succès si heureux qu'il croit que cette teinture guérit les pertes utérines, aussi sûrement *que le quinquina les fièvres intermitentes, et le mercure la vérole* : il confirme ce qu'il avance par onze observations. *Mohrein-heim*, cité dans le même ouvrage, dit aussi s'en être servi avec grand succès ; cependant il rapporte trois observations des pertes utérines qui reconnaissaient pour cause des impuretés bilieuses dans les premières voies et dans lesquelles tous les remèdes qu'on employa et la teinture de canelle même furent sans effet et les malades périrent. *Dans les annales de littérature* médicale étrangère par *Kluyskens*, tom. I. pag. 486, on fait le même éloge de la teinture de canelle qui guérit les pertes de sang aussi sûrement que le quinquina les fièvres d'accès et le mercure la *syphilis*.

ques à l'anus, dont la considération a fait négliger aux modernes, l'autre qui n'est pas moins
important. Nous allons donner une idée de la
manière dont on doit concevoir ce mouvement
de *peristone* : Lorsque le repas est fini, que
l'estomac est rempli, ses deux orifices se ferment
par un mouvement spontané, ses membranes
s'appliquent étroitement sur les alimens qu'il
renferme pour les digérer plus complètement. Ces
rapprochemens, cette contraction, fixés autour
des substances qu'il contient, ne cessent que
lorsque la digestion est faite; on a vu ce mouvement dans les animaux vivans, on a observé
qu'il avait lieu dans les parties des intestins qui
se rapprochaient des parties d'alimens, pour les
élaborer plus parfaitement avant de les chasser
vers l'anus par le mouvement péristaltique; il
arrive que dans des cas de diarrhée le péristone
manque totalement ou se fait imparfaitement,
les alimens obéissant alors au mouvement péristaltique, sont chassés trop promptement et
sans être digérés, ce qui constitue la diarrhée.
Les aromates, en excitant les forces digestives
et fortifiant les principales fonctions des intestins
et de l'estomac, préviennent l'accélération du
mouvement péristaltique; c'est en agissant d'une
manière à peu près semblable qu'on a vu cette
diarrhée se guérir par des alimens difficiles à
digérer, comme par les œufs durs, au rapport
de *Cælius Aurélianus.* Entre le nombre infini de
causes qui peuvent faire naître et fomenter la
diarrhée, il faut reconnaître la suivante : après
les grands effets de la diarrhée, le spasme violent
des intestins, ils restent dans un état de langueur
qui est le principe le plus puissant de la reproduction des spasmes. Les aromatiques sont les
remèdes les plus efficaces pour détruire cet état

de langueur qui renouvelle la concentration spasmodique des forces; il faut toujours observer dans leur usage, les contre-indications qu'exigent des remèdes échauffans. Quelques observations nous font voir que les aromates tels que la noix muscade, pris tous récens et en trop grande quantité, ont une vertu enivrante et narcotique qui produit le délire, les affections soporeuses, comme l'apoplexie; il ne faut pas attribuer cet effet à une vertu narcotique qui réside dans ces substances, mais bien à une qualité enivrante, très-différente de l'autre, qui produit ces affections à la suite de la noix muscade et des autres aromates qui exaltent les forces sensitives à un très-haut degré, et qui ne peuvent se soutenir long-temps dans cet état, sans que leur chute soudaine nécessitée par cette excitation, n'entraine sympathiquement la diminution des forces sensitives dans toute la machine qui produit un sommeil quelquefois si profond, qu'il dégénère en apoplexie. Le délire est produit par ces substances, parce que la sensation qu'elles font sur l'estomac est disproportionnée par sa force à la sensation qu'éprouvent les autres organes, et cette disproportion de l'activité d'un organe relativement aux autres, est une des principales causes qui détermine le délire. C'est cette proportion d'activité qui doit règner entre les divers organes, qui, portée à l'excès dans quelqu'un, est la cause du délire qui survient dans les fièvres aiguës; nous avons un autre exemple de ce délire précurseur du sommeil, causé par l'exaltation des forces sensitives, dans d'autres plantes amères, riches en huile éthérée, comme le safran, le houblon, qui mélangés en grande quantité les rendent plus enivrantes.

Bains de Vapeurs.

Les bains tièdes dont nous avons parlé comme émolliens, tiennent le milieu entre les bains chauds et les bains froids qui sont les deux extrêmes et qui ont cela de commun qu'ils sont des excitans très-puissans, mais qui diffèrent beaucoup dans leur manière d'agir. Les bains d'eau très-chauds sont analogues aux bains de vapeurs ou aux eaux thermales. Les bains de vapeurs en agissant d'une manière analogue à l'action des bains tièdes, c'est-à-dire, en relâchant et en amollissant, ont de bons effets dans les contractions, le retirement des membres des tendons causés par la fatigue, ou parce que ces parties sont le siége d'un catarrhe; ils ont été aussi reconnus comme des excitans et des diaphorétiques puissans, dans les maladies de la peau, même dans celles qui ont des causes vénériennes, soit qu'on employe les vapeurs de l'esprit de vin enflammé avec un appareil convenable et qu'on en suive l'usage avec force et constance. On a vu chez des dartreux dont le visage était couvert de croûtes hydeuses, ces croûtes se détacher et s'enlever pendant l'action de ce remède, parce que les maladies de la peau sont toujours entretenues par un vice de transpiration, vice qui est quelquefois local dans les endroits affectés, mais le plus ordinairement elles dépendent d'un principal vice présent dans l'organe extérieur; les vapeurs en excitant la transpiration contribuent à la guérison de ces maladies. Une manière très-simple d'employer les bains de vapeur est de faire une décoction de plantes appropriées à la maladie qu'on traite et d'en faire parvenir les vapeurs sous le drap ou sous la cuve où se trouve le malade par des tuyaux de communication, ce qui procure des sueurs abondantes et utiles. Il y a deux cas où l'on voit clairement l'application de ces sortes de bains. 1.º Dans l'anasarque ou hydropisie générale du corps. Si on ne considérait l'action des bains que mécaniquement, on serait tenté de croire que par leur effet, qui est de relâcher et de remplir le tissu de la peau, ils devraient plutôt augmenter l'épanchement. Mais si l'on considère cette douce irritation de l'organe extérieur qui rétablit la transpiration sans la forcer, sans la porter jusqu'à l'affaiblissement, on sentira l'utilité des bains en vapeurs dans la guérison, surtout après le bain. Pour corriger son effet nécessaire émollient, on emploie les fortifians externes et internes, comme les frictions sèches, faites avec des linges chauds et empreints de la fumée de substances aromatiques sur tout le corps immédiatement en sortant du bain; intérieurement les martiaux sont très-appropriés.

2.º Dans les ulcères vénériens, en ce que étant des sudorifiques puissans, l'évacuation abondante qu'ils procurent peut être de soi-même utile dans le traitement de ces ulcères où il y a toujours une congestion d'humeurs, qui peut être diminuée par des sueurs copieuses. *Boerhaave*, dans son traité précieux des maladies vénériennes, les employait, lorsqu'elles avaient été rebelles au mercure administré tant à l'intérieur qu'à l'extérieur, de la manière la plus appropriée, en même temps il inondait le malade de boissons sudorifiques. Lorsque l'impression des tisanes qu'il faisait prendre à l'intérieur venait à solliciter puissamment l'organe extérieur, cette sensation jointe à celle que le bain de vapeurs excitait à l'extérieur, procurait une révolution générale, qui indépendamment de l'utilité qu'ont les sueurs dans cette maladie en diminuant la matière morbifique par les évacuations de la peau (1), opérait un grand changement dans la manière d'être du sujet, et qui avait un effet révulsif en altérant singulièrement l'état de l'organe extérieur.

Quoique le mercure soit regardé comme l'unique spécifique de la vérole, il ne faut pas cependant négliger les autres remèdes et fermer les yeux sur leur utilité, ainsi on a souvent vu les sudorifiques guérir radicalement cette maladie, et on ne peut nier qu'une révolution grande, subite et soudaine, très-étendue ne puisse déterminer une heureuse solution, ou du moins, suspendre les symptômes pour très-long-temps; c'est ainsi que nous avons l'observation d'un homme qui fut guéri de la vérole par une

---

(1) Les sudorifiques ont été regardés comme d'excellens remèdes antivénériens. Si l'on consulte la majeure partie des auteurs qui ont écrit sur la vérole, on se convaincra, qu'avec ces seuls remèdes on a opéré des guérisons étonnantes. Voyez le savant traité d'*Astruc*, sur tout ce qui a trait à cette maladie. Il est à observer que les sudorifiques d'une certaine force dont on a souvent trop exalté les vertus dans la cure de la syphilis sont tous exotiques, si l'on en excepte l'antimoine, et que ces remèdes peuvent bien avoir, comme je le pense, outre la propriété de faire suer, celle de combattre et de détruire spécifiquement le virus vénérien; faculté aussi occulte et aussi inconnue pour le dire à la honte de l'art, que le sont toutes les manières d'agir des autres médicamens sur le corps humain; de sorte que d'après cet aveu humiliant il doit suffire, tant au praticien qu'au malade, que les remèdes soient salutaires dans tel ou tel cas de vérole, pour se déterminer à les employer avec confiance, n'importe leur manière d'agir, et sans être forcés de croire, d'après l'assertion de notre auteur, que c'est en poussant tout simplement le virus hors du corps par les pores de la peau ou autrement, qu'ils guérissent les maladies vénériennes.

fièvre maligne pourprée. *Fracastor*, dans son beau poëme intitulé *syphilis*, rappprte qu'un homme s'était guéri de la vérole par un exercice forcé à la chasse; et j'ai une observation d'un forçat sur les galères de *Malthe*, dont cette maladie était bien caractérisée et qui en guérit par des travaux outres (1).

Eaux Thermales salines. Douches et leur effet résolutif.

Boerhaave qui était sujet à exagérer les vertus des médicamens, dit que les eaux thermales peuvent résoudre les tumeurs squirrheuses; c'est un terme indéfini, vague, employé mal à propos et qu'on rencontre souvent dans les auteurs; il est certain que les douches d'eaux thermales peuvent avoir de très-bons effets dans les tumeurs dures, indolentes. *De Bordeu* nous précautionne avec raison contre la vertu immodérée résolutive qu'on attribue à ces eaux; il observe que les effets merveilleux qu'on leur faisait produire ne se répètent plus. Il a très-bien connu comment l'application des eaux thermales et autres sur des parties tuméfiées, ont un effet résolutif;

---

(1) Cependant un médecin serait imprudent s'il considerait un malade comme guéri de la vérole, de ce que à la suite d'un exercice forcé, des symptômes vraiment caractéristiques de cette maladie auraient disparu. Il n'y a rien de si trompeur que la disparition spontanée des symptômes de la syphilis, ainsi que celles qui ont aussi souvent lieu par les seuls effets des préparations au grand remède ; car il n'y a rien de plus commun que de voir survenir bientôt après des symptômes consécutifs qui démontrent que l'infection vénérienne est devenue générale et que pour s'en délivrer le malade a besoin de se soumettre à un traitement plus long et plus méthodique.

c'est en augmentant dans cet endroit la chaleur,
la pulsation des artères ; enfin, en exitant une
fièvre locale, qui peut même devenir universelle.
C'est au mouvement fébrile excité par l'effet
résolutif de ces eaux, qu'il faut rapporter la
rupture des anciennes cicatrices, l'éruption des
corps étrangers et les esquilles d'os renfermées
dans les plaies mal consolidées et toujours plus
faibles que les autres parties du corps. C'est aussi
à cette fièvre qui détermine un mouvement de
congestion des sucs nourriciers où ils sont or-
ganisés par les forces plastiques de la nature,
qu'on doit rapporter la cicatrisation des plaies
anciennes par l'usage de ces eaux. Cette fièvre
générale excitée par les eaux thermales, peut
avoir ses dangers, parce que lorsqu'on ne connaît
leur manière d'agir que vaguement, lorsque les
premières doses n'ont pas l'effet désiré pour un
espoir indéterminé de résolution, on en force
l'application, et que chez les malades où l'on
a mis cette pratique en usage, on excite des
congestions de sang et des humeurs sur la tête
et sur la poitrine, qui ont des suites funestes,
malgré les ressources de l'art les mieux éclairées.

Venel, qui avait adopté les idées de *Bordeu* sur
l'action des eaux thermales, avait bien vu que
l'excitation qu'elles produisent pouvaient déterminer des hémorragies funestes : elles forcent
tellement la transpiration, qu'elles excitent des
défaillances, non par la perte de substance que
cause la sueur, puisqu'on peut en faire des
pertes considérables sans éprouver de syncope;
mais parce qu'en déterminant le mouvement du
sang et des humeurs à la peau, on affaiblit et
même on peut intercepter la circulation dans
le cœur et les principaux organes ; on détruit
ainsi l'harmonie qui doit réguer entre toutes les

fonctions; cette distraction de forces par le défaut de succession naturelle des fonctions de l'économie animale, est très-propre à déterminer un affaiblissement radical qui décide la syncope, qui peut aussi survenir aux hémorragies causées par l'abus des eaux. Elles augmentent, chez ceux qui y sont disposés, la congestion du sang et des humeurs vers la tête, qui produit les affections soporeuses; il faut, lorsqu'on veut en faire usage, éloigner toutes les contre-indications que nous venons d'indiquer.

Elles sont très-utiles dans les affections des parties tendineuses, des aponévroses, des muscles, dans les rhumatismes qui ont duré long-temps et dont ils sont le siége. Il ne faut pas que la fièvre aiguë rhumatismale dure encore, car il serait dangereux de s'en servir dans ce cas; on augmenterait facilement cette fièvre, on ne la guérirait que très-imparfaitement ou accidentellement, en excitant des sueurs critiques, ce qui arriverait très-rarement par rapport au cas où l'on allumerait cette fièvre d'une manière dangereuse. Il ne faut pas non plus que la partie soit affectée de tumeurs œdémateuses, parce que ces eaux, par leur vertu relâchante nécessaire, en relâchant le tissu de la peau de la partie affectée, en faciliterait l'engorgement; il faut aussi faire précéder les révulsions convenables, pour que cette grande dérivation ait lieu, les continuer non-seulement pendant l'usage des bains, mais encore long-temps après, pour entretenir toujours par des diaphorétiques donnés intérieurement, le mouvement des humeurs vers l'organe de la peau.

Cas dans les paralysies, où l'usage des Eaux thermales convient.

C'est une grande question agitée depuis long-
temps de savoir dans quels cas de paralysie peut
convenir l'usage des eaux thermales, soit salines,
soit sulfureuses. Il faut d'abord faire une distinction fondamentale, savoir, si dans le cas de
paralysie par suppression de transpiration, les
eaux thermales seront utiles ou non? on ne peut
répondre à cela qu'après avoir satisfait à une
autre question, qui est : si la paralysie d'une
personne qu'on nous présente est causée par la
congestion du sang et des humeurs sur la tête,
ou l'obstruction des nerfs dans la partie affectée
de paralysie? C'est à cette distinction qu'on doit
rapporter toutes les règles particulières du choix
du malade auquel on veut faire prendre les eaux
thermales; si l'affection dominante et la contre-
indication principale est une tendance prochaine
à une congestion de sang et des humeurs, ou
à une congestion habituelle de ces fluides sur
l'origine des nerfs, le mouvement fébrile introduit dans la circulation par l'usage des bains
chauds ou des eaux thermales, menace d'aggraver
dangereusement cette congestion. Si les signes
manifestes de ce mouvement sont absens, qu'on
voye, au contraire, toutes les apparences d'obstruction dans les nerfs ou dans leurs enveloppes
ou gaînes propres, une hydropisie par infiltration
de sérosité dans le tissu cellulaire de ces membranes, ce qui équivaut à une ligature, intercepte la sympathie des nerfs, des muscles de
quelque membre auxquels se distribuent les ra-
meaux de ces nerfs, avec le reste du système
nerveux; la seule notion analogue que nous ayons

là dessus, est que la ligature d'un nerf inter-
rompant, par une loi primordiale de la nature,
la sympathie des muscles auxquels il se distribue,
avec le système général des nerfs, le mouvement
musculaire y est arrêté et ne s'y produit plus
que par frémissemens, mais non par ces mouvemens constans et forts qu'ils exécutent dans
leur état d'intégrité : la douleur et toutes les
autres sensations de ce muscle ne se communiquant
pas au reste du système animal, il peut encore
perdre la faculté de se contracter ; *Cottuni*, et
d'autres anatomistes ont observé que ces engorgemens dans le tissu cellulaire des nerfs, tant
qu'ils persévèrent, empêchent les mouvemens
des muscles auxquels se distribue le rameau du
nerf affecté ; et c'est en tant que l'engorgement
est résoluble par l'activité du bain, qu'on peut
espérer de rétablir leur sympathie. Un grand
nombre de faits se réunit pour nous prouver
que les eaux thermales doivent être utiles dans
ces cas, et que c'est le contraire dans le cas de
congestion. Ainsi, l'hémiplégie qui survient à
l'apoplexie, la congestion de sang causée par les
bains chauds entretenant et renouvelant l'obstruction des nerfs, ne peut être guérie par les
eaux thermales seules ; ainsi, l'on voit communément qu'une jambe paralysée se guérit plus
facilement par l'usage des douches chaudes qu'un
bras paralysé, parce que dans celle-là l'obstruction
fixe peut être résoute sans que la fièvre locale
qui opère cette résolution se communique dans
tout le système de la circulation et détermine la
congestion dans toutes les parties inférieures,
comme plus éloignées du principe de congestion.
La paralysie reconnaît plus souvent pour cause
l'obstruction dans les parties inférieures que dans
les supérieures, où règne plus souvent la con-

gestion, comme plus proches de l'origine des nerfs, siége ordinaire de la congestion. Ces faits se lient au principe général, que les bains ou douches d'eaux thermales, opèrent beaucoup mieux dans la paralysie avec obstruction fixe, que dans celles où il y a tendance à la congestion. Il est vrai que pour l'application utile de ce principe, cette distinction n'est pas toujours facile à faire; il y a beaucoup d'équivoque, les limites n'en sont pas marquées; il est difficile de déterminer lequel de ces deux états domine, de la congestion ou de l'obstruction locale: c'est ce qui en rend l'usage si difficile, et on ne doit les essayer qu'après beaucoup de préparations.

Elles sont contre-indiquées par un pouls dur, qui est un signe d'une congestion prochaine; elles le sont par l'embarras de la respiration dans l'athsme, affection qui pourrait être augmentée par l'accélération de la circulation du sang, lors même que les contre-indications n'existent pas. S'il y a une lésion grave du cerveau et des nerfs indiquée, par exemple, par le défaut ou perte de mémoire, ou que la grande infirmité du système nerveux la rende susceptible de la formation des congestions, que la maladie soit ancienne, qu'il y ait des signes d'obstruction invétérée, il ne faut pas employer les eaux thermales, qui sont un remède trop énergique, dont l'activité est improportionnée à l'état extrème de la maladie et des forces qui ne pourraient pas supporter l'action trop vive du remède; mais il faut préparer le corps à pouvoir supporter les bains, en relevant les forces et en les retirant en quelque sorte, de cet état paralytique; il faut graduer la chaleur des bains d'eaux thermales suivant l'intensité de la paralysie, plus l'atonie

est forte, plus il faut que la chaleur soit grande.
Une observation judicieuse générale qu'on a faite
dans ce pays-ci, à l'égard des bains de *Balaruc*,
c'est qu'il faut faire une distinction entre les
eaux thermales sulfureuses et les eaux thermales
salines; en général, celles-ci sont moins appropriées dans le cas de contraction, de roideur,
elles réussissent mieux lorsqu'il n'y a qu'acrimonie et sécheresse. Les bains de *La Malou* qui
sont sulfureux, sont plus propres à résoudre les
contractures, elles font mieux leur effet les unes
comme les autres dans un certain degré moyen
de paralysie, auquel il faut savoir l'amener, pour
la rendre plus susceptible de l'action des bains.

Il y a une espèce de paralysie qui se guérit
plus aisément par l'usage des bains, c'est celle
qui est mêlée de spasme, qui a été connue des
anciens, et dont parlent *Alexandre de Tralles*
et *Hippocrate*; elle est compliquée de spasme et
d'atonie dans différentes parties du même membre, où elle se succède rapidement dans le même
membre; elle est plus facile à résoudre, puisque
l'étranglement du nerf n'est pas si complet, en
ce qu'elle laisse passage, quelquefois, à la sympathie nerveuse, et elle rentre dans les cas généraux (1).

---

(1) Il y a une observation très-intéressante à faire sur
l'usage des eaux minérales, tant prises intérieurement
qu'administrées en bains, en douches, ou en application
topique; c'est que les médecins qui les conseillent et les
malades qui se rendent à la source, la considèrent comme
une espèce de piscine dans laquelle il doit suffire de plonger
trois ou quatre fois les malades dans cette source ou d'en
boire quelques verres, pour dissiper les maladies les plus
graves, les plus invétérées et les plus réfractaires aux secours
de la médecine.

Aussi, qu'arrive-t-il de là? c'est que les malades s'en

Bains froids.

Floyer et *Bernard* ont donné un ouvrage où ils parlent fort au long des vertus des bains froids, et leur ont attribué une efficacité singulière dans certaines maladies, dans celles des nerfs, surtout dans les affections hystériques, convulsives, maniaques, paralytiques ; dans le rakitis et l'hydropisie. La méthode de prendre ces bains était de plonger tout-à-coup les malades dans l'eau froide, et de les y tenir pendant trois jours jusqu'à neuf minutes, une fois par jour ; cette manière était préférable à celle de faire entrer graduellement le malade dans le bain ; car *Galien* a vu alors se produire un *horror*, un frisson, qui pourrait avoir de suites funestes lorsqu'il est poussé trop loin ; au lieu que l'immersion subite produisant un saisissement nuiversel, empêche la formation d'un spasme particulier, et sa concentration sur une partie, parce que ce spasme ne peut s'isoler quand l'impression est générale : on a ajouté une autre précaution qui a paru de peu de conséquence à quelques auteurs, qui est de plonger la tête la première en entrant dans le bain froid, pour prévenir la congestion du sang et des humeurs vers le cerveau. Il est certain que la constriction spasmodique que le bain détermine sur l'habitude

retournent souvent comme ils y avaient été, et accusent ces eaux d'inefficacité, tandis que le défaut de succès n'est dû qu'à ce qu'ils n'ont pas fait un usage soutenu du remède, sur lequel ils auraient peut-être pu compter, s'il eut été administré plus long-temps. Je puis citer mon expérience, ayant fait les fonctions d'inspecteur des eaux minérales de Balaruc, en remplacement de Feu mon malheureux fils ainé pendant deux saisons.

du corps, et qui se répète plus ou moins profondément, peut produire le refoulement des fluides vers un organe qui ne participe pas à ce resserrement, cette précaution trouve mieux sa place dans l'administration des bains chauds; mais dans les uns et dans les autres il vaut mieux prévenir la congestion du sang vers la tête par les résolutifs et les remèdes appropriés.

On a fait en *Angleterre*, un plus grand usage des bains froids qu'on n'en fait actuellement; ils en faisaient prendre au sortir du lit aux enfans qui avaient des engorgemens des glandes et du mésentère qui produisaient l'atrophie mésentérique. Dans cette maladie, melée de convulsions et de paralysie qu'on nomme la danse de S.t-*With*, et dans d'autres affections convulsives, ils ont pu y être conduits par les heureux effets qu'ils ont dans le rachitis (1); comme je l'ai vu

---

(1) Je n'ai jamais conseillé les bains froids dans les maladies par atonie, et surtout d'y plonger subitement tout le corps de mes malades à l'exception de la tête, le matin en sortant du lit, sans en retirer de très-bons effets. Appelé pour un des fils de M. L. A. Négociant de Montpellier, âgé d'environ cinq ans, je lui trouvai la peau mole, la tête grosse, les os des extrémités gonflés à l'endroit des articulations, une gibbosité commençante, les os des deux jambes courbés, etc. Je conseillai l'usage des alimens et des boissons toniques; de le faire coucher sur les plantes aromatiques; de lui donner tous les matins une prise d'une poudre composée de racines de garance, de fougère-mâle et de safran de mars; de lui faire boire par dessus chaque prise, un verre d'une infusion de racines de garance, de rhubarbe vineuse. Je recommandai sur toutes choses de mettre cet enfant tous les matins subitement dans un bain froid, même s'il était possible à la glace, en sortant du lit. Ces remèdes furent bien exécutés pendant dix mois, malgré les cris de l'enfant et le blame des commères par la fermeté de la mère. Cet enfant, aujourd'hui âgé de quinze ans, guérit radicalement et jouit présentement d'une santé athlétique,

moi-même; et ils sont partis de cette induction
pour s'en promettre de bons effets dans le
carreau, ou atrophie mésentérique des enfans;
mais c'est une pratique peu fixe et qui ne réus-
sira que dans un petit nombre de cas; car l'effet
physique du bain froid, en frappant le corps de
l'enfant, est de déterminer une crispation spasmodique, un resserrement des fibres de tout le
corps, qui peut s'opposer à la fonte des obstructions mésentériques, ou autres qu'on se propose
de résoudre, et nuire plus qu'ils ne seraient
utiles, en donnant des forces au principe vital;
mais lorsqu'il ne s'agit que de donner de la
force, de la vigueur et de l'activité, en un mot
de fortifier la constitution, et qu'il n'y a aucune
des contre-indications qui en prohibent l'usage,
il est certain que les bains froids sont un remède
puissant et que rarement ils manquent leur effet.

Il est vrai qu'en *Angleterre* on a suivi *Floyer*
et qu'on a multiplié et étendu l'usage des bains
à un trop grand nombre de maladies; mais
aussi, dans d'autres pays l'on est tombé dans
l'excès opposé et on a négligé la considération
de leurs puissants effets; c'est un travers de
l'esprit humain, dit *Schellamer*, de corrompre les
plus grands remèdes en leur donnant une exaltation trop grande, et en s'en dégoûtant par de
légers inconvéniens que leur abus produit. *Whit*
dit qu'il n'y a pas de plus puissant remède pour
fortifier l'ensemble du système nerveux, ils conviennent surtout à ceux qui sont attaqués de
consomption dorsale, dont la constitution est
épuisée par les plaisirs vénériens. Cette assertion
mérite cependant quelque modification. J'ai été
consulté par un homme qui était dans ce cas,
à qui les bains ne réussirent pas, parce que sa
constitution était trop affaiblie pour supporter

l'activité de ce remède. Le même auteur donne aussi un bon conseil, c'est qu'on peut avec moins de risque, faire user de bains froids aux gens gras qu'aux maigres; mais avant de voir l'effet physique du bain froid, qui est d'exciter les forces du principe vital, il faut considérer leur effet physique nécessaire qu'on ne doit pas négliger, de même qu'on ne doit pas s'y attacher exclusivement. L'eau froide en s'appliquant sur le corps, fait tomber le degré de chaleur vitale au dessous de l'état naturel et produit du froid qui pénètre plus ou moins profondément l'habitude du corps : chez les personnes qui ont de l'embonpoint, il y a à la surface du corps une couenne épaisse de graisse qui s'oppose à la pénétration du froid, qui empêche qu'il ne soit transmis profondément; de plus, il y a généralement chez ces sortes de tempéramens moins de sensibilité, moins de susceptibilité de s'affecter pernicieusement du choc violent de deux mouvemens en sens contraire, imprimés à la nature par l'effet physique du bain. Les gens maigres, au contraire, sont éminemment nerveux, en prenant ce mot dans le sens des anciens, abondans en parties sensibles et qui pourraient être offensées par la transmission du froid, qui chez eux est plus facile. Il faut être très-sobre dans leur usage chez les sujets où il y a quelque lésion d'organes particuliers; car comme dans l'opération du bain, il se fait un choc violent entre les mouvemens contraires imprimés au principe vital, un organe relativement affaibli se ressent plus particulièrement de ce grand ébranlement, qu'il faut considérer d'une manière abstraite et non mécanique, que souffrent les forces du principe vital, qui peut être pernicieux à ce viscère affecté. La vraie manière de concevoir l'action du bain froid pour augmenter les forces radicales du principe vital, est de s'y prendre par les faits indépendans du refroidissement physique occasioné par l'application de l'eau froide; il se fait un saisissement à l'habitude du corps qui se répète plus profondément à l'intérieur ; car, outre la contraction musculaire dont les effets sont visibles, il y a un mouvement de contraction lent, insensible, qui n'en est pas moins une force qui anime les parties moles vivantes et qui peut subsister avec le mouvement musculaire; c'est cette contraction vive tonique de la peau (car quoiqu'elle ne soit pas musculaire, elle en est susceptible lorsque un air froid vient frapper la peau qui était dans un état de chaleur), qui fait faire ce que nous appelons *chair de poule*, qui a lieu aussi lorsque c'est l'eau froide qui s'applique sur l'habitude du corps, et les progrès à l'intérieur de la sensation excitée par le bain froid, fait répéter sympathiquement à la nature d'une manière plus ou moins étendue dans le corps ce resserrement des fibres, d'où naît la diminution physique de la chaleur vitale qui est entretenue par le froissement des fibres agitées par le principe vital d'un mouvement insensible; mouvement, qui lorsqu'il est arrêté par le froid qui produit un rapprochement fixe des molécules des fibres, est suivi d'une diminution de chaleur vitale; ce refroidissement est double, l'un physique causé par l'application de l'eau froide à la peau qui est chaude, l'autre en arrêtant les mouvemens générateurs de la chaleur vitale fait tomber cette chaleur à un moindre degré que dans l'état naturel qui est le 95.ᵉ degré au thermomètre de *Farenheit*. Il y a dans chaque homme un foyer intérieur

comme un feu central qui entretient toujours
au même degré fixe la chaleur vitale de l'homme,
quelle que soit la température de l'atmosphère;
mais lorsque l'impression du froid a arrêté ce
mouvement générateur de la chaleur, le principe de vie qui entretient toujours à l'intérieur
la même température, comme le prouve un
thermomètre plongé dans la bouche d'un homme
qui est dans le bain froid, il est sollicité de se
débarrasser de ce froid mortel qui gagne l'intérieur et par les lois primordiales qui le régissent, il ramène ces mouvemens générateurs qui
doivent soutenir la chaleur vitale au degré qui
est naturel à chaque individu; la nature affecte
alors en sens contraire deux actes, l'un de crispation spasmodique, tonique qu'elle opère après
y avoir été déterminée par le froid; et l'autre,
des mouvemens générateurs de la chaleur qui
sont excités dans les parties internes; elle est
frappée de ces deux mouvemens dans les parties
intermédiaires, soit internes, soit externes, ou
encore de tous les deux ensemble dans la même
partie et de ces deux, dont l'un tend à faire
tomber la chaleur vitale, l'autre s'efforce de la
soutenir dans ce degré déterminé par les lois
primordiales, il ne peut résulter qu'une excitation violente des forces du principe vital, qui
l'anime, lui donne une nouvelle vigueur bien
propre à le faire rentrer dans l'ordre naturel de
succession des fonctions de l'économie animale.
Cette opposition, ce choc vif employé à propos
en donnant une nouvelle activité au principe
vital, fait qu'il exécute avec beaucoup plus de
facilité les fonctions qui lui sont propres et qui
se lient par un ordre de succession plus naturel
et plus constant. Ce renouvellement et cette
excitation de forces agissantes, déterminent l'aug-

mentation de la force totale et radicale, puisqu'elles sont en rapport avec l'intensité et l'excitation aisée de la succession constante des
fonctions de l'économie animale. On compren-
dra facilement, d'après cette explication, cette
règle qu'il faut suivre dans l'usage des bains
froids, qu'il faut d'autant plus insister sur leur
continuation, que le malade en sortant du bain
recouvre plus promptement la chaleur naturelle,
et qu'il faut s'en désister s'il reste long-temps
à la reprendre, c'est-à-dire, que lorsque la nature
est vigoureuse, le principe vital détruit l'effet
du saisissement frigorifique, et ne tarde pas à
rétablir après le bain le degré de chaleur vitale
dans toute l'habitude du corps, il excite même
alors la sueur. Mais si la faiblesse de la nature
laisse persévérer l'extinction de la chaleur vitale,
c'est une marque qu'elle n'est pas susceptible
de cette augmentation de forces agissantes et
radicales sur lesquelles le bain froid ne peut
avoir de bons effets.

C'est aussi un remède fort utile dans les fièvres ardentes, dans les fièvres hectiques, qui sont
des fièvres ardentes continues et chroniques, dans
cet état contre nature où il y a habituellement
une excitation trop forte des mouvemens pro-
ductifs de la chaleur, ce qui constitue cette
maladie qui n'a pas été vue par les médecins et
les auteurs qui ont classé les maladies, mais que
Lieutaud a bien connu sous le nom de *calor
morbosus*, qui est une maladie très-réelle et qui
est avantageusement combattue par les bains
froids; il ne faut pas dans ce cas-ci considérer
seulement leurs effets momentanés frigorifiques,
mais aussi celui qu'ils ont en augmentant les
forces radicales, d'empêcher la production des
mouvemens calorifiques. On peut regarder cette

maladie comme un état de notre corps où les causes morbifiques déterminent le principe vital à prodiguer ses forces agissantes, ce qui altère le système des forces radicales en rompant la proportion qui régnait entre l'intensité d'action de différens organes, et contribue à leur augmentation; les bains froids agissant alors autant comme fortifians que comme rafraîchissans, en regardant comme fortifians, non les remèdes qui exaltent toujours plus le degré d'action des forces agissantes du principe vital, mais qui rendent le même principe capable de produire le même degré de ses forces, le plus naturel dans l'ordre et le plus conforme à la nature. Ainsi dans l'infirmité de l'estomac, qui est vraiment nerveux, jointe à un pouls fébrile, le véritable fortifiant de cet organe ne sera plus celui qui accélérera et augmentera le mouvement de la circulation; mais bien celui qui en faisant tomber le mouvement fébrile du pouls, le ramènera à l'état le plus naturel de cette fonction, qui en diminuant l'excès des forces agissantes, remettra dans leur proportion et dans l'ordre de succession le plus conforme à la nature, les fonctions de l'économie animale, ce qui est le principe le plus puissant de la régénération des forces vitales et radicales. Ainsi, dans le cas d'échauffement maladif, c'est-à-dire, dans cet état où les causes morbifiques déterminent l'exécution trop active des mouvemens générateurs de la chaleur vitale, en donnant un remède qui fasse rentrer ces mouvemens désordonnés dans leur degré d'énergie propre, non par l'effet momentané du bain, mais parce que le bain froid fortifie la nature quand il est bien placé, de manière qu'elle n'obéit plus aux forces morbifiques qui lui faisaient produire la chaleur.

De même que dans notre-âme qui est un être indivisible, les métaphysiciens reconnaissent deux facultés différentes, qui sont l'entendement et la volonté, facultés qu'on ne peut bien saisir qu'en les considérant à part; ainsi, dans le principe vital qui est un, il faut considérer deux sortes de forces qui lui appartiennent, dont on ne peut se faire une idée juste, qu'en les considérant séparées, soit dans l'état de santé, soit dans l'état de maladie, soit dans la manière d'agir des médicamens, soit dans leur influence réciproque.

Ainsi, le bain froid qui est fortifiant en agissant sur les forces toniques motrices, en portant immédiatement son action sur les forces sensitives, indépendamment des forces toniques, devient antispasmodique; c'est-à-dire, qu'il altère la manière d'être vicieuse de la sensibilité, qui en change et en rétablit l'ordre naturel. C'est l'effet fortifiant de l'eau froide qu'il faut rapporter son utilité dans plusieurs cas de flux, de contusions, où les fibres tiraillées, fatiguées par une extension forcée, prennent un degré de sensibilité porté beaucoup au-dessus de celui qui lui est propre, ce qui y détermine une douleur violente et une sensation qu'on ressent, mais qu'on ne peut définir exactement. Elle peut naître de différentes circonstances, de l'état physique des fibres, tantôt de tension, tantôt de relâchement; les parties dures, en se ramollissant, deviennent susceptibles de douleur auxqu'elles elles ne l'étaient pas auparavant; dans les parties molles, au contraire, une tension forcée les rend plus aptes à ressentir de la douleur, d'après les impressions auxquelles, dans toute autre circonstance, elles auraient été insensibles, les douleurs qui surviennent aux os lorsqu'ils sont affectés de cette maladie rare dans laquelle ils deviennent mous.

Dans les parties molles il faut reconnaître deux causes principales de douleur, l'une est l'extension forcée, l'autre est la fluxion d'humeurs déterminées sur cette partie par l'irritation que causent les tiraillemens douloureux dans les aponévroses, dans les membranes, les muscles. L'application de l'eau froide rendant à ces fibres fatiguées par cette extension, leurs facultés naturelles qu'elles avaient perdues par l'affaiblissement relatif occasioné par le choc, le déchirement ou toute autre solution de continuité, elle les défend de ces tiraillemens qui déterminent la douleur et le flux des humeurs, en redonnant cette faculté de se contracter aux fibres trop tendues, elle fait cesser les deux causes principales génératrices de la douleur. C'est à un effet sensible d'augmentation de force contractile qu'on doit attribuer l'utilité de l'eau à la glace appliquée sur le front dans certaines maladies de tête, comme l'a vu *Merly*; mais il ne faut pas, à l'exemple de cet auteur, lui attribuer une vertu narcotique. *Vanderlinden* a fait une dissertation particulière sur l'application de l'eau à la glace.

Glace et Eau froide.

Les anciens appliquaient dans les fièvres ardentes des topiques rafraîchissans, comme l'eau à la glace et le vinaigre: c'est une pratique qui, dans beaucoup de cas, doit être dangereuse, et qui, comme beaucoup d'autres remèdes employés par les anciens, a été abandonnée par les modernes, qui ont trouvé plus commode de simplifier l'art que la méthode (1).

_____

(1) La glace, si j'en juge par les bons effets que j'en

Les épithêmes froids sur le front peuvent être utiles dans plusieurs cas de fièvre ardente et autres, où il y a menace de congestion de sang et des humeurs vers la tête, qui va se faire prochainement et qui pourrait être dangereuse ; on peut, par l'application de ces topiques, empêcher que le sang ne s'y porte avec autant de force, mais il peut se faire aussi que la congestion de sang soit déjà faite, qu'elle soit arrêtée et fixée, qu'il y ait stase de ce fluide dans les vaisseaux de cerveau, et ce n'est qu'avec beaucoup de sagacité qu'on peut déterminer si l'affection dominante est la congestion prochaine ou la stase déjà décidée. Il peut bien arriver que ces obstructions qui ont lieu très-souvent, soient dissipées par l'application de l'eau froide, et qu'elle opère l'effet qu'on se propose, qui est de resserrer le calibre des vaisseaux, d'en exprimer, d'en chasser le sang ; mais elle a alors un inconvénient d'un autre genre qui est de produire la constriction des vaisseaux qui a aussi son danger et dont souffrent les origines des nerfs, en ce qu'elles ne sont pas abreuvées du sang, nécessaire non pour la filtration des esprits animaux, mais pour y conserver l'état de chaleur et les autres affections naturelles à cet organe ; circonstance très-essentielle à laquelle on ne saurait faire trop d'attention.

Leroi a guéri une violente hémorragie du

---

ai obtenu, forme un excellent topique, dans les cas de pléthore rarefactive, appliquée sur la tête dans les hemorragies nasales. Par cet excellent topique j'ai guéri plusieurs amaurosis, et je l'ai faite concourir en l'appliquant conjointement avec le bandage de *Paré*, que *Theden* s'est attribué à la prompte guérison des entorses récentes. *J'ai consigné ces observations dans* les annales de la société de médecine pratique de Montpellier, société fondée par mon malheureux fils aîné, tom. I.er, année 1803, pag. 162.

canal de l'urètre, qui menaçait du plus pressant danger, en appliquant sur les cuisses et les jambes de l'eau à la glace. On a employé le même secours dans d'autres hémorragies, on en rapporte des exemples dans les transactions philosophiques; ainsi, on s'est servi d'épithèmes faits avec le camphre, le nitre et le vinaigre, sur la région épigastrique pour arrêter les hémorragies.

Il faut être réservé sur l'usage de l'eau froide, et surtout sur celui de l'eau à la glace dans les hémoptysies, et l'employer seulement dans le cas où il y a un danger extrême. Si on n'arrête pas l'hémorragie; il faut alors la faire boire en abondance et s'occuper ensuite des mauvais effets qu'elle pourrait produire, indépendamment des bons. C'est une bonne pratique, dans l'hémoptysie, de faire boire beaucoup d'eau froide à petits coups, et de faire prendre à froid tous les alimens; mais il est peu de circonstances de ce genre où il faille employer l'eau à la glace. Et ce à quoi on n'a pas fait assez attention, c'est qu'on doit administrer l'eau plus ou moins froide; ce degré de température fait beaucoup plus qu'on ne croit communément, en ce qu'il peut être on trop fort ou trop faible. L'estime ou l'appréciation de ces différens degrés, pour mieux l'approprier à l'état du malade, n'est pas indifférente; ainsi, l'eau à la glace ne doit être mise en usage que dans les cas extrêmes. De plus, dans celui des hémorragies, dans les intervalles du spasme qui constitue la congestion hémorragique lorsqu'il n'y a plus de danger de répercuter; elle pourrait aussi avoir des effets funestes, si on l'employait, par exemple, lorsque la partie qui est le siége du flux sanguin, est affectée de spasme; il faut donc bien faire attention de s'en abstenir dans ce cas, autrement on pourrait fixer et augmenter le spasme, et produire des accidens fâcheux, mais lorsque l'infirmité de la partie qui est le terme de la congestion est l'affection dominante, on peut alors employer l'eau froide, l'eau à la glace, et d'autres topiques de ce genre, avec le plus grand succès. Nous avons vu, en effet, que dans la méthode analeptique de traiter ces maladies, il faut reconnaître deux causes qui les détermi- nent, ou c'est le spasme fixé dans l'organe qui souffre, ou dans ceux qui sympathisent avec lui, ou c'est l'atonie de l'endroit qui est le terme du flux sanguin qui en détermine la reproduction.

Nous avons vu que l'usage de l'eau glacée serait d'un emploi très-équivoque dans le premier cas, et nous devons sentir que dans le second, elle doit être de la plus grande utilité, en don- nant à la partie affectée, par son effet fortifiant, la vigueur nécessaire pour résister aux causes qui déterminent le flux sanguin. Dans les sueurs colliquatives et forcées des phthisiques, il est souvent utile, pour les arrêter, d'exposer le malade à l'air frais; mais on remplit plus sûrement ce but en frottant l'épine du dos du malade, et les extrémités avec une éponge im- bibée d'eau froide, et encore mieux lorsqu'on y joint le vinaigre; effet que nous ne devons pas expliquer par l'état physique que fait naître le bain froid, mais par le saisissement, la cons- triction spasmodique de la peau, déterminée par l'irritation que cause l'eau froide, et qui fait obstacle aux mouvemens de l'organe extérieur qui produit la transpiration outrée, sur quoi nous devons observer que nous ne devons pas regarder la transpiration comme une filtration de l'humeur perspirable à travers les pores de la peau, comme à travers d'un crible, manière le plus générale- ment répandue de concevoir cette action, mais comme une fonction propre de l'organe extérieur qui, chez ces sujets, est excitée vicieusement et détermine ainsi une transpiration outrée. La contraction spasmodique imprimée à la peau par l'action du bain froid, change et arrête les mouvemens trop exaltés de la fonction de l'organe externe; nous citerons une observation qui vient très-bien à notre sujet, faite par M. ***, médecin ingénieux de ce pays-ci.

Un officier après avoir couru la poste pendant les plus grandes chaleurs de l'été, en arrivant à *Montpellier*, tomba de cheval dans un état d'asphyxie, c'est-à-dire, qu'il éprouva une perte générale de forces et de mouvement. Ce médecin le fit couvrir de glace et obtint un effet complet; car le malade après avoir été traité convenablement, guérit totalement. Il arrêta de cette manière les mouvemens forcés de la transpiration excitée par l'exercice violent et qui avait produit une déperdition considérable d'humeurs. Il remédia en même-temps à la distraction vicieuse du principe vital, que l'exercice devait avoir déterminé sur divers organes, ce qui avec la perte d'humeurs avait été la cause de l'asphyxie; car nous avons déjà dit que lorsque le principe, vital agit en même-temps dans plusieurs organes avec un effort considérable, il se fait une distraction ruineuse des forces de la vie qui les détruit radicalement et produit la défaillance et la mort.

Utilité de l'Eau froide en Douches pour la paralysie.

Platner a fait une dissertation particulière sur l'utilité de l'eau froide en douches dans la paralysie et autres affections analogues, en excitant les forces vitales par la réciprocité des mouvemens en sens opposés, imprimée à la nature par l'effet irritant du bain. L'eau froide peut aussi être d'un excellent usage dans l'affection nerveuse des organes digestifs; car il faut distinguer un état nerveux général de la constitution qu'on nomme *nervopathie*, et celui qui affecte particulièrement un organe; ainsi quand les organes digestifs sont attaqués d'un état nerveux, cela se reconnait aux vomissemens, aux vents, et comme l'a dit *Celse*, *ubi attollitur tonus intestinorum et ventriculi*. On peut faire usage de l'eau froide prise intérieurement, elle agit comme fortifiant, pourvu que le malade ne soit point d'une constitution trop faible, qu'il n'y ait point d'improportion entre la maladie et l'activité du remède, entre l'état de la nature et l'effet qu'on veut produire; car dans ce cas-là les bains froids en éteignant ce qui reste de forces seraient nuisibles.

Les douches d'eau froide sont aussi très-utiles et d'une très-grande efficacité dans le sciatique, et le rhumatisme. L'alternative du réfroidissement par l'effet du bain et du réchauffement qui succède par les forces de la nature, donne une vigueur et une activité singulières aux organes extérieurs qui les fait résister au mouvement de fluxion et les empêche de devenir le terme d'une fluxion nouvelle rhumatique. Nous avons un exemple de cette utilité des bains froids dans les constitutions affaiblies, dans la personne d'*Auguste*, dont le corps était affligé de différentes fluxions et que son médecin *Antonius Hexa*, rétablit par les bains froids.

Après avoir rapporté les observations qui font voir la vertu fortifiante qu'ont les bains d'augmenter les forces non-seulement d'un organe particulier, mais encore de toute la constitution, nous allons parler des faits qui peuvent se rapporter à leur vertu anti-spasmodique, par laquelle ils altèrent et changent l'état des forces du principe vital, font cesser la concentration de ces forces dans un organe particulier qui est affecté de spasme, et dénature cette affection du principe vital, en corrigeant l'exercice vicieux et outré qu'il fait de ses forces dans cet organe.

Hippocrate avait déjà employé l'eau froide dans cette affection convulsive qu'on nomme *tétanos*; il la versait à sceaux et très-froide sur le corps du malade mis à nud, il résolvait ainsi le spasme; il a été imité par *Valescus de Tarenta*. Le tetanos est suivant la notion générale qu'on attache à ce mot et qui n'est pas celle que lui attachait *Hyppocrate*, le roidissement des muscles de tout le corps, principalement de ceux de l'épine du dos, ce qui fait que le corps est roide et tendu. Il y en a une autre espèce qu'on nomme *emprosthotonos*, lorsque le malade est courbé en avant par la contraction prépondérante des muscles antérieurs; *épisthotonos* lorsque le malade est courbé en arrière, lorsque cette affection est fixe dans les extrémités, elle y constitue la crampe; mais ce ne sont-là que des aperçus vagues et généraux sur la crampe et le tetanos, qui ne nous instruisent point sur la nature de ces maladies. Nous dirons que c'est un gonflement douloureux, et un endurcissement d'un ou de plusieurs muscles fixés sans agitation convulsive; ainsi, lorsque la crampe attaque les muscles gastrocnémiens, l'articulation du talon auquel ils s'attachent n'est pas mise en jeu par la contraction de ces muscles, et voilà ce qu'on n'a pas vu. Cette contraction est celle que nous appelons musculaire, dont l'effet est vif et prompt, mais

parce qu'elle est opérée par le mouvement tonique qui, quoique lent et insensible, peut
cependant porter la contraction à un degré
beaucoup plus fort que l'action musculaire proprement dite. Par cette contraction, le muscle se
durcit et se gonfle par un progrès lent qui donne
aux muscles antagonistes le temps d'employer
les forces toniques qui leur sont propres, pour
résister avec effort au jeu de l'articulation déterminée par l'action tonique à laquelle ils auraient cédé si la contraction eût été rapide.

Hippocrate et *Galien*, par le malheur du peu
de lumières de leur temps, ont mal expliqué la
formation du tétanos, et la manière d'agir de
l'effusion abondante d'eau froide lorsqu'il y a
crampe; les fibres des muscles sont tellement
rapprochées par cette contraction, qu'ils deviennent trop courts et sont obligés de se tordre.
C'est cette contraction qui excite la douleur;
lorsque la crampe ayant pris à la jambe dans
le lit, on la sort à l'air, ou qu'on l'applique au
pavé froid, on la fait cesser, parce que cette
sensation vive et soudaine fait une impression
particulière au principe qui anime le muscle,
et fait cesser cette affection du principe vital qui
déterminait la crampe et le tétanos.

On a répété cette pratique du père de la médecine dans le traitement de l'hydrophobie; nous
lisons, dans le premier volume de l'Académie des
Sciences de Paris, qu'on guérit un hydrophobe
en l'attachant nud à un arbre, et en l'inondant
de plus de cent sceaux d'eau froide. Des médecins
de nos jours traitent des maladies de nerfs par
l'usage des bains froids continués pendant long-
temps, et pallient par là, d'une manière heureuse,
l'état vaporeux invétéré. Ces bons effets de l'eau
froide dans ce cas, tiennent au principe déjà

exposé, savoir : que cette irritation pénètre intimement le corps, change profondément l'idée du principe vital, et, pour me servir de l'expression de *Vanhelmont*, ce mouvement double et réciproque excité par l'effet de cette irritation. dénature la manière d'être des forces sensitives et motrices dans la production des mouvemens spasmodiques, et force l'habitude que le principe vital avait contractée de faire naître dans ces personnes vaporeuses des mouvemens anti-spasmodiques. Cette utilité des bains froids long-temps prolongés, est fondée sur une méthode perturbatrice, quoique ceux qui les emploient déclament contre cette méthode. Il y a dans l'hydrophobie une affection mélancolique et spasmodique très-étendue et très-générale. La grande révolution que produit l'irritation de l'eau froide, fait perdre au principe vital l'habitude de cette affection spasmodique qui constitue la rage ; cela est si vrai, que les véritables remèdes de cette maladie, ceux dont l'application a le plus généralement un heureux succès, sont les anti-spasmodiques, parmi lesquels il faut compter l'immersion dans l'eau à la glace et les bains de mer.

On s'occupe beaucoup encore aujourd'hui de la recherche des spécifiques de la rage, mais on ferait beaucoup mieux encore, si le mercure, le musc ne sont pas suffisans, au lieu de chercher le spécifique que l'on ne découvre le plus souvent que par hasard, de s'attacher à administrer d'une manière méthodique les remèdes que nous avons déjà indiqués.

L'eau froide agit non-seulement comme anti-spasmodique lorsqu'elle est appliquée à l'extérieur ; mais aussi à l'intérieur lorsqu'on la boit et qu'elle est reçue dans l'estomac dans le cas d'état nerveux des organes digestifs, même dans la colique. Il ne faut employer l'eau froide que lorsque le spasme des intestins est l'affection dominante, qu'on n'a pas à craindre une dégénération actuelle ou prête à se faire, ou l'inflammation de quelque organe ; car l'inflammation complète de quelque partie est une contre-indication absolue à l'usage de l'eau froide. *Sanctorius* et *Cimbalde*, témoins respectables, nous sont des garans des bons effets de l'eau froide, même dans les coliques humorales bilieuses. Le dernier rapporte l'observation d'une femme nouvellement accouchée qui se plaignait de douleurs vives au dessus du pubis, qui furent calmées par l'application de linges imbibés d'eau froide sur la partie; et celle d'une jeune fille qui, attaquée d'une fièvre de mauvais caractère avec perte de voix et avec convulsions, fut guérie par l'affusion de l'eau froide; mais lorsqu'on emploie ce remède dans ce cas, il faut faire attention que les forces soient plutôt opprimées qu'éteintes. J'ai guéri de même avec beaucoup de facilité une vieille fille attaquée d'une fièvre de mauvais caractère, accompagnée d'un délire critique. Dans tous les où il n'y a pas d'inflammation, les bains froids, en en tempérant le degré de froideur d'une manière convenable et appropriée, peuvent être d'un grand secours (1).

---

(1) Aucun praticien ne doute aujourd'hui des bons effets de l'eau froide et même de la glace, tant en application, que prise intérieurement, dans les céphalalgies, les migraines, la phrénésie, les hémorragies nazales, les vomissemens de sang, en topique sur l'épigastre dans les hémorragies utérines. Intérieurement pour les vomissemens de sang, pour les fièvres ardentes, les fièvres bilieuses. Quelques années de pratique sont plus que suffisantes pour fournir des occasions d'employer ce moyen héroïque avec succès.

DES ANTI-SPASMODIQUES ET DES TONIQUES.

Les toniques dont nous allons parler ne sont pas ceux auxquels on donne communément ce nom en médecine. A les prendre dans une acception rigoureuse, il n'y en aurait que deux, le fer et le quinquina, encore le fer étant un vrai excitant, il n'y aurait de vrai tonique que le quinquina.

On donne en médecine le nom de *ton*, à la faculté motrice d'une partie vivante, et on appelle médicamens *toniques,* les remèdes qui augmentent cette faculté motrice. Dans ce sens, on peut dire que les cordiaux sont toniques, mais il faut se faire une idée plus exacte de la manière d'agir des remèdes de cette classe : pour cela il faut savoir que le principe vital a deux sortes de forces, celles que nous nommons *sensitives* et les *motrices ;* que les premières ont sur les dernières une certaine influence ; ainsi les forces sensitives mises en action par quelque cause non naturelle et étrangère à notre corps, excitent des mouvemens correspondans, exécutés par les forces motrices. L'influence des forces sensitives du principe vital sur les *forces motrices* , se manifeste dans la contraction des organes irritables, lorsqu'ils sont excités par des causes extérieures ; mais cette influence existe sans doute pareillement dans l'économie animale, où une infinité de causes d'irritation excitent les mouvemens des différens organes. Lorsque les alimens sont reçus dans l'estomac, leur impression se communique d'abord aux forces sensitives, dont l'excitation détermine l'action des forces motrices propres à cet organe. Elles ont aussi leur degré d'influence réciproque sur les forces sensitives, mais elle est plus rare et moins déterminée. Le degré moyen d'influence des forces sensitives sur les forces motrices, le *tenor mediocris et constans virium*, le plus conforme à la nature uniformément établi dans tout le système des forces, constitue ce que nous appelons *stabilité d'énergie*.

Puisque nous parlons toujours de *nature*, que ce mot revient à chaque pas dans la médecine, que, suivant *Boerhaave*, le médecin doit être son esclave, il ne sera pas inutile de se faire une idée plus exacte que celle qu'on a communément sur cet objet. Il faut distinguer deux sortes de nature, l'une individuelle propre à chaque homme, l'autre universelle générale à tous les hommes, celle à laquelle le médecin doit toujours se rapporter, qui est le modèle idéal le plus parfait de la nature individuelle. Comme le type du beau et du bon est idéal, et que c'est à ce type que nous portons nos jugemens sur la beauté dans les objets qui nous frappent et nous flattent, nous devons en médecine, nous former une idée de la nature universelle d'après l'ensemble et le tableau des observations connues, où elle a été salutaire dans plusieurs cas de maladie. Ainsi en prenant pour exemple un malade attaqué de fièvre ardente, il ne faut pas que le médecin suive le mouvement et les affections particulières de la nature de cette maladie, qui exciterait ou diminuerait cet état; mais il doit se représenter l'ensemble des faits observés dans la fièvre ardente qui peuvent lui apprendre, quelles sont en général les affections par lesquelles il a produit des mouvemens salutaires dans certains sujets; c'est à ces mouvemens qu'il doit tâcher de se conformer *ut parturiant sanitatem*, et qu'il doit s'efforcer dans la nature individuelle qui n'y tend pas, de les y exciter. C'est cet état des forces sensitives et motrices du principe vital où il y a un certain rapport d'influence entre l'activité, la constance et le mode de ces forces les plus conformes à la nature universelle, que nous procurons par les médicamens toniques; ils rétablissent la stabilité d'énergie considérée dans l'homme en général.

Quinquina.

Le *quinquina* est le premier des toniques; c'est en cela qu'il est particulièrement utile dans les maladies périodiques, dans les fièvres dont les accès sont déterminés par des aberrations fortes et soudaines de l'influence naturelle que le sentiment de la cause morbifique devrait avoir sur les mouvemens des organes. Ainsi, par exemple, nous avons dit que lorsque un aliment est dans l'estomac, il y produit une sensation, telle qu'elle détermine l'excitation des forces motrices de cet organe dans le fébricitant, ou il y a une lésion de la stabilité d'énergie; les alimens au lieu de solliciter l'exercice propre de la fonction de l'estomac, les surchargent et le fatiguent. Nous ignorons encore en quoi consiste cette vertu tonique du quinquina, mais nous observons que les degrés d'aberration d'influence réciproque du principe vital peuvent être très-différens (c'est de là qu'on doit prendre la contre-indication de l'usage des toniques). L'excès de sensibilité peut faire que certaines causes d'irritation aient des effets disproportionnés à l'intensité de leur action. Ainsi, les causes les plus légères produisent des symptômes des plus redoutables; nous avons là-

dessus une observation remarquable de *Boerhaave*,
qui dit, que si une petite quantité d'œufs pourris
est reçue dans l'estomac, qu'elle ne soit pas
aussitôt rejetée par le vomissement, il en résulte,
surtout chez les sujets infirmes, des symptômes
graves et très analogues à ceux qui sont produits
dans les fièvres malignes. La première indication
est de chasser de l'estomac ces matières corrompues ; ensuite, puisque chez ce sujet infirme la
nature très-sensible a été affectée par cette cause
d'une manière à produire des effets disproportionnés à ceux qu'elle a accoutumé de faire
naître chez des hommes plus robustes, il faut
rétablir le mode naturel d'influence réciproque
des forces du principe vital. De ces considérations
sur les différens vices de la sensibilité, on voit
les cas où les toniques sont le mieux placés ; c'est
lorsque le malade est le moins éloigné en excès
ou en défaut de la stabilité d'énergie de cet état
naturel d'influence réciproque des forces du principe vital. On le rappelle plus facilement à cet
état au moyen des toniques, ou en excitant
l'exercice des fonctions de quelque organe dont
la succession est dans un ordre naturel qui renouvelle le cercle des fonctions de l'économie
animale ; mais si dans le cas que nous avons
supposé d'un malade attaqué de fièvre intermittente, la sensibilité pèche en défaut, que le
malade soit abattu, que les forces motrices ne
soient pas déterminées à rentrer en action par
l'influence des forces sensitives qui ont été affectées dans l'estomac, alors la nature rebutera
l'aliment ou le remède qu'on voudra lui administrer ; mais si au contraire une excitation des
forces motrices correspond à une cause d'excitation légère que l'influence des forces sensitives
sur les forces motrices pèche par excès, que de

là ces dernières soient mises en jeu d'une manière outrée qui s'éloigne trop du degré de l'état d'influence réciproque conforme à la nature, les médicamens toniques ou les alimens qui doivent l'être dans ces circonstances, indirectement, et qu'on donnera alors, ne feront qu'augmenter l'activité et l'excès. Il est donc nécessaire, avant que d'en venir à l'usage des toniques, de commencer par les remèdes appropriés à l'état du malade, ou excitans, au degré le plus proche de l'ordre naturel de l'influence de la sensibilité sur la mobilité, de rendre par là le principe de vie aussi susceptible que faire se peut de l'action des toniques; de cette manière d'exciter les forces sensitives du principe vital qui pèchent en excès ou en défaut. On voit que le fer ou tout autre tonique peut avoir des effets opposés, relativement à l'état des forces du principe vital de l'homme à qui il est administré. La même préparation peut avoir un effet apéritif et astringent qui la peut rendre utile ou nuisible : dans le cas où elle est utile et salutaire, elle rétablit toutes les fonctions de l'économie animale, surtout celle des règles lorsqu'elles sont supprimées ; dans le cas contraire, le défaut de ce rétablissement rend le fer une nouvelle cause d'irritation qui surcharge et aggrave l'état maladif. Il peut se faire aussi qu'une préparation martiale soit utile en ayant un effet apéritif, et de même salutaire, en ayant un effet astringent, relativement aux cas dans lesquels on la donne, et qu'elle soit aussi nuisible par sa vertu apéritive ou astringente, soit qu'on la fasse prendre dans des circonstances peu opportunes, ou qu'on l'administre à trop faible dose ; car les moyens trop faibles irritent et donnent des convulsions à la nature.

Le fer, soit qu'on l'emploie pourvu de tout son phlogistique, ou sous forme de terre martiale très-atténuée, est très-astringent par ce dernier principe; et la combinaison de la terre martiale avec le phlogistique, constitue sa vertu tonique. *Cartheuser* et d'autres chimistes ont un préjugé chimique qu'ils ont appliqué à la médecine; c'est que le fer ne peut passer dans les secondes voies qu'il ne trouve un acide qui le dissolve et en forme un vitriol subtil, auquel il attribue l'opération salutaire du *mars*, dans les sucs gastriques. On a donné généralement les martiaux comme absorbans dans les cas d'acide dans les premières voies, mais on a d'autres absorbans plus appropriés; le fer n'agit dans ce cas que comme tonique, stomachique. Le fer est un tonique proprement dit, c'est-à-dire, qu'il rétablit l'influence uniforme et constante des forces sensitives sur les forces motrices. Mais lorsqu'il est mal appliqué, il pèse, irrite, fatigue l'estomac, ou les organes qui sympathisent avec lui : lors donc qu'il ne peut exercer sa vertu tonique, sa vertu échauffante et excitante qui est subordonnée à l'action tonique, lorsqu'elle a lieu, se développe, irrite la nature, et produit divers accidens dépendans de cette action irritante.

Le *mars*, par sa vertu tonique, rétablit l'action du pouls, la transpiration et la chaleur dans le degré d'énergie et de constance le plus conforme à la nature, lorsqu'il n'y a point de contre-indication. Il est très-propre à augmenter la sanguification, c'est ce qui le rend d'un usage si général dans les affections chlorotiques, où la sanguification est défectueuse; il est donc *hæmatopoïétique*, c'est-à-dire, qu'il sert aussi, lorsqu'il est bien employé, à régénérer le *cruor* ou la partie rouge du sang; c'est là ce qui fait que le *mars* fait une impression générale sur les poumons et sur la rate, Le premier de ces organes étant la principale fabrique du sang, et le second étant considéré par la plupart des médecins comme une glande sanguine (1), l'un et l'autre se ressentent particulièrement des altérations opérées sur la partie. rouge du sang, par l'effet des martiaux.

Nous avons déjà fait apercevoir qu'il faut distinguer dans les martiaux leur vertu tonique d'avec celle qui est échauffante et excitante. Plus la première domine, moins les autres se font sentir; moins aussi elle peut s'exercer par les circonstances de l'état de la nature, plus les dernières sont puissantes : dans ce cas l'action du *mars* se circonscrit dans l'estomac et dans les organes qui sympathisent avec lui, et moins alors elle se répand dans tout le corps vivant, mais elle affecte le système entier des forces du principe vital; c'est à ces deux vertus résidentes dans le fer, qu'on doit rapporter toutes les règles de son application pratique.

La vertu *hœmatopoiëtique* des martiaux tient à ce que le principe du sang, et surtout de la partie rouge, est une substance terreuse martiale, métallisée plus ou moins, en ce que dans la combustion et la calcination du sang, elle attire à elle le principe phlogistique nécessaire à sa réduction en métal, ou même en vrai fer attirable à l'aimant, et qu'on rencontre dans le sang

---

(1) Il y a très-long-temps qu'il est prouvé que la rate n'est pas une glande conglomerée; qu'elle n'a aucuns conduits excréteurs et qu'elle ne sépare du sang aucune humeur particulière.

desséché à un feu doux et lent, trop faible pour
en opérer la métallisation. *Gaubius* et *Menghini*,
ces deux habiles chimistes ont fait voir que non-
seulement dans les cendres de tous les végétaux
calcinés, et dans les parties animales, comme la
chair, mais en plus grande quantité dans le
sang, et spécialement dans le *cruor*, il y a une
espèce de craie et de terre martiale qui en fait la
base. Un auteur récent prétend qu'on ne peut
trouver du fer véritablement attirable à l'aimant
dans l'état naturel du sang, mais qu'il est produit dans la combinaison où le phlogistique lui
sert de flux réductif, et malgré le respect et la
confiance qu'on doit aux habiles chimistes qui
ont traité à fonds cette matière, on serait tenté
d'être de ce dernier avis; le plus sûr est d'attendre
que des expériences nombreuses et exactes viennent nous éclairer là-dessus. *Wilk*, dans les
transactions philosophiques, assure que le fer,
sous forme de vitriol, ne peut être pris dans le
torrent des fluides vivans. Pour confirmer cette
prétention, il fit l'expérience suivante : il prit
un chien et lui fit avaler en grande quantité de
vitriol de mars ; quelque temps après l'ayant
ouvert après l'avoir étranglé, il prit une once
du chyle de cet animal, le traita avec une infusion de noix de galle, et prit tous les moyens
propres à faire connaître l'existence d'un principe martial, sans que jamais le chyle donnât
aucun indice qu'il contînt du fer, tandis que
une petite quantité de vitriol de mars, comme
d'un 1/8, rend brune et noire l'infusion de noix
de galles ; mais cette expérience est démentie par
les faits que nous avons cité plus haut.

Comme le fer a une autre vertu excitante
et échauffante qui dans certains cas le rend
moins approprié, toutes les méthodes d'adminis-

tration de ce remède ont pour but de corriger
cette impression irritante; on a employé pour
parvenir à ce but plusieurs moyens. Ainsi, lorsqu'il y a pléthore, soit sanguine, soit séreuse,
il faut ôter cet état par la saignée, la diète et
les autres évacuations convenables; il faut,
comme le disait *Hippocrate*, rendre les corps
fluxiles par ce moyen ou par les apéritifs, et
rétablir la disposition naturelle du sang et des
humeurs dans leurs différens rapports de qualité,
de quantité, et rendre la souplesse aux fibres et
aux solides. Il est aussi utile de faire faire aux
personnes qui font usage des martiaux, beaucoup
d'exercice dans une gradation proportionnée aux
forces. On empêche par-là que le mars ne séjourne
trop long-temps dans l'estomac, et dans les organes
où il est successivement appliqué, qu'il ne les
fatigue et les irrite, et que cette fixation ne s'oppose à la diffusion de ses effets sur le système
général des forces du corps vivant. Le peuple
même est imbu de cette vérité que les martiaux
donnés aux femmes chlorotiques, si elles ne font
pas de l'exercice, leur pèsent sur l'estomac,
fatiguent cet organe dans lequel leur action est
bornée, ils ne frappent pas d'une manière immédiate le système universel des forces. Un
grand exercice avec les préparations indiquées,
établit cette harmonie et cette perpétuité d'effusion des forces motrices dans tout le corps,
qui s'oppose à leur concentration dans l'estomac,
qui les fatigue et prévient les mauvais effets
que produirait l'inertie après l'usage des martiaux. Ainsi, si on ne fait pas d'exercice, vu
que quelque circonstance du malade l'empêche,
et que l'action du mars se fixe dans quelque
organe, il survient des symptômes qui indiquent
l'irritation de cet organe : tantôt c'est le ventre

qui est constipé, tantôt c'est l'oppression et le resserrement de la poitrine ; d'autres fois ce sont les urines qui coulent difficilement, ou c'est la transpiration qui est empêchée ou arrêtée. Ce remède à cette fixation près, est un doux laxatif, combiné avec les martiaux qui en étendent l'action ; et si les circonstances ne permettent pas de l'employer, il faudra donner alors les martiaux à moindre dose et les continuer plus long-temps. *Medicus*, savant médecin allemand, qui après avoir donné d'excellens ouvrages, a été arrêté dans sa carrière par l'ingratitude des hommes, motif peu philosophique, puisque celui qui s'honore de ce nom, doit toujours faire le bien pour l'amour du bien et pour sa propre satisfaction ; il faut savoir que *Medicus* éprouva des malheurs qui furent cause qu'il ne voulut plus continuer ses ouvrages si mal récompensés : *Medicus*, dis-je, a pour méthode, lorsqu'il fait prendre une dose considérable de mars, de faire boire un grand verre d'eau après l'exhibition de ce remède, outre que ce menstrue en dissout quelque chose, il en facilite le cours, empêche les impressions qu'il ferait sur les organes particuliers et qui s'opposeraient à leur effet spécifique sur les forces motrices du principe vital.

Baron, dans ses notes sur la pharmacopée de *Fuller*, a une autre méthode, qui est de faire prendre les martiaux au moment où l'on va se coucher, elle est parfaitement analogue à celle de *Sydenham*, qui donnait les narcotiques avant le fer ; par ce moyen il abattait l'excès de sensibilité et cette susceptibilité des organes du trouble et de l'agitation, symptômes d'une grande activité, surtout dans les viscères du bas ventre, et en affaiblissant leur action locale sur un organe particulier, en empêchant la concentration

des forces sur l'estomac, et facilite la diffusion
de l'action tonique générale qu'il doit produire
dans les forces du principe vital.

Après avoir parlé des contre'indications des
martiaux et de leur moyen d'application, nous
allons parler des cas de maladie où on les emploie. Quoique l'on se serve pour lever les obstructions, de plusieurs préparations martiales qui
portent le nom d'*Apéritives*, il peut arriver que
très-souvent dans la pratique elles aient un effet
astringent, comme des préparations martiales
qui sont désignées sous ce dernier nom, sont
parfois apéritives; ce qu'on entendra facilement
en remontant au principe que nous avons déjà
établi, que l'emploi de ce remède dans le cas d'obstruction au foie est très-délicat : un des grands
moyens que nous avons d'approprier les martiaux
à ces obstructions lorsqu'elles ne sont point
squirrheuses, lorsque le calcul de probabilité
tiré de l'état du malade, nous donne lieu de
croire qu'elles céderont à l'action de ce remède
placé à propos, c'est d'y joindre les apéritifs.
On les met en usage dans les affections goutteuses et autres compliquées de spasme; leur
effet est beaucoup plus avantageux, quand on
les donne dans cet état de maladie où la nature
est moins éloignée en excès, ou en défaut de
l'état moyen d'influence réciproque de ses forces.
Il faut donc choisir le temps de la maladie, ou
suivant ce principe ils peuvent être plus utiles.
Si on donnait par exemple les martiaux dans
l'accès de goutte où il y a une grande aberration
du mouvement naturel occasionée par le spasme,
on produirait des accidens funestes en renforçant
l'état de maladie; mais ils ont beaucoup de succès
en les faisant prendre dans le déclin de l'accès,
et surtout dans l'intervalle des paroxysmes, comme

l'a vu *M. de Seze médecin de Bordeaux* (1), qui
par une pratique fort ingénieuse, faisait prendre
des tablettes martiales à haute dose entre les
paroxysmes dans l'intervalle qui les sépare, pour
rétablir la transpiration ; cette augmentation
n'est qu'accidentelle et subséquente de l'effet
tonique des martiaux, qui les rend très-utiles
donnés de cette manière. Si on donne les martiaux dans les obstructions squirrheuses, leur
action impuissante révolte la nature, et aggrave
le mal qu'ils ne peuvent guérir. Il est imprudent
de les donner lorsqu'ils peuvent avoir un effet
astringent dans les obstructions, car en augmentant l'imméabilité des humeurs, ils déterminent
des épanchemens et des hydropisies. Une combinaison très-efficace pour remédier aux obstructions qui ne sont pas absolument irrésolubles,
est celle du mars avec le tartre vitriolé. On peut
employer cette même combinaison dans les
obstructions de la rate, en faisant attention dans
ces deux cas de les employer de préférence chez
les sujets d'une constitution inerte et phlegmatique, qui ne sont pas irritables, ou disposés
à l'échauffement, et où les circonstances du
malade ne nous font pas craindre l'excitation
vicieuse de la chaleur. *Venel* lui a vu produire
le crachement de sang, ou l'obstruction de la
rate. Le viscère principal du réservoir du sang
reçoit une impression spéciale de l'altération
que produisent les martiaux dans la partie
rouge du sang. Les succès qu'on a obtenus et

_____

(1) Grand physiologiste, auteur du savant traité ayant pour
titre, *recherches physiologiques sur la sensibilité de la vie animale*, Recteur de l'Académie de Bordeaux, frère de l'illustre
défenseur du dernier Roi de France et de Navarre, M. le
Comte de Seze, Commandeur de l'Ordre du S.t-Esprit, Premier
Président de la Cour de Cassation, etc. etc.

qu'on n'a pas rapporté à la vraie méthode de se servir des martiaux, ont fait voir qu'on a trop multiplié l'usage du fer dans les obstructions; ainsi, on l'a mis en usage dans les fièvres hectiques compliquées d'obstructions, mais dans ce cas ordinairement l'aberration de la nature, de cette influence naturelle réciproque des forces motrices et sensitives est trop forte, pour qu'on puisse la rappeler par l'usage des martiaux. Aussi voyons nous que dans cette sorte de fièvre, le malade a tous les jours un redoublement après le repas, bien démontré par l'augmentation de la chaleur et la fréquence du pouls; et quoique l'influence des forces sensitives sur les forces motrices soit altérée, la sensibilité n'est point lésée chez ces sujets. Les alimens reçus dans l'estomac, n'y excitent aucune sensation de pesanteur et de douleur, mais les forces motrices sont augmentées dans les vaisseaux de la circulation, par l'influence extraordinaire qu'elles ont sur les forces sensitives, qui sont dans un état naturel. De-là, elles sont mues, et leur exercice est poussé à l'excès. Tout cela nous démontre que, dans ce cas de fièvre, le plus souvent l'aberration de l'influence réciproque des forces du principe vital, est trop éloignée de cet état d'influence naturelle que nous voulons rappeler par l'usage du mars.

Sa vertu tonique le rend fébrifuge et approprié dans les intervalles du paroxysme fébrile. *Locher*, auteur anglais, qui a donné un traité sur cette matière et sur la petite-vérole, faisait prendre les sels calibés de quatre en quatre heures, dans les intervalles des fièvres intermittentes, et parvenait souvent à détruire ainsi les fièvres qui avaient résisté au quinquina et aux autres spécifiques. Nous devons remarquer ici qu'on s'opi-

niâtre souvent trop à donner les spécifiques.
Lorsque par les circonstances de la maladie ou
par l'idiosyncrasie du sujet, le quinquina n'a pu
être approprié dans les fièvres intermittentes, il
faut alors savoir se retourner. L'art, dans ce cas-là,
ne manque jamais de ressources, et dans plusieurs
circonstances les martiaux peuvent être utiles.
Look avait bien approprié l'usage du mars dans
les fièvres, en le combinant avec le nitre. Un
des moyens le plus propre à prévenir cet effet
excitant dangereux du mars, c'est de le combiner
avec les tempérans et les raffraîchissans : le nitre,
la crème de tartre sont très-bien combinés avec
le mars dans cette circonstance de fièvres rebelles.

Cheyne est le premier qui ait conseillé l'usage
du fer dans les maladies des nerfs et les affections
vaporeuses. On a beaucoup disputé là-dessus;
les plus célèbres auteurs se contredisent faute
de l'avoir rapportée au vrai principe; ainsi *Sydenham* dit que ce sont de bons remèdes dans
l'hypocondriacie et les affetions hystériques,
Hoffmann soutient au contraire que ces remèdes
sont dangereux dans ce cas-là. Il faut y distinguer
le temps et le cas par rapport au principe
général, que quand il y a une trop grande
aberration, une improportion excessive de l'influence des forces sensitives sur les forces motrices,
il aura de mauvais effets; que si le malade se
trouve dans des temps, des circonstances où la
nature n'est pas fort éloignée de l'état d'influence
réciproque la plus conforme à la nature universelle, le fer sera très-utile pour la ramener et
l'y fixer invariablement. On entend tous les
jours des personnes qui se plaignent qu'autrefois
on ne voyait point des vaporeux et qu'à présent
tout est vapeurs; on a voulu répondre à cela
que l'abus du café les produisait; mais ce ne

sont là que des causes secondaires (1), c'est dans le moral qu'il faut en chercher la cause principale. La manière de vivre du siècle, l'état de la société ont éteint les grandes passions, ont froissé l'homme en tout sens et ne produisent plus qu'une multitude de passions faibles; c'est le trouble moral qu'elles excitent dans l'homme qui a rendu les vapeurs si fréquentes.

Il est dans les maladies des temps où il y a des aberrations dans l'action de la sensibilité sur la faculté motrice, et des états peu éloignés du rapport d'influence naturelle; si dans ce dernier cas on donne les martiaux combinés avec des remèdes appropriés, on en obtiendra de bons effets; si au contraire, on a l'imprudence d'en faire usage dans le premier cas où il y a spasme violent et autres affections convulsives plus ou moins constantes, nos mauvais succès nous apprendront à être plus circonspects. Lorsque nous sommes consultés pour des maladies de cette nature, il faut rechercher si la sensibilité est principalement affectée, si c'est la mobilité, ou l'impression réciproque de ces deux forces; il faut étudier toutes les circonstances qui peuvent nous fournir des lumières dans cette recherche : car quoique ces maladies soient noyées dans l'obscurité, il y a une telle exhubérance de symptômes que les malades eux-mêmes nous décrivent tout au long, qu'il est aisé de reconnaître l'affection dominante. Dans les uns, ce sont des sensations insolites

---

(1) Il paraît que le café au contraire dissipe les vapeurs, qu'il égaye et qui comme le vin, réjouit le cœur de l'homme. Le bon effet du café pourrait être démontré par les ouvrages de ceux qui se sont le plus livrés à cette boisson. *Conferez*, *Voltaire*, *Faujas de S.t-Foud*.

déterminées par des causes très-légères; chez d'autres, quoique ces sensations ne soient pas troublées, l'influence de ces sensations qui doit déterminer l'action des forces motrices est dans un état contre nature; dans ces deux cas, si on corrige par des calmans et des sédatifs l'excès de la sensibilité, ou si par des tempérans on ramène à un état peu éloigné du naturel, ce rapport d'influence des forces sensitives sur les forces motrices, on voit parfaitement bien réussir les martiaux. Il ne faut pas adopter les éloges outrés que *Morton* donne à une préparation de fer, qu'il dit être excellente pour calmer le délire et les veilles des hypocondriaques, je veux dire les fleurs martiales de sel ammoniac, propriété qui n'est confirmée par aucun fait pratique.

La distinction des temps, des circonstances, du tempérament du malade est essentielle dans l'administration des toniques martiaux. En général ils sont plus utiles dans les tempéramens lâches et faibles, que dans ceux qui sont ardens et aisés à exciter. Après avoir parlé des martiaux en général, nous parlerons des différentes préparations qu'on en fait.

Safran de mars ou Oxide jaune de Fer. Limaille de Fer. L'œthyops martial ou Oxide noir de Fer.

Le *safran de mars* peut avoir une utilité singulière en s'emparant du phlogistique dans les intestins, ce qui donne aux excrémens la couleur noire dont ils sont teints chez ceux qui en font usage comme l'a observé *Macquer*. On doit lui préférer cependant la limaille de fer ou d'acier broyés très-subtilement, à moins qu'on n'ait plus de confiance encore pour l'*œthyops martial* de *Lemery*, preparé sous l'eau avec la plus petite perte possible de phlogistique, qui est réduit à un degré de finesse et d'atténuation extréme, ce qui en facilite l'effet. *Stahl* a beaucoup vanté le safran de mars précipité de la teinture alcaline de mars, par l'acide nitreux; précipitation dont il a donné une théorie admirable. Comme inventeur de ce remède, lui et son disciple *Juncker* et autres, ont beaucoup multiplié l'usage de ce safran, ils le donnent dans le cas d'hémorragie utérine; mais l'effet en est équivoque et incertain et demande des modifications. On peut l'employer dans le cas de fièvres intermittentes, dans ces mouvemens qui laissés à eux-mêmes peuvent produire des obstructions et l'hydropisie, quand les fièvres ne sont pas éloignées du rapport naturel d'influence; c'est la vraie raison pour laquelle les préparations de mars ont un effet très-avantageux dans ces cas.

Le *Tartre chalibé* ou combinaison de l'acétate de potasse avec le Fer.

Le *tartre chalibé* est une bonne préparation du fer. *Dippel* la regardait comme spécifique dans le traitement des fleurs blanches, maladie si commune et si généralement rebelle, parce que la cure en est si longue qu'elle ne peut être exacte. Elle est aussi bonne dans le flux gonorrhoïque et autres, causés par une inflammation lente, et d'autant plus difficile à résoudre qu'il pèche toujours par trop d'intensité, ou par trop peu d'activité. Il serait imprudent dans le traitement de ce flux d'employer les astringens pour l'arrêter; il est plus conforme aux règles de l'art d'employer les toniques, qui étant bien appliqués, opèrent le rétablissement de cet état moyen d'influence entre les forces vivantes qui facilitent la résolution de l'inflammation chroñique des lacunes de l'urètre, du vagin et de la matrice, Le *tartre chalybé*, étant tonique par un de ses principes, est beaucoup plus approprié que les astringens dans le traitement des gonorrhées et des fleurs blanches. Dans les maladies dites à *laxitate*, suivant l'expression des anciens, c'est-à-dire, dans lesquelles l'élément principal est le relâchement, soit dans toute la consfitution, soit dans la partie qui est affectée, et qu'il y a un flux d'humenrs et un écoulement catarrhal, comme chez les femmes et les filles chlorotiques où le sang est apauvri. Le tartre chalybé qui est une espèce de vitriol végétal est très-approprié. Mais il serait contraire si au lieu d'un écoulement catarrhal gonorrhoïque, c'était une évacuation nécessaire à la nature, qui se décharge d'un virus pernicieux, comme serait l'humeur qui découle d'une fistule, et lorsque la gonorrhée est virulente, parce que l'humeur qui s'échappe alors, diminue toujours la quantité du virus; non-seulement les astringens, mais même les toniques y seraient nuisibles, en supprimant un égoût salutaire à la nature; ainsi, il ne faut pas s'empêcher de détruire la fluxion qui entretient cet écoulement, comme l'a observé *Cartheuser*, puisque la matière corrompue jetée au dehors, rentre dans le corps et peut occasioner des maux de différens genres.

Les eaux minérales martiales sont de deux sortes, ou elles sont vitrioliques et c'est le plus grand nombre, ou elles contiennent un vrai fer tenu en dissolution. *Monnet* croit que le fer est contenu dans les eaux par une dissolution qui se fait au moyen d'un air qu'elles contiennent. Avant qu'on eut des connaissances sur la nature de ces fluides que nous nommons *Gaz Aériformes*, on croyait que le fer ne pouvait être dissous dans les eaux que par le moyen de l'air atmosphérique. Une expérience semblait confirmer cette croyance. Si l'on fait évaporer ces eaux par le moyen de la chaleur, il s'élève à la surface de l'eau une grande quantité de bulles d'air et on voit le fer qui se précipite ; mais *Desparcieux* qui fait ce raisonnement, en conclut par défaut de logique, que cet air était le *medium uniendi* ; mais pour qu'il puisse remplir cette fonction, il faut qu'il se soit dissout dans l'eau immédiatement ; et pourquoi, dit *Monnet*, le fer ne pourrait-il pas y être dissout de la même manière ? une circonstance commune et remarquable dans ces deux dissolutions, est que nonseulement la plus légère secousse chasse l'air ou le gaz et fait précipiter le fer ; mais c'est que la plus légère chaleur, qui suivant un principe général en chimie, aide la dissolution, interrompt ici et fait cesser cette mixtion. C'est une différence qu'a cette dissolution en ce point, avec tous les autres modes de dissolution, cela n'empêche pas moins qu'il ne se fasse une dissolution directe et immédiate plus ou moins perceptible d'une petite quantité de fer dans une immense quantité d'eau.

Eaux minérales martiales.

Les eaux minérales martiales sont plus ou moins chargées de vitriol, ou de fer, c'est ce qui les rend plus ou moins fortes. lorsque le sujet dont les circonstances de la maladie exigent les eaux martiales, est d'un tempérament sensible

et très-irritable, surtout lorsqu'il a la poitrine
délicate, il faut alors choisir les moins énergiques,
puisque indépendamment de leur action immédiate sur l'estomac et les intestins auxquels elles
s'appliquent, elles frappent d'une impression
spéciale la rate et le poumon, qui sont la
principale fabrique du sang, et l'instrument le
plus général de la génération de cette humeur:
comme cette génération est puissamment aidée
par les martiaux, les organes de la sanguification,
surtout lorsqu'ils sont faibles, ressentent d'une
manière particulière le changement occasioné
dans la masse du sang. *Avicenne* dit que les
eaux martiales sont nuisibles dans les maladies
de poitrine, cependant *Morton* et *Spielmann*
rapportent des observations où les eaux martiales
furent utiles dans les ulcérations internes, même
du poumon. On ne peut pas nier qu'elles ne
puissent être avantageuses dans ces cas-là, soit
en ce que la grande quantité de véhicule lave
l'ulcère, soit parce qu'elles fortifient le viscère
affaibli dont la langueur est la cause principale
de la suppuration. Mais l'impression principale
des martiaux sur la poitrine doit faire craindre
leur action sur ces organes.

Les eaux martiales froides sont utiles comme
toniques et comme fortifiantes dans les ulcérations internes qui sont entretenues par une
inflammation chronique, d'un caractère difficile
à résoudre, elle passe rapidement par des
aberrations extrêmes, en excès ou en défaut des
forces motrices, qui doivent en opérer la résolution.
Elles sont surtout utiles lorsqu'il y a un état
des poumons qui tend à l'ulcère, lorsqu'on a
à craindre des rechutes de pulmonie, ou que
la maladie dépend d'un état variqueux des
vaisseaux du poumon. Toutes les phthisies ne

dépendent pas de l'état ulcéreux des poumons, il faut distinguer celles où la suppuration est manifeste, qui sont aiguës et tuent dans l'espace de quelques mois, de celles qui sont lentes et chroniques dans leurs progrès et subsistent pendant des années entières, le malade restant toujours dans l'état de pulmonie. Il faut encore, dans ces dernières affections, distinguer celles qui se montrent pendant le temps de leur durée par les symptômes ordinaires d'un crachement de sang, de pus, et de la fièvre lente, et d'autres où les symptômes ne subsistent pas continuellement, et sont séparés par des intervalles, où il n'y a que des symptômes qui sont attachés à ce qu'on appelle une poitrine délicate ; c'est dans ces sortes de phthisies qu'on est facilement porté à croire qu'il y a des tubercules dans les poumons. Quoiqu'il y ait certainement des phthisies longues produites par les tubercules du poumon, surtout chez les sujets scrofuleux, comme le prouvent les observations de *Morton*, il n'est pas moins vrai qu'elles sont beaucoup plus rares qu'on ne le prétend, et que les phthisies dont les symptômes laissent entre eux des intervalles, tiennent le plus souvent à une faiblesse relative des vaisseaux sanguins veineux du poumon, qui en produit cet état variqueux. Cette espèce reconnaissant des causes entièrement différentes, exige un autre traitement que les autres espèces de phthisie, et c'est dans ce cas que conviennent spécialement les astringens toniques, surtout les eaux minérales froides ferrugineuses, suivant ce que nous avons dit plus haut des observations de *Morton*.

C'est par cette efficacité des eaux martiales dans les suppurations internes, qu'on peut expliquer une observation de *De Sauvages*, qui a vu que les eaux d'*Alais* étaient utiles dans le cours de ventre dyssentérique chronique, dépendant non d'une ulcération circonscrite des intestins, mais d'un état ulcéreux d'inflammation lente, qui est bien différent de celui dont nous venons de parler.

Quinquina.

Le premier des toniques c'est le *quinquina* (1). On a écrit à l'infini sur ce remède et sur les lois de son application. *Hoffmann* a avancé, et son assertion est vraie, qu'il n'y a point de médica-

---

(1) C'est en 1649, que cette écorce fut apportée du Pérou en Espagne, par un vice-Roi Espagnol. La même année quelques Jésuites venus de l'Amérique à Rome, en apportèrent aussi et la répandirent en Italie. Les apothicaires d'Italie voyant la promptitude avec laquelle il guérissait les fièvres intermittentes, le regardèrent comme leur ruine. Des hommes savans, tels que *Chifflet* et *Plempius*, se joignirent à eux. Ce dernier, en 1655, composa contre le quinquina un livre dans lequel il se promettait de le terrasser. Il en vint presqu'à bout, puisqu'il fut dans un grand discrédit jusqu'à ce qu'un médecin Genois, *Sébastien Badus*, le tira de l'obscurité (en 1663). Un écrit latin intitulé : *Anastasis corticis Peruviani. La résurrection du quinquina.* L'auteur réfute si bien *Plempius*, qu'enfin le quinquina rentre en grace auprès du public. *Rulandus Sturmius* avait déjà tenté en 1659 l'apologie de ce remède : mais quoique son ouvrage fût assez bien écrit, il demeura néanmoins sans effet.

Le quinquina devint célèbre en France par la guérison du *Dauphin*, sous la direction de *Talbot*, médecin anglais. Dès lors on commença à voir qu'il ne bornait pas sa vertu à guérir les fièvres intermittentes, mais qu'il guérissait encore la plupart des maladies périodiques.

Le quinquina d'alors était très-bon, très-efficace. Le malheur d'aujourd'hui est qu'il n'est pas tel que nous devrions l'avoir, étant souvent gâté, éventé, sophistiqué ; de là vient qu'il faut le donner aujourd'hui à bien plus grande dose que dans le commencement.

ment qui fasse mieux connaître par son administration le médecin sage et le faire distinguer du trivial, et que lorsqu'il est bien appliqué et avec les modifications convenables aux doses appropriées et dans des circonstances bien choisies, produit des effets si merveilleux, qu'il venge le médecin de la critique des ignorans. Lorsqu'il n'est pas appliqué à propos, il produit certainement de grands maux ; mais à cet égard encore il a sur les remèdes héroïques, tels que l'opium, le mercure, l'émétique, une prérogative particulière, c'est qu'il ne les produit ni si terribles, ni si brusquement.

Le principe fondamental auquel il faut rapporter les vertus et les règles d'application du *quinquina*, est la propriété tonique, par laquelle il imprime au mouvement des solides et des fluides le degré et la proportion de durée, de constance et d'uniformité dans le mode du rapport d'influence des forces sensitives, sur les forces motrices ; ou que l'influence que doivent avoir les forces sensitives pour exciter les forces motrices, soit dans l'ordre le plus conforme à cette nature que nous avons dit devoir être considérée dans l'homme en général. Par là il rétablit le mouvement naturel du sang, soit progressif circulatoire, soit intestin fermentatif ; les digestions, en un mot toutes les fonctions vitales, toutes celles qui dépendent des mouvemens des fluides, dans le mode de force et de durée qui doit avoir lieu dans l'état le plus naturel. Nous avons un exemple de cette influence viciée dans deux cas, l'un rapporté par *Pechlin*, l'autre par *Hoffmann*, où des mouvemens très-actifs perdirent leur énergie sur le système des forces, lorsqu'ils tombaient tout à coup d'une agitation violente à un état comme naturel. Le

premier avait fait prendre du jalap à un mélancolique attaqué de fièvre lente consomptive, et
qui avait le ventre resserré. Le purgatif n'étant
donné qu'au jour d'intermission n'avait aucun
effet sensible ce jour-là, mais, donné le jour
suivant durant l'accès, il produisait de fortes
évacuations. Le second rapporte qu'une femme
attaquée de fièvre tierce, ayant pris huit grains
de verre d'antimoine, eut des évacuations violentes
par haut et par bas dans trois accès de cette
fièvre qui suivirent et dont le dernier fut mortel,
tandis qu'elle n'éprouvait aucune évacuation
dans l'intervalle des accès. On trouva dans le
cadavre l'estomac et les intestins voisins enflammés
et couverts de taches gangreneuses : la poudre
qui avait causé la mort était encore retenue
dans les replis de la tunique villeuse. Nous voyons
dans ces exemples que la sensation restant la
même, les douleurs ne deviennent pas plus vives.
Son influence qui aurait dû exciter dans les
forces motrices des mouvemens proportionnés
en force et en durée, subissait des altérations
soudaines et profondes qui revenant alternativement, constituaient les accès de fièvre. Les forces
motrices prenaient une énergie extraordinaire;
les mouvemens qui en dépendaient éprouvaient
des variations extrêmes, disproportionnées à la
sensation uniforme excitée par le médicament
qui restait toujours dans l'estomac, sentiment
qui s'il eut eu une influence correspondante à
son énergie sur les forces motrices, aurait dû
produire dans les intervalles les mêmes évacuations que dans les paroxysmes; si on avait
pu arrêter les accès de fièvre en rétablissant la
proportion naturelle entre la sensibilité et la
mobilité, cette dernière n'aurait pas souffert des
aberrations, qui étant outrées, ajoutèrent si fort

à l'énergie du médicament que la fièvre eut une funeste issue. Dans les fièvres intermittentes on fait renaître le rapport naturel qui doit exister entre le sentiment que doit avoir le principe vital de l'impression des causes morbifiques, et les mouvemens qu'il doit produire à raison de cette action des causes morbifiques dans le corps qu'il anime.

Il ne faut pas croire que le *quinquina*, corrige directement le vice de la sensibilité en agissant comme sédatif, lorsqu'elle est exaltée et dépravée. Il n'est ni raffraichissant, ni tempérant, ni échauffant, ni excitant, en le considérant par rapport aux forces motrices; mais par sa vertu tonique il diminue l'activité de la première, relève ou abaisse l'énergie des autres, et par cette manière d'agir on voit que les causes restent les mêmes; elles ne produisent plus des mouvemens répondans à leur intensité dans la proportion naturelle d'influence des forces sensitives sur les forces motrices, qui dans cet état de maladie approche le plus de l'état de santé. D'après cela, il ne sera pas difficile de comprendre quelles sont les vertus du quinquina. Son effet pour être avantageux a besoin d'être approprié, car dans ces maladies on observe de grandes, subites et rapides variations de la manière d'exciter de l'influence, soit dans l'état naturel, soit dans l'état maladif des forces sensitives par rapport aux affections des forces motrices. On voit que l'usage du quinquina fait disparaître ces variations, mais elles risquent de venir avec plus de force, quand on n'a pas corrigé avec des nervins le mode vicieux de la sensibilité quand elle pèche en défaut, et par des sédatifs, quand elle pèche par excès. Le vice une fois détruit, les toniques font merveille pour effacer cette influence insolite des sensations, pour exciter des mouvemens qui doivent leur correspondre en mêlant ou ayant fait précéder à ces remèdes, ceux qui peuvent ramener la sensibilité le plus près de son état naturel.

Il ne faut jamais donner le quinquina à petites doses; car c'est alors qu'il fait le plus de mal. De là, l'origine de toutes les calomnies excitées contre ce médicament. Dans le cas où (1) il ne peut, par son impression, parvenir à ramener à sa nature cet état d'influence naturelle; il la fatigue, la révolte et augmente ses agitations au lieu de les calmer. C'est là une des raisons principales pour ne pas le donner à petite dose, comme le prouve une observation intéressante de *Pujatti*, qui vit que chez une femme attaquée de fièvre tierce simple, une dose trop faible de quinquina l'exaspéra et la rendit mortelle. Dans les maladies où il y a de grandes irrégularités par l'altération dans l'exercice des forces sensitives, par rapport à l'influence que doivent avoir les forces motrices, où il y a altération des fonctions vitales et animales par les causes de la maladie, en choisissant bien les circonstances de ces

(1) D'après *Baglivi*, on doit éviter, comme un grand malheur, de donner le quinquina tant que les urines sont rouges, soit dans les fièvres aiguës continues, soit dans les intermittentes.

Je ne serai pas de l'avis de *Baglivi* dans les fièvres intermittentes insidieuses et malignes, attendu que dans la majeure partie des cas on ne peut sauver les malades qu'en se hâtant de donner le quinquina à la plus haute dose.

Ce que *Baglivi* dit, que dans les aiguës continues il survient par son usage prématuré des inflammations internes, peut être vrai à certains égards ; d'où résulte qu'il peut être quelquefois prudent d'attendre que les urines aient perdu cette rougeur dont il entend parler, et que le temps de la coction soit arrivé.

maladies, le quinquina est très-bien placé; il rétablit la chaleur, le pouls et les mouvemens vitaux dans une correspondance naturelle avec les forces sensitives. Lorsque les forces de la nature languissent et ne peuvent pas produire les mouvemens salutaires qui doivent exécuter les évacuations critiques, réparer la lésion des organes et que par conséquent la maladie ne peut se guérir par les forces seules de la nature, le quinquina les relève et lui procure l'occasion de les employer de la manière la plus efficace, pour opérer la crise et la guérison des lésions particulières des organes (1). C'est un tonique par excellence; ainsi, dans les fièvres intermittentes il les guérit par cette vertu, produisant toujours les mêmes effets lorsqu'il est donné à propos dans les sujets irritables, comme chez ceux qui ne le sont pas. Les faits seraient très-difficiles à expliquer si nous nous formions sur sa vertu, une autre idée que celle qu'on vient de développer; si, par exemple, nous le croyons

---

(1) Il en est autrement dans le 1 er temps de la maladie, où les forces n'ayant pas été détruites et le malade étant dans une espèce d'état sténique, le quinquina devient nuisible. Il est démontré aujourd'hui qu'administré trop tôt il porte le ton à l'excès. L'on voit survenir des obstructions dans les viscères, la cachexie, l'hydropisie, parce qu'à l'excès de ton succède le relâchement et la faiblesse.

C'est sans doute pour n'avoir pas eu une parfaite connaissance du temps préfix de son application, que plusieurs médecins illustres, dans le premier temps où le quinquina fut connu en Europe, s'opposèrent à son administration. Le seul empirisme réglait alors l'usage qu'on en faisait; mais c'est un peu différent aujourd'hui.

Lorsque *Baglivi* pratiquait et écrivait sur la médecine, il n'y avait pas long-temps qu'on administrait le quinquina, et qu'alors même on ne le croyait propre qu'à guérir les fièvres intermittentes, étant regardé comme nuisible dans toutes les fièvres où il y avait continuité.

échauffant selon l'opinion de certaines personnes.
Mais son action dans ce cas est de rétablir
l'accord qui doit être entre les forces sensitives
affectées des causes maladives, et leur influence
sur les forces motrices; il restitue l'état propre
à l'individu qui est le plus proche de cet état
général du *maximum* de la santé considéré dans
le modèle de la nature (de *Haën*). Une preuve
de la vertu tonique du quinquina est, qu'il
reproduit le pouls dans son état naturel, soit
chez ceux dans lesquels il est tombé au dessous
de cet état, soit lorsque la chaleur est ardente,
comme dans les maladies d'accès, ou qu'elle se
trouve inférieure à celle qui nous est ordinaire.
Torti dit que le pouls est ramené, la chaleur
est fixée dans l'état le plus naturel. Quand on
donne à propos le quinquina dans une fièvre
qui est masquée et qui ne se développe pas par
l'altération du pouls et de la chaleur, il en
fait paraître les accès d'une manière plus marquée, pour les combattre ensuite avec plus
d'avantage (*Ludwig*).

Dans les fièvres continues avec redoublement
qui ont un caractère irrégulier, malin, où la
nature défaillante a de la peine à produire le
redoublement, il détermine ainsi la coction et
autres mouvemens salutaires, que les forces
motrices n'étaient point excitées à opérer, sans
que la cause de la sensation qui les produit
change. L'effet du quinquina, rend les forces
motrices susceptibles de cette impression à laquelle elles étaient insensibles auparavant, et
rappelle les fièvres à des mouvemens réglés,
périodiques, qu'il combat puissamment et favorise les crises qui doivent résoudre la maladie
et les rend plus parfaites. Quoique l'effet principal du quinquina soit d'être tonique, il ne

faut pas en négliger un autre qui modifie cette vertu dominante; je veux dire, son principe astringent, de l'action duquel le principe vital est spécialement susceptible dans les sujets d'un tempérament lourd et lâche, plus que dans les sujets irritables. C'est pour cela qu'il guérit plus difficilement en hiver les fièvres d'automne (abstraction faite de la bénignité des fièvres vernales comparées aux automnales) dans les sujets où les solides et les fluides sont dans un état d'inertie. Le quinquina malgré son action tonique devient impuissant, lorsque aux circonstances non favorables se joint une disposition particulière-au sujet; son action se développe alors, il passe difficilement, se concentre dans l'estomac, y produit un sentiment de pesanteur qu'il ne faut pas attribuer comme *Pringle* à ce que le quinquina étant fermentescible, subit une dissolution très-vive, qui est la cause de ce poids, ou comme le pense *Percival Pott*, parce qu'il se dissout très-difficilement. L'énergie de ce remède ne peut se répandre dans tout le systéme des forces chez de pareils sujets où le principe vital est très-éloigné en défaut de cet état de stabilité d'énergie, ou il est affecté de l'impression des toniques de la manière la plus efficace; et si on ne relève les forces de la nature aussi près qu'il sera possible de cet état par des remèdes actifs, jamais chez eux le principe vital ne pourra être sensible à l'action des toniques (1).

_____

(1) Il est rare que le quinqnina appaise la fièvre sans donner lieu à quelque évacuation insensible, ou manifeste, soit par les urines ou les selles; car au contraire l'évacuation de la sueur diminue ou disparait par l'effet de ce fébrifuge.
L'on voit souvent que la fièvre semble disparaître sans évacuation; mais elle revient au premier moment. Les forces

Cullen, a observé que le quinquina a peu de succès dans les fièvres intermittentes, accompagnées d'asthme périodique convulsif : cette observation est assez singulière, puisque d'un côté, le quinquina est le vrai spécifique de ces fièvres, et de l'autre, on le donne dans les intervalles d'asthme convulsif, et cela dans plusieurs cas; mais les deux affections combinées sont un mode mixte, et quoique dans la méthode analeptique il faille séparer et traiter comme on peut les différens élémens d'une maladie, il ne faut pas cependant les regarder comme totalement isolés,

---

des malades sont alors languissantes, ce qui doit faire craindre la récidive des accès.

C'est d'après cela aussi que quelques praticiens ont associé au quinquina les sudorifiques, les purgatifs, les diurétiques, afin de chasser par la voie la plus convenable à la nature la matière fébrile déjà subjuguée par le quinquina.

Albertini (*) combat l'opinion de ceux qui pensent que ce remède guérit les fièvres; sans exciter aucune évacuation; ayant observé qu'aucun malade recouvrât une parfaite santé, sans éprouver plus ou moins long-temps après son administration, des évacuations critiques, par lesquelles les fièvres intermittentes et d'autres maladies se terminent d'ordinaire, lorsqu'on les attaque par d'autres remèdes, ou que leur guérison est l'ouvrage de la nature.

Albertini assure même que les crises arrivent dans les fièvres longues et rebelles, et qui ne cèdent qu'à un usage souvent réitéré du quinquina; mais il observe que dans ce cas les crises sont plus difficiles, plus lentes et qu'elles diffèrent quelquefois à peine des excrétions naturelles. Il faut selon lui continuer d'observer les malades lors de la convalescence, et même lorsque les malades semblent parfaitement rétablis.

Albertini n'est donc point surpris des faits rapportés par divers auteurs au sujet des évacuations qui suivent l'usage du quinquina. *Monginot* assure que plusieurs malades après

(*) Collec. académique part. étrang. p. 507 et suivantes.

mais comme formant une combinaison qui diffère
de ses composans, qui exige un traitement
particulier, en ayant égard à la dominance de
l'élément principal. On remarque dans une infinité de cas cette complication d'affections, et
il arrive très-souvent qu'on ne peut détruire la
maladie par les spécifiques, qu'après l'avoir dé-
livrée de cette complication.

Hollius rapporte qu'une personne attaquée
de fièvre intermittente simple, ressentait comme
avant - coureur de l'accès , la sensation d'un
froid vif dans un espace grand comme la main

---

avoir pris du quinquina et s'être guéris de la fièvre, éprouvaient
des sueurs considérables et continuaient de suer pendant
plusieurs nuits de suite. *Blegni* , *Restaurant* et *Jones* ,
prétendent que par l'excrétion abondante des urines qui
survient après l'usage du quinquina, ce remède chasse non
seulement la fièvre , mais encore l'hydropisie qui en est
l'effet. *Sydenham* avance que le quinquina non seulement
lâche doucement le ventre, mais que quelquefois il purge
violemment et comme un drastique. *Albertini* cite à ce sujet
une nombreuse famille de Bologne , qui ne pouvait soutenir
l'action de ce fébrifuge , à cause de cette vertu purgative ,
et il dit qu'une personne de cette famille , avait fait du
quinquina son purgatif ordinaire. Le quinquina n'excite pas
seulement les sueurs , le flux d'urine et les selles ; il augmente
encore la transpiration insensible, au point qu'elle devient
quelquefois manifeste d'insensible qu'elle est ordinairement
Albertini prétend que le corps des fébricitans qui ont pris
le quinquina , s'il n'existe des crises , exhale une odeur
différente de celle des jours précédens ; odeur qui affecte
désagréablement l'odorat et soulève le cœur.

Les observations d'*Albertini* prouvent que la guérison des
fièvres par le quinquina, ainsi que celles qu'opère la nature
ou qui sont procurées par d'autres remèdes , ne se fait pas
sans crises. Le quinquina ne procure pas de crises unifor-
mes et constantes; soit par les sueurs, les urines, ou les
selles; mais *Albertini* a observé qu'elles se succèdent les
unes aux autres et qu'elles n'ont point de terme fixe.

de chaque côté du nombril. Ce fut inutilement qu'il lui donna les spécifiques fébrifuges les plus appropriés, le malade ressentit les mouvemens de fièvre pendant tout le temps qu'il laissa subsister ce froid; mais lorsque le sentiment du froid eut été dissipé par l'application des vésicatoires sur la partie refroidie, la fièvre céda facilement à l'usage des spécifiques. De même il est d'observation que l'asthme spasmodique, qui revient en certain temps fixé, compliqué d'une manière intime avec la fièvre intermittente, la rend plus difficile à guérir par le quinquina, à raison de cette combinaison d'où naît une troisième maladie : c'est dans ce cas que la méthode analeptique détruit ces affections subordonnées, pour en venir avec plus de confiance à la guérison du mode principal d'affection.

L'inconvénient du quinquina donné pour la guérison des fièvres intermittentes chez les asthmatiques, tient à sa vertu astringente, combinée avec ses vertus tonique, spécifique, fébrifuge, qui portant son impression spéciale sur la poitrine, peut y empêcher la résolution critique, qui a lieu par l'expectoration à la fin des accès d'asthme. Cet effet du quinquina quoique subordonné à son effet tonique spécifique, se manifeste surtout quand il est donné mal à propos, dans les cas d'obstruction des viscères du bas ventre, de spasmes dans ces parties qui constituent l'affection hypocondriaque. La disposition vicieuse des forces chez ces sujets, fait que le principe vital ressent plus particulièrement l'effet d'astriction du quinquina, qui augmente singulièrement ces obstructions; qui aggrave ces spasmes du système vasculaire de la veine porte, et fait monter ainsi au plus haut degré les affections mélancoliques, de même que les obstructions qui ne peuvent plus être résoutes par les remèdes les mieux appropriés; il ne faut donc l'employer dans ces fièvres que modifié par des remèdes convenables, et dans des circonstances bien choisies, et c'est en prenant ces sages précautions qu'on peut être fondé à croire qu'il ne produira pas les maux que nous venons de détailler. Lorsqu'on voudra assurer son effet, il faut faire choix des conditions, des temps de la maladie, des dispositions du malade où la nature est la moins éloignée de la stabilité d'énergie à laquelle on veut la ramener par les toniques. On aura alors plus d'espérance de la rendre à cet état moyen d'influence réciproque de la sensibilité sur la mobilité, par l'application d'un vrai tonique tel que le quinquina : on pourra de là déduire les règles propres pour l'administration de ce remède.

1.º Il n'est pas prudent de faire prendre le quinquina au moment de l'invasion du paroxysme dans les fièvres intermittentes, encore moins dans l'augmentation, lorsque l'accès va en augmentant, quoiqu'en disent quelques auteurs qui prétendent que tous les temps sont indifférens pour donner le quinquina, comme le dit *Morton*. En suivant nos principes, il ne sera pas difficile de voir à quoi tient le danger de donner le quinquina dans l'invasion de l'accès et dans les exacerbations; c'est qu'à ce moment, la nature devenant plus sensible aux causes d'irritation, quoique les sensations restent les mêmes, produit une très-grande aberration des forces motrices dans leur degré d'intensité et leur mode qui devait correspondre à l'affection des forces sensitives, c'est alors saisir le moment de la plus grande variation. C'est pour cette raison qu'il faut laisser passer quelques accès comme

le dit *Sydenham*, *morbus suá arte aliquantulum
se protru cædat* (1). Lorsque la plus grande force
de la maladie est passée, qu'elle commence à
déclarer que la nature reprend sa vigueur et
se rapproche plus de l'état de stabilité et d'énergie, en ce que dans la fièvre tierce, par exemple,
la nature prenant l'habitude des accès, il s'en
forme une chaîne qui se correspond dans un
état très-proche de l'influence moyenne et uniforme que doit avoir la sensibilité, pour exciter
la mobilité.

2.º Dans le cas où il y a ardeur dévorante,
ou autres signes de pléthore vraie, il est très-
sage de faire précéder l'administration du quinquina par les saignées, parce que si on la laisse
subsister elle rend pernicieux l'effet astringent

---

(1) Ce précepte de laisser passer quelques accès avant
d'administrer le quinquina, ne doit avoir lieu que dans les
accès de fièvre dont les symptômes ne présentent rien de
dangereux, n'augmentent pas d'intensité à chaque exacerbation, dont les paroxysmes ne tendent point à la continuité,
et ceux dans lesquels on ne voit aucun symptôme grave,
malin, et peu en rapport avec les autres attributs de la
maladie; car, à la moindre crainte de danger, il vaut
mieux recourir à ce puissant spécifique, le malade pouvant
être enlevé, comme cela n'arrive malheureusement que trop
dans le 2.ᵉ, 3.ᵉ ou 4.ᵉ accès.
C'est ainsi que notre auteur sauva le Professeur *Henri
Fouquet*, attaqués d'accès de fièvre malins, qui tendaient à
l'apoplexie. Ce célèbre malade était aux soins et traitemens de
plusieurs médecins, disciples et sectateurs de la doctrine de
Fizes, et par conséquent très-portés pour les purgatifs. De
Barthez étant appelé et trouvant le malade dans un état car-
rotique, proposa aux autres consultans d'administrer de suite
le quinquina à haute dose, au lieu des purgatifs. Ce ne fut
que par sa grande éloquence qu'il parvint à persuader aux
autres consultans de la nécessité de recourir à ce remède
héroïque. On l'administra à l'issue de l'accès et *Fouquet* fut
guéri le lendemain.

du quinquina qui fixe alors dangereusement cette plénitude, de même que dans la pléthore fausse par le mouvement intestin du sang qui est augmenté ; la saignée produit deux effets principaux qui abattent la chaleur et la fréquence du pouls (1). Le 1.er est la spoliation du sang que *Quesnay* a le premier bien développée, qui diminue plus proportionnellement le *cruor* du sang, si non dans l'instant de la saignée, du moins par la suite, à cause de la réparation du *cruor* plus difficile que celle de la partie séreuse, et que c'est là le principe d'irritation des vaisseaux sanguins qui leur fait exécuter des mouvemens trop violens ; un autre avantage de la saignée préliminaire qui tempère cette ardeur, est la transpiration forcée qui suit presque toujours la saignée faite à propos ; comme on le voit dans le cas de fièvre catarrhale ou lorsqu'elle est employée opportunement, elle produit des sueurs abondantes qui sont la solution critique la plus avantageuse de ces fièvres ; dans les autres cas, cette transpiration en s'évaporant produit à l'habitude du corps, un froid très-sensible qui se répète sympathiquement dans l'intérieur. La saignée doit surtout précéder l'usage du quinquina, quand la pléthore qu'on

---

(1) Si le quinquina n'était doué que d'une vertu tonique, et qu'il ne fût employé que comme tel dans les fièvres intermittentes et dans les maladies paroxystiques, il serait inconséquent de saigner préalablement le fébricitant dans la vue d'abattre les forces, de détruire la tonicité et même l'état de sthénie dans lesquels il peut se trouver pour lui administrer de suite le quinquina comme tonique !.... Le quinquina a une vertu générale et spécifique pour guérir, sans que nous sachions trop comment, les fièvres intermittentes et toutes les maladies qui viennent par accès et dans un ordre régulier.

veut combattre par cette évacuation est celle
qui est occasionée par la grossesse; car on a
vu que dans ce cas là, le quinquina donné
imprudemment sans avoir fait précéder la saignée,
avait excité l'avortement. *Quidetti*, médecin de
Turin, dont les ouvrages méritent d'être lus,
a vu l'effet de ce remède déterminer le cours
des règles, chez d'autres en rapprocher les périodes et rendre les évacuations plus abondantes.
J'ai vu une jeune fille, attaquée de fièvre intermittente chez laquelle le quinquina excita une
vraie hémorragie de l'utérus, toutes les fois
qu'il fut donné même à petite dose. Le quinquina n'a pas en lui-même une vertu emménagogue spécifique; mais à son principe astringent
s'enjoint un autre aromatique, sensible au gout,
mais plus à l'odorat, dont l'action chez les personnes du sexe qui y sont disposées par circonstance ou par tempérament, est ressentie d'une
manière particulière, détermine une perte utérine
et la produit d'autant plus facilement qu'il existe
dans le corps un état de pléthore. La combinaison de l'effet de ces deux principes, l'astringent et l'aromatique, crispe les vaisseaux de la
circulation intérieure et fait refouler le sang
vers l'utérus. Il faut donc alors associer au quinquina, ou les astringens qui en resserrant le
système universel vasculaire d'une manière uniforme, empêchent la formation de cette pléthore
locale; ou les purgatifs qui déterminent vers
d'autres voies d'excrétion, les évacuations produites par l'effet du quinquina : ce qui paraîtra
singulier, c'est que le quinquina est un puissant
remède pour prévenir l'avortement, lorsqu'il
est employé dans des circonstances convenables.
Nous comprendrons cet effet en considérant que
les femmes qui dans leur première grossesse ont

éprouvé une fausse couche dans le troisième mois, par exemple, sont singulièrement exposées à souffrir le même accident dans le cours de leur seconde grossesse, vers le même temps. La nature contracte alors l'habitude de répéter ces mouvemens déterminés dans le même terme. Le quinquina par son action tonique (1) détruit cette habitude qu'avait la nature d'exciter vicieusement, à certaines périodes, l'activité des forces motrices sans aucune cause des forces déterminantes, quand ces fausses couches tiennent à des mouvemens spasmodiques de cette nature; et à plus forte raison si elles tiennent à des mouvemens fébriles, le quinquina les préviendra efficacement : mais il est clair que nous ne devons l'employer pour cela que suivant la connaissance des causes qui déterminent l'avortement. *Schurgius* a vu le quinquina réussir pour arrêter les hémorragies utérines, où l'on voit que la nature affecte des mouvemens fébriles spasmodiques, et une singulière concentration des forces qui reviennent périodiquement, ou avec de grandes variations. Le quinquina donné dans les intervalles, en arrêtant ces mouvemens, prévient la congestion hémorragique qu'ils avaient causée. Une preuve que le quinquina n'est ni emménagogue, ni échauffant par lui-même, qu'il n'altère point la sensibilité lorsqu'elle est dans son état naturel, non plus que son influence sur les forces motrices lorsqu'elle existe au degré moyen qui constitue la stabilité d'énergie; c'est que lorsque les règles,

_____

(1) Disons donc par sa vertu anti-paroxistique, bornons-nous à la considérer dans son effet et abandonnons-en l'explication.

les vuidanges se font dans l'état convenable,
dans l'état de nature, il ne les augmente, ni
les diminue et n'en change en aucune façon la
qualité, ni la quantité; c'est ce qu'a vu *Torti*,
et qu'il a détaillé dans son ouvrage intitulé,
therapeutices specialis, où l'on voit la meilleure
manière de traiter les fièvres intermittentes
malignes, soporeuses, appuyée sur ses observations et ses réflexions.

3.º L'administration du quinquina relative aux
purgatifs, qu'on fait précéder, ou qu'on combine
avec son usage, est très-importante. Dans les
cas où il y a des signes manifestes d'amas de
matières épaissies, et corrompues, mal digérées
dans les premières voies, qui embarrassent
aussi les secondes et les organes *chylopoieliques*,
il faut lui combiner les purgatifs; autrement
son action se concentrant dans l'estomac, son
effet astringent se faisant d'autant plus sentir,
que les effets toniques se développent moins,
fixe les matières bilieuses dans les premières
voies, détermine des obstructions du foie, du
mésentère, dont la résolution est incertaine, et
dont la terminaison est souvent funeste. Si on
ne remonte pas aux principes que nous avons
déjà donnés, on ne parviendra pas à résoudre
les contradictions qu'on trouve dans les auteurs
sur les dangers du quinquina donné dans ces
sortes de cas. *Van-Swieten* et *Huxham*, auteurs
de grande autorité dans la médecine-pratique,
dissuadent de donner les purgatifs avec le quinquina dans les fièvres intermittentes où les yeux
sont jaunes, et où il y a des signes évidents
d'obstructions au foie, que le quinquina ne ferait
qu'augmenter. Il est certain que dans l'obstruction du foie qui est formelle, le quinquina
doit être précédé et combiné avec un long usage

des apéritifs et des évacuans appropriés (1).
D'un autre côté, *Pringle* soutient qu'il faut
insister et forcer les doses du quinquina pour
prévenir la dégénération funeste et gangréneuse
du foie qui est la terminaison des obstructions
dont il parle. Mais il faut distinguer dans les
obstructions de ce viscère, comme dans celles
de tout autre, celles qui sont chroniques dont
le progrès est lent et la fièvre peu forte, dans
lesquelles il serait imprudent de donner le quinquina à forte dose, avant d'avoir fait précéder
les apéritifs, les évacuans, et à moins que l'administration du quinquina ne fût lente et cir-
conspecte ; et celles qu'on peut appeler aiguës
dont la marche est très-rapide. C'est moins
l'obstruction qu'il faut alors s'attacher à combattre en elle-même, que la bilescence des
humeurs dont l'impression porte spécialement
sur le foie, qui est l'organe sécrétoire de cette
humeur, qui y abordant en trop grande abondance, en cause l'engorgement. Dans toutes les
fièvres aiguës ardentes, surtout dans la fièvre
chaude, qui est connue dans les pays chauds et
surtout sur les côtes de la mer méditerranée,
il y a dans les humeurs une tendance singulière
à la bilescence qu'il faut s'attacher à combattre ;
dans la fièvre jaune principalement, où le foie

_____

(1) Il y a une infinité de circonstances, où le quinquina,
au lieu d'être donné seul en opiate, ou dans le vin qui
est le véhicule que l'illustre *Sydenham* a choisi de préférence,
doit être combiné avec d'autres remèdes. Il y a des malades
qui ne peuvent point le supporter et qui le rejettent de
suite par le vomissement. Alors c'est au praticien judicieux
à l'administrer dans des tisannes émulsionnées, ou avec des
eaux distillées anti-spasmodiques, ou avec des boissons aci-
dulées, amères, etc.; ou bien encore, lui associer le
camphre, l'opium, ou le musc, etc.

est surchargé par la fonte de la bile qui est formée dans le sang, et qui se filtrant en beaucoup plus grande quantité que dans l'état de santé, doit y faire naître des engorgemens, des obstructions, qu'on combat avantageusement en arrêtant cette dégénération putride bilieuse par le secours du quinquina et des autres remèdes appropriés ; on parvient par ces connaissances à concilier les contradictions de ces auteurs. C'est une question qui revient souvent en pratique et qui cependant n'en est pas une; savoir, s'il faut dans le traitement des fièvres intermittentes par le quinquina, leur joindre les purgatifs ou non. Plusieurs auteurs à la tête desquels je place *Hoffmann*, ne veulent pas qu'on fasse marcher ensemble les purgatifs et le quinquina, parce que leur action en le précipitant et le chassant, l'empêche de produire son effet fébrifuge et détruit ainsi sa vertu. L'expérience cependant nous fait voir que c'est souvent une bonne pratique de le donner associé aux purgatifs, comme l'a fait *Mead*, qui le combinant avec la rhubarbe, la crème de tartre, le sel d'epsom, etc., assure en avoir éprouvé de grands effets. Ils empêchent la concentration de l'action du quinquina dans l'estomac, où il avait un effet échauffant et astringent, et y fixait les mauvais sucs. Il est certain qu'il y a des cas où les purgatifs peuvent être pernicieux dans les fièvres intermittentes; ainsi, lorsqu'un homme a été parfaitement guéri d'une fièvre de ce caractère par le quinquina, si on lui donne un purgatif le jour qui correspond à ceux où tombait le paroxysme fébrile, *Sydenham* nous avertit qu'à coup sûr les purgatifs reproduiront l'accès, parce qu'en excitant des évacuations abondantes, ils affaiblissent et portent atteinte à la stabilité d'énergie d'où dépend la somme des forces radicales; et ce désordre produit par les fortes secousses données à la nature, imprime au principe vital une plus grande susceptibilité de reprendre la chaîne des accès. Dans les fièvres intermittentes (1), la nature contracte l'habitude de la chaîne de ces accès par laquelle l'homme guéri de la fièvre, conserve une disposition prochaine à avoir de nouveau la fièvre dans le terme où les paroxysmes revenaient, si dans ces circonstances il s'expose au froid, ou à quelque intempérie de l'air, la nature recommence ses mouvemens fébriles. Ces évacuations copieuses et soudaines occasionées par les purgatifs, minent les forces en introduisant le désordre dans l'économie animale, au lieu que cette disposition prochaine aux mouvemens de la fièvre, est détruite par le rétablissement des forces de la

---

(1) *Baglivi* rapporte l'observation d'un enfant de 5 ans, atteint d'une fièvre double tierce, qui ne voulant prendre aucun remède, guérit au moyen de lavemens avec le quinquina. *Daignan*, **M.** *Chrestien* et d'autres praticiens l'ont observé de même; cependant il est à observer aussi d'après *Sydenham* que tout ce qui peut provoquer des selles artificielles, même les lavemens avec le quinquina, peuvent faire revenir la fièvre lorsqu'elle a été fixée par le quinquina.

Lorsque les malades ne peuvent vaincre l'horreur qu'ils ont pour le quinquina, et qu'on est obligé de le donner en lavement, il faut que la décoction dont on se sert ait été passée à travers un linge; et l'on ne doit pas donner la poudre avec la décoction, comme plusieurs le prétendent; car l'on a observé qu'une certaine quantité de poudre injectée dans les intestins, causait des obstructions très-opiniâtres, donnait lieu à des squirrhes dans les viscères, quelquefois même à l'inflammation. Il résulte de cette observation, que des lavemens donnés avec la décoction de quinquina, mêlée avec la poudre de cette écorce, serait très-utile dans les diarrhées, les lienteries, les dyssenteries sans fièvre, etc.

convalescence. Mais lorsqu'il y a un amas de mauvais sucs dans les premières voies, surcharge de matières dépravées dans les secondes et dans les organes *chylopoietiques*, les purgatifs peuvent être avantageux lorsqu'on les joint au quinquina, en laissant dominer son effet majeur pour prévenir le reflux de la fièvre par ces fermens fébriles contenus dans l'estomac et les intestins, et en les donnant toutefois à une dose modérée. C'est une pratique excellente et dont on voit les meilleurs effets ; il y a cependant des cas de fièvre intermittente, où, quoique par des signes évidens on ait reconnu l'existence de ces humeurs dépravées dans les organes de la digestion, il faut s'abstenir de joindre l'usage des purgatifs au quinquina.

C'est dans les fièvres intermittentes pernicieuses, qui depuis *Hippocrate* qui les avait connues, n'avaient été vues qu'en passant et *per transennam* jusques au milieu de ce siècle, où elles ont été traitées à fonds par *Torti* et *Werlhof. Riviere* les avait aussi connues ; c'est, dis-je, dans les fièvres intermittentes que les miracles produits par la médecine ont fait son triomphe et sont une objection permanente contre ses censeurs et ses détracteurs ignorans. En effet, le quinquina donné dans ce cas-là à haute dose, sans y joindre des purgatifs, a des effets merveilleux. J'appelle fièvres intermittentes malignes, celles auxquelles après 3 ou 4 accès de fièvre intermittente ordinaire, il survient au 4.e ou 5.e accès des symptômes graves de léthargie, de choléra morbus. Si le malade peut échapper à ces maux dangereux, il revient à son état de santé pendant l'intervalle qui se trouve entre ces accès. Si on en attend un suivant, tous ces symptômes reparaissent avec une violence plus grande et le

malade ne réchappe pas : mais si pendant le
temps de calme et de repos on donne le quinquina à très-haute dose, comme 2 onces à la
fois et souvent répétées, on parvient à arrêter
l'accès qui allait suivre et qui aurait été funeste
au malade (1); on prévient par-là les symptômes

(1) Ce précepte de donner le quinquina à haute dose
dans le calme ou dans la parfaite apyrexie ne suffit pas,
et peut même dans certains cas devenir nuisible.

Notre auteur n'ayant pas précisé le moment le plus favorable pour commencer son administration, c'est à nous
à y suppléer.

Lorsque les accès de fièvre sont marqués en double
tierce, qu'ils n'ont pas un type régulier, comme on le
voit dans les fièvres intermittentes ataxiques, malignes, etc.,
et surtout dans ces fièvres subintrantes dans lesquelles un
nouvel accès commence pour ainsi dire avant la fin du
précédent, il faut donner cette écorce divine à très-haute
dose et *le plutôt qu'on peut, sans excepter même le temps
de l'exacerbation*. On doit le faire ainsi, sans aucun scrupule, pour arrêter les accès; car si on attendait pour le
donner que le malade se trouvât dans l'apyrexie, on l'at-
tendrait le plus souvent en vain et les malades succomberaient
infailliblement avant qu'on eût pu trouver un moment de
calme pour en administrer une prise.

Mais dans les fièvres qui ont un type régulier comme dans
les quotidiennes, les tierces, les quartes, les doubles quartes
exquises, il faut observer de ne donner le quinquina que
dans la rémission. Néanmoins il ne faut pas attendre qu'il
se soit écoulé le moindre intervalle entre la fin de l'accès et
le calme qui doit lui succéder, et il vaut mieux commencer
à le donner lorsque le malade est encore sur la fin et dans
un reste de sueur, que d'attendre l'instant, fort difficile à
saisir, où l'accès finit. Le quinquina ne manque quelquefois
de fixer la fièvre que parce que l'on s'est trop attaché à
attendre le calme et la parfaite rémission : alors on accuse
ce remède d'un insuccès qui n'est dû qu'au praticien qui
n'a pas eu la précaution de préciser l'instant de son application.

La règle que nous venons de poser, de commencer à donner
le quinquina dans les fièvres intermittentes régulières, au
moment où l'accès va finir, où le malade va passer dans

facheux de *cholera morbus*, d'apoplexie. Ces
fièvres sont surtout fréquentes dans les lieux
marécageux, et situés aux bords de la mer.
Cet effet admirable du quinquina se répéte dans
un nombre infini de fièvres, dans les rémittentes
pernicieuses absolument différentes des fièvres
simples, quand on sait l'appliquer, c'est-à-dire,
lorsque le caractère dominant de la maladie est
la rémittence : il faut toujours le donner seul
dans ce cas sans purgatif, lors même qu'on les
combinerait avec lui de manière qu'ils ne pur-
geassent pas; car ils peuvent avoir un effet
purgatif auquel on ne s'attend pas, le quinquina
même est purgatif pour certaines personnes.
Gouraigne, docteur de cette école, propose seulement de ne pas joindre les purgatifs au quinquina dans ce cas là, mais de lui combiner
l'opium, pourvu qu'il n'ait pas un effet purgatif,
comme il l'a chez quelques sujets; action qui
en le précipitant, l'empêche de produire son
effet (1). Ces fièvres rémittentes et intermittentes

---

l'apyrexie, n'est jamais plus sensible que dans les fièvres
quartes. Celles-ci laissent deux jours de calme et d'intervalle
d'un accès à l'autre. Eh bien! si l'on ne donne le quinquina
que le second jour de l'intermission, non seulement l'on
ne fixe pas la fièvre, mais souvent il aggrave les accès suivans.
Alors le médecin croyant que la faute ou le défaut de succès
est dû au quinquina, qui n'est pas convenable dans ce cas,
ou par l'idiosyncrasie du sujet, ou par toute autre cause,
change de remède, tâtonne et n'ayant plus en son pouvoir
de remèdes qui équivalent à celui-ci, finit tout au moins
par éterniser la maladie.

(1) Lorsque les premières doses de quinquina deviennent
purgatives, le praticien ne doit pas être intimidé par l'arrivée de cet épiphénomène; il doit être seulement averti
par-là, qu'il est nécessaire d'augmenter la somme du quinquina qu'il avait résolu de faire prendre à son malade, afin
qu'elle soit assez grande pour dompter la fièvre.

malignes, ne sont bien connues et bien traitées que depuis environ 15 ou 20 années (1).

4.º Cette quatrième règle de l'administration du quinquina, est lorsqu'il est avantageux et même nécessaire pour exciter la diaphorèse, pour assurer son effet dans certains cas, lorsque les forces sont accablées, qu'il faut leur donner un degré d'activité pour les rendre susceptibles de la stabilité d'énergie, qu'il faut bien combiner les diaphorétiques appropriés. Autant en effet la sueur critique qui termine chaque paroxysme est outrée, autant elle est défaillante, autant le pouls est lent et le corps même froid dans les intermissions; il y a une grande aberration des forces motrices, agissantes en défaut pendant les intervalles et en excès pendant les paroxysmes. La sueur est de toutes les évacuations critiques celle qui se répète le plus souvent et le plus puissamment pour la solution des fièvres. *Albertini*, médecin de Boulogne, assure qu'on ne peut être en pleine sûreté sur la curation et le retour de la fièvre intermittente, qu'autant que la nature fortifiée par le quinquina produit des évacuations critiques par les diarrhées, mais surtout par les sueurs. *Gaubius*, médecin de Berlin, nous dit que le quinquina n'agit jamais avec autant d'efficacité chez les personnes sédentaires, que chez celles

_____

(2) L'expérience a démontré que le quinquina pris en substance et réduit en poudre très-fine, produit son effet plus heureusement et plus promptement que pris en infusion ou en décoction; que l'infusion qui s'en fait dans le vin est beaucoup plus efficace. M. *Clausie* dit dans les principes de pharmacopée, qu'il a mis à la tête de sa traduction de la pharmacopée de *Quincy*, que le quinquina infusé dans une solution de sel de tartre, ou d'absinthe, agit avec plus de force que s'il était préparé de toute autre manière.

qui font beaucoup d'exercice, et c'est-là un
moyen d'assurer l'effet du quinquina que d'en
faire considérablement; en effet, il ne suffit
pas que les forces de la nature soient restaurées
et soient rétablies dans leur état d'énergie, si
leur exercice ne détermine pas quelque crise;
c'est la raison pour laquelle il est utile pendant
l'usage de ce remède d'exciter la transpiration,
pour favoriser et assurer l'effet salutaire du
fébrifuge; car ce n'est pas comme le croit *Pujatti*,
médecin de Rome, en dissolvant les miasmes
épais et corrompus des levains fiévreux, en en
déterminant l'issue critique, que la transpiration excitée par l'exercice ou les diaphorétiques
guérit entièrement les fièvres arrêtées par le
quinquina (1).

Entre les diaphorétiques les mieux appropriés
sont, le kermès minéral, les sels alcalis; ils
répandent une chaleur douce à l'habitude du
corps, ils rétablissent l'égalité du pouls en force
et en fréquence, ils sont utiles sous ce point
de vue; mais ils deviendraient nuisibles, si l'on
en forçait la dose et qu'on excitât trop fortement la transpiration, parce que les frémisse-

---

(1) On a beau quelquefois examiner avec la plus grande
attention, si la fièvre intermittente combattue par le quinquina se termine par des évacuations critiques; les malades
souvent guérissent sans évacuations par aucunes voies. Il
nous est même permis de dire, qu'au lieu d'évacuations
sensibles, les malades transpirent, salivent et urinent moins,
vont moins souvent à selle et qu'il semble que le quinquina
ait resserré tous les couloirs excréteurs généralement quelconque. C'est bien, ce me semble alors, de croire que le
quinquina n'a agi que par sa vertu anti-paroxistique. Néanmoins des auteurs respectables ont prétendu, ainsi que je le
dirai bientôt, que dans les fièvres intermittentes, combattues
et même radicalement guéries par le quinquina, il y avait
presque toujours des évacuations critiques; mais qu'elles
avaient été mal observées.

mens violens qu'excitera l'organe extérieur
affaibliront le malade, et les désordres qui en
sont la suite le disposeront au retour de l'accès.
Il ne faut pas donner les diaphorétiques comme
résolutifs, si les premières voies sont farcies de
matières corrompues, bilieuses et recuites par
la chaleur de l'été, lorsqu'il y a un grand
orgasme à l'extérieur, car ils produiraient alors
des sueurs excessives très-pernicieuses, des exanthèmes, des pourpres chroniques, et autres maux
très-graves. C'est avec raison que *Hoffmann*,
veut que dans les fièvres d'été, chez les sujets
d'un tempérament ardent, quoiqu'on puisse présumer avec vraisemblance, des matières épaissies
accumulées dans les organes digestifs, au lieu
de donner des sels volatils, on combine des
résolutifs et des raffraichissans propres à faire
couler la bile; ainsi, il conseille de combiner
avec le quinquina, la crême de tartre, la terre
foliée de tartre, qui n'ont pas les inconvéniens
des alcalis.

Le quinquina est aussi un spécifique éprouvé
dans les fièvres rémittentes continues, qui ont
des redoublemens et une marche analogue à
celle des fièvres intermittentes; il est d'autant
plus efficace, qu'elles approchent davantage du
caractère intermittent. Dans ces fièvres les redoublemens sont périodiques, tout à coup la fréquence du pouls et la chaleur s'élèvent, le visage
et les yeux deviennent rouges, le mal de tête
se fait sentir avec tout ce qui peut caractériser
un accès de fièvre rémittente, les symptômes
comme ils avaient commencé sans cause manifeste, tombent de même, c'est par cette analogie
entre ces deux fièvres, qu'on concilie *Torti* et
Senac. On peut donner avec confiance le quinquina dans toute fièvre où domine le caractère

de rémittence bien marqué. On ne doit pas hésiter à donner le quinquina seul dans les rémissions, à forte dose, lorsqu'elles sont malignes, pour empêcher le retour des exacerbations; lorsque l'indication le requiert, on le combine avec d'autres remèdes d'une manière avantageuse.

Il y a souvent des fièvres continues avec rémission, qu'on appelle fièvres de camp, des prisons, des endroits marécageux, etc. et dont un élément constitutif est le séjour des matières putrides dans l'estomac et les vaisseaux du mésentère; il faut alors ajouter au quinquina les purgatifs, car seul, au lieu de chasser ces sucs dépravés et épaissis, il les rendrait plus fixes et plus tenaces. *Pringle* donnait dans la convalescence de ces fièvres le quinquina à très-forte dose, pour en prévenir le retour; mais il aurait peut-être mieux réussi, si faisant attention aux embarras des premières voies et à la surcharge des organes chylopoïétiques, il lui avait associé les purgatifs à petite dose; il eut eu plus de succès, sans employer tant de quinquina. Lorsqu'on le donne dans les fièvres rémittentes où il y a des signes de malignité, on l'administre seul dans les intervalles du redoublement, sans purgatifs qui le précipiteraient avant qu'il eut déployé son énergie, ou en troublerait l'opération; mais, lorsque ce caractère disparaît, on lui combine des purgatifs, comme la rhubarbe et les sels digestifs, en ayant toujours égard aux élémens secondaires de la fièvre. Le quinquina bien appliqué est aussi un remède merveilleux dans les fièvres malignes, putrides, universelles, colliquatives; lorsqu'elles sont languissantes elles les excitent. Une observation nécessaire pour poser ces principes fondamentaux de l'administration du quinquina dans ces maladies est de nous former une idée de la nature des maladies malignes (1).

Une fièvre maligne est une fièvre continue, où domine la malignité et l'extinction des forces *radicales vitales;* ce que les auteurs ont exprimé par *résolution des forces*, tandis que leur *oppression* dans le sens de ces auteurs, est la destruction des forces *agissantes* Lors donc que dans le cours d'une maladie ordinaire, il survient des symptômes en disproportion avec ceux qui ont précédé immédiatement, ou avec ceux qui coexistent, on peut assurer qu'elle est maligne. On observe dans les fièvres malignes des redoublemens, qui par leur invasion, leur augment et leur chute, comme par leur marche rémittente manifeste, ont une analogie singulière avec l'entrée, l'accroissement, les accès et le déclin des fièvres rémittentes; mais ces redoublemens sont moins réguliers, ou plutôt ne le sont pas du tout; ils sont plus fréquens et plus courts que ceux des fièvres continues exacerbantes. C'est sous ce point de vue d'analogie entre les fièvres, qu'on peut déduire l'utilité singulière du quinquina dans les fièvres malignes. Personne n'a déterminé avec autant d'extension et d'une manière aussi habile l'application du quinquina dans diverses maladies que *De Haen;* il l'employait non-seulement dans les fièvres ma-

---

(1) *Morton* conseille le quinquina dans le déclin de la rougeole et de la petite-vérole, lorsque la fièvre subsiste après la sortie du venin et qu'elle observe la marche d'une fièvre rémittente.

Badius, dans un ouvrage intitulé *résurrection* du quinquina, publié en 1663, pour répondre à *Plempius,* qui l'avait invité aux funérailles du quinquina, dit que ce remède est très-bon contre la peste et les maladies pestilentielles.

lignes proprement dites, où il est avantageux
comme tonique, mais encore dans différens cas
de fièvres putrides universelles, où la putridité
pénètre les solides et les fluides, et combat les
mouvemens vitaux. Dans quelques-unes de ces
fièvres, il faut distinguer une première période
où les humeurs subissent un épaississement
muqueux, que quelques praticiens ont nommé
fièvres d'épaississement, et que je nomme *putrides,*
dont la première période est avec épaississement
muqueux ; dans d'autres, les humeurs atteintes
dès le commencement de colliquation putride,
dans les unes et dans les autres, il convient
comme anti-septique ; mais il ne doit pas faire
négliger les autres anti-septiques efficaces actifs,
dont nous avons déjà parlé ; car, le quinquina
seul ne pourrait pas détruire la putridité universelle. *Huxham* s'est servi avec beaucoup
de succès du quinquina dans les fièvres pourprées, dans lesquelles la putridité et la malignité
réunies dominaient, où le mucus du sang étant
dissous, la partie rouge étant dégagée du principe qui la liait et laissée à elle-même, pénètre
par erreur de lieu dans les vaisseaux où elle
n'avait pas coutume de pénétrer auparavant, et
forme les taches pourprées qu'on observe à la
peau ; toutes les excrétions ont l'odeur et la
qualité des matières putrides, parce que les humeurs ne sont pas soumises à la transmutation
vitale. Dans les fièvres ainsi compliquées, le
quinquina comme anti-septique et tonique par
excellence est un remède préférable à tous les
autres (quoiqu'il puisse arriver qu'on n'en voie
pas tout de suite les bons effets), combiné
avec les autres anti-septiques et les remèdes
appropriés à ces maladies.

Il y a d'autres fièvres pétéchiales épidémiques

mortélles, ou non épidémiques avec putridité dominante et malignité, où les taches pourprées sont produites symptomatiquement par des matières putrides qui surchargent l'estomac et les secondes voies, et où le quinquina donné seul fixerait les matières qu'il est important de chasser au déhors. Ces fièvres doivent être combattues par le quinquina et les remèdes qui sont appropriés, entre autres les purgatifs qui dans ce cas-là sont de très-bons remèdes; mais il ne faut pas les donner indistinctement et sans cause, par la seule habitude de purger, il faut toujours se garder des excès opposés. Il y a des pays où on ne purge jamais, comme en *Angleterre*, où l'habitude de donner le camphre, les acides, le quinquina qui sont eux-mêmes de bons remèdes, fait négliger les purgatifs qui ne sont pas moins utiles. Il y a d'autres pays où règne l'habitude de purger de deux jours l'un, sans raison, pendant qu'on néglige les vrais remèdes, ou qu'on les donne à si petite dose qu'ils n'ont point d'efficacité. Quand dans ces fièvres il y a des signes de putridité dominante dans les premières voies, d'accumulation de restes d'indigestions, d'humeurs dépravées, de matières vermineuses, après avoir observé le rapport de dominance qu'il y a entre la malignité et la putridité universelle, ou la putridité particulière, on se décide d'après cette estimation sagace, pour les purgatifs, dont on a lieu alors d'attendre les bons effets, ou par les anti-septiques, qui lorsqu'ils sont indiqués ne sont pas moins utiles que les purgatifs. Dans les cas de fièvre dont nous venons de parler, il faut donc évacuer ces matières corrompues, pour qu'elles ne forment pas un foyer de putréfaction qui s'étendrait dans les secondes voies et dans toute l'habitude du corps. *Stracke* qui a donné un traité sur une fièvre pétéchiale épidémique, nous dit que les purgatifs répétés, lui réussirent très-bien ; il part de là pour les recommander dans toutes les fièvres pétéchiales, ce qui serait dangereux ; car lorsqu'ils sont donnés machinalement dans plusieurs de ces fièvres, ils hâtent les progrès de la malignité et de la putridité ; il ne faut pas non plus suivre en tout point *De Haen* et *Huxham*, qui ayant réussi à guérir quelques fièvres pourprées sans purgatifs, les ont proscrits dans toutes les fièvres pétéchiales. *De Haen* a fait sur l'application du quinquina dans les fièvres malignes, une observation curieuse, qui sert bien à confirmer les principes que nous avons déjà établis, sur la manière d'agir du quinquina. Il a observé que ce remède rétablit le pouls et la chaleur dans leur juste médiocrité, dans le *tenor mediocris et constans* qui est l'effet de l'influence naturelle des forces sensitives sur les forces motrices, de manière que ni le pouls, ni la chaleur ne s'élèvent, ni l'abaissent trop. Si le quinquina se concentre et se fixe par la dominance de son action astringente ressentie particulièrement par l'estomac et les organes qui sympathisent avec lui, il faut alors se servir des stimulans entre lesquels, il faut donner la préférence aux vésicatoires, qui outre leur effet révulsif, excitent la nature languissante, pratique recommandée par *Lancisi.*

Le quinquina combat avantageusement les restes de maladie qui subsistent dans la convalescence après la guérison, soit des fièvres intermittentes, soit d'autres maladies auxquelles le quinquina convient, et qu'on a guéri par ce remède. Ainsi, aux accès de fièvre intermittente, on voit succéder un échauffement tabide mala-

dif, ses symptômes conservent le mouvement
périodique de la fièvre, le quinquina convient
alors très-bien et les dissipe sans retour. *Floyer*
a vu après une fièvre intermittente une défaillance qui revenait périodiquement comme les
accès de fièvre; il faut attribuer cette syncope
ou cette chute soudaine des forces du principe
vital qu'il a en réserve, en ce qu'il était affecté
de mouvemens contraires, l'un fébrile, c'est-à-
dire, le penchant qu'a la nature à renouveler
à certaines périodes la concentration spasmodique des forces qui avait lieu dans la fièvre,
quoique le paroxysme soit détruit, cette disposition qui n'est qu'à demi vaincue se dévelop-
perait en un accès parfait sans l'impression du
fébrifuge qui affecte la nature d'une manière
qui la garantit de la fièvre; il se fait alors
une distraction laborieuse des forces radicales
qui produit la syncope, que le quinquina fait
cesser en établissant l'harmonie dans le système
des forces, en affectant l'impression habituelle
qu'avait contractée la nature des mouvemens
fébriles. *Hamilton* rapporte aussi une observation intéressante, il a vu certains états d'insomnie, d'agitation dans le pouls, une augmentation
de chaleur, un délire léger, qui succèdent aux
fièvres intermittentes et que peut guérir le quinquina donné plusieurs fois dans la journée, à
petites doses; mais bien loin de les guérir, il
les augmente si la dose est trop forte, alors le
délire fugace est changé en délire mélancolique.
Cela confirme encore mes principes sur l'administration du quinquina. Dans ces restes de
fièvres il y a une aberration dans les forces
motrices qui s'écartent de l'influence que doivent
avoir sur elles les forces sensitives; mais comme
cette aberration est médiocre, une petite dose

de spécifique suffit pour rétablir la stabilité
d'énergie; mais lorsqu'on en donne de trop
grandes quantités, elles sont improportionnées
à l'état non naturel et à l'effet qu'on se propose
d'en obtenir. Elles fatiguent alors, elles surchargent l'estomac, et révoltent la nature, le principe fugitif et léger devient constant et de-là le
délire mélancolique. Il est certain que ces mauvais
effets sont produits par la vertu astringente du
quinquina qui domine alors, car outre ses effets
généraux spécifiques très-puissans, il en a d'autres
que nous ne devons jamais perdre de vue. Sa
vertu astringente est toujours subordonnée à sa
vertu spécifique, lorsqu'il est donné à des doses
convenables; mais lorsqu'elles sont improportionnées à l'indication et aux circonstances du
malade, l'effet astringent prend le dessus sur
le principe qui ne peut pas s'exercer. Ainsi le
mercure administré à dose convenable est un
spécifique anti-vénérien, mais lorsqu'on en force
la dose son effet sialagogue particulier efface
le spécifique. C'est dans la science des doses que
consiste le plus grand talent de l'administration
des remèdes.

Le quinquina est un tonique par excellence,
approprié dans des maladies de nature très-
diverse; mais il a une vertu anti-périodique,
qui le rend approprié dans toutes les maladies
qui ont de retours périodiques, qui par conséquent sont analogues aux accès de fièvre, et qui
sont aussi susceptibles de l'application heureuse
du quinquina, comme le dit *Medicus*. Le quinquina est très-utile dans les maladies des nerfs,
dans les convulsions, les obstructions et par sa
vertu accessoire, astringente et anti-septique;
dans plusieurs autres maladies, dans les hémorragies et autres flux, dans les dégénérations

particulières des humeurs, comme purulentes, etc.
pour qu'il puisse produire des effets puissans
dans la *nevropathie*, il faut en approprier l'application, et c'est en cela qu'on voit la supé-
riorité de la médecine méthodique sur la médecine empirique, qui n'est fondée que sur des
connaissances vagues, qui ne sont liées par
aucun principe. Si dans l'administration du quinquina on ne fait pas attention aux circonstances et aux indications de la maladie, on n'en
verra que rarement et fort difficilement de bons
effets.

On approprie· l'effet du quinquina d'après
des considérations de trois sortes, 1.º les circonstances et le temps de la maladie ; 2º les
vices de la sensibilité trop ou trop peu active
ou dépravée ; 3.º la sensibilité trop ou trop peu
exaltée. L'excès des forces sensitives se découvre
lorsque l'influence d'un tel sentiment, pour
produire tel effet, surpasse en intensité celui
qu'elle produirait dans l'état sain (1). Les vices
de la sensibilité se démontrent, parce que les
irritations les plus légères sont vivement ressen-
ties ; de même l'irritabilité est exaltée lorsque
des sentimens, dont l'impression est faible, excitent des agitations très-fortes ; on corrige la
sensibilité trop exaltée par les sédatifs et les
tempérans, on l'excite par des stimulans lors-

____

(1) Le quinquina employé avec tant de succès dans une
infinité de cas morbides, n'est pourtant point un préservatif
des fièvres intermittentes exquises, ni des rémittentes bilieuses ; car il est à craindre, comme le disait *Celse* parlant
d'autres remèdes, que le corps ne s'accoutume pendant la
santé aux remèdes curatifs et l'habitude rende dans l'état
de maladie le corps invincible aux moyens de guérison.
Ainsi il pourrait en être du quinquina pris habituellement
en santé comme préservatif.

qu'elle est languissante, si elle est vicieuse on la corrige par des nervins spécifiques, qui rétablissent la stabilité d'énergie ; si la mobilité est excessive, on la ramène au degré moyen d'activité par les anti spasmodiques ; si elle est trop faible, on la relève par le moyen des excitans ; lorsque ces différens vices sont répandus dans toute la constitution, on y applique les remèdes généraux que nous venons d'indiquer. Lorsqu'ils sont bornés à des organes particuliers, on y emploie les remèdes locaux du même genre, on prépare par là l'application et l'action du quinquina et des autres toniques, comme les martiaux, et les remèdes appropriés à corriger l'excès ou le défaut de la sensibilité et de la mobilité, favorisent par leur effet qui a précédé, ou qui est simultané, l'opération des toniques. Les martiaux ne conviennent pas autant que le quinquina, c'est-à-dire, le cas de leur application ne se rencontre pas si souvent que celui du quinquina, ils sont surtout contre-indiqués par la fréquence du pouls et la chaleur fébrile. Le quinquina est de tous les toniques le plus approprié, principalement lorsque son administration est aidée par des remèdes dirigés contre le vice de la sensibilité et de la mobilité. On en a aussi de très-bons effets dans les maladies nerveuses, en le donnant dans l'eau froide, suivant la méthode de *Whyt*,

---

Un docteur en médecine de notre faculté, pratiquant à Mèze, ville située au bord de l'étang de Thau (M. Feau), où les habitans sont très-sujets aux fièvres intermittentes pernicieuses, prenait habituellement, pour s'en préserver, du quinquina tous les jours ; et après cela une très-grande quantité de café, qu'il avait soin de préparer lui-même afin de le rendre plus fort. Le quinquina ne le préserva point des atteintes d'une fièvre intermittente insidieuse sur laquelle le quinquina à la plus haute dose fut sans effet et il mourut au 3.e ou 4.e accès.

qui avait beaucoup d'expérience dans ces maladies; il avait reconnu l'abus qu'on faisait des martiaux dont la vertu échauffante et excitante, quoique subordonnée à la vertu tonique, se montre trop souvent, et dont l'usage avait été fort accrédité par *Willis* et *Sydenham*.

Le quinquina convient dans diverses autres maladies convulsives, principalement dans la toux stomacale des enfans, qu'on nomme *coqueluche*, pourvu qu'on ait fait précéder les émétiques et les purgatifs répétés convenablement, et qui sont très-bien placés dans ce cas. C'est encore un excellent *anti-épileptique*. J'ai guéri un prêtre âgé de 28 ans, qui avait passé l'âge auquel on dit que cette maladie est incurable, par le quinquina continué avec persévérance, en sorte que depuis quelques années il n'a ressenti aucun accès. Cette vertu anti-épileptique du quinquina tient beaucoup à sa qualité anti-spasmodique, démontrée dans son administration dans les fièvres intermittentes; car dans quelques sujets, les accès épileptiques ont des retours périodiques; et dans le plus grand nombre de ces malaladies, si on en excepte celles dont les accès reviennent tous les jours, on peut observer une correspondance frappante entre le retour des accès et les différentes phases de la lune. Dans une consultation que j'ai donnée sur cette maladie, j'ai assuré qu'il aurait été facile de faire voir, le calendrier à la main, que chaque accès avait répondu à quelque phase de la lune, et quoique nous ne puissions pas expliquer le rapport qu'il y a entre ces deux phénomènes, il n'est pas moins vrai qu'il existe. C'est une marche périodique qui appproprie le quinquina dans cette maladie comme tonique et comme anti-périodique.

On retire aussi les effets les plus avantageux

du quinquina dans ce genre de maladie convulsive (1), qu'on nomme la danse de S.t-*Whyt* ou
de S.t-*Guy*, c'est une affection mêlée de convulsion et de paralysie, qui produit une agitation
continuelle des membres et de la langue, maladie
qui ne se rencontre que chez les enfans au-
dessous de l'âge de puberté. Dans cette affection,
il y a un désacord très-grand entre les forces
sensitives et l'influence qu'elles doivent avoir sur
les motrices, en sorte que de quelque manière
que soient affectées les forces sensitives par les
choses non naturelles, les forces motrices sont
toujours dans un état d'action en excès, et les
membres sont toujours agités. Le quinquina
rétablit l'harmonie qui doit régner entre les
forces, et guérit ainsi la maladie. Le quinquina
est un excellent remède pris par la bouche ou
en lavement, dans l'état de langueur ou d'atonie
des intestins, pour remédier aux affections flatueuses et hypocondriaques qui sont la suite de
ventosités; il purge aussi non-seulement les
sujets qui, par idiosyncrasie sont disposés à
ressentir des effets purgatifs du quinquina, mais
encore dans le cas de constipation à laquelle sont
sujets les hypocondriaques, lors même que des
purgatifs plus puissans ont été inutiles. C'est
dans ces cas, comme l'ont vu *Loëseck* et *Cullen*,
où l'on ne s'attend point à son effet purgatif, et
où on le donne seulement comme fortifiant, qu'il
détermine ces évacuations; car on donne dans
ce cas des purgatifs plus actifs, et cela à raison
du défaut de l'influence des forces sensitives sur
les forces motrices, qui ne produisent point ces

_____

(1) Le quinquina est le véritable remède des convulsions
et des épilepsies, des migraines, etc. si elles ont des retours
périodiques.

mouvemens péristaltiques plus vif-, qui devaient
correspondre à la sensation plus forte imprimée
aux intestins par les purgatifs. Cet accord ayant
été reproduit par le quinquina, on a procuré
les excrétions dans les cas heureux qu'a vu *Cullen*,
en le donnant chaque jour à la dose d'une
drachme.

Nous avons dit que le quinquina avait été
avantageux dans les obstructions, mais il ne faut
pas croire que ce soit dans toutes indistinctement ;
il est utile pour assurer l'effet des résolutifs,
apéritifs, lorsqu'on le donne dans les circonstances
où il rétablit le *tenor mediocris et constans*, dans
l'influence réciproque du principe vital. Il approprie alors l'usage des apéritifs, il leur donne
une énergie singulière comme le prouve l'observation de *Mussel*, médecin de Berlin, qui par
cette combinaison a guéri des tympanites et
des hydropisies. Il est aussi d'une utilité spéciale
dans les maladies écrouelleuses, comme le prouvent les observations de *Fordyce* et de *Fothergill*,
dans les mémoires de la Société Royale de
Londres.

Mais il faut étudier le secret de son appropriation au temps et aux circonstances de la
maladie. Quoique le médecin anglais, d'après ses
observations, montre l'efficacité du quinquina
dans les maladies écrouelleuses (1), il donne
cependant, de sa manière d'agir, une explication
triviale, on y voit la chose, mais il importe de
savoir quel est le cas des écrouelles où il peut
être employé utilement. Cette circonstance se
rencontre, non lorsque leur dureté les fait

_____

(1) *James*, dict. de méd., dit, qu'on peut l'employer avec
succès dans les maladies scrofuleuses à cause de sa qualité
astrictive.

regarder comme irrrésolubles, mais quand par l'usage des apéritifs absorbans, spécialement appropriés à cette maladie, elles commencent à se fondre, en augmentant alors les forces radicales de la nature, il favorise les mouvemens de résolution. Si on ne s'en tient pas à cette explication, jamais on ne parviendra à répéter les heureuses expériences de ce médecin. Une propriété du quinquina qui le rend bien indiqué, c'est qu'il fortifie non-seulement tous les organes infirmes, en général, mais en particulier celui qui dans chaque homme souffre une débilité relative : car de même que l'homme considéré moralement a quelque qualité faible dans l'esprit, de même dans le corps il y a toujours quelque partie infirme, quelque organe qui éprouve quelque débilité relative, soit dans le développement de ses forces ou autrement; organe qui a coutume d'être le siége des maladies qui arrivent au sujet. Il faut surtout s'attacher dans l'étude du tempérament, à découvrir quel est l'organe particulier qui, dans ses fonctions, montre une infirmité marquée relativement à l'activité des autres. Tous les individus n'ont pas une activité égale dans leurs organes, chez les uns, c'est le poumon, chez les autres, c'est l'estomac qui est faible. Cette faiblesse particulière est combattue avec efficacité par le quinquina. Ainsi, quand le poumon est affecté d'un vice originaire qui le voue à la phthisie, et qui paraît dès les premières années de la vie, parce que cet organe est le terme de toutes les fluxions, des rhumes, des crachemens de sang, etc. Parmi les préservatifs, un des plus puissans est le quinquina (1). *Loëseck* a éprouvé lui-même

_____

(1) Dans les mémoires pour l'histoire des sciences et des

l'efficacité de cette méthode. Il était attaqué d'une disposition particulière à la phthisie, il avait craché le sang et le pus, et avait la poitrine très-débile, mais il la fortifia tellement par le quinquina qu'il prit dans du lait, jusqu'à la concurrence de 12 onces, ou dans une décoction de mille-feuille (et le choix du véhicule n'est pas indifférent), que depuis trois ans, temps auquel il écrivait, il n'avait craché ni pus ni sang. Il ne faut pas croire que l'infirmité du poumon puisse être démontrée par la dissection, ainsi, elle peut dépendre de la masse du poumon trop petite ou trop grande, relativement au volume du corps, cette débilité relative consiste surtout dans le développement des forces de cet organe, ce qui arrive lorsqu'il y a un défaut de corrélation entre la sensibilité et la mobilité. Comme ce viscère est le terme de tous les catarrhes, les efforts que fait la nature pour résister à ces mouvemens de fluxion, deviennent un principe d'irritation qui fait succéder alternativement l'atonie à ces efforts, variations qui disposent ce viscère à une consomption putride ; le quinquina, comme tonique, rétablissant les forces, calme ces mou-

---

beaux arts, année 1739, Septembre, page 2055, on trouve une méthode pour perfectionner, et rendre plus efficace l'usage du quinquina. Elle consiste à pomper l'air extérieur du quinquina dans la machine pneumatique. L'air intérieur en étendant et dilatant son ressort, sépare, soulève et écarte les parties du quinquina les unes des autres, ce qui le rend meilleur que celui qui est sans préparation et devient plus commode à prendre. Si, dit-on, vous voulez vaincre la fièvre en peu de temps, donnez de grandes doses le premier jour, continuez d'en faire prendre deux fois par jour pendant quatre jours après la cessation de la fièvre. Huit jours après avoir fixé la fièvre, il faut en reprendre quoiqu'on jouisse d'une parfaite santé.

vemens et contribue à la guérison. Nous avons dit qu'il avait dans quelques sujets des effets emménagogues, ce qui pourrait le rendre avantageux dans le cas de suppression de règles, cela n'empeche pas qu'il n'agisse avec beaucoup d'efficacité pour arreter les hémorragies utérines, ce qui tient à son effet tonique et astringent. Il peut de même être très-utile dans d'autres affections hémorragiques, pourvu qu'on l'applique dans ces cas de flux sanguin qui reviennent à intervalles courts et bornés par une concentration spasmodique qu'on reconnaît aux bouffées de chaleur et de fièvre, à la suite desquelles le crachement de sang est déterminé. Le quinquina donné dans ce cas, dans les intervalles, est d'un merveilleux secours.

Nous parlerons bientôt de cette vertu antiseptique générale et éminente qui le rend approprié dans plusieurs colliquations putréfactives et même cancéreuses des humeurs, qui sont des altérations de leur vitalité, mêlée de vie et de mort. *Alexander* a été trop loin lorsqu'il a dit que le quinquina appliqué en décoction sur toute la surface du corps, avait le même effet que pris intérieurement en substance (1), comme d'être

---

(1) La médecine doit son origine aux remèdes externes. Les premiers secours portés aux hommes tant dans leurs maladies intérieures, que dans les extérieures, furent tous topiques. On ne se hasarda d'administrer les médicamens à l'intérieur du corps que bien long-temps après. La méthode iatraleptique d'administrer les remèdes par la voie de l'absorption cutanée dans le traitement des maladies tant externes qu'internes n'est donc pas nouvelle. ainsi que le prétend M. *Chrestien* (*), puisqu'elle remonte à la plus haute

(*) De la méthode iatraleptique, ou observations pratiques sur l'efficacité des remèdes administrés par la voie de l'absorption cutanée dans le traitement de plusieurs maladies internes et

anti-septique, anti-fébrile, etc. Il dit qu'un homme
plongé dans un bain de décoction de quinquina,
en avait eu son corps tellement pénétré que son
urine avait acquis une propriété anti-septique
très-manifeste; il fait, d'après cette expérience,
un calcul qui porte à faux. Il n'en est pas moins

---

antiquité et que c'est elle qui a donné naissance en quelque
sorte à la science médicale.

Il est pourtant vrai de dire que beaucoup de médecins
et de chirurgiens ont eu tort de manquer de confiance
en ces moyens, et de ne pas faire concourir l'action des
topiques avec les remèdes pris par les voies naturelles du
corps dans le traitement des maladies internes; qu'il y en
a qui ont eu encore bien plus de tort de les mépriser et
de les diffamer, lorsque certains malades ne peuvent trouver
leur salut que dans les seuls topiques; mais d'autre part,
ce reproche ne saurait s'appliquer à tant de vrais médecins
et chirurgiens qui s'en servent journellement et avec tant
de succès. Toutefois, on a les plus grandes obligations à
M. le Docteur *Chrestien* d'avoir fait imprimer un ouvrage
ex professo sur l'efficacité des remèdes administrés par la
voie de l'absorption cutanée, et d'avoir de nouveau appelé
l'attention de tous les praticiens sur un genre de secours
aussi important. On ne peut que lui savoir gré d'avoir
précisé une infinité de cas dans lesquels jusques à lui personne n'avait imaginé d'employer la méthode de guérir par
absorption, et d'avoir surtout indiqué le bon emploi d'une
infinité de remèdes dont on n'avait pas même soupçonné
jusqu'à lui la vertu efficace dans la cure de certaines maladies; et finalement on lui doit de la reconnaissance d'avoir
fait connaitre les différens véhicules dont il s'est servi pour
faciliter l'intromission de ces remèdes dans le système cutané.
C'est sous tant de rapports que le livre de M. *Chrestien*
tiendra un rang distingué parmi les traités de thérapeutique.

externes, etc. Par *J. A. Chrestien*, docteur en médecine de
l'université de Montpellier, ancien médecin de l'hôpital militaire
sédentaire, médecin du lycée de la même ville, et membre de
plusieurs sociétés académiques de la France et étrangères. Paris
chez Croulebois, rue des Mathurins, n.o 17, et chez Crochard,
libraire, rue de l'école de médecine, n.o 5, an 1811.

vrai qu'on a négligé l'application extérieure du quinquina chez les enfans, par exemple, et chez les autres personnes qui, par dégoût ou autrement, refusent d'en prendre une grande quantité par la bouche. On peut le donner en lavement, comme a fait *Helvetius*, ou sous forme agréable, comme en émulsion, ou comme le conseille *Pye*, médecin anglais, et que j'ai suivi pour son neveu âgé de 4 ans. Il lui fit faire une chemise avec du quinquina piqué entre deux linges, et parvint ainsi à arrêter les accès de fièvre (1).

Le quinquina est encore efficace, comme nous l'avons vu, dans plusieurs éruptions; et c'est à sa vertu anti-septique qu'il faut rapporter son effet admirable pour fixer la gangrène, soit celle qui vient de cause externe, soit celle qui vient à la suite des plaies et des ulcères. Il y a cependant des gangrènes sèches par cause interne,

---

(1) Ce cours ayant été prononcé par *De Barthez*, il y a plus de 30 ans, on ne peut pas dire qu'il a puisé dans l'ouvrage de M. *Chrestien*. Le soin que ce grand homme avait pris de citer *Alexander*, *Helvetius*, *Pye*, etc., prouve qu'il connaissait l'efficacité de cette écorce appliquée à l'extérieur et qu'elle était dans bien de cas la planche qu'on jettait aux malades au moment du naufrage. L'observation suivante faite par *De Barthez* sur un de ses frères aussi célébre jurisconsulte, que lui habile médecin, juge-mage de la ci-devant sénéchaussée et siège présidial de Montpellier, Baron de Montfort, Conseiller à la Cour Royale de Montpellier, qui attaqué d'accès de fièvre insidieux et malins qui portaient leurs funestes effets sur les organes de la déglutition et s'opposaient à l'administration du quinquina à l'intérieur, lui fit appliquer des épithèmes, ou pour mieux dire, de larges cataplasmes de la poudre de cette écorce divine, non-seulement sur la région épigastrique, mais encore sur toute l'étendue du bas-ventre; lui fit de plus, mettre pendant plusieurs jours une chemise préparée avec du quinquina qu'il avait fait placer et piquer entre deux linges, et par ces moyens il sauva ce frère chéri.

fréquentes dans la *Pologne*, dont parle *Quesnay*, dans les mémoires de l'Académie, produites par le bled ergoté, dont se nourrissent les paysans, où le quinquina est moins avantageux que les autres remèdes. On en voit de très-bons effets dans l'inflammation où il y a une gangrène si rapide, il remédie plutôt à la gangrène qu'à l'inflammation. Dans les angines putrides qui tournent rapidement à la gangrène, qui ont une terminaison funeste très-prompte, dont ont parlé *Chomel*, *Quesnay*, *Fotherghill* et autres, le quinquina arrete la gangrène et facilite la chute de l'escarre gangréneuse. C'est aussi un très-grand remède dans le traitement du charbon, maladie qui, quoique bornée dans son siége, n'en est pas moins pestilentielle, qui est familière aux tanneurs surtout, et qui est produite chez eux par le contact des peaux des bètes mortes de cette maladie. *Pline* dit que cette affection est propre à la Gaule Narbonnaise, on l'observe cependant dans d'autres pays ; le traitement qui m'a le mieux réussi dans cette maladie, est le suivant : il faut d'abord cautériser l'extrémité de la tumeur charbonneuse œdémateuse, avec la pierre infernale, appliquer ensuite à la base tout à l'entour un large vésicatoire, et donner intérieurement le quinquina à haute dose.

Sydenham loue le quinquina comme un excellent remède dans les affections aphteuses, pour procurer le détachement des croûtes qui tapissent la bouche et le fonds de la gorge. *De Haen* en a vu de bons effets dans le *spina ventosa*, qui est la carie interne des os spongieux avec gonflement douloureux de leur substance. *Rouppe*, dans son ouvrage de *morbis navigantium*, assure en avoir vu de bons effets dans les affections scorbutiques putrides, non-seulement dans les

rhumatismes qui tiennent à cette cause, mais
dans le scorbut proprement dit. Enfin, *Van-
Swieten* dit l'avoir employé avec succès dans les
dégénérations cancéreuses ; d'autres disent qu'il
est le spécifique de cette terrible maladie contre
laquelle nous n'en avons point. Nous pouvons
le tenter avec confiance, il est vrai qu'on peut
avoir exagéré son effet, mais il est certain que
dans plusieurs cas de cancer ouvert, il peut être
utile, et il a sensiblement de bons effets dans
les cas où la fièvre qui accompagne et aggrave
le cancer, a des redoublemens périodiques marqués. Le quinquina, en général, par sa vertu
spécifique, anti-septique, est utile dans les corruptions purulentes et autres colliquations des
humeurs. *Falconnet* est le premier qui ait reconnu
que lorsque le pus était vicié, qu'il y avait un
caractère ichoreux dans les plaies et les ulcères,
tant internes qu'externes, le quinquina corri-
geait ce mauvais caractère. D'après les expériences
il était naturel de croire qu'il convenait dans la
phthisie pulmonaire, au lieu des remèdes de
nulle valeur qu'employent les médecins vulgaires. Il est excellent dans cette maladie, pourvu
qu'on saisisse bien les indications et les contr'indications, et qu'on parte des observations
que nous allons rapporter, et non des éloges
outrés de *Morton* (1). Dans quelques cas il est
spécifique dans cette maladie ; ainsi *Huxham* l'a
donné dans les phthisies, non avec ulcération
du poumon, mais entretenues par l'expectoration de matières puriformes, insipides ou salées,
déterminée par des mouvemens spasmodiques

_____

(1) *Morton* dit avoir vu des phthisiques désespérés, parvenir à prolonger leur vie languissante pendant plusieurs
années en faisant un fréquent usage du quinquina.

d'excrétions excitées par les causes des maladies.
Il réussit très-bien dans ce cas, suivant la méthode des médecins anglais, qui le donnaient
combiné avec le gayac et le styrax La phthisie
pulmonaire n'est pas toujours produite par un
ulcère circonscrit du poumon, mais c'est quelquefois un état ulcéreux très différent de l'état
inflammatoire, et il est combiné avec l'infirmité
relative de ce viscère, d'où résulte la fonte colliquative de sa substance; le quinquina, par sa
vertu tonique, en rétablit les forces constantes,
de manière que les mouvemens spasmodiques
des vaisseaux excrétoires du poumon affaibli,
qui rendaient utiles dans le cas d'*Huxham*, les
diaphorétiques tels que la décoction de gayac,
qui pouvait être appropriée dans le malade anglais, mais qui dans ce pays-ci est singulièrement
active, qui n'est employée spécialement que dans
la phthisie vénérienne, encore même dans ce
cas pourrait lui substituer, dans ce pays-ci, avec
avantage, la décoction de salse pareille, ou d'autres diaphorétiques plus convenables. Le styrax
étant une résine nervine et anti-septique conviendrait très-bien dans ce cas. Cet ensemble
de remèdes était vu habilement pour remplir
toutes les indications qui se présentent (1).

_____

(1) L'on voit par tout ce que notre auteur vient de dire
sur les vertus du quinquina, que l'on ne doit point en
borner l'usage, comme on le faisait autrefois, au traitement
des fièvres intermittentes et aux gangrènes; qu'à en juger
même par ses vertus toniques, anti-septiques, anti-spasmodiques, etc. etc., l'on peut étendre encore ses propriétés
dans la curation de beaucoup de maladies.
La goutte a été jusqu'ici regardée comme une maladie
réfractaire, et l'opprobre de la médecine.
Aucun auteur n'avait encore parlé de l'efficacité du quinquina contre cette cruelle maladie, comme vient de le faire

Il est un autre cas de phthisie pulmonaire où le quinquina est utile comme spécifique, c'est celui des femmes qui, étant d'une constitution délicate, deviennent nourrices, et qui, en allaitant leur nourrisson plus long-temps que ne le leur permet la faiblesse de leur constitution, tombent en consomption. Le quinquina remonte les forces du corps épuisé, il arrête les progrès de la dégénération putride qui s'évacue par l'organe affaibli. Une autre circonstance de la bonne

---

M. Francisco de Tavares, premier médecin de la Reine de Portugal, dans des observations qui viennent d'être traduites du portugais, par M. *Dubar*, chirurgien à Baesrode.

Ces observations contiennent des faits précieux, dont M. *Francisco de Tavares* a été le témoin, ou l'objet. *Sydenham*, avait d'abord soupçonné que le quinquina pouvait être utile dans la goutte. *Boerhaave* et *Van-Swieten* paraissaient se ranger de cette opinion. *Held*, dans les éphém. des curieux de la nature, avait donné beaucoup de faits importans sur l'usage ds ce remède contre la goutte. *Murray*, avait aussi dit du bien du quinquina pour la même maladie.

M. *Francisco de Tavares*, dans ce petit recueil d'observations, exprime sa reconnaissance pour cette découverte, au segnor *Beuto Joachim de Lémos*, son élève, professeur en médecine à l'université de Coimbre. Celui-ci, ce me semble, aurait dû exprimer sa reconnaissance envers un chirurgien de village, qui à peine, dit-il, méritait le nom de barbier, et dont il ne daigne pas même citer le nom.

Les bornes de cette note, ne me permettent même point de donner l'analyse des faits contenus dans ce petit recueil d'observations, mais je renvoie le lecteur à un ouvrage périodique, ayant pour titre, *annales de littérature médicale étrangère*, rédigé par *J. F. Kluiskens*, professeur de chirurgie, à l'école de médecine, et chirurgien en chef de l'hôpital civil de Gand; tom. 2, 7.e cahier et suivans.

Pour donner plus d'autenticité aux vertus du quinquina dans la goutte, pour mettre le lecteur à même d'apprécier ces observations que je cite, je le renvoie à l'ouvrage même. Je vais me permettre d'insérer seulement ici la première observation et d'indiquer les autres.

administration du quinquina, est lorsqu'à l'occasion du délabrement étendu dans le tissu
cellulaire par de grands ulcères, ou des fistules
anciennes, il s'est établi dans toute la masse des
humeurs une dégénération purulente qui s'évacue
par l'organe affaibli qui est le poumon. Le quinquina est très-bon pour corriger la surabondance
de ces humeurs purulentes formées dans le sang.
Ce n'est pas une indication d'employer le quinquina dans la phthisie pulmonaire, lorsque les

---

Première observation. *Circonstances qui ont donné lieu à
cette découverte.* « Le professeur de Lémos, ayant été mandé
» pour voir un religieux de l'ordre de citeaux, qui avait
» la goutte; celui-ci le pria de le soulager, ou de lui
» amputer les jambes, à quoi le professeur répliqua qu'il
» était aussi facile d'opérer l'une de ces choses que difficile
» de faire l'autre, et qu'il ne pouvait prescrire autre chose,
» que d'attendre tout du temps et de la patience, aidés
» de la diète; ce qui avec peu de remèdes administrés
» prudemment pendant les paroxysmes, était tout ce qu'il
» y avait à faire ».
» Le chirurgien du village, qui à peine méritait le nom
» de barbier, était présent, et avait promis de guérir le
» malade; il sourit à la prudence du professeur, et renou-
» vela sa promesse. Le docteur de *Lémos* prit congé de
» son malade, et fut bientôt après consulté au sujet d'un
» purgatif, que le barbier avait prescrit à ce religieux
» il consistait en une demi-drachme de résine de jalap; la;
» même quantité de scamonée, mêlées avec une demi-once
» de diascordium pour une seule dose. Ce fut difficilement
» que le professeur put s'empêcher d'éclater de rire, ou
» de cacher les marques de sa surprise et de son indigna-
» tion; enfin, il se contint assez pour dire au malade, que
» le quart de cette dose serait encore un remède dangereux.
» Il ne put savoir quelle est la quantité que le malade
» prit; mais après l'effet purgatif, on lui administra une
» drachme de quinquina en poudre toutes les heures, de
» sorte qu'il en prit deux onces dans la journée et la nuit
» suivante. Le docteur renouvela sa visite le lendemain; il
» s'attendait à trouver son malade dans un plus mauvais

tabides sont attaqués de fièvre intermittente,
on ne peut pas alors leur en donner une quantité
suffisante pour guérir la fièvre, mais seulement
comme palliatif et correctif de cette fièvre, lorsqu'elle existe *per se*, quoique combinée à l'état
tabide du poumon.

La contre-indication majeure du quinquina
dans les pulmonies, est l'état inflammatoire du
poumon, soit circonscrit, soit ulcéreux. Il y a
assez généralement dans ces maladies une phlogose lente et chronique. *Boerner*, médecin an.

» état. Quel fut son étonnement de le trouver levé et
» marchant à l'aide de béquilles; deux jours après le ma-
» lade sortit de sa maison sans éprouver la moindre gêne.
» Ce fait lui suggéra l'idée d'administrer un purgatif, con-
» sistant en une once ou une once et demie de sulfate de
» magnésie, et de donner le quinquina à la même dose
» que ci-dessus. Il n'entendit plus parler du religieux par
» la suite. Depuis la page 67 de l'ouvrage dont s'agit où
» finit cette observation, jusques à le 78 ᵉ pag., on trouve
» encore sept autres observations sur le bon effet du quin-
» quina dans la goutte. L'auteur les termine par les réflexions
» suivantes. *Tout ce qui est digne de l'attention du médecin*
» *dans les observations sur la goutte, quant à sa nature,*
» *les progrès de ses paroxysmes, ou la variété de ses*
» *symptômes, de même que ce qui a été observé relative-*
» *ment au quinquina, tout contribue à administrer ce remède*
» *préférablement à tout autre* ». Le même journal, cahier
8.ᵉ, depuis la pag. 129, jusqu'à la pag. 150, renferme
encore des observations sur l'efficacité du quinquina dans
la goutte par le docteur *Tavares*.

Dans les mêmes annales de littérature médicale étrangère,
tom. 3, p. 298, on ne lira pas sans intérêt *l'histoire clinique* du rhumatisme aigu par M. *John Haygarth* d. m.
membre des sociétés royales de Londres et d'Edimbourg, etc.,
et surtout des bons effets qu'il a retiré du quinquina dans
le traitement de cette maladie.

Suivant même le témoignage de *Sydenham*, la goutte est
souvent combattue par le quinquina, si l'on en prend
quelques grains matin et soir.

glais, dit que le sang tiré à ces tabides se couvre d'une couenne, comme dans les inflammations de poitrine, qui persiste jusqu'à la cinquième saignée, ce qui est un indice très-fort de l'inflammation du poumon. C'est à raison de cette inflammation plus ou moins vive, qu'il faut calculer l'effet du quinquina. Si son usage rend le pouls dur, que le malade sente plus de piqûres en différens endroits de la poitrine, et des douleurs en diverses parties du thorax, c'est un signe qu'on augmente l'inflammation, si on ne s'en abstient; alors, il achève de détruire les forces, hâte la diarrhée et les autres symptômes mortels.

Autant l'usage de ce remède contre la consomption pulmonaire est négligé dans certains pays, autant il est général dans d'autres, comme en *Angleterre*, et c'est d'après les observations qu'on a faites dans ce pays-là, de l'utilité du quinquina dans la phthisie pulmonaire, que *De Haen* a essayé de le donner dans son hôpital, combiné avec le lait et l'élixir de vitriol; pratique dont il a obtenu les plus grands succès, ce qui n'est pas surprenant, puisque nous savons que le lait est singulièrement approprié dans cette maladie, et qu'on peut même le faire prendre avec les acides.

La Cascarille.

Nous allons passer à l'examen de la *cascarille* qu'on a cru être un remède succédané du quinquina, vertu que le préjugé a beaucoup contribué à lui assigner et que l'expérience n'a pas encore confirmée. On en use tous les jours, mais ses vertus ne sont déterminées que jusqu'à un certain point, non pas rigoureusement, ni dans des cas précis. Cette écorce doit beaucoup

de sa célébrité à un médecin Allemand, qui
en 1694, dans une épidémie, employa la cascarille pour le quinquina par économie, et en
éprouva de grands effets dans les fièvres intermittentes et rémittentes qui régnaient alors
épidémiquement. Mais ce qui contribua le plus
à faire dominer l'usage de la cascarille en
Allemagne, est l'opinion de *Stahl* et de ses disciples, qui regardaient le quinquina comme un
médicament trop actif qui supprimait les mouvemens salutaires fébriles de la nature, qu'ils
croyaient opérés par le sentiment et la volonté
de l'âme pensante, et c'est ici qu'on peut voir
combien est pernicieuse à l'avancement de la
science une théorie erronée; car l'habitude de
voir tous les mouvemens automatiques de la
nature comme produits par l'âme pensante, a
fait rejetter aux *Stahliens* un bon remède et
leur en a fait admettre un à la place dont la
vertu est indéterminée. Le résultat des observations nous fait voir que cette écorce est tonique,
et sous ce point de vue elle est analogue au
quinquina, mais elle est appropriée à un nombre
moins grand de cas de fièvre que le quinquina,
parce qu'elle a une vertu trop excitante. Elle est
amère, aromatique, d'une odeur fragrante,
elle a beaucoup d'huile éthérée et elle est en
cela analogue au quassia, et au bois amer de
Surinam. On l'a employée avec succès dans les
fièvres exacerbantes qui avaient résisté au quinquina, ce qui ne sera pas difficile à comprendre
si l'on se rappelle qu'au principe spécifique du
quinquina, est jointe une vertu astringente qui
s'oppose à son effet fébrifuge dans les gens
sujets à ressentir cet effet astringent. Au lieu
que la cascarille étant un excitant résolutif, a
un effet légèrement purgatif. Les disciples de

Stahl ont employé la cascarille dans plusieurs affections de la tête et du bas-ventre. Ainsi *Juncker*, de même qu'*Hoffmann*, la recommandent dans la céphalalgie nerveuse, par exemple dans celle qui n'est pas produite par aucune congestion de sang vers la tête; on l'a vue aussi très-utile dans les cours de ventre dyssentériques, qui produisent le ténesme et des tranchées. Elle peut être dans ce cas plus utile, comme excitante, que l'ipécacuanha.

L'indication de ce dernier remède étant lorsqu'il faut évacuer par le vomissement ou par les selles, de matières corrompues, et afin que les mouvemens de vomissement qu'il excite dans l'estomac, soient révulsifs du mouvement péristaltique trop fort qui règne dans les intestins. Si ce n'est pas là l'indication dominante, mais qu'au contraire ce soit l'infirmité radicale, cette racine émétique fatiguerait inutilement le ventricule, et détruirait entièrement les forces déjà accablées; au lieu que la cascarille, comme excitante et tonique, est très-appropriée dans ce cas. Elle peut aussi dans les hémorragies utérines qui succèdent à un accouchement rapide produit par un spasme violent de la matrice, qui est suivi de l'atonie de cet organe, qui laisse béans les orifices des vaisseaux qui versaient le sang dans le placenta (1), hémorragies qui peuvent

___

(1) Le placenta est le principal moyen de communication entre la mère et l'enfant. *De Barthez*, comme tous les physiologistes, pensait que le sang, poussé par la force des artères de la mère, parcourait le système vasculaire du fœtus et qu'après cela, ce sang revenait de nouveau à la mère. Mais les injections les plus fines, n'ont jamais pu faire passer ce sang des vaisseaux de la mère dans ceux du placenta et de là à l'enfant : ni de l'enfant, des vaisseaux du cordon, ni du placenta à l'utérus de la mère. *Le sang*

devenir mortelles, et auxquelles la cascarille, comme stimulante et tonique, remédie très-bien, en relevant les forces et les maintenant dans l'état le plus conforme à la nature.

Une dernière application de la cascarille est dans les fièvres inflammatoires de la poitrine, comme les fièvres péripneumoniques où l'inflammation est subordonnée à la fièvre, lorsque l'expectoration est affaiblie ou supprimée ; alors la cascarille, comme un excitant efficace, rétablit l'expectoration languissante ; il est d'autant plus utile que la fièvre à laquelle la cascarille con-

---

de la mère et le sang du fœtus sont distincts. On pense aujourd'hui que le sang du fœtus, sa formation et sa circulation, n'ont pas de connexion immédiate avec la mère, et qu'il en est totalement indépendant ; *que la mère fournit seulement la matière dont le sang du fœtus est formé.* On a donc soutenu mal à propos, que par la section du cordon ombilical (le placenta étant encore adhérent à la matrice), si la partie du cordon qui va au placenta n'était pas liée, la mère pourrait mourir d'hémorragie. Mais le contraire est prouvé par de nouvelles expériences, car si immédiatement après que l'enfant est né et pendant que la circulation se continue encore on comprime le cordon ombilical, les artères entre la partie comprimée et l'enfant battent fortement ; mais celles entre la compression et le placenta ne battent point. La veine se gonfle entre le placenta et la ligature, et la partie du côté du fœtus devient flasque. Si on coupe le cordon sans le lier du côté du fœtus, le fœtus peut périr d'hémorragie, quoique la mère n'en éprouve aucun danger par l'abandon de la partie coupée du cordon qui la regarde. Il est encore prouvé que la mère peut périr d'hémorragie par le décolement d'une partie plus ou moins grande du placenta, et après sa mort l'enfant naîtra bien portant et ayant tout son système vasculaire sanguin rempli de sang. Et par le contraire si le placenta est déchiré sans être décolé, de manière que le sang qui vient de l'enfant puisse s'échapper, l'enfant meurt d'hémorragie, ses vaisseaux sanguins sont trouvés vuides, et la mère conserve tout son sang et n'éprouve point de danger.

vient, a des exacerbations très-marquées. Cette écorce mise en usage, plus par l'habitude que par la raison, a été reconnue tonique et excitante; mais on n'a pas encore défini les cas de son application; on a seulement entrevu ceux qui étaient possibles, elle souffre des contre-indications très-délicates, et est beaucoup moins employée que le quinquina (1).

~~~~~~~~~~~~~~~~~~~~~~~~~~~~~~

ANTI-SPASMODIQUES.

Nous nous occuperons maintenant des *antispasmodiques* proprement dits, qui agissent

(1) Depuis l'époque que notre illustre auteur a fait ce cours de matière médicale, on met en usage cinq espèces de quinquina. La première connue fut le quinquina brun, ou quinquina gris, le même qui fut figuré par Lacondamine. La seconde espèce, la plus rare, la plus vantée, la plus aromatique et en même temps la plus héroïque dans les fièvres intermittentes en général, est le quinquina orangé. La troisième, est le quinquina rouge; c'est celui auquel on donne la préférence aujourd'hui dans les fièvres intermittentes pernicieuses, dans les fièvres adynamiques et dans celles où ce qu'on nomme élément nerveux est fortement affecté. La quatrième, est le quinquina jaune et enfin la cinquième espèce, est le quinquina blanc.

Il faut consulter l'excellent article sur le quinquina et sur le choix de l'espèce suivant le genre de maladie, dans les nouveaux élémens de thérapeutique et de matière médicale de M. *Alibert*, qui a eu la modestie de recommander à ses lecteurs de recourir aux recherches ingénieuses faites sur le quinquina et sur son mode d'action par M. *Fabbroni*, directeur du cabinet d'histoire naturelle de Florence. M. *Alibert* prétend, que quand il s'agit de déterminer la dose de quinquina, il faut avoir égard à l'espèce dont on fait usage. C'est ainsi que l'orangé, le rouge et le jaune agissent à une moindre dose que le quinquina blanc.

immédiatement sur le principe vital. Nous n'en
tendons pas par *anti-spasmodiques*, dans le
sens vulgaire, tous les médicamens ou substances
qui résolvent le spasme indirectement, comme
le font les émolliens en relâchant le tissu des
fibres, en abaissant les agitations, les mouvemens
des forces, comme les tempérans, en calmant
la douleur, comme les sédatifs, en rétablissant
la stabilité d'énergie; ils font cesser le spasme
en agissant directement sur le principe vital, et
non en affectant ou les forces sensitives et les
motrices, ou l'influence naturelle qui est un
mode des affections du principe de vie; par
exemple, la combinaison présente des forces
sensitives et des forces motrices. de manière à
faire cesser le spasme qui est le produit de cette
combinaison. Pour entendre cette définition, il
ne sera pas inutile de donner une explication
du terme; l'idée d'un principe vital est empruntée
de *Vanhelmont*, j'entends par là la manière d'être,
le total de la sensibilité et de la mobilité du
principe vital, je ne propose pas de faire croire
qu'il soit un être subsistant par lui-même, je ne
me propose pas non plus de croire qu'il soit un
être subsistant par lui-même, je ne propose pas
non plus de croire que ce soit une simple modification d'une substance existante par elle-même.
Il ne faut pas non plus en faire un troisième être
distinct du corps et de l'âme, parce que nous
n'en savons rien, et il ne faut pas se perdre dans
des recherches métaphysiques indéterminables;
mais faisant abstraction de la connaissance de la
nature, à laquelle on ne parviendra jamais, il
faut embrasser un code immense de doctrine sur
les affections du principe vital, par les résultats
des principes que j'ai déjà donnés dans mes nouveaux élémens de la science de l'homme, étudier

ces affections, les voir dans leur vrai jour, et de la masse de toutes les observations faites par les médecins de tous les temps et de tous les lieux, déduire les lois primordiales du principe de vie. Le défaut de la science est cause qu'on n'a pu faire encore que des essais de cette doctrine; mais en suivant cette route que j'ai tracée, on atteindra plus promptement à la perfection dont elle est susceptible. Nous avons déjà dit que l'action des anti-spasmodiques ne devait pas être considérée à l'égard des forces sensitives et motrices, ou de leur rapport réciproque, ni comme les autres anti-spasmodiques indirects, tels que les tempérans ou excitans, qui diminuent ou augmentent la sensibilité, tels que les irritans âcres, narcotiques qui l'exaltent ou la détruisent; mais comme introduisant un nouveau mode d'affection dans la manière d'être du principe vital, et ce mode propre aux anti-spasmodiques, change l'état vicieux d'influence des forces sensitives sur les causes motrices, état qui était cause de la convulsion. Ainsi le *musc* qui a une vertu anti-spasmodique très-puissante, n'est ni tempérant, ni excitant; il n'augmente ni ne diminue la mobilité, soit dans tout le corps, soit dans les principaux organes. Il en est de même à l'égard de la sensibilité; mais il change le rapport de la sensibilité à la mobilité qui constitue le spasme, il faut bien saisir, voir dans leur vrai jour, séparer des autres, les cas de cette influence vicieuse, où les anti-spasmodiques peuvent convenir. Nous les diviserons en deux classes, la première embrassera ceux dont la vertu est généralement reconnue et décidée. La seconde renfermera ceux dont la vertu est équivoque, c'est-à-dire, du bon effet desquels on est moins sûr, mais qui peuvent avoir de mauvaises suites, lorsqu'ils sont mal administrés.

Huile animale de Dippel.

I.re CLASSE. L'*huile animale de Dippel* est retirée des substances gélatineuses des animaux, sans aucun mélange de graisse; *Dippel*, chimiste de Berlin, lui a donné son nom, en étant l'inventeur. Cette huile est d'abord épaisse et empireumatique; mais rectifiée et subtilisée par plusieurs distillations, elle devient un très-bon anti-spasmodique. *Vogel* et *Cartheuser* l'ont vantée comme un très-bon remède dans plusieurs affections spasmodiques, et entr'autres dans l'épilepsie. Il est certain que ce remède est trop négligé dans ce pays-ci. *Venel*, sur la foi des auteurs, l'avait essayée dans plusieurs sujets d'âge, de tempérament et de sexe différens, sans en avoir éprouvé aucun succès; mais ce n'est pas une raison pour renoncer à ces essais; en effet, cette huile n'ayant pas seulement la propriété anti-spasmodique, ne convient que dans des épilepsies très-simples et éminemment nerveuses, sans aucune complication de vice co-existant dans la constitution particulière des organes. *Vatel* a loué ses vertus dans cette maladie spasmodique, que nous nommons *hydrophobie*, dont l'un des principaux symptômes, et les succès qu'a eu le musc dans cette maladie, ajoutent un nouveau poids à l'assertion des disciples de *Stahl*. Une observation singulière confirmée par *Hoffmann*, c'est que lorsque cette huile a produit son effet anti-spasmodique heureusement, il succède à son opération un sommeil long et doux, bien différent de celui qui est produit par les narcotiques qui le sollicitent de diverses façons, soit par leur action enivrante,

comme celle de l'opium pris à petite dose, ou
du vin qui, en cela, est analogue à l'opium,
soit par leur vertu narcotique proprement dite;
mais en résolvant le spasme qui est concentré
dans quelque organe où la sensibilité est affectée
de quelque manière, ou par la cause irritante,
ou par l'état convulsif, la cessation du spasme
produit une détente soudaine, qui est suivie d'une
chute rapide des forces sensitives dans l'organe
affecté, qui se répétant dans tout le système des
organes, est une cause puissante de la génération
du sommeil doux et tranquille. Il ne faut donc
attribuer à aucun effet somnifère, cette opération
des anti-spasmodiques vue par *Hoffmann*. L'effet
anti-spasmodique de l'huile de *Dippel* tient à deux
principes qui lui sont inhérens, sa volatilité et
sa fétidité; dans les premières distillations elle
est épaisse et fétide; mais les cohobations réitérées lui font perdre cette odeur, et elle devient beaucoup plus tenue et volatile; aussi elle
perd en fétidité ce qu'elle gagne en atténuation.
C'est cette singulière pénétrabilité qui est un des
principes de sa vertu anti-spasmodique, et dans
ces sortes d'huiles il faut toujours considérer
cette combinaison à degrés inégaux, suivant le
plus ou le moins de rectification. Ainsi, dans
son état de fétidité, l'huile de *Dippel* est stimulante, puisque, suivant *Hoffmann*, il suffit
d'en donner quelques gouttes à un homme robuste, pour exciter en lui la sueur. Une preuve
de la vertu pénétrante de cette huile, est qu'elle
a été trouvée très-utile pour résoudre les tumeurs et les tophus qui surviennent aux affections goutteuses, comme l'assure *Beaumé*. *Cullen*
l'a vue réussir appliquée à l'extérieur, pour dissiper la cataracte, il en a vu une récente entièrement disparaître, et une autre invétérée dont

les progrès furent arrêtés, et l'opacité beaucoup
diminuée par son usage (1); il faut toujours
avoir égard en la donnant à l'intérieur, à sa vertu
spécifique qui pourrait trop échauffer, et par-là
devenir nuisible.

Éthers.

La combinaison des acides minéraux avec les
spiritueux, forme une classe d'anti-spasmodiques
très étendue, soit qu'on combine avec l'esprit
de vin les acides vitriolique, ou nitreux, ou
marin, qu'on nomme alors *dulcifiés*. De l'action
réciproque de ces substances mises en digestion

(1) D'après les tentatives que j'ai eu occasion de faire tant
sur les cataractes commençantes que sur les confirmées par
l'huile animale de *Dippel*, appliqué sur les paupières et sur
les cornées transparentes des yeux cataractés, j'ose assurer
que *Cullen* s'est trompé sur la nature des maladies des yeux,
qu'il a traitées avec cette huile, et que *De Barthez* a été induit
en erreur, d'après la confiance extrême qu'il avait dans les
talens de *Cullen*. Il y a tout lieu de croire que ce dernier à
donc pris, mal à propos, pour de vraies cataractes, d'autres
maladies de l'organe de la vision, accompagnées de cécité.
Je le dis à regret, consulté très-souvent pour arrêter le
progrès des cataractes commençantes, ou pour guérir, s'il
était possible, sans opération, celles déjà formées, j'ai examiné scrupuleusement tout ce que les auteurs les plus recom-
mandables, tant parmi les anciens que les modernes, ont
dit à ce sujet de la vertu de certains médicamens; je les
ai éprouvés avec une persévérance étonnante, et surtout
l'huile animale de *Dippel*, et je déclare en mon âme et
conscience que je n'ai jamais obtenu de résultats avantageux
d'aucun d'eux; ce qui me fait certifier que les remèdes capables de guérir cette maladie, sont encore à découvrir;
qu'on n'a rien à attendre des remèdes tant internes qu'externes inventés jusqu'à ce jour, et qu'enfin pour rendre la
diaphanéité et la transparence au cristallin et à ses membranes
devenus opaques, il n'y a jusqu'à présent que la médecine
opératoire.

ou en distillation, et qui varient par le degré de force, par la proportion de quantité, et par le mode decombinaison, il se produit différentes liqueurs éthérées qui toutes sont des anti-spasmodiques puissans. Il faut considérer dans le premier degré de cete combinaison, les acides minéraux dulcifiés qui gardent beaucoup de l'action de leur principe constitutif, et qui sont très différens suivant le point de leur dulcification, suivant que le malade est plus ou moins susceptible de l'action de l'esprit de vin excitante et échauffante, que de celle de l'acide rafraîchissante et tempérante. Ainsi *Stahl* a vu que donnés dans les fièvres aiguës pour abattre l'ardeur fébrile, ils augmentaient les mouvemens des fièvres dans les sujets fébricitans qui sont disposés à ressentir plus particulièrement l'action du principe spiritueux que celle du principe acide. Il est aisé de former des cas réciproques, ou donnés comme excitans, ils ont un effet rafraîchissant et diurétique qu'il faut rapporter à ce que l'acide n'est pas bien combiné, ou à ce que le malade est plus enclin à ressentir l'impression de l'acide que celle de l'esprit de vin. Il faut rapporter à cette classe l'eau de *Rabel*; nommée ainsi du nom de son inventeur, formée par la digestion simple de l'acide vitriolique avec l'esprit de vin ; on la regarde comme un astringent efficace pour arrêter les hémorragies ; mais l'acide y domine trop, et elle présente à un haut degré la contre-indication des astringens. Pour en prévenir les mauvais effets il faut la noyer dans une grande quantité de véhicule aqueux et choisir des cas de maladie bien appropriés : car on a vu des affections pulmoniques causées par l'usage abusif de l'eau de *Rabel*, dans les hémoptysies. Au reste, on est plus retenu dans ce pays sur l'usage de

cet astringent, qu'à Paris. Les acides dulcifiés
sont des carminatifs qui chassent les vents et
détruisent le spasme qui les produisaient. Cet
effet doit être rapporté à l'action combinée de
leur principe constitutif.

On a douté long-temps si l'élixir vitriolique
différait de l'acide vitriolique dulcifié, parce que
lorsque l'on mêle l'acide vitriolique à la teinture
spiritueuse des résines, aromatiques, stomachiques, l'acide vitriolique ayant une plus grande
affinité avec l'esprit de vin qu'avec les résidus
aromatiques, celles-ci se précipitent ; mais cela
n'empêche pas que la teinture reste chargée
d'une grande quantité de substance amère aromatique, qui donne à l'élixir des vertus particulières différentes de celles de l'esprit de vitriol
dulcifié. C'est en vertu de cela qu'il est un anti-
spasmodique très-puissant, non-seulement dans
les affections nerveuses proprement dites, mais
encore dans l'état nerveux particulier de l'estomac,
joint à une constitution énervée. J'ai consulté
pour une personne de distinction, attaquée de
goutte vague, qui après avoir employé sans succès
les remèdes les mieux appropriés, avait toujours
des crampes à l'estomac et une tendance continuelle au vomissement qui lui faisait rendre
beaucoup de sucs salivaires et gastriques limpides,
et qui parfois étaient accompagnés d'évacuations
atrabilaires par les selles ; cette tendance au
vomissement était produite par le vice goutteux
fixé dans l'estomac, et il s'y était joint une anorexie
absolue, la prostration des forces, la diarrhée,
et cette maladie conduisait rapidement à la
consomption ; il eut recours à l'élixir de vitriol
qui lui réussit très-bien, il fut conduit à cette
pratique par celle de *Fuller*, qui, doué d'une
constitution très-faible avec une tendance au

vomissement, s'en délivra par ce remède. *Mus-grave* en a vu de bons effets dans la goutte, et entr'autres dans ces affections qu'il nomme *crampes d'eau ;* mais il ne faut pas s'en tenir à des doses faibles, comme on fait ordinairement, mais à des doses fortes et convenables.

L'éther.

L'éther est une liqueur formée de la combinaison parfaite d'un acide avec l'esprit de vin, qui prend le caractère d'huile et est regardée à présent comme un bon anti-spasmodique. Quoique l'éther vitriolique ait été connu des anciens chimistes, on ne voit pas sans surprise qu'ils ne se soient pas occupés davantage de sa nature et de sa formation. Un habile chimiste a dit que l'éther tenait le milieu entre les huiles et les esprits ardens, que l'action de l'acide sur l'esprit de vin était de le priver de son eau surabondante, et même de son eau principe et de le réduire à un état d'huile essentielle d'un genre particulier : mais nous ignorons si l'esprit de vin contient dans sa substance quelque huile, ou si cette huile est son principe constituant ; il est probable que l'acide agit non seulement en absorbant l'eau, mais encore en se combinant avec la partie huileuse.

Huile douce de Vitriol. Liqueur minérale anodine d'Hoffmann.

L'huile douce de vitriol, semble être un éther plus parfait, plus évaporable, les vapeurs en sont plus inflammables, elle est analogue au camphre, qui cependant n'est pas soluble dans cette liqueur. La *liqueur anodine minérale d'Hoffmann* est un très-bon anti-spasmodique, mais ce qui empêche qu'on n'en voie des effets plus avantageux, c'est qu'on la donne à trop petites doses, par gouttes. Quoique *Hoffmann* ait fait un secret de la composition de ce médicament, il parait comme le dit *Macquer*, que ce n'est qu'un mélange d'esprit de vin très-alcoolisé, avec une partie d'éther et d'huile douce de vitriol, faite par le moyen de la distillation. Du reste, nous avons une infinité de préparations qui en approchent, comme les acides dulcifiés, l'éther vitriotique, l'huile douce de vitriol, etc. Ces substances ont pour principes élémentaires, l'acide, le phlogistique et l'eau ; mais elles diffèrent essentiellement par la proportion différente de ces principes et par le mode de leur combinaison, le lien qui unit ces principes peut être plus ou moins fort. Tous ces remèdes sont des anti-spasmodiques appropriés dans plusieurs cas de maux de tête simplement nerveux et dans les affections purement nerveuses sans aucune tendance du sang vers la tête, où il forme des congestions. Il ne faut pas expliquer l'effet de ce remède par des théories vulgaires, comme l'a fait *Haller* dans sa physiologie, disant que ces liqueurs portent leur action spéciale sur la tête parce qu'elles sont rares relativement au sang et d'une plus grande légéreté spécifique, et que dans le mouvement du sang vers les carotides, il est naturel que les parties les plus légères gagnent les parties supérieures. Cette théorie est du plus mauvais genre ; en effet, l'observation nous apprend que ces substances à peine reçues dans l'estomac sans avoir eu le temps de pénétrer dans le sang, exercent leur vertu anti-spasmodique d'une manière très-vive ; mais à supposer que cette vertu ne s'exerçât que lorsque ces

liqueurs sont dans le sang, il n'est pas possible
que dans les mouvemens d'agitation qui fouet-
tent le sang dans les gros troncs, tels que
l'artère aorte, les carotides, il se puisse faire une
séparation aussi parfaite que l'exigerait l'explication de M. De *Haller*, mais nous ne devons
pas interpréter leurs effets dans la manie nerveuse et d'autres affections du même genre avec
convulsions, autrement que par des faits analogues. J'ai vu récemment l'effet anti-spasmodique de la liqueur anodine minérale d'*Hoffmann*
à un très-haut degré, donnée à forte dose,
pour arrêter une hémoptysie qui avait résisté à
beaucoup d'autres remèdes qui semblaient devoir
être plus efficaces et mieux appropriés.

Le Camphre.

Le *camphre* par ses principes est analogue
aux liqueurs éthérées dont nous avons indiqué
les vertus anti-spasmodiques; il en est encore
rapproché par cette vertu, sans en vouloir
déterminer la nature; nous exposerons seulement le sentiment de deux habiles chimistes.
Macquer veut que ce soit un éther solide sans
forme concrète. *Spielman* le regarde comme
une huile essentielle, mais qui a une plus grande
quantité d'acide principe que n'en ont les
huiles essentielles, et c'est de là que vient sa
solidité. Quoique cette surabondance d'acide
entrant dans la combinaison du camphre et qui
suivant *Spielman* lui communique sa consistance
ferme, n'ait pas été démontrée par la décomposition chimique, on peut regarder cette cause
comme contribuant à donner au camphre cette
fermeté. Mais ne pourrait-on pas aussi l'attribuer
à l'ordre de combinaison primitive des principes

constitutifs de cette substance, qui n'ont pas
encore été développés suffisamment par l'analyse
chimique?

Cartheuser dans la dissertation *de generalibus
quarumdam plantarum principiis* que nous avons
déjà citée, indique les plantes dont on peut
tirer un vrai camphre, travail qui a été exécuté
par plusieurs autres artistes, *Neuman*, entre
autres qui a retiré de plusieurs plantes aromatiques surtout de la classe des *labiées* et des
verticillées, comme le *thym*, la *menthe*, la *mar-
jolaine* et beaucoup d'autres, des concrétions
camphoriformes, ou plutôt un vrai camphre;
mais on en retire en plus grande quantité dans
les pays chauds des plantes d'une autre classe
comme du *laurier*, de celui qui donne la *canelle*,
le *sassafras*, etc. Le camphre qui se vend dans
le commerce, vient de l'isle de *Borneo*, où les
habitans le retirent de l'arbre nommé par *Linné*;
laurus camphorifera. Les Hollandais le portent
et le vendent après l'avoir purifié par la subli-
mation. *Gaubius* a reproché avec raison aux
chimistes de ce pays-ci, d'avoir négligé de tirer
du camphre de la plante commune aux environs
de *Montpellier*, qu'on connaît sous le nom de
camphorosma Monspeliaca, qu'on donne dans
l'asthme pour favoriser l'expectoration. En effet
puisque toutes les plantes qui froissées ont une
odeur de camphre, en donnent dans l'analyse,
il est naturel de penser que la *camphrée* qui a
cette odeur à un très-haut degré, en donnerait
aussi. On assure qu'un apothicaire de *Barcelonne*
en a retiré abondamment en dernier lieu. La
menthe poivrée est aussi analogue au camphre
et tire de là ses vertus. Elle est d'un usage
général en *Angleterre*, et trop négligée ici.

Le camphre a une odeur pénétrante, une

saveur amère, accompagnée d'un sentiment singulier de fraicheur qui se répand dans toute la
bouche et sur la langue. Ces deux sensations
âcres et rafraichissantes, sont très-pénétrantes,
et c'est de cette sensation mixte qu'il faut déduire les effets du camphre, et résoudre la
question qu'on a faite sur son usage. L'impression
rafraichissante que produit le camphre, appliqué
sur la langue, plus ou moins ressentie par le
principe vital, doit être rapportée à ce qu'il
est d'une volatilité et d'une vaporabilité extraordinaires, c'est un principe qu'a prouvé *Cullen*,
que les évaporations très-fortes laissent à la place
d'où elles se sont élevées un froid sensible et
appréciable au thermomètre. Le camphre perd
aisément ses qualités, puisque renfermé dans
des boîtes il souffre un déchet considérable : en
s'évaporant il laisse un sentiment de froid sur
la langue. Pour voir l'action de ce remède il
faut l'apprécier comme mixte de son impression
âcre et rafraichissante. Mais il y a deux choses
à examiner principalement sur l'usage du camphre
en pratique, savoir s'il est rafraîchissant ou
échauffant. Si on avait consulté et écouté l'expérience, il y a long-temps qu'on aurait trouvé
la solution de ce problème. Cependant on voit
encore des médecins éclairés indécis là-dessus.
Ainsi *Tralles*, dans sa jeunesse, a cru le camphre
rafraîchissant, comme il paraît par les écrits
qu'il a donnés en divers temps. Nous devons,
pour nous former, du résultat de ces observations, un corps de doctrine, considérer le
camphre et ses effets les plus universels chez
tous les hommes, et ensuite dans chaque individu, et nous diriger d'après l'expérience. Le
camphre suivant la dose peut être rafraîchissant
ou échauffant, lorsqu'on le donne à dose modé-

rée par exemple, on ne peut pas déterminer à
priori quel est son effet dominant, il sera échauffant, mais mêlé et modifié par l'impression rafraîchissante, si on le donne à forte dose, il
aura à coup sûr un effet échauffant à un très-
haut degré, qui peut même devenir pernicieux (1).
Pour appliquer le camphre avec succès, il faut
pressentir dans chaque sujet, si la nature est
plus susceptible de l'effet rafraîchissant que de
l'échauffant et *vice versa*, ce n'est que par le
tatonement de l'expérience, que l'on trouve les
cas d'application; c'est en examinant si tel sujet
pèche par excès de chaleur vitale, ou si c'est
par la langueur de cette faculté, qu'on peut
découvrir si le camphre lui sera utile ou nuisible. Quoiqu'il soit approprié dans tous les
genres d'inflammation, il est certain qu'il a de
meilleurs effets dans les inflammations érysipélateuses que dans les phlegmoneuses. A chaleur
égale dans l'une et dans l'autre, il sera plus
rafraichissant dans la première et plus échauffant dans la seconde. Il produit dans d'autres
circonstances un effet mixte, voilà la question
résolue.

Le camphre donné à de doses modérées, dès
qu'il est reçu dans l'estomac, produit une sensation de chaleur assez forte, qui chez les sujets
où il y a une indisposition particulière, peut
devenir une ardeur excessive, il lui succède
une sensation de rafraichissement par la dissolution de ses principes reçus dans les premières

---

(1) Il est difficile de concevoir qu'un remède puisse produire deux effets diamétralement opposés; cependant la
chose est possible et l'explication que notre célèbre auteur
en donne est très-spécieuse. Du reste, lorsque l'expérience
parle, le raisonnement doit se taire.

voies. *Whyt* qui avrit observé ce phénomène
explique d'une manière exacte le sentiment de
froid que le camphre détermine sur l'estomac;
ayant vu chez les sujets vaporeux que lorsque
ils étaient à jeun, ils éprouvaient plus d'échauffement et d'agitation qu'à l'ordinaire. Le vin,
quoique cordial et échauffant, donné dans ce
cas, faisait tomber l'inflammation ou chaleur et
l'agitation, en faisant rentrer les forces radicales
dans l'ordre; il donnait à la nature les moyens
nécessaires pour enrayer ces mouvemens irréguliers ou trop forts, générateurs de la chaleur;
de cette manière il abat la chaleur vicieuse,
de même que dans les maladies fébriles inflammatoires on applique les vésicatoires très-heu-
reusement, quoiqu'ils soient excitans par eux-
mêmes, ils deviennent rafraîchissans en faisant
rentrer la distribution des forces dans leur ordre
naturel. Ils calment les mouvemens calorifiques
trop vifs, qui étaient produits par la disposition vicieuse des forces, quand ils ont combattu
avantageusement les causes de la maladie. *Whyt*
a cru que les effets avantageux du camphre
étaient analogues à ceux là ; mais le vin et les
vésicatoires ne produisent cet effet qu'indirectement, en déterminant les causes morbifiques,
en expulsant la matière de la maladie à laquelle
on les oppose, en rétablissant l'ordre naturel
des forces, au lieu que l'impression frigorifique
du camphre en général, doit être rapportée
immédiatement à l'évaporation; effet soudain,
prompt et direct qui se répète dans toute l'habitude du corps, et qui ne peut point être
expliqué par l'analogie qu'il a avec l'effet lent
et indirect du vin et des vésicatoires.

L'effet rafraîchissant et excitant du camphre
se combinant dans son impression mixte, le rend

très-approprié dans les maladies fébriles inflammatoires; mais sa vertu échauffante l'approprie
singulièrement dans les fièvres aiguës avec inflammation, où les forces vitales sont tombées.
Lucher l'a observé utile dans les inflammations
gangréneuses des viscères et dans les fièvres qui
ont un caractère inflammatoire avec un extrême
abattement de forces. Il faut considérer l'efficacité
du camphre, dans ces cas, comme dépendante
de ce que d'un côté elle est anti-phlogistique et
tempérante, et de l'autre, que cette première
qualité est mêlée d'une vertu stimulante qui le
rend surtout propre à relever les forces abattues (1). La manière dont il agit, soit à l'extérieur
soit à l'intérieur, a été très-bien vue par M.
Pouteau, chirurgien de Lyon. La partie vivante

(1) Les praticiens de la Faculté de Montpellier, sans admettre
peut-être l'explication que notre auteur donne de la manière
d'agir du camphre, selon qu'il est prescrit à petite ou à
grande dose, en font un très-grand usage.

Dans les maladies aiguës ou inflammatoires, ils l'emploient
sobrement, par exemple, à la dose de 3, 4, 5 grains, toutes
les quatre heures, dans des potions huileuses, ou bien ils
l'associent au nitre. Mais lorsqu'il est question des maladies
convulsives ou douloureuses, ou de fièvres malignes avec
atonie, soubressauts des tendons, constrictions spasmodiques
de l'œsophage, de l'estomac, etc. Enfin dans ces cas graves
où l'élément nerveux prédomine, ils l'administrent à la
dose de 25 30 - 40 - 50 et même 60 grains (quatre grammes)
toutes les 4 heures, sans craindre les accidens annoncés
d'après les expériences faites par le célèbre physiologiste
Alexandre, et par celles qui ont eu lieu à l'Hôpital S.t-
Louis de Paris, par M. *Alibert*, rapportées dans ses
élémens de thérapeutique et de matière médicale. Les
praticiens de Montpellier, à ce qu'il paraît, ont jugé de
l'effet et des vertus puissantes de certains remèdes, comme
le camphre, l'opium, etc., dans les cas pathologiques
plutôt que sur des expériences faites sur des hommes sains
jouissant d'une parfaite santé et dans un état physiologique.

qui touche à la gangrène qui en fait le terme, est affectée d'une inflammation érysipélateuse vague, indéterminée, qui au lieu de faire le cercle de séparation avec la gangrène, la propage toujours. Le camphre fait changer le caractère de cette inflammation érysipélateuse en un cercle phlegmoneux, vif et profond, qui borne les progrès de la gangrène. D'un côté il tempère les mouvemens trop vifs, les agitations vicieuses du tissu cellulaire qui constituent l'érysipèle, de l'autre, par son action excitante, il donne aux forces vitales un nouveau degré de vigueur qui produit les mouvemens fixes et profonds qui forment le phlegmon. On voit de là que son efficacité contre la gangrène doit être déduite de l'action combinée de ces deux principes qui se réunissent pour le produire. On a pensé qu'il devait être approprié dans l'érysipèle, par l'analogie qu'il y a entre cette affection et ce remède dans leur manière d'agir, par la nature diffuse de cette inflammation et par l'extrême pénétrabilité du camphre, il agit d'une manière expansible très pénétrante et qui peut avoir fait présumer sa vertu dans l'érysipèle. Ce n'est pas seulement dans les érysipèles externes, comme dans ceux du visage, que le camphre est utile, mais encore c'est un très-bon remède dans l'érysipèle interne des viscères, maladie trop peu connue. Ainsi dans l'inflammation érysipélateuse du poumon, qu'on ne regarde que comme superficielle, quoique pénétrant moins la substance de ce viscère que les autres genres d'inflammations auxquelles il est sujet, le camphre peut être d'une très-grande utilité. Quelques auteurs nient mal à propos l'existence de cette inflammation érysipélateuse du poumon. *Bianchi* et autres auteurs italiens l'ont très-bien distinguée, elle est plus commune dans les pays chauds et demande un traitement différent de celui des autres inflammations du poumon, comme la péripneumonie, la pleurésie Le signe pathognomonique de cette inflammation érysipélateuse, tel que je le donnai il y a quelques années, et dont j'ai parlé dans un mémoire présenté à l'Acadamie et inséré dans le recueil des savans étrangers, est, que dans les autres inflammations de la poitrine, le changement de douleur d'une place à l'autre, a un caractère décisif pour une terminaison favorable de la maladie ; dans l'autre, les douleurs fugaces sont indifférentes pour la terminaison. La fugacité même de ces douleurs tient au caractère érysipélateux, la dissection des cadavres montre toujours ce genre de lésion, le camphre y est aussi utile que dans celles qui se trouvent à l'extérieur.

C'est un résolutif puissant, non-seulement dans les tumeurs inflammatoires, mais encore dans les meurtrissures et les contusions, *Stahl, Juncker* et ses autres disciples, ont bien vu que le camphre était un puissant résolutif des tumeurs phlegmoneuses, qu'il en empêchait la suppuration. Les chirurgiens voient souvent dans leur pratique les topiques qu'on nomme résolutifs, opérer la suppuration au lieu de la résolution qu'ils attendaient, et quoique l'exemple du camphre nous fasse voir qu'on ne peut point admettre l'opinion d'un homme célèbre, qui disait qu'il n'y a point de topique résolutif qui ne puisse opérer la suppuration, parce que quand ils ne peuvent pas opérer ce mode constant et moyen des mouvemens naturels d'où dépend la résolution, comme emplastiques, irritans, ils produisent la suppuration, il est certain que quand aux autres résolutifs, on ne peut pas

calculer s'ils produiront la résolution ou la suppuration, mais le camphre a un caractère opposé
et on peut dire qu'il est toujours résolutif. Il est
pénétrant et en même temps rafraîchissant, ce qui
prouve qu'on ne doit pas craindre qu'il produise
la suppuration ; au lieu que les topiques résolutifs échauffans, qui ne sont résolutifs que parce
qu'ils sont excitans , déterminent souvent la
suppuration. Dans les maladies fébriles inflammatoires, on se promet un grand effet de la
vertu rafraîchissante du camphre , il faut aussi
considérer sa vertu excitante qui, chez les sujets
sensibles et très-irritables se ferait sentir, lors
même qu'elle ne produirait pas d'ardeur dans
l'épigastre. Il est singulièrement excitant chez ces
sujets, et c'est cette disposition du principe vital
qui doit faire une contre-indication chez les
autres sujets où il y a des inégalités dans la circulation, où le sang affecte vers les parties supérieures une tendance irrégulière, un mouvement
de congestion qui pourrait être déterminé par
l'effet stimulant du camphre qui prédominerait
alors. Par rapport à son effet anti-phlogistique,
une considération qu'il ne faut pas négliger,
c'est qu'il affecte les organes digestifs, empêche
et retarde la digestion, comme l'a vu M.***, dans
les brutes, à qui on en avait fait prendre une
grande quantité, voyez à ce sujet *Méad.*

Cullen propose le camphre au commencement
des gonorrhées pour faire cesser les érections (1)

_____

(1) Nous fûmes appelés avec mon confrère *Bourquenod*,
auprès d'un avocat de Montpellier atteint d'un paraphimosis
non vénérien ; l'inflammation était déjà si intense, que la
verge était menacée d'une gangrène très-prochaine. L'opération
fut faite avec succès ; mais ce malade ; d'un tempérament
sensible et très-ardent, ne pouvait se défendre ni jour ni

qui aggravent les douleurs, pensant qu'il doit
agir comme anti-phlogistique et résolutif (1). Il
nous paraît au contraire que les onctions du
périnée avec l'huile de camphre, lorsque l'inflammation est à son plus haut période réussirait
mal, mais il est utile seulement dans l'inflammation lente des lacunes de l'urêtre, lorsque les
mouvemens résolutoires sont défaillans, mais ce
n'est ici qu'une proposition que l'expérience doit
confirmer (2).

Le camphre étant un tempérant et un anti-
phlogistique par excellence, son emploi ne doit
pas être borné aux fièvres inflammatoires où les
forces sont affaiblies, mais on peut encore l'employer dans les fièvres aiguës avec inflammation

---

nuit des érections involontaires les plus fortes et les plus
douloureuses. Nous administrâmes le camphre intérieurement
à haute dose; les douleurs et les érections se calmèrent de
suite; mais jusques à la cicatrisation parfaite de la plaie du
prépuce, ce malade fut obligé de continuer l'usage du camphre.

(1) Je l'ai employé journellement à l'hospice civil et militaire de Montpellier dans ces cas, avec le plus grand succès.
Cette pratique heureuse me fut suggérée par deux Professeurs
célèbres de clinique qui l'avaient établie dans l'hospice et que
je remplaçais très-souvent avec le plus grand zèle dans leurs
fonctions. La Faculté a eu le malheur de les perdre à deux
mois de distance l'un de l'autre, et moi j'ai perdu deux
véritables confrères et deux vrais amis, en MM. *Méjan* et
Poutingon.

(2) Les expériences ont été faites, conformément au désir
de l'auteur, par beaucoup de praticiens de Montpellier, et
elles ont confirmé le bon effet du camphre. A la vérité, il
n'a été appliqué à l'extérieur que combiné avec les huiles de
lin, d'amandes douces récentes, etc.; mais on peut assurer
qu'on se trouvera très-bien de l'employer en embrocation
sur le périné, sur tout le trajet extérieur de l'urêtre, ainsi
qu'en injection dans ce canal, dans le conduit du vagin des
personnes du sexe, ainsi qu'en lavemens, lorsqu'une vive
irritation affectera ces parties, soit par l'effet d'une gonorrhée
virulente ou autrement.

où les forces vitales sont trop exaltées. Le vrai moyen d'appropriation du camphre dans les fièvres, c'est de le combiner avec le nitre, comme l'a proposé *Hoffmann*. Cette combinaison le rend propre à une infinité de cas de fièvre aiguë auxquels il ne conviendrait pas seul. Au reste, cette combinaison ne doit pas avoir lieu lorsqu'on le donne dans les maladies fébriles qui ont un caractère malin et gangréneux. Cette pratique d'*Hoffmann* est un nouveau développement du principe que nous avons établi, sur l'action du camphre, savoir qu'il était mixte dans son action réfrigérante. Le nitre étant par lui-même un excellent tempérant, joint au camphre, il fait dominer cet effet tempérant, par rapport à l'effet excitant qui n'a plus que le juste degré d'activité nécessaire pour avoir un effet résolutif et terminer ainsi les fièvres de la manière la plus heureuse. Dans les fièvres ardentes inflammatoires générales, on voit les meilleurs effets du camphre combiné avec le nitre, à la quantité de 1/4 ou de 1/5 de la dose du nitre. La solution en est opérée par des sueurs salutaires qui sont déterminées par l'action réfrigérante de ce médicament composé. Pour bien entendre cette action sudorique du camphre, même lorsqu'il est tempérant, il faut remonter à la théorie de la sueur, telle qu'elle a été donnée par *Alexander*, chirurgien anglais. Il a le premier déterminé que l'éruption des sueurs dans l'homme malade, comme dans l'homme sain, correspondait à un certain degré de chaleur vitale, si on pousse cette chaleur au delà du degré requis, les sueurs s'arrêtent, et si elle ne s'élève pas à ce degré moyen, elles ne paraissent pas. C'est la raison pour laquelle on voit souvent des sudorifiques puissans manquer leur effet, produit par un autre moins actif, mais

qui ne porte la chaleur vitale qu'au degré moyen
auquel répond harmoniquement l'éruption des
sueurs, qui est entre le 106.ᵉ et le 108.ᵉ degré
du thermomètre de *Farenheit*. La vertu excitante
du camphre étant par l'action du nitre réfractée,
n'a plus qu'une force moyenne d'excitation qui
peut faire monter le degré de chaleur vitale au
point auquel répond l'éruption de la sueur.

Si on donne le camphre à des doses immodérées comme de scrupules, ou d'une drachme,
il a des effets terribles, il produit un froid
léthifère. *Hoffmann* avertit de ces effets pernicieux, lorsqu'il est pris en grande quantité.
Cullen l'a vu, donné à haute dose dans la manie
nerveuse, produire un froid excessif qui mit la
vie du malade en danger, et qu'il fallut dissiper
en approchant le malade du feu et en lui administrant des cordiaux. Feu M. *Pouteau* s'en
est servi avec succès même à haute dose, dans
une maladie épidémique qui régnait à *Lyon*,
qui attaquait les femmes en couche et qui était
mortelle pour plusieurs. C'était une inflammation gangréneuse des intestins qui s'étendait
jusqu'à la matrice, qu'il fallait détruire aussitôt.
Hales, médecin anglais, qui a donné une dissertation sur cette maladie, a négligé la considération de cette propagation de la gangrène à
l'utérus, qui a été confirmée par la section des
cadavres. M. *Pouteau* donna le camphre avec
succès dans cette maladie; par de mauvais principes en ayant forcé la dose, il mit la vie d'une
de ses malades en danger; elle tomba dans un
froid extrême et semblait prête à rendre l'âme,
elle se remit pourtant et guérit de sa maladie.
Il peut aussi, lorsqu'il est donné à forte dose,
causer des affections convulsives, et même de
véritables épilepsies; mais ce n'est pas de son

effet excitant qu'on observe lorsqu'il est donné à petite dose, qu'il faut déduire cet effet producteur des convulsions. Ces effets sont totalement disparates. *Cullen* a mal conclu de l'effet rafraîchissant du camphre, qu'il ne pouvait augmenter l'activité de la circulation donné à de doses modérées, mais la différence des doses dans ce remède fait des différences totales dans les effets. *Alexander* ayant pris deux scrupules de camphre pour essayer ses effets à dose forcée se jetta dans un accès d'épilepsie, qui fut suivi d'une affection soporeuse qui aurait pu devenir mortelle. Dès que par le moyen de l'émétique il eut vomi cette substance en nature, dès qu'il se fut réveillé, qu'il fut sorti de son assoupissement et entièrement revenu à lui, tout ce qu'il voyait, il lui semblait né l'avoir jamais vu, cette perte du *sensus conscius* de toutes les choses qu'il avait vues, le changement de l'âme ainsi dénaturée, cette nouvelle production de sensations est un fait curieux pour la métaphysique pythagoricienne et qui peut éclairer sur la nature de l'âme, terme où les matérialités ne parviendraient jamais, malgré tous les efforts de l'imagination montée au plus haut degré. *Alexander* explique ce fait par la vertu du camphre, qu'il croit échauffant; mais il n'y a aucune connexion entre l'action échauffante qu'il produit à doses modérées et les affections convulsives qu'il détermine pris à des doses excessives, cela tient plutôt à son effet calmant et sédatif. Ainsi l'opium, quoique son effet ordinaire soit de diminuer la sensibilité, lorsque son effet est excessif et soudain, excite une sensation forte, prompte et extrême, du principe vital, suivant cette loi primordiale qui lui est propre, que lorsque le corps est affecté d'une sensation excessive, désordonnée, il éprouve un changement subit et extrême dans sa manière d'être, et les mouvemens convulsifs sont les suites des mouvemens irréguliers et violens qu'excite la nature souffrante. Ainsi dans l'agonie le principe vital luttant contre l'inévitabilité du destin, excite ces agitations et ces grands troubles qu'on observe en pareil cas; ainsi dans le cas du camphre, son action produit une sensation insolite qui avertit le principe vital du grand danger qu'il court, et la nature ainsi animée produit le trouble et les convulsions.

Le camphre à raison de son extrême pénétrabilité a une vertu singulièrement diaphorétique. Dès qu'il est reçu dans l'estomac, il se répand dans tout le corps avec une merveilleuse promptitude, et la sueur des personnes qui ont pris le camphre, a l'odeur qui est propre à cette substance, ce qui prouve qu'il ne souffre aucune altération intime ; mais ce n'est pas seulement à raison de cet effet physique, de son extrême volatilité qu'il produit la transpiration, car on voit qu'à peine est-il reçu dans l'estomac, qu'il l'a détermine, et d'ailleurs cette transpiration est procurée même par une petite dose de ce remède.

Ainsi, les astringens à peine reçus dans les premières voies, produisent par la réplétion sympathique de leur impression sur l'estomac, dans tout le corps, un effet d'astriction jusques même aux extrémités des petits vaisseaux, de même que les résolutifs et les atténuans des humeurs, de même le camphre, parvenu dans le ventricule, y déploie aussitôt son effet, qui étant ressenti par le principe vital, est répété dans l'habitude du corps, surtout à l'organe extérieur dont il excite la fonction propre, qui est la sueur.

De plus, le camphre est atténuant et résolutif des humeurs, il rend le sang plus fluide, en sorte que celui qu'on tire après l'usage du camphre, comparé avec celui qu'on avait tiré auparavant, est sensiblement plus atténué, plus fluide. Cela est analogue à ce qu'a vu *Falconnet*, dans les fièvres inflammatoires, soit générales, soit particulières, de la poitrine, avant de faire usage du musc, était épais et couenneux, et que celui qu'on tirait avant ou après l'usage de cette substance était devenu moins épais, et plus coulant qu'il n'était auparavant, ce qui sert à prouver l'action directe des résolutifs sur le sang et les humeurs.

On peut lire avec fruit une dissertation d'*Hoffmann* sur le camphre, et qui a pour titre *de usu camphoræ internè præstantissimo et securissimo*, dont nous extrairons bien des choses, et à laquelle nous ajouterons quelques autres observations. Il dit que par sa vertu diaphorétique, le camphre chasse au dehors du corps des humeurs stagnantes. Quoique cela soit vrai, il ne faut pas s'imaginer que dans une fièvre putride, le foyer des humeurs dépravées et corrompues soit chassé hors du corps, de manière que la nature animée par la nature diaphorétique du camphre, aille par une certaine prévoyance, comme l'ont cru les Stahliens (mais qui n'appartient point au principe vital), choisir et séparer les parties putrides pour les expulser seules et exclusivement hors du corps. Il est plus naturel de penser que ce mouvement intestin de putridité ayant divisé et atténué les humeurs, les parties putrides sont aussi celles qui obéissent le plus facilement à la tendance générale imprimée aux humeurs, par un médicament diaphorétique, de se porter l'extérieur du corps. C'est un excellent remède dans les maladies fébriles exanthématiques, comme la petite-vérole, la fièvre miliaire, etc. il est surtout spécialement approprié à ces fièvres quand les pustules s'affaissent et que l'humeur qu'elles contiennent rentre de l'extérieur à l'intérieur, accident qui est suivi des symptômes les plus graves, qu'on explique communément par la résorbtion de cette humeur purulente, âcre; mais ce n'est pas seulement à cettre rétropulsion qu'on peut les attribuer, c'est encore avec plus de raison, à ce que les mouvemens éruptifs qu'affectait la nature, et qui conduisaient à la solution critique heureuse de la maladie, sont suspendus et même intervertis, c'est-à-dire, qu'au lieu de tendre à l'extérieur, ils se concentrent à l'intérieur, ce qui fait avorter la crise, et le malade succombe, parce que la nature affaiblie par le cours de la maladie, ne peut soutenir ces mouvemens d'éruption dont il s'est fait une interversion; et ce désordre est funeste au progrès et à la solution de la maladie. Il faut donc considérer l'action du camphre, dans ces cas, comme calmant par sa vertu anti-spasmodique, ce désordre, rétablissant l'éruption par sa vertu stimulante, et empêchant ainsi l'affaissement des pustules et la résorbtion de l'humeur purulente. Dans ces cas de fièvre ou de maladies éruptives, nul remède n'a plus d'efficacité que le camphre. Il n'a pas moins de bons effets dans les maladies malignes pestilentielles, non-seulement quand il y a inflammation sourde, mais en général comme diaphorétique et comme perturbateur. M.*** le donne dans le temps de l'invasion des fièvres de mauvais caractère, dans celui de leur déclin, de leur résolution critique et de leur chute, il n'est pas difficile de voir qu'à titre de diaphorétique, il peut être utile dans la crise et le déclin de ces maladies, lorsqu'il y a une forte indication et émanation de la matière morbifique par les diarrhées ou autrement, il chasse alors par la peau le résidu de la coction de la matière morbifique et assure ainsi le succès de cette solution. Mais dans l'invasion, on ne peut pas déduire l'effet avantageux qu'il procure, de sa vertu diaphorétique, les choses se passent tout autrement. Il ne faut pas croire que ce soit en chassant les miasmes putrides, qui sont la cause de ces fièvres, en les dissipant entièrement, qu'ils arrêtent les progrès de cette maladie. *Pringle* et *Lind* ont souvent arrêté les fièvres malignes et empêché leur développement, en donnant, après avoir fait vomir, un diaphorétique très-actif avec les alcalis volatils, ils croyaient avoir suffoqué la maladie dans son commencement, en chassant les miasmes putrides qui en étaient les principes.

Comme les fièvres malignes pestilentielles, exanthématiques sont, de même que toutes les autres maladies, constituées par un certain ordre de mouvemens excités par la nature, elle détermine dans les fièvres exanthématiques des mouvemens des solides qui tendent à l'habitude du corps. C'est à une succession de symptômes qui viennent à la suite les uns des autres qui semblent s'évoquer mutuellement, qu'il faut rapporter ce qui constitue la maladie, si ce cours de symptômes est arrêté par un mouvement violent imprimé à la nature, on rompt la chaîne des mouvemens de la maladie, produits par l'impression de la matière morbifique. C'est dans ce sens qu'on peut dire que le camphre donné dans l'invasion des fièvres pestilentielles exanthématiques malignes, les guérit, en agissant d'une manière perturbatrice. C'est de la même ma-

nière que nous devons concevoir l'efficacité des
alcalis volatils pour empêcher le développement
des symptômes successifs qui constituent les fièvres. Il est même très-utile dans les hémorragies
qui surviennent dans les fièvres aiguës, elles
peuvent être ou symptomatiques ou critiques,
il est avantageux par rapport à l'une et à l'autre;
ainsi, lorsqu'il est donné à propos, il arrête les
hémorragies symptomatiques, au contraire, il
aide les hémorragies critiques qui font la solution de ces fièvres. Ces deux effets totalement
contraires sont dus à sa vertu anti-spasmodique;
ce sont, en effet, des contractions spasmodiques,
de l'estomac et des organes du bas-ventre ou de
tous les autres viscères, qui produisent ou con-
courent à la production des hémorragies symptomatiques dans les fièvres aiguës. Nulle secte
n'a aussi bien approfondi la nature des hémorragies, et exposé leur doctrine que celle des
Stahliens. L'opinion qu'ils avaient, pour ne pas
dire le préjugé dont ils étaient imbus, que les
hémorragies étaient produites par l'âme pensante,
leur a fait étudier avec une sagacité singulière,
les symptômes précurseurs et concurens de
chaque hémorragie considérable. Ainsi, suivant
leurs principes, le camphre fait cesser les hémorragies symptomatiques, en résolvant les
spasmes qui en sont générateurs, c'est ce que des
faits observés par des yeux accoutumés à bien
voir, nous prouvent. Par la même raison il favorise
les hémorragies critiques, parce que lorsque la
nature a conçu des mouvemens d'hémorragie
critique, elle n'a pu en être détournée que par
les spasmes, ces mouvemens ne pouvant être
interrompus que par la formation des spasmes
particuliers des organes. Le camphre, comme
excellent anti spasmodique, détruit, à mesure

qu'ils se forment, ces mouvemens locaux, et facilite ainsi la contrainte de l'évacuation critique. Il ne paraît pas qu'on puisse expliquer d'une autre manière son utilité dans ces deux cas, qui semblent opposés (1).

On n'a trouvé jusqu'à présent aucun procédé qui rendît le camphre entièrement soluble dans l'eau (2). Cette remarque est utile pour se garantir de l'erreur dans laquelle sont tombés des médecins d'ailleurs éclairés, de l'ordonner dans leurs formules, avec l'eau pour excipient, il y a cependant un moyen qui paraît le rendre soluble dans l'eau, c'est d'allumer un morceau de camphre pour l'éteindre dans l'eau, de le rallumer et de le suffoquer de nouveau, ainsi de suite, jusques à l'entière consommation du camphre. Cette eau se charge facilement du principe de cette substance, peut-être que l'atténuation à

(1) Jamais il ne possède mieux la vertu anti-spasmodique que lorsqu'on l'associe au quinquina. Il y a des cas dans les fièvres intermittentes pernicieuses, et malheureusement elles ne sont pas rares, où les malades vomissent le quinquina : L'estomac, ainsi que nous l'avons déjà dit, le refuse Alors le praticien judicieux n'a qu'à le combiner avec le camphre ; le malade le supporte, et l'action de cette écorce n'en est point affaiblie.

(2) On fait à l'hospice S.t-Eloi de Montpellier, une tisanne camphrée, non comme l'indique notre auteur, en faisant brûler de morceaux de camphre sur la surface de l'eau, dans la vue d'en imprégner ce liquide ; mais bien en le broyant avec le miel, en le saturant très-long-temps, et en étendant ensuite ce mélange avec soin dans de la tisanne ou dans de l'eau bouillante.

C'est de cette tisanne camphrée dont je me suis servi pour traiter le grand nombre de militaires attaqués de maladies vénériennes, que le gouvernement dirige constamment vers cet hospice. Remède qui convient surtout pour calmer l'irritation du canal de l'urètre dans les gonorrhées vénériennes.

laquelle il est amené, lorsqu'il est réduit en vapeurs, le rend plus susceptible de contracter une
union intime avec l'eau pure. Cette eau camphrée
a une vertu anti-spasmodique très-marquée, elle
est *aristolochique*, c'est-à-dire, qu'elle entretient
l'écoulement des vidanges, ce qui tient au principe que nous avons développé plus haut, touchant son utilité, pour aider les hémorragies
critiques. Cette vertu doit engager à répéter son
usage dans plusieurs cas où le camphre en substance est reconnu salutaire.

On a dit que le camphre était anti-aphrodisia-
que, cela est très-vrai jusqu'à un certain point;
mais il faut bien distinguer deux classes d'anti-
aphrodisiaques, ceux qui diminuent la quantité de
la semence, et ceux qui sans la diminuer affaiblissent le mouvement, d'érection nécessaire pour
que l'émission de la semence ait lieu. Le camphre doit être placé dans cette dernière classe,
et c'est ce qui le rend très-approprié dans les
pollutions nocturnes des sujets vaporeux ou hypocondriaques qui ont lieu sans érection externe,
et sans que le malade s'aperçoive des signes
précurseurs ordinaires de l'éjaculation. La manière dont on a voulu voir jusqu'à présent l'émission de la semence hors de ses vaisseaux propres
et de l'humeur prostatique hors de ceux de la
prostate qui partent de l'urètre hors du *veru*
montanum, a toujours été vicieuse, et pour l'expliquer d'une manière satisfaisante, il faut avoir
recours aux affections du principe vital, et à
ses lois primordialement établies. Les théories
vulgaires n'expliquent point comment la semence
peut vaincre l'obstacle que lui opposent, dans
l'état ordinaire, les vaisseaux prostatiques qui
s'ouvrent par une ouverture commune à celle
des vaisseaux qui viennent des vésicules séminales,

et percent l'urêtre du côté du *veru montanum*, vaisseaux qui, hors du temps de l'érection, sont pliés et dans un état d'affaissement : mais outre l'érection de la verge qui est la condition né-cessaire à l'éjaculation de la semence, il y a une érection particulière manifeste des vaisseaux pro-pres séminifères et de leurs conduits éjaculateurs, de même qu'on voit distinctement dans les con-duits lactifères des mamelons, un état d'érection afin que par son moyen les tuyaux qui étaient auparavant pliés, froissés dans l'état ordinaire, puissent donner un libre cours au lait, il faut de même que les canaux séminifères excréteurs des vésicules séminales, ainsi que ceux de la prostate, soient allongés et étendus par une érec-tion particulière pour donner passage à la semence dont la tension et l'érection de la verge seule ne peut opérer l'éjaculation, suivant le préjugé vulgaire. Je fus consulté par un jeune homme qui, étant agité d'une passion amoureuse violente, perdait la semence sans érection de la verge, mais qui avait alors un gonflement douloureux aux testicules, aux épididymes, aux canaux dif-férens, ce qui était le produit d'une érection excessive de ces organes; lorsque le désir vénérien était moins violent, il y avait une moindre érection des organes internes, la douleur plus faible permettait l'érection des organes externes, en sorte qu'elle était suffisante pour payer le tribut à Vénus. Il est aisé de s'apercevoir que l'extension des organes éjaculateurs, se faisait dans ce jeune homme de manière que l'érection de la verge n'était pas suivie de l'éjaculation de l'humeur prolifique, et celle des vaisseaux excréteurs n'était jamais plus forte que lorsque celle de la verge manquait. J'ai vu un autre cas physiologique qui concourt avec le cas pathologique à confirmer

cette théorie de l'émission de la semence; un
jeune homme qui usait sobrement des plaisirs
de l'amour (l'expérience ne réussirait pas chez
celui qui en use avec excès, parce que l'émission
de l'humeur prostatique n'est pas séparée par un
aussi grand intervalle de temps de celle de la
liqueur séminale, que dans un sujet chez qui les
émissions sont rares), qui ne se masturbait que
jusqu'au moment qu'il sentait les chatouillemens
voluptueux qui annoncent l'érection des organes
éjaculateurs internes, et même jusqu'à ce qu'il
vit paraître la première goutte de l'humeur prostatique; il s'arrêtait alors jusqu'à ce que la verge
fût rentrée dans un état de flaccidité, en réité-
rant la sollicitation, il sentait augmenter le
chatouillement, et l'éjaculation se faisait sans
l'entière érection de la verge, mais avec le retirement des testicules; flaccidité qu'on ne peut pas
attribuer dans ce cas avec la troupe ignorante
des médicastres, à l'infirmité du sujet, ni comparer avec celle qui donne lieu aux pollutions
nocturnes qui sont fréquentes chez les sujets
vaporeux et hypocondriaques, et qui tiennent à
un relâchement des organes excréteurs. Nous
croyons, avec juste raison, que cet accroissement
dépend de l'augmentation vicieuse des forces
toniques dans les organes qui en répètent les
aberrations, lors même que celle de l'érection
de la verge n'a pas lieu. C'est alors que le camphre, à titre d'excellent anti-spasmodique, est
un bon remède. C'est dans la considération de
sa vertu anti-spasmodique et anti-phlogistique
qu'on a puisé le principe de son addition aux
médicamens actifs et âcres, pour en corriger
l'énergie trop forte. Ainsi, on le joint aux
purgatifs drastiques et aux cantharides, soit administrées intérieurement en teinture, soit ex-

térieurement en forme de vésicatoires. M. ***
dans sa dissertation sur l'usage interne de ce
médicament, avertit de le combiner avec le
camphre, pour corriger l'acrimonie de cette
substance héroïque. Plusieurs médecins anglais et
allemands ont des observations sur les effets du
camphre dans la manie et l'épilepsie, maladies
terribles auxquelles ont peut espérer de trouver
quelque soulagement, par ce remède énergique; mais il faut qu'il soit donné à haute dose;
on peut consulter là-dessus un petit ouvrage
de *Auenbrugger*, il distingue les cas de ces
maladies où la pléthore et l'échauffement dominant, rendraient les malades trop susceptibles de l'action irritante du camphre, combinée
avec sa vertu rafraîchissante dans son effet général, dans lesquelles il ne faut pas l'employer
parce qu'il exaspérerait la maladie et la confirmerait davantage. Il ne faut pas cependant pros-
crire ce remède dans ces maladies, parce qu'il
manque quelquefois son effet; car il est singulièrement utile dans les cas de manie des sujets
froids, phlegmatiques et peu irritables. *Musel*,
médecin de Berlin, qui a fait des observations
dans l'hôpital de cette ville, en fit une sur un
cas singulier d'un homme mélancolique qui était
insensible à tout, qui ne pouvait être retiré de
cette apathie par les médicamens les plus âcres,
il lui donna le camphre à une dose excessive
jusques à une once sans aucun succès, enfin,
par un expédient singulier et fort ingénieux, il
parvint à lui rendre la sensibilité en lui donnant
la gale, mais cela n'entre pas dans notre sujet.
Dans la manie tous les médicamens doivent
être donnés à des doses énormes, ainsi *Lister*
qui dans une dissertation particulière sur cette
affection a voulu renouveler l'usage de l'ellé-

bore blanc, en a donné des doses qui paraissent
en effet excessives; il y a dans ces affections
une aberration extrême de la sensibilité. Les
maniaques ne sentent point l'impression du froid,
ni des causes extérieures les plus actives, ainsi
on peut donner dans ces maladies le camphre à
des doses qui seraient vraiment immodérées chez
un homme sain, comme depuis 3o grains jusques
à 3 dragmes et plus. Comme les causes de la
manie sont encore très-cachées et très-obscures
pour nous, nous donnons le camphre en aveugles
aux maniaques, nous travaillons d'une manière
incertaine, et ce n'est qu'en calculant le mieux
du malade, les symptômes heureux concomitans
ou qui semblent les précurseurs du rétablissement et qui sont produits par l'usage de ce
remède, qu'on peut l'appliquer avec plus de
sagacité; car on ne peut pas soumettre le traitement de cette maladie à une méthode, qui
est cependant ce qu'il y a de plus essentiel en
médecine, mais on est forcé de se gouverner
d'après les effets heureux ou malheureux. On
vient, par exemple, à l'aide d'une évacuation
critique qui paraît être la condition de la guérison, par des évacuans appropriés, ou par des
remèdes analogues à la crise qu'affecte la nature.

Cullen a vu le camphre réussir dans l'épilepsie
causée par la terreur ou quelque passion violente, cas où l'on voit aussi de bons effets de
l'opium, lors même qu'il n'a pas pu guérir
entièrement cette affection, il en a éloigné les
accès. C'est principalement dans les maladies qui
dépendent entièrement des affections de l'âme,
qu'on voit de bons effets du camphre, dans celles
qui sont vraiment et simplement nerveuses, sans
aucune complication dangereuse de quelques
vices permanens des viscères. On a mal vu jusqu'à

présent, la cause des accès d'épilepsie; on a dit
que c'est un étranglement convulsif de la moelle
allongée ou de l'origine commune des nerfs; mais
si c'était, comme on l'entend, un spasme fixe,
au lieu de mouvemens convulsifs qu'on observe
dans les accès épileptiques, on verrait une résolution générale de toutes les forces de la machine,
une paralysie complète, comme il a coutume
d'arriver dans les lésions fortes de ces parties,
quoiqu'on n'admette de contractions que dans
les fibres musculaires. *Tissot* a bien vu que les
accès épileptiques étaient causés par la moelle
allongée, mais il s'est trompé en disant qu'elle
était fixe, au lieu que c'est une agitation qui
alternativement relâche et resserre l'origine commune des nerfs, et qui produit les mouvemens
alternatifs convulsifs qu'on observe dans les paroxysmes épileptiques. Cette théorie, dira-t-on,
n'est pas d'une grande utilité dans la pratique,
non sans doute, mais elle peut conduire à de
plus hautes vues.

Il y a long-temps qu'on portait le camphre
suspendu dans un sachet, sur la poitrine, en
guise d'amulette contre la fièvre. Je suis le premier qui aie proposé de le donner à l'intérieur
comme un fébrifuge universel; on peut consulter
là-dessus un mémoire que j'ai présenté il y a
25 ans, d'après des observations faites en Nor-
mandie, à l'Académie des sciences de Paris,
imprimé dans le recueil des savans étrangers que
je lui adressai. J'avais éprouvé qu'il était d'un
usage avantageux dans les fièvres intermittentes
quotidiennes, tierces, quartes, donné de quatre
en quatre heures, suivant la condition d'administration nécessaire, c'est-à-dire, dans ces fièvres
qui étaient simples : son efficacité reconnue
dans ce cas doit être rapportée à sa vertu anti-

spasmodique fondamentale : en effet, chaque accès de fièvre intermittente consiste en une concentration spasmodique des forces dont le commencement se montre dans le frisson, et le développement et la solution dans la chaleur. J'ai depuis, par mes observations et par celles de mes amis, vérifié cette vertu anti-fébrile du camphre, et ai déterminé les cas où il est préférable aux autres fébrifuges. Ce cas est celui d'un sujet vaporeux, hypocondriaque ; hystérique, lorsque étant attaqué de fièvre intermittente, les accès se produisent par l'habitude de leur succession qu'a contracté la nature, ou pour parler le langage des anciens, la maladie est *sine materiâ*, il peut alors guérir dans les cas de ce genre où le quinquina aurait été insuffisant, parce que la nature s'était accoutumée à cet effet. *Camille*, médecin de Gênes, cité par *Védélius*, a employé dans des cas semblables, des remèdes analogues, comme le *sagapenum*, *l'assa-fœtida*, qui sont de gommes résines anti-spasmodiques très-efficaces, elles ont été données dans la même intention que nous donnons le camphre pour prévenir des accès lorsqu'ils sont produits par la succession des mouvemens fébriles dont l'habitude a été imprimée à la nature.

Outre les vertus du camphre que nous venons d'indiquer, il a encore la vertu anti-septique, soit *in vitro*, comme l'a prouvé *Pringle*, soit dans l'homme vivant et malade. On voit, dans *Spielman* les noms des auteurs qui ont parlé du camphre, comme anti-septique. Nous avons donné les règles de son administration dans les fièvres malignes, exanthématiques, pestilentielles, où il est utile par sa vertu excitante quand il y a des prostrations des forces, ce qui est un caractère de malignité, et comme diaphorétique pour pousser à la peau. Mais il est aussi d'un usage avantageux dans les fièvres putrides essentielles universelles, on confond sur ce nom des fièvres essentiellement différentes, mais dans celles-ci (les putrides essentielles), le camphre, comme anti-septique et anti-phlogistique, est singulièrement efficace. Dans les maladies aiguës avec ardeur dominante, où le mouvement fébrile accélère fortement le mouvement intestin putréfactif des humeurs, le camphre, par son effet constitutif d'abattre les mouvemens fébriles inflammatoires, et par son effet direct anti-septique, ne peut qu'y être utile. Le camphre a des propriétés spécifiques accessoires à sa vertu fondamentale. Il est anthelmintique, l'odeur ou les émanations de cette substance, font périr les vers de même que les autres insectes, comme le confirment les expériences de *Menghini*. On a essayé avec succès de suffoquer, avec cette vapeur, les vers-à-soie.

Rosen, *Bedley* et plusieurs autres célèbres inoculateurs, regardent le camphre comme jouissant d'une efficacité singulière pour corriger les miasmes varioleux, correctif que *Boerhaave* avait cherché dans le mercure et l'antimoine. Quoique la préparation à l'inoculation ne puisse pas détruire complettement l'activité du virus, nous devons cependant considérer deux principales préparations à l'inoculation de la petite-vérole. 1° Il faut que les sujets soient rendus susceptibles de l'application du virus variolique avec le moins de danger possible. 2.° L'autre préparation regarde la correction du virus varioleux, il ne peut être que très-avantageux de donner le camphre pour affaiblir le développement de la petite-vérole, l'observation prouve qu'il remplit ce but.

La petite-vérole est par elle-même une ma-

ladie très-bénigne, mais la fièvre qu'elle allume
est inflammatoire; aussi dans les sujets robustes
cette fièvre menace de devenir inflammatoire
trop vive, et par là risque d'être funeste. Chez
les peuples civilisés qui ont acquis par leur manière de vivre une constitution très-éloignée de
l'état naturel, aussi énervée que sensible, surtout
chez les enfans des grands qui sont souvent les
victimes de leurs noms, la fièvre varioleuse sera
maligne, insidieuse, putride, particulière ou générale, il se formera des abcès, des congestions dans
différentes parties du corps, et c'est à raison de la
complication de cette fièvre que la petite-vérole
est si souvent mortelle. L'avantage de l'inoculation est de pouvoir préparer le sujet, de manière
que lorsque la fièvre varioleuse lui survient, il
ne soit susceptible ni d'inflammation, ni de malignité. On m'amena un enfant faible pour être
inoculé, son frère était mort de la petite-vérole
avec une hémorragie où le sang s'épanchait de
toutes les parties du corps, même du bout de
ses doigts; je le traitai pendant plus de trois
mois, de manière à lui donner une constitution,
car il n'en avait point, et l'inoculation réussit
très-bien. Je fus consulté par une Dame qui
voulait se faire inoculer et qui se trouvait à
Rome; ayant appris par le mémoire à consulter,
que cette personne n'avait point de santé, je lui
conseillai d'attendre qu'on lui eût rendu assez
de santé pour qu'elle fût en état d'être inoculée.
Sur cet avis elle s'arrêta quinze jours, au bout
desquels elle fut prise de la petite-vérole naturelle dont elle mourut. C'est dans l'appropriation
des tempéramens à supporter la petite-vérole que
consiste le grand art de l'inoculation.

D'après la vertu diaphorétique et anti-spasmodique du camphre, on peut déduire son utilité

anti-vénérienne ; l'expérience a confirmé cette
opinion. *Hoffmann* dit que cette vertu le rend
singulièrement utile dans le traitement de la
vérole. J'ai vérifié cette propriété et ai vu qu'il
était surtout utile pour empêcher la salivation
produite par les mercuriels et pour l'arrêter
lorsqu'elle est immodérée. Dans toutes les maladies vénériennes que je traite, je l'insère dans
une pommade mercurielle faite au tiers. On a
une infinité de moyens pour empêcher et arrêter
la salivation, mais aucun n'est plus sûr que le
camphre qui peut agir dans cette maladie par
sa vertu singulièrement diaphorétique et anti-
septique. On peut, par ce moyen, donner le
mercure à plus haute dose que ne le donne
Raulin ; on peut même le faire prendre à l'intérieur par ce moyen. J'ai guéri un homme attaqué
de vérole et qui avait été manqué plusieurs fois,
en lui faisant prendre pendant tout le temps du
traitement un bol de camphre soir et matin : on
peut, avec ce secours, faire pénétrer dans le
corps du malade une plus grande quantité de
mercure. J'ai fait prendre jusqu'à 25 onces de
pommade mercurielle faite au tiers, tandis que
on n'en donne ordinairement que 12 ou 15 onces,
et c'est par là que je suis venu à bout de détruire
des véroles invétérées qui avaient résisté à tous
les traitemens. *Haguenot* empêchait la salivation
en donnant même plus de mercure qu'on n'avait
accoutumé de le faire, il entremêlait les bains
et les frictions ; méthode qui a ses inconvéniens,
parce qu'elle énerve et châtre la vertu des mercuriels. *Hoffmann* a recommandé de se servir
du camphre dans les gonorrhées commençantes
et j'en ai vu de bons effets.

Le Guy, viscum album.

Le Guy, *viscum album*, *Linn.* a une vertu
anti-épileptique, ses vertus ont été détaillées par
Colbatelle qui dit qu'il a une vertu anti-épileptique, constante et utile dans cette maladie, dans
les affections paralytiques et convulsives. On a
vivement combattu l'assertion de cet auteur,
parce que ni l'odorat, ni le goût, ne dénotent
des vertus saillantes dans cette substance, car
elle n'a ni saveur particulière, ni odeur marquée.
Mais ce n'est pas de ces connaissances *à priori*
qu'il faut juger de la vertu de ce remède,
cependant, on peut même de cette manière reconnaitre des indices bien sensibles des vertus
nervines de cette plante. Si on la distille sans
addition d'eau, on en retire une grande quantité
d'huile essentielle empireumatique; suivant la
remarque de *Boerhaave*, *singularem habet cum
dulcedine austeritatem*, lorsqu'on la mâche, cette
âcreté équivoque et vague montre que ce médicament fait une impression mixte, qui peut
être fort utile pour corriger l'aberration de la
sensibilité et de la mobilité qui constitue les
maladies nerveuses. C'est précisément d'après
les observations - pratiques qu'on peut estimer
la vertu de ce remède, il rend les urines troubles
et donne aux urines de ceux qui en usent, une
odeur particulière. Il ne faut pas dire comme
Boerhaave, que le guy est moins utile lorsque
les nerfs sont moins irritables, car les parties
musculeuses sont seules susceptibles d'irritabilité,
et quoique les nerfs puissent avoir une action
tonique, ils ne sont pas pour cela irritables;
de plus, il est impossible de connaître les cas
de ces sujets épileptiques auxquels il ne peut

convenir suivant *Boerhaave*. *Bianchi* dit qu'on peut l'employer dans les diverses affections hystériques, convulsives, paralytiques, lorsqu'il y a un état dominant d'atonie, qui est le principe régénérateur de la convulsion. Quoiqu'on ait dit que ce médicament n'a pas beaucoup d'énergie, cela ne détermine pas son espèce de vertu, sa médiocrité même d'action peut le rendre approprié dans des cas où des médicamens d'une activité plus marquée ne réussiraient pas ; et comme nous l'avons dit de tous les médicamens en général, il faut trouver le remède qui par sa médiocrité réponde aux circonstances de la maladie et à l'état du principe vital dont on veut changer l'idée.

Le cinabre ou *Sulfure de Mercure.*

Le *cinabre* n'est autre chose que le mercure minéralisé par le soufre. On l'a regardé pendant long-temps comme un grand anti-spasmodique, et les médecins allemands en font encore aujourd'hui beaucoup d'usage. *Stahl* est tombé à son égard dans une contradiction manifeste, il le fait entrer comme anti-spasmodique dans sa poudre tempérante, d'un autre côté il a assuré qu'il pouvait être utile dans des sujets d'un tempérament sensible (1). *Hoffmann* dit qu'employé

(1) Il faut de deux choses l'une : ou que *De Barthez*, en professant, ait oublié d'ajouter quelque chose à cette phrase, ou qu'une absence, une distraction m'ait empêché de la recueillir et de l'écrire ; car je ne vois point en quoi il pourrait y avoir contradiction, de ce que d'une part, le cinabre serait regardé comme anti-spasmodique, et de l'autre, comment avec cette qualité il ne pourrait pas être utile à des sujets d'un tempérament sensible, puisque les tempéramens sensibles sont les plus sujets aux maladies spasmodiques,

chez les jeunes gens peu irritables, il pouvait
être anti spasmodique, mais dans le cas seulement où les affections spasmodiques seraient
causées par stagnation de sérosité dans la substance ou les ventricules du cerveau, ou quand
la fixation ou l'obstruction du sang dans ce
viscère est cause de l'épilepsie. De là il paraît
que ce n'est que d'après la vertu fondante du
cinabre qu'il lui a attribué cet effet anti-spasmodique, parce que agissant sur les humeurs,
il les fait obéir à son action stimulante et atténuante, et dissipe ainsi les accès d'épilepsie.
Mais cette cause déterminante de l'épilepsie est
indiquée vaguement lors même qu'elle existerait
et que cette maladie en dépendrait. On aurait
de meilleurs remèdes résolutifs.

Boerhaave et *Cartheuser* ont cru que le cinabre pris intérieurement dans les maladies
convulsives était un remède inerte, parce que
n'étant pas soluble dans les menstrues aqueux,
ni par conséquent dans les sucs gastriques, il
ne pouvait passer des premières voies dans les
secondes, et de là dans tout le corps pour y
développer sa vertu ; c'est-à-dire, pour y avoir
des effets propres à faire cesser les mouvemens
convulsifs. Le raisonnement qui n'est fondé sur
aucune expérience n'est d'aucune valeur. Peu
importe en effet qu'il soit ou qu'il ne soit point
perméable dans tout le corps, et même si on
se fait une juste idée de l'absorption qu'exécutent les vaisseaux lactés et les veines mésentériques, on verra que le cinabre peut être reçu
dans les secondes voies, les orifices des vaisseaux lactés sont toujours béans dans le canal
intestinal, d'où ils pompent les sucs et les
matières plus divisées qui sont suspendues dans
ces liqueurs, pourvu qu'elles n'ayent point

d'âcreté qui fassent contracter ces orifices par un mécanisme qui est le même que celui par lequel l'œsophage exécute la déglutition, et cette absorption vitale peut bien introduire dans la masse humorale des substances insolubles par les sucs gastriques; aussi voit-on tous les jours le kermès, le soufre, etc., avoir des effets très-puissans quoique aussi insolubles que le cinabre.

Les faits médicinaux nous apprennent que le cinabre ou les autres médicamens exercent leur vertu anti-spasmodique ou autre, dans toute l'habitude du corps; de plus, leur impression quelle qu'elle soit, peut se répéter sympathiquement dans tout le corps, et cette seule explication pourrait nous suffire. On n'a pas les occasions de suivre avec constance les vertus du cinabre donné seul dans les maladies convulsives pour constater ou rejeter celles que lui attribuent les Allemands. *Vogel* assure que dans un cas de convulsion fort opiniâtre, il procura une suspension des accès, donné pendant long-temps à haute dose. On m'a confié un secret contre l'épilepsie qui avait eu du succès; ce remède était composé d'opium, de camphre et de cinabre : quoique cette vertu anti-épileptique puisse être attribuée à ces deux anti-spasmodiques puissans, on ne peut pas dire que le cinabre n'y entre pour rien.

II.e CLASSE. Jusqu'ici nous n'avons parlé que des anti-spasmodiques dont l'application peut bien ne pas être suivie de succès; mais qui du moins ne produisent pas d'effets nuisibles. Nous passerons à une autre classe d'anti-spasmodiques spécifiques que nous nommerons *équivoques*, parce que quoiqu'ils affectent le principe vital dans tous les organes où il est étendu, ils peuvent aussi y porter le trouble et le déterminer à des opérations non-seulement très-diverses,

mais même contraires; en sorte que tantôt ils
résolvent le spasme, tantôt ils l'aggravent. On
ne peut pas attribuer cette duplicité d'effets
produits par cette classe d'anti-spasmodiques, à
la liberté qu'aurait le principe vital de se déterminer pour telle ou telle action, car on ne
peut lui attribuer la liberté qui est une des
facultés de l'âme qui en tant que spirituelle n'est
pas co-étendue, ce qui la rend bien différente du
principe vital; elle est libre en tout temps et
en toute façon, liberté qu'on ne peut pas admettre dans le principe vital, comme le prouve
l'action des anti-spasmodiques équivoques qui
déterminent presque malgré lui l'état de santé
et de maladie, qui fait subir à ce principe des
modifications et des déterminations différentes.
L'âme ne se détermine point par le hasard, nous
avons le sentiment intérieur de notre liberté,
mais nous ignorons les circonstances qui font
varier l'effet du même anti-spasmodique donné
à un même homme dans des circonstances qui
semblent les mêmes; c'est ce qui contredit la
croyance de la liberté qu'on pourrait accorder
au principe vital; il est déterminé par les remèdes à des agitations vicieuses comme à des
agitations salutaires. Pour ne pas errer dans la
recherche de la vérité, il faut partir d'un principe fondamental, qui est que la notion de l'influence nécessaire d'une cause pour produire tel
effet ne peut être démontrée, mais c'est une
vérité de sentiment qui porte avec elle la con-
viction et qui doit servir de base à la démonstration; on ne pourrait démontrer la liberté du
principe vital que par des faits en médecine;
or, nous n'en avons aucun qui nous le fasse
voir comme pour celle de l'âme.

On doit mettre dans la classe des anti-spasmodiques douteux, les carminatifs et les anti-hystériques. Les plus faibles et les plus doux qu'on doit toujours employer de préférence, ont un effet sensiblement équivoque irritant, ou anti-spasmodique, ce qui les rend appropriés dans les affections nerveuses. L'infusion théiforme des sémences chaudes mineures, des fleurs de camomille ont outre l'impression à la fois irritante et anti-spasmodique, une action carminative laxative, ce qui la rend très-avantageuse dans plusieurs cas de colique venteuse et plus appropriée que les huiles essentielles qu'on retire de ces plantes.

Anis.

L'esprit distillé des semences d'*Anis* et autres plantes tirées de la classe des ombellifères sont des carminatifs utiles dans les cas que nous venons d'exposer, produits par la distention des intestins. *Boerhaave* dit que s'en étant servi chez les sujets hypocondriaques qui souffraient beaucoup des coliques venteuses, ils produisirent un si grand bien qu'il était obligé de cacher son remède aux malades, de crainte qu'ils n'en fissent excès.

Van-Swieten est le premier qui ait bien développé l'effet physique de ces remèdes ; si, on irrite les intestins d'un animal vivant par un agent chimique ou mécanique, on excite des mouvemens de convulsion dans la partie irritée et dans les parties voisines. Cet exposé donne de l'irritablité une notion plus vraie et plus exacte que ne la présentent les expériences de *De Haller*. Suivant lui, quand une partie vivante irritable est piquée, la convulsion ou le mouvement que produit l'irritabilité, doit se faire

dans la partie même irritée, parce qu'il pense
que l'irritabilité est une vertu physique, inhé-
rente à la fibre musculaire, mais plusieurs faits
démontrent que cela dépend de la sensibilité,
parce que le principe vital contracte, non toujours les parties irritées, mais du moins les
parties voisines, elle produit ensuite une altération dans la contraction des intestins. *Wepfer*
dit, dans son traité *de cicutá aquaticá*, que si
on fait prendre quelque purgatif violent à un
chien, le verre d'antimoine, par exemple, ou
un poison âcre et qu'on lui ouvre le bas-ventre
quelque temps après, on trouve le tube intestinal
divisé en plusieurs portions, dont les unes qui
sont dans le relâchement sont distendues par
l'air qui s'y développe, dans d'autres il se fait
des étranglemens convulsifs ; en sorte que les
intestins sont divisés alternativement en parties
contractées par l'effet des parties irritantes du
poison, et en portions distendues et qui sont
dans le relâchement à raison du spasme qui avait
précédé ; telle est l'idée qu'on doit se faire de la
colique venteuse. Delà nous devons voir quelle
doit être alors l'action des carminatifs ; l'irritation
qu'ils produisent en certaines parties fait cesser la
distention qui y avait lieu, fait naître un nouvel
ordre de distention et de constriction dans les
intestins inverse de celui qu'y avait introduit la
cause de la colique, mais fugaces et légères qui
succèdent au relâchement aussi promptement
qu'elles en sont suivies, et déterminent ainsi la
solution des spasmes violens douloureux de la
maladie qui sont quelquefois si forts que si l'on
presse avec le doigt la partie gonflée pour en chasser l'air, on ne peut pas surmonter l'obstacle
qu'oppose la constriction des parties voisines.
Le principe vital qui sent l'irritation produite

par les carminatifs dans quelques parties des intestins, est obligé de partager les forces qu'il employait dans la contraction excitée par les vents, et empêche ainsi que ces contractions ne deviennent trop fortes.

Anis, Cumin, Daucus, Camomille.

Les infusions théiformes d'*anis*, de *cumin*, de *daucus* et surtout des fleurs et de la plante entière de *camomille*, n'ont aucun inconvénient, ce qui fait qu'on peut les étendre à plusieurs autres usages, elles ont une vertu médiocre qui ne fait pas craindre qu'elles excitent l'inflammation; non-seulement elles changent cet état fixe habituel de spasme et de relâchement, mais elles ont un autre bon effet d'évacuer par les selles les matières visqueuses qui engendraient les vents, et excitant elles-mêmes de légers spasmes, elles affaiblissent ceux qui sont immodérés et rétablissent ainsi le mouvement péristaltique. Au contraire les esprits ardens distillés d'anis, etc., sont des remèdes équivoques dont l'action peut être désavantageuse; il faut donc bien faire attention de n'en pas donner une trop grande dose, qui pourrait produire un spasme violent ou une inflammation redoutable, du moins la nature s'y accoutumant exigerait qu'on en augmentât les doses et qu'on les portât à un tel degré qu'ils pourraient exciter un spasme constant de mauvais caractère qu'on voulait détruire par leur usage, ou bien ne pouvant plus faire cette impression qui résolvait les spasmes, ils excitent une irritation suivie d'inflammation.

Les Gommes ammoniac, sagapénum.

Les gommes résines tirées des plantes férulacées,
comme la gomme *ammoniac*, le *sagapénum*, etc.,
peuvent être mises au rang des anti-spasmodiques
équivoques Cette classe de remèdes est propre
à faire voir ce qu'il faut entendre par anti-
spasmodiques *douteux*; on en a donné dans des
maladies nerveuses, tandis que dans d'autres
affections de nerfs elles ont eu de mauvais
succès, sans que cela dépende ou des doses ou
de l'administration du *sagapénum*.

L'assa fœtida.

L'assa fœtida, la gomme *ammoniac* retirées des
plantes ombéllifères ont une vertu approuvée
dans l'épilepsie, dans les maladies hystériques
et dans d'autres affections névropathiques. Dans
d'autres cas elles ont aggravé et rendu fâcheuses
ces affections : il n'est pas possible de déterminer
ce qui doit produire cet effet, nous savons
seulement que données à petites doses elles produisent le plus sûrement et le plus constamment
leurs bons effets. *Boerhaave* dit que si on en
met une petite quantité dans une potion anti-
hystérique, si elle peut avoir quelque effet,
il sera avantageux. Les sucs tirés des plantes
de la famille des ombellifères ont deux principes,
l'un anti-spasmodique, l'autre atténuant et
résolutif bien marqués. C'est cette vertu incisive
des humeurs épaissies qui montre le principe de
leur utilité dans les obstructions des viscères;
l'effet anti spasmodique augmente beaucoup cette
efficacité, qui est aussi aidée par leur propriété
singulièrement pénétrante; car si un homme

prend de l'assa-fœtida, l'odeur s'en répand sur
toute l'habitude de son corps, et toutes ses excrétions retiennent de cette odeur. Comme l'action de
ces anti-spasmodiques est douteuse, qu'ils peuvent
aussi bien aggraver les spasmes comme les
résoudre, ce n'est que par le tâtonnement de
l'expérience, de l'indication à *l'œdentibus et
juvantibus*, qu'on pourra reconnaitre les cas où
ils seraient utiles; ordinairement, comme le dit
Boerhaave, plus la dose sera petite plus l'effet
risquera d'être dangereux; ils peuvent avoir des
effets opposés quoique donnés aux mêmes sujets,
ce ne sera que par des observations analogues,
que nous pourrons savoir dans quels cas ils
peuvent être utiles ou non. *Lancisi* a dit que
les fumigations d'assa-fœtida guérissaient les
hommes épileptiques qui en pouvaient supporter
l'odeur, mais que ceux qui ne pouvaient pas
la soutenir s'en trouvaient mal; assertion trop
vague, qui ne dit autre chose sinon, que telles
personnes qui sont guéries par l'assa-fœtida
peuvent en prendre. Il y a sur l'usage de ce
remède deux observations à faire. 1.º Qu'il y
a des personnes attaquées de convulsions hystériques qu'offense l'odeur d'un anti-spasmodique
d'une odeur différente. 2.º Qu'il y a pour le
traitement de ces maladies une grande différence
entre les odeurs agréables et désagréables et
les effets qu'elles produisent, c'est à cela qu'on
doit rapporter les observations de *Fernel* qui
dit avoir vu des femmes tomber dans un accès
épileptique par l'odeur du musc, et qui étaient
soulagées par celle du castoreum, ou de l'assa-
fœtida.

Nous venons de dire que l'impression des
odeurs agréables ou désagréables avait différens
effets. Il faut remarquer quant à cela que les

odeurs désagréables sont plus généralement utiles
que les autres dans le paroxysme hystérique,
parce que le principe vital étant moins accoutumé à leur impression et plus disposé à devenir
susceptible de ce changement dans sa manière
d'être qui résout le spasme ; nous voyons tous
les jours des femmes qui ne peuvent supporter
des odeurs désagréables. *Schelhammer* les a vues
prolonger des accès hystériques, tandis que ces
mêmes accès étaient guéris par des odeurs suaves,
comme l'ambre, etc. Il ne faut pas croire avec
les anciens que ces odeurs remplissent tellement
le cerveau et les organes de la respiration que
de là s'ensuit la suffocation, ni avec *Vallesius*,
que ces odeurs concilient le repos d'une manière
spéciale au poumon et au cerveau, d'où vient la
gêne de la respiration et l'abolition des sens ;
mais c'est que le principe vital s'accoutume à la
suppression de la fonction de ces organes, parce
qu'il ressent dans cet état d'inquiétude certaine
volupté douce, dont il a conscience, et une odeur
agréable ne fait que l'engager à prolonger cet
état dans lequel il se plaît, comme moins pénétrante, moins forte que les odeurs désagréables,
telles que l'ail et l'assa-fœtida, elles sont incapa-
bles d'exciter des mouvemens violens qui le
tirent de cette léthargie, qui ramènent et troublent la nature, qui par leur activité sont plus
propres à déterminer le changement imprévu
qui opère la résolution du spasme qui constitue
l'accès hystérique ; mais quoique les odeurs
fortes et désagréables réussissent le plus souvent,
ce n'est que par la voie du tatonnement qu'on
peut reconnaître quels sont les cas de leur application la plus heureuse.

Les anciens, trompés par le sentiment d'une
boule qui monte jusqu'au gosier des vaporeux

dans leurs accès, croyaient que la matrice s'élevait pour la faire rentrer dans l'ordre, ils mettaient sous le nez des odeurs désagréables pour
la chasser en bas, et ils en mettaient des suaves
sous le vagin, pour l'attirer. *Prosper Martian*
rapporte qu'une femme ayant été soumise à cette
méthode, non-seulement on lui avait fait descendre la matrice, mais encore on avait déterminé
la chute du vagin, ce paradoxe nous montre
quelle était l'opinion des anciens.

Le Castor.

Le *Castor* est une substance noirâtre d'une
odeur particulière, d'une saveur amère qui est
contenue dans deux follicules qui sont de côté
et d'autre de l'urètre près du prépuce que portent
les *castors*. Elle est fort analogue au musc; toutes
les deux paraissent avoir la même utilité que
l'humeur subfétide qui se filtre dans l'homme
dans les glandes qui se trouvent au dessus et
à l'entour de la couronne du gland, humeur qui
sert d'aiguillon aux plaisirs de l'amour en sollicitant
l'énergie des parties génitales de la femelle. C'est
parce qu'elle a été affectée à cet usage par la
nature que *Brassavola* a déduit son utilité dans la
stérilité des femmes, par cause froide. C'est un
anti-spasmodique équivoque qui a été loué par les
anciens; *Hippocrate*, *Arétée*, *Aëtius* et autres,
dans les affections convulsives et paralytiques. Ce
qui nous montre d'abord que c'est un anti-spasmodique douteux. On la recommande dans cette
convulsion de la machoire inférieure qu'on nomme
trismus. Entre les modernes, *Simon Pauli* a proposé le castor dans le traitement de la paralysie,
mais il ne peut être approprié qu'à celle qui est
accompagnée de convulsion, dont la cause est
un étranglement sourd et interne.

L'assertion générale des anciens sur la vertu anti-paralytique du castor, n'a pas été suffisamment confirmée par les observations des modernes. C'est pour n'avoir point assez distingué les cas où il pouvait être utile dans la paralysie, que *Stahl* a dit qu'il ne pouvait y être utile et qu'il offensait les hommes d'un tempérament sensible, expression trop vague qui ne dit rien, car ce n'est pas le degré de sensibilité trop exaltée ou éteinte qui peut rendre suspect l'usage du castor; mais bien lorsqu'elle est dépravée; c'est le mode particulier de son état dans chaque individu qui lui fait produire de bons ou de mauvais effets.

On peut en général en tenter l'usage dans les maladies hystériques et juger d'après ses effets si la sensibilité est dépravée, quelle est l'idiosyncrasie de la malade par rapport à ce remède qui le rend calmant ou irritant et peut offenser les femmes hystériques chez lesquelles les essais ne l'ont pas fait trouver favorable. Il paraît cependant généralement utile dans ces maladies. *Gaubius* dit qu'il ne voudrait point traiter les maladies des femmes sans castor, et du temps même d'*Hippocrate* on l'employait à cela. Il ne faut pas en être détournés par l'expérience d'*Alexander*, qui prit dans l'état sain deux drachmes de castor, sans éprouver aucune augmentation des forces, ni de fréquence du pouls, ni du degré de sa chaleur, il conclut de là que le castor est un médicament sans effet. Cette assertion est fausse, puisqu'il y a des médicamens qui peuvent porter leur action sur les nerfs sans affecter les vaisseaux sanguins, ni la chaleur du corps. Il y a des médicamens qui frappent spécialement certains organes comme les stomachiques, l'estomac, etc. Le castor agissant comme spécifique sur le système nerveux, change l'état qui constitue la névropathie, de plus les expériences sur l'homme sain ne peuvent rien conclure pour l'homme malade, chez qui la manière d'être du principe vital et la relation des fonctions qui existent dans l'état de santé, est absolument changée. Ainsi une femme hystérique sera soulagée par 20 ou 30 gouttes de teinture de castor comme anti-spasmodique, tandis que deux scrupules ne feraient rien à un homme en santé. C'est la constitution spéciale que donne au principe vital telle ou telle maladie, qui le rend susceptible de l'action de tel ou tel remède.

La 1.re objection contre l'opinion d'*Alexander* est qu'il y a des médicamens qui peuvent porter spécialement leur action sur tel organe, telle est l'action des cantharides sur la vessie, l'action du castor sur le système nerveux, etc. etc. Ainsi, *Boerhaave* assure qu'ayant fait prendre pendant assez long-temps une dose assez forte d'assa-fœtida à un malade, il aperçut que sa vue s'obscurcissait singulièrement, ce qu'on ne pourra attribuer qu'à l'action spéciale de ce remède sur les nerfs optiques ; donc on doit reconnaître dans les anti-spasmodiques cette action particulière sur les nerfs, quoique rien ne l'indique dans l'état du pouls ou de la chaleur du corps.

Whyt recommande le castor dans les affections flatueuses des sujets vaporeux, quoiqu'on aie pour ces affections des remèdes d'une moindre action, lorsqu'elles sont portées à un très-haut degré, qu'elles produisent l'incommodité et l'anxiété, il faut employer les anti-spasmodiques plus efficaces, et la teinture de castor donnée dans des juleps appropriés peut être utile. Les spasmes résouts, les vents dissipés, les malades

tombent dans un sommeil tranquille et profond.
Spielman, trompé par cet effet assoupissant, a
rangé le castor dans la classe des narcotiques,
mais il ne produit le sommeil que parce que le
spasme étant résout, la chute des forces qui
concentrées dans un organe, y constituent le
spasme, répétées dans toute l'habitude du corps,
y produit la diminution de la sensibilité, qui est
l'état qui dispose le plus au sommeil. Ainsi il
n'est pas directement narcotique, *Lieutaud* a vu
qu'il était dans quelques cas correctif de l'opium.

Le Musc.

Le *Musc* est analogue au castor par sa nature,
par sa vertu et ses grands usages en médecine,
il est placé dans un sac particulier entre le nombril
et les parties génitales de l'animal nommé *moschus
moschiforus*, *Linné* Les arabes sont les premiers
qui l'aient introduit dans la médecine, delà il
passa aux allemands, qui en firent usage ; on s'en
sert très-communément en Angleterre. C'est un
anti-spasmodique très-efficace, comme nous le
verrons par les observations que nous allons
rapporter. Il est fâcheux qu'en France on n'en
fasse pas un plus grand usage ; mais il faut en
accuser ou l'ignorance des médecins vulgaires qui
ne sont pas en état de faire les observations
nécessaires pour déterminer la vertu et les bons
effets d'un tel remède, ou bien que les femmes
donnant le ton dans ce pays-ci, elles ne veulent
pas s'en servir. C'est cependant toujours la faute
du médecin. Il y a une distinction à faire entre
le musc qui est pris intérieurement et en substance et son odeur qui est essentielle. Il y a des
femmes hystériques, auxquelles son odeur donne
des anxiétés, des serremens de poitrine et ag-

grave ainsi les symptômes hystériques qui cependant peuvent recevoir du soulagement à ces maux en le prenant en substance. Quoique ce remède soit fort peu usité en France, nous voyons cependant qu'il était connu de *Rivière*, qui s'en servait dans les mêmes maladies que nous ; mais ce qui prouve qu'il s'en servait peu, c'est qu'il l'avait donné 3 ou 4 fois par jour à la dose de 3o grains, ce qui est une dose excessive. Quoique le musc étant une substance précieuse et chère, soit falsifié de beaucoup de choses étrangères, en général il y a dans cet auteur une surabondance de médicamens ; il donne dans la polypharmacie, ce qui n'empêche pas qu'il ne fut un très-habile praticien dans le temps où il vivait et dans un pays où tout semble s'opposer et mettre des barrières insurmontables à la formation d'un grand médecin.

Lorsque la sensibilité est dépravée et qu'une même chose affecte différemment le malade, il peut avoir des effets contraires dans la même circonstance, où il porte à la tête et aggrave les accès suivans. *Camerarius, Thomas Bartholin, etc.* l'ont vu exciter, par son odeur seulement, le cours des règles, il faut alors essayer en tatonnant quel sera chez un sujet ainsi disposé, l'effet qu'il produira (1). Mais il serait imprudent dans

---

(1) Le fils unique d'un homme célèbre, atteint depuis sa première dentition, d'une maladie convulsive paroxistique, pour le traitement de laquelle on avait tenté en vain tous les anti-spasmodiques connus, n'a trouvé de soulagement dans ses souffrances, de diminution dans l'intensité de ses accès, il n'est parvenu à les éloigner considérablement les uns des autres que par la puissance du *musc*, administré prudemment par M. le docteur *Barbier*, chirurgien en chef de l'hospice militaire du Val-de-grâce. Il y a tout lieu de croire que ce remède aidera merveilleusement à terminer la cure, sous les auspices du savant et très-prudent M. le docteur *Barbier*.

une telle incertitude, d'en forcer la dose, car on verrait alors paraître les accès qu'on voulait arrêter, mais la timidité des médecins qui n'en donnent qu'un demi-grain, ou tout au plus un grain, empêche qu'on ne voie les grands effets qu'on aurait lieu d'attendre d'un remède aussi énergique; excès tout aussi contraire à la saine pratique et aussi ridicule, que celui de *Rivière.* Il faut tenir un juste milieu, le donner depuis trois grains jusqu'à douze, trois ou quatre fois par jour; quand la sensibilté est singulièrement augmentée, comme dans la manie, il faut en augmenter la dose plus qu'on ne fait pour un homme qui ne serait pas en pareil cas. Quoique son odeur nommée *ambrosiaque*, par *Linné*, soit délicieuse, elle offense beaucoup de personnes; cependant, comme nous l'avons dit, pris en substance, il peut soulager ces mêmes personnes.

Le musc est un excellent remède dans les crampes de l'estomac, qui sont un véritable état convulsif de ce viscère, plus commun qu'on ne pense, surtout chez les personnes qui sont affectées de goutte d'estomac, maladie que souvent on ne soupçonne même pas. Il est très-utile dans ce cas là, suivant les observations des médecins anglais, on peut lire là-dessus le traité de *Musgrave*, qui a pour titre : *de arthritide anomala*, ouvrage vraiment classique, et de la lecture duquel il faut bien se pénétrer. Cet auteur, quoiqu'il ne le dise pas formellement, pourrait bien insinuer à un lecteur de peu d'expérience qu'il n'y a d'autre goutte à l'estomac que celle qui étant répercutée, se jette particulièrement sur ce viscère, cette idée est fausse.

En étudiant cette maladie j'ai été persuadé comme il le dit ailleurs, qu'elle était le produit de l'altération de la dernière digestion des humeurs dont le produit est la matière de la transpiration externe et interne. Non-seulement l'habitude extérieure du corps, et l'organe de la transpiration, mais tous les viscères du bas-ventre et du thorax sont baignés d'une vapeur qui transsude de leur surface, et qui est ainsi le dernier produit de la digestion des humeurs. Lorsque la coction stomachique est vicieuse, la deuxième, la troisième s'en ressentent dans les corps vigoureux, mais dans ceux qui ont énervé leur tempérament par des excès en tout genre, c'est la dernière digestion qui souffre, et c'est l'état de lésion des fonctions digestives de l'estomac, qui entraîne celle de la dernière digestion, qui produit la transpiration et qui constitue l'état goutteux, qui dans des sujets robustes se manifeste aux extrémités par des douleurs goutteuses, la force de la nature ayant relégué loin du centre de la vitalité la matière arthritique produite par le vice de la transpiration, qui à son tour reconnaît pour cause le vice de la digestion stomachale. Dans les sujets moins forts, elle se montre dans l'estomac et les autres viscères du bas-ventre, elle y cause des crampes, des vomissemens de sucs salivaires, auxquels nous avons dit que le musc était fort utile à cause de sa vertu singulièrement pénétrante et pers-pirable; il augmente la transpiration dans les membranes de l'estomac, résout les obstructions qui s'y étaient formées, et les débarrasse des humeurs qui y avaient accumulé les mauvaises digestions; il est donc utile dans ces maladies, comme anti-spasmodique et résolutif; il est de même très-approprié dans les cas de convulsion et de manie, comme on en jugera par les ob-servations que nous allons rapporter. *Cullen* dit qu'il n'y a dans cette maladie aucun remède plus

polychreste que le musc, pourvu qu'il soit donné
pendant long-temps et à forte dose, pour faire
cesser les accès d'asthme spasmodique périodique,
qui est une véritable maladie convulsive qui
menace de suffoquer le malade. Nous avons dit
déjà que le quinquina est un excellent remède
dans les intervalles des paroxysmes d'asthme,
pour en diminuer la force, les éloigner et les
dissiper enfin. Dans l'attaque, un julep musqué
avec du sucre, le tout bien broyé, est un bon
remède pour calmer les convulsions qui suffo-
quent les malades. Le même auteur les a vu
réussir pour calmer des vomissemens outrés; il
le recommande aussi dans la colique du Poitou.
Il est utile dans les constipations opiniâtres qui
sont entretenues par une contraction spasmodique
des intestins. Si l'odeur du musc répugne, on
en forme des suppositoires qu'on introduit dans
le fondement, de l'une et de l'autre manière, il
résout les constipations qui ont résisté à tous
les autres remèdes. C'est un secours efficace dans
les maladies convulsives, dans la toux convulsive,
et en général dans toutes les affections purement nerveuses. J'ai devers moi l'exemple d'une
novice religieuse qui fut attaquée d'une maladie
convulsive ; tous les muscles du bas-ventre
s'élevaient et s'abaissaient alternativement, au
moins 60 fois par minute, agitation involontaire
vue aussi par *Baglivi*, elle fut prise d'une espèce
de catalepsie, qui cependant n'était pas complette,
dont le seul remède qui la soulagea fut le musc.
Ce qui le rend surtout recommandable, c'est
que comme calmant anti-spasmodique, il est utile
pour combattre cette terrible maladie, connue
sous le nom d'hydrophobie, le caractère en étant
éminemment convulsif. Les remèdes qui sont les
plus efficaces, sont les calmans, les anti-spas-

modiques, comme le *camphre*, le *musc*, l'*opium*
Kunckel a écrit une très-bonne dissertation sur
cette maladie qu'il a guérie par ce remède. *Cullen*
est opposé à ce sentiment, et croit qu'elle tient
à l'inflammation de la gorge, qui occupe le
larynx et le pharynx, et qu'on peut remarquer
dans les cadavres, comme l'a vu *Morgagni*;
mais elle est moins la cause que l'effet de la
rage qui produit dans les nerfs, un étranglement
convulsif qui bientôt fait naître l'inflammation
dans les parties voisines du centre de vitalité,
qui sont aisément affectées d'étranglement et
d'inflammation; quand tout le système nerveux
souffre une impression extraordinaire, cette influence n'a cependant lieu que dans le temps
avancé de la maladie. Divers auteurs et voyageurs,
font mention d'un spécifique qu'employent les
chinois contre cette maladie, qui est composé
de musc et de cinabre. *Raulin*, qui l'a donné
d'après *Collinson*, l'a étendu à d'autres maladies,
il l'a employé avec le plus grand succès dans
les fièvres malignes exanthématiques. Non seulement on observe dans ces fièvres des mouvemens convulsifs des organes extérieurs, comme
des soubresauts des tendons, mais il y a encore
des spasmes concentrés dans les viscères, qui en
arrêtant la succession naturelle des fonctions
dans les divers organes, donnent naissance aux
symptômes funestes qui paraissent dans ces
maladies en résolvant les spasmes. *Ray*, bota-
niste anglais, le loue beaucoup dans la fièvre
des prisons. Qu'il nous soit permis de remarquer
qu'on a trop multiplié la dénomination des
fièvres, on en a fait d'hôpital, de camp, de
vaisseau, de jeunes, de vieux, etc., ne voulant
pas faire attention que toutes celles-là sont produites par la corruption d'un air infecté de la

respiration de plusieurs hommes entassés les uns sur les autres dans un petit espace. On voit des fièvres de ce genre chez les jeunes gens, dont les symptômes se développent lentement, chez d'autres ils se développent avec une promptitude étonnante; il en est de même chez les vieillards attaqués de ces fièvres, il y en a qui se montrent lentement, d'autres qui ne tardent pas à paraître ce qu'elles sont, au lieu de s'en tenir aux caractères génériques qui sont les mêmes et qui exigent des remèdes particuliers.

Le *musc* ne peut être que très-utile dans ces fièvres, en ce qu'il résout les concentrations spasmodiques de l'estomac et des autres viscères du bas-ventre. Dans une ville où je pratiquais, je donnai du musc dans une épidémie de cette nature avec succès : depuis ce temps, il n'y a pas de fièvre où l'on ne donne le musc à tort et à travers; par rapport aux convulsions des organes extérieurs dans les fièvres malignes, nous ne parlerons que du hoquet qui survient sur la fin. Le musc est alors spécifique appliqué en épithème sur l'épigastre avec la thériaque ou quelque autre cordial. On le donne intérieurement en julep et en bol; non seulement il est alors palliatif, mais il peut sauver la vie du malade, quand les progrès de la maladie l'ont conduit au dernier degré de faiblesse, la nature agonisante fait de nouveaux et de derniers efforts, elle produit des convulsions et entre autres le hoquet qui achève de détruire les forces. Le musc en arrêtant ce travail inutile qui usait les forces du principe vital, empêche d'abord les funestes suites du hoquet, ensuite détruisant le spasme à mesure qu'il se forme, il change la manière d'être du principe vital, et cette succession constante de mouvemens vitaux qu'affecte le spasme, et des mouvemens en sens contraire déterminés par ce puissant anti-spasmodique, fait renaître ou contribue à rétablir le caractère de succession dans la proportion d'activité relative qui est naturelle entre toutes les fonctions des organes; ordre constant de la reproduction que nous avons dit être la condition nécessaire à la santé, il détruit ainsi et fait cesser le hoquet. Ce remède doit être joint au camphre dans les fièvres malignes exanthématiques, quand il faut aider à l'éruption, ou que l'affaissement des pustules occasione une rétrocession toujours funeste au malade. Il peut être utile joint au camphre, à la préparation de la petite-vérole, puisque la vertu diaphorétique pénétrante du musc, produit dans le corps qui en use long-temps, une habitude de transpiration dans les différens viscères, le vice varioleux étant reçu dans le sujet, il est plus facilement expulsé. *Linneus*, dit que par le moyen du musc suspendu au cou, il avait garanti d'une petite-vérole maligne tous les enfans auxquels il l'avait appliqué de cette manière; ce fait est vraiment bien surprenant.

L'Ambre, ou Succin.

Suivant le principe que nous avons établi, nous devons mettre dans la classe des anti-spasmodiques équivoques, l'ambre, ou la substance connue de *Linné* sous le nom de *ambra ambrosina*. Le *succin* et *l'ambre* sont de la même nature, il ne faut pas les séparer; ce sont des espèces du même genre; ils sont des bitumes fossiles, ils contiennent tous les deux beaucoup d'huile éthérée. Les effets céphaliques et les vertus nervines du succin sont douteuses, elles ne sont pas aussi confirmées par la pratique,

son huile est atténuante, le sel volatil qu'on
en retire est un puissant échauffant. Le *jayet*
est un bitume de la classe de ces derniers, les
anciens avaient eu connaissance de sa vertu anti-
spasmodique douteuse. Ainsi *Pline* nous apprend,
que lorsqu'on achetait un esclave, on lui faisait
des fumigations avec le jayet pour voir s'il était
épileptique, persuadé que la fumée de ce bitume
déterminerait la formation d'un accès d'épilepsie,
si l'esclave y était sujet. D'autres auteurs anciens,
parmi lesquels il faut distinguer *Arétée*, le regardent comme anti-épileptique pris intérieurement,
duplicité de faits qui le range dans la classe des
anti-spasmodiques douteux. C'est un nervin par
excellence surtout appliqué dans l'état habituel
d'épuisement des forces radicales, dans les différentes cardialgies des vieillards, chez lesquels
les progrès de l'âge amènent l'abattement des
forces, alors des pilules d'ambre peuvent être
d'un usage avantageux, il peut même contribuer
à la longue vie au delà des bornes ordinaires,
quoiqu'on ne connaisse aucun remède qui puisse
prolonger la vie au delà du terme prescrit.
Cependant plusieurs observations forment un
préjugé en faveur de l'ambre. On est continuellement inondés de charlatans qui nous vendent
des élixirs de longue vie, de l'or potable et
qui ne sont ordinairemsnt que des teintures
stomachiques, cordiales, qui allument le sang
comme on le dit communément; ces liqueurs
portent spécialement sur les organes de la circulation qu'ils excitent fortement, ils affectent
aussi l'estomac et relèvent puissamment les forces
et aident singulièrement à la digestion; mais
lorsqu'ils portent spécialement sur une classe
d'organes exclusivement aux autres, ils sont
uspects et on doit s'en méfier.

Il ne sera pas difficile de bien entendre ce que nous venons de dire, si nous connaissons bien les forces radicales, car l'ensemble des forces que la nature tient en réserve pour continuer l'emploi de ses forces actives dans un rapport naturel avec les causes déterminantes, sont des forces qui dans la vieillesse sont défaillantes, et qu'il faut soutenir; mais il est nécessaire de savoir qu'elles sont d'autant plus excitées, soutenues et reproduites, quand toutes les fonctions de l'organe de l'économie animale s'exécutent dans l'ordre de succession, et dans le rapport le plus conforme d'activité de la nature; lorsque toutes les fonctions de digestion, de sécrétion, d'excrétion, se font dans la corrélation de médiocrité d'action qui est la plus naturelle, les remèdes qui excitent quelques-unes de ces fonctions aux dépens des autres, sont par cette raison destructifs du système entier des forces du principe vital, et par-là contribuent plus à abréger la vie qu'à la prolonger, et l'on peut dire que c'est la clef de l'exclusion de ce remède. Mais si l'ambre excitait en même temps toutes les fonctions dans leur rapport le plus naturel, dans le degré d'intensité plus convenable à l'état de nature, il pourra prolonger la vie, s'il est vrai qu'il y ait des remèdes de ce genre.

Crantz cite dans sa matière médicale un auteur anglais, nommé *Bolewell*, qui ayant pris une assez forte dose d'ambre gris, aperçut son action se répandre uniformément dans tout le corps. Son pouls devint plus plein, fort et égal, une chaleur douce se répandit dans toute l'habitude de son corps, il sentait dans tous ses membres un frémissement léger qui ne le fatiguait point, il y voyait mieux, l'aiguillon de l'amour se réveillait, les fonctions de l'âme se faisaient avec plus de facilité, toutes les sensations demeurèrent dans cet état d'excitation pendant une heure entière. Nous voyons par là que l'ambre remplit toutes les conditions nécessaires à un remède qui doit prolonger la vie ; il n'y a aucune des fonctions de la machine qu'il n'excite d'une manière uniforme et douce, il donne une nouvelle activité aux organes de la circulation, il augmente les mouvemens calorifiques, il rend plus forte l'action des muscles, sans faire naître aucun sentiment de lassitude, il rend plus parfait l'exercice de tous les sens, particulièrement celui de l'appétit vénérien, enfin il rend l'âme plus forte, plus libre dans ses opérations. Mais on en donne de trop petites doses pour en apercevoir des effets aussi sensibles; il est très-vraisemblable qu'il agit sur les vieillards d'une manière analogue, qu'il excite toutes les fonctions de manière à leur faire prendre le degré naturel d'intensité et de succession, qu'il n'en excite aucune en particulier exclusivement aux autres. *Linné* dit que les nobles de la barbarie prolongent leur vie par le moyen de l'ambre. Il cite l'exemple d'un apothicaire qu'au moyen de cette substance avait poussé sa vie jusques à l'âge de 160 ans; il y a une personne en France, M. le Duc de Richelieu, qui est parvenue à un âge très-avancé ; il est certain que les odeurs, surtout celle de l'ambre, ont beaucoup contribué à étendre sa vie au delà des bornes ordinaires.

Valériane (1).

DES STIMULANS ET DES NARCOTIQUES.

Les narcotiques et les stimulans sont des remèdes qui agissent principalement sur les forces sensitives. Les médicamens âcres ou irritans appliqués au corps vivant, produisent la chaleur, la rougeur, l'inflammation, ce qui les fait nommer *rubéfians*, ils sont aussi caustiques. Il y a un grand nombre d'épispastiques ou de rubéfians; nous nous bornerons à parler des cantharides ou des vésicatoires. Nous indiquerons cependant un rubéfiant efficace usité en Angleterre, analogue

(1) Les médecins-chirurgiens qui ont connu notre illustre auteur dans les dernières années de sa vie, qui ont été à portée de le voir consulter, pratiquer, etc., ou qui en un mot ont vécu dans quelque intimité avec lui, auront lieu d'être bien étonnés de ce que dans tout le courant de son cours, il ne fit alors nulle mention de la *racine de valériane*; lui qui parlait si souvent et avec tant de complaisance des vertus de cette plante, qui l'employait dans presque toutes les affections du cerveau et du système nerveux, et dont l'éloge allait en quelque sorte jusques au fanatisme. *De Barthez* m'a assuré avoir fait des cures surprenantes avec la seule valériane, dans une infinité de maladies *des sens tant internes qu'externes*. Il paraîtra surprenant, dis-je, qu'il ne l'ait pas seulement dénommée une seule fois, lui qui alors même n'ignorait certainement point qu'elle avait reçu tant d'éloges dans de bons ouvrages de matière médicale, imprimés depuis *Fabius Columna*, auteur qui s'en était servi pour se guérir lui-même d'une épileptie. Il faut croire qu'à l'époque de son cours il n'avait pas encore été à portée de vérifier l'action de la valériane et de lui voir produire les bons effets dont il a sans doute été témoin, dans les trente années, ou environ, qu'il a survécu après avoir dicté ce

aux vésicatoires, qui est aussi une mixture volatile huileuse.

Liniment volatil huileux.

Le *liniment volatil huileux*, composé d'une partie d'alcali volatil et de 3 ou 4 d'huile d'amandes
douces, c'est un très-bon remède dans plusieurs
cas de douleur, et nous voyons que le vulgaire
suit un procédé assez semblable pour se guérir
des douleurs en faisant des onctions avec l'eau-
de-vie et le savon. *Baglivi* le recommande aussi
dans ce cas. Il est aisé d'en expliquer l'utilité:
le spiritueux employé seul dessécherait, racor-
nirait les parties; l'huile qui par elle-même est
relâchante et émolliente, est rendue plus pénétrante par l'addition du principe spiritueux. Son

Cours. *De Barthez* était trop instruit pour ne pas traiter
les maladies d'après leurs causes; mais lorsqu'il était décidé
à administrer la valériane, qu'il l'a jugeait applicable au cas
qui l'occupait alors, c'était toujours à la plus haute dose,
et jusqu'à une once par jour.

Il en était de même de presque tous les autres remèdes :
ce n'était point un médecin timide, c'était toujours à de très-
grandes doses qu'il les faisait prendre à ses malades. Je lui
ai entendu dire « *que peut-on obtenir dans le traitement
» des maladies graves, dangereuses, et surtout dans les
» chroniques sans fièvre, avec les formules de* Lieutaud »!...

Je suis donc autorisé, d'après le sentiment de ce grand
praticien, et d'après ce que j'ai vu moi-même, à recommander
l'usage de la valériane. Elle ne doit ni ne peut certainement
convenir dans tous les cas pour combattre victorieusement
les maladies du cerveau et de tout le système nerveux; mais
cependant on peut avancer avec quelque certitude qu'elle
pourra produire de très-bons effets, surtout lorsqu'il y a
débilité, faiblesse, après la guérison des maladies de ces
organes; et surtout après avoir calmé les accès d'épilepsie et
autres maladies convulsives, pour fortifier l'organe cérébral
et les nerfs. *Voyez* Tissot, *Traité de l'épilepsie.*

usage est avantageux dans les maladies inflammatoires, appliqué à la partie souffrante, pour
suppléer aux vésicatoires; lorsque dans la pleurésie, par exemple, les malades ne peuvent pas
les supporter, il est très-approprié après avoir
fait précéder la saignée et rempli les autres indications. Dans cette inflammation de la gorge que
nous appelons *squinancie*, en faisant des onctions
autour du col, ce liniment est alors préférable
aux nids d'hirondelle et aux autres topiques tirés
du règne animal. Je m'en serts beaucoup et en
ai éprouvé les meilleurs effets. Les sinapismes
dans lesquels on fait entrer les grains de moutarde,
qu'on applique à la plante des pieds pour y
attirer les humeurs, sont analogues aux vésicatoires dans leur manière d'agir (1).

---

(1) Il me parait que *De Barthez* a exagéré les effets des
rubéfians, lorsqn'il les a comparés à ceux des vésicatoires ;
car il s'en faut de beaucoup que les premiers possèdent
les mêmes propriétés que les seconds, 1.º parce que l'effet
des sinapismes me semble être borné à la partie sur laquelle on les applique, qui en l'irritant et la rougissant,
peuvent produire une simple révulsion, et qu'aucune observation n'a encore démontré qu'ils ayent spécialement agi
sur des organes éloignés ni sur les voies urinaires, ni sur
d'autres parties essentielles du corps; 2.º parce que ce n'est
que par des applications multipliées et quelquefois même
très-long-temps soutenues, qu'ils sont parvenus à soulever
l'épiderme et à former des vessies.
Pour rendre les sinapismes plus énergiques, les uns
ont ajouté le levain à la moutarde, d'autres les raclures
de la racine récente du grand raifort sauvage, l'ail, le sel
ammoniac. etc. D'autres enfin ont préalablement mis la
moutarde *à macérer dans le vinaigre*; mais s'il faut en
croire *Petri salii diversi, tractatus de febre pestilent.* Bono-
niæ 1583, pag. 417, le sinapisme a plus d'énergie *préparé
à l'eau qu'au vinaigre.*
« *Ni parando sinapismo jubet sinapi aceto maccrandum
ª esse, cujus rei præter id, quod ci experiencia refragatur,*

Des Cantharides.

Pour bien entendre ce qui vient d'être dit, il faut faire l'observation générale, que les cantharides sont caustiques et qu'elles produisent par conséquent des vessies sur la peau, dont on n'a pas encore connu la formation d'une manière vraie et dégagée des principes physiques et mécaniques qui ne sont point dans la nature. Pour voir cette fonction, il n'y a qu'à l'aider par des faits. D'abord les cantharides n'agissent point sur le cadavre, il faut considérer l'activité vitale dans la partie à laquelle on applique les vésicatoires. On a dit que les médicamens âcres déterminent le flux des parties séreuses vers la peau où ils sont appliqués, qu'ils détachent l'épiderme du reste du corps de la peau, que c'est l'afflux de sérosité qui soulevait la peau et produisait ces vessies; mais pourquoi cette action détermine-t-elle cette tuméfaction bornée? Pourquoi cet

» oppositum docuit Ætius (lib. 3 , cap. 181) et Oribasius (lib.
» 10, collect. med. cap. 13) monentes ex aceto sinapismum
« obtusius reddi , quod idem animadvertens Jacobus Holerius
« (lib. 3, de chirurgicis institutionibus , cap. 5) de pyroticis
« testatur , aceto vim sinapis exolescere , quare aceto aqua
« præferatur. Ego tamen aliquando , ubi vehementius deside-
« ravi hoc medicamentum , in huuc usum lixivium assumptis. »

Il parait extraordinaire, que De Barthez n'ait point mis la saignée au rang des anti-spasmodiques relâchans, puis que c'en est un des plus directs, toutes les fois que le spasme dépend d'une pléthore générale soit vraie ou raréfactive, ou même d'une plethore particulière trop prononcée du système utérin. Rien ne peut la remplacer lorsqu'il faut mettre le calme dans la circulation, appaiser l'irritation de quelque partie nerveuse, ou dissiper une phlogose qui commence à s'établir, ou enfin lorsque la rigidité des solides est trop forte par l'effet d'un tempérament sec et mélancolique.

afflux ne se forme-t-il pas dans le tissu cellulaire, et ne produit-il pas une bouffissure uniforme, au lieu d'une rupture particulière qui
doit avoir lieu par la formation de ces vessies?
Ces remèdes âcres et caustiques agissent comme
la brûlure, qui en irritant, desséchant, brûlant
la peau, y détermine des vésicules, des phlyc-
tènes. On a eu raison d'appeler *caustiques* ces
remèdes qui agissent d'une manière analogue à
la brûlure, il reste à savoir comment agissent
les caustiques soit actuels comme le feu, soit
potentiels, pour produire ces vessies.

L'application des caustiques sur la peau, irrite
cet organe, qui est capable de contraction vitale;
cette irritation y détermine un spasme violent,
qui rompt les fibres qui unissent la peau
externe à la peau interne, qui brise ce lien
qui unit la peau même à l'épiderme, le suc qui
circule dans le tissu cellulaire s'épanche dans
ces parties et forme ces vessies. La force contractile qu'on doit admettre dans toutes les parties
de notre corps, plus ou moins sensible dans
les unes que dans les autres, explique avec
facilité ces effets naturels. On n'a pas vu cette
application si simple et si vraie, parce qu'on
n'a voulu admettre une force de contraction
que dans les parties musculeuses, quoiqu'il y
ait certainement un mouvement insensible à
nos yeux de contraction tonique dans la peau
et dans d'autres organes, comme le tissu cellulaire, etc. L'usage externe des cantharides comme
vésicatoire, ne remonte pas fort haut dans l'antiquité; on peut voir, dans l'excellent ouvrage
de *Leclerc*, sur l'histoire de la médecine, où il
donne un abrégé des opinions d'*Hipvocrate* et
de *Galien*, que le premier qui s'en est servi est
Aretée, à moins que ce ne soit *Archigène*, dont

parle *Aétius*, auteur ancien, qui le cite en disant
qu'il les employait dans les maladies de la tête
et des nerfs, quand il n'y avait point de fièvre.

Hippocrate en a fait à l'intérieur un très-grand
usage, et dans plusieurs cas où nous nous gar-
derions bien de l'imiter. Il les faisait entrer dans
la composition des pessaires qu'il introduisait
dans le vagin pour solliciter l'action de l'évacuation des règles qui avaient été supprimées;
c'est une très-mauvaise méthode. Non-seulement
il les employait à l'extérieur de cette manière, mais
encore il les donnait intérieurement comme un
puissant apéritif dans la jaunisse et la suppression
des règles, même à des doses excessives; car,
pour tant qu'on réduise les quantités qu'on voit
ordonnées dans ses écrits, on voit toujours que
cela va autour de 6 à 8 grains, dose qui à présent
serait meurtrière. On peut soupçonner, à la
vérité, que les cantharides qu'employait le père
de la médecine, n'étaient pas les mêmes que
celles que nous employons; c'est le sentiment
d'*Imperati*, auteur italien de quelques livres qui
disent que notre cantharide est le *melve vesica
torius* de *Linné*, qui se trouve sur le frêne, et
que celui d'*Hippocrate* était le *melve niger*, qui
se trouve sur la chicorée, et qui est de la même
famille que l'autre; on n'oserait pas cependant
en donner des doses aussi fortes que le faisait
Hippocrate. Nous serions en droit de conclure
que les anciens, par leur vie dure, avaient acquis
la propriété de résister aux remèdes héroïques,
ce qui ne se trouve pas chez nos peuples modernes; ils prenaient, par exemple, l'aloès à
drachmes, et l'ellébore en grande quantité. Il
paraît qu'à mesure que les peuples se sont civilisés, leur constitution s'est dégradée, en sorte
qu'ils ne sont plus capables de supporter des

doses énormes de remèdes héroïques. Nous pouvons citer comme une preuve de cette assertion
les peuples sauvages et guerriers de l'Amérique
septentrionale. Entre les diverses épreuves par
lesquelles ils font passer ceux qu'ils se proposent
pour chefs, ils leur font avaler une grande
quantité de tabac en décoction, dont une petite
quantité nous tuerait, et qui ne fait que les
purger par haut et par bas.

L'usage interne des cantharides est bien moins
général que l'externe. Quelques auteurs en ont
cependant parlé (1), il y a des cas où l'on peut
se servir de leur teinture. *Garidel* et *Mead*,
disent qu'à très-petite dose, c'est un excellent
remède dans les chaudes-pisses rebelles, invétérées.
Le principe de leur administration et des pré-

---

(1) Outre ce que notre auteur dit des cantharides consi-
dérées comme remède stimulant, il ne faut pas se dissimuler,
que prises intérieurement, elles forment un diurétique violent,
qu'on n'emploie généralement que dans ces gonorrhées
simples ou dans celles qui sont opiniâtres, ainsi que dans
l'incontinence d'urine dépendante de relâchement.

L'action des cantharides est telle qu'avalées à la dose d'un
grain elles peuvent occasioner des stranguries les plus
fortes et de pissemens de sang.

Le camphre dans ces cas est le véritable antidote, non-
seulement il neutralise ou détruit leur action, mais encore
il la prévient si on l'administre avant de donner les cantharides.

Selle a employé les cantharides avec succès comme
stimulantes et résolutives dans les tumeurs blanches des
articulations.

Tralles dit que dans la cure de l'hidrophobie; *Kramerus*
donnait quatre grains de poudres cantharides bouillies
daus deux onces de bon vinaigre. Plusieurs auteurs en
recommandent l'usage dans les difficultés d'uriner. Tralles, pag.
47, dit : « *Sed nemo magis de curatione ischuriæ, dysuriæ,*
» *transguriæ, per cantharides gloriatus est, quam joh grœne-*
» *velt anglies qui ultra centum fœminas potente hoc diuretico*
» *sese sanasse asserit, sed semper camphoram iis adiacit.* »

cautions qu'elles exigent, est de leur combiner
le camphre, afin que leur effet soit plus sûr
en raison de ce qu'elles ont une vertu diurétique
efficace qui pourrait exciter l'inflammation. Le
second cas où l'on peut employer les cantharides
à l'intérieur est indiqué par *Avicenne*, célèbre
médecin arabe, qui les ordonne dans la rage;
et des observations faites depuis peu en Hongrie,
semblent confirmer cette opinion. Il est possible
qu'une excitation violente et soudaine, produite
par ce remède, détermine une révolution heureuse pour le malade; mais on peut combattre
par des remèdes moins dangereux cette cruelle
maladie, comme nous l'avons déjà dit.

Vésicatoires.

Les contre-indications des cantharides ou des
vésicatoires appliqués à l'extérieur sont : qu'elles
ne conviennent pas aux tempéramens *secs*,
chauds, *sanguins* et *irritables*; cependant il faut
observer que ces attentions sur les constitutions
des malades soient toujours subordonnées à l'indication urgente de sauver le malade, lorsque
la fièvre et l'inflammation sont si grandes, si
fâcheuses, qu'ils ne peuvent être arrachés
à la mort que par ce remède héroïque, et on
doit les avoir d'autant plus en considération,
que l'indication du danger est plus pressante.
Dans l'application des vésicatoires nous devons
avoir en vue, non-seulement les effets qu'ils ont
d'exciter l'augmentation du mouvement local au
lieu dans lequel on les applique, mais encore
leur effet affaiblissant qui n'a été vu que par
Medicus. Cette diversité d'effets nous fait apercevoir que les vésicatoires peuvent affecter diversement les forces sensitives et les motrices,

ayant tantôt un effet affaiblissant, tantôt un effet irritant. La contre-indication que nous venons d'exposer s'observerait plus particulièrement chez les sujets qui ont une constitution nerveuse et qui sont très-sensibles. Ainsi, *Gilchrist* et *Baglivi* ont observé que dans les fièvres nerveuses, lorsqu'ils étaient employés mal à propos, le pouls au lieu de s'élever, devenait petit, faible et concentré. Elles ne conviennent point non plus aux personnes sujettes au crachement de sang, chez lesquelles il y a une congestion hémorragique sur les poumons, qu'elles agraveraient dangereusement.

Les vésicatoires sont très-mal placés dans l'hydropisie, dans ces maladies où il y a une colliquation forte et rapide du mouvement du sang et des humeurs : car les cantharides excitent la mobilité en tant qu'elle dépend de la sensibilité qu'elles affectent spécialement, exaltent à un haut dégré les forces agissantes des solides et des fluides qui accélèrent singulièrement la dissolution des humeurs. On explique communément cet effet colliquatif des cantharides, en disant que les sels âcres qu'elles contiennent sont résorbés dans la partie où on les applique, et parvenant ainsi dans le sang ils augmentent de plus en plus la putréfaction dans tout le corps; c'est une explication bien gratuite puisqu'il n'est pas prouvé que les cantharides contiennent des sels septiques qui hâtent la putréfaction ; s'il y en a ils sont alcalis volatils, comme c'est l'opinion commune à présent, et par conséquent anti-septique comme le prouvent les expériences de *Pringle*. Rien ne montre dans les cantharides une matière ou une substance putréfactive immédiatement par elle-même l'explication naturelle se présente d'elle-même en la déduisant des faits.

Dans les fièvres putrides, le mouvement inflammatoire est très-violent, il y a une augmentation
dans les mouvemens des solides et des fluides
qui dépend de l'exaltation de la sensibilité, qui
accélère la dégénération putride colliquative des
humeurs, que les vésicatoires rendraient plus
fortes, en donnant plus d'activité à l'action des
causes productrices. C'est la même raison qui
doit nous empêcher de l'employer dans l'hydropisie où il y a une tendance singulière à la putréfaction soit dans les solides, soit dans les
fluides épanchés, en sorte qu'il est bien difficile
d'empêcher que la gangrène ne se mette aux
plaies que font les vésicatoires lorsqu'on les
applique à de tels sujets; pour le dire en passant,
lorsque malgré la gangrène on espère que les
vésicatoires pourront produire une évacuation
avantageuse, un très-bon moyen d'empêcher les
progrès de la gangrène, est l'application de la
thériaque. Il y a cependant un cas d'hydropisie
qui a été très-bien vu par *Hoffmann*, où on
peut retirer un grand avantage de l'application
des vésicatoires; c'est lorsque l'épanchement s'est
formé non d'une manière lente, qu'il n'est pas
accompagné de fièvre, d'inflammation active et
de colliquations consomptives, lorsqu'il n'y a
pas d'obstruction, mais lorsque l'épanchement
dans le bas-ventre, ou dans quelque autre cavité,
s'est formé subitement par la suppression de
quelques évacuations, comme règles, hémorroïdes, etc., alors les vésicatoires, par leur impression forte et soudaine, peuvent subvenir à
ces maladies, comme aussi en contribuant à
l'évacuation des liquides épanchés (1).

_____

(1) Il y a des cas dans la cure des hydropysies où l'on
peut appliquer non-seulement sans danger, d'exciter la

Une autre contre-indication particulière des vésicatoires qui est très-connue, c'est qu'il ne faut pas s'en servir lorsqu'il y a une affection forte spéciale des organes urinaires, parce qu'ils y agissent spécifiquement ; car nous voyons souvent quelques libertins qui en prennent en trop grande quantité pour s'exciter aux plaisirs de l'amour, s'attirer des stranguries, des pissemens de sang, qui ne viennent que de l'inflammation qu'ils ont excitée dans ces parties. Les cantharides ont aussi cette action spécifique sur les reins des animaux, soit appliquées extérieurement, soit prises à l'intérieur. *Baglivi*, dans sa dissertation *de usu et abusu vesicantium*, remarque que non-seulement elles portent sur les voies urinaires, mais qu'après ces organes celui qui est le plus particulièrement affecté, c'est la tête. Il est très-essentiel de faire cette attention pour n'en pas abuser dans les maladies, soit idiopathiques de la tète, soit fébriles inflammatoires, dont l'action y est principalement déterminée. Cette manière spécifique dont les vésicatoires frappent la tête et les voies urinaires, est inexplicable, et dépend d'une sympathie inconcevable.

Lorsque après avoir employé avec sagesse et précaution les vésicatoires dans les maladies dans lesquelles ils conviennent, il arrive qu'ils

---

coliquation et la fonte des humeurs mais encore avec succès *de petits* vésicatoires aux jambes et au dessus des malléoles. Jai vu plus d'une fois qu'ils méritaient même la préférence sur les mouchetures et les légères incisions, pour provoquer l'écoulement des sérosités épanchées dans les capacités du corps, ou extravasées dans le tissu cellulaire. Alors on les fait petits ; leur effet se borne à la partie locale sur laquelle on les applique et par là on a moins à craindre la gangrène que dans les incisions et les mouchetures.

produisent sur ces parties qu'ils affectent spécialement de mauvais effets. Les vrais remèdes et
les plus sûrs correctifs de cette impression
trop forte, sont les tempérans, les rafraîchissans,
les émulsions avec le sirop de diacode, lorsque
les narcotiques ne sont pas d'ailleurs contre-
indiqués par les circonstances et la nature de
la maladie. *Salius Diversus* dit que pour prévenir
les mauvais effets des vésicatoires il faut leur
joindre la graine de . . . . Je ne vois pas
trop à quoi peut servir cette addition. Les
véritables correctifs sont ceux que je viens
d'indiquer, et le camphre surtout qui prévient
leur effet pernicieux sur les voies urinaires;
c'est à tort que *Aberdin* nie cette propriété du
camphre, parce que donné quelquefois à haute
dose il produit alors la difficulté d'uriner, la
strangurie; ce raisonnement n'est pas concluant
puisque cet effet est dû à l'action excitante du
camphre donné de demi-heure en demi-heure
à la dose de deux scrupules.

Dans les fièvres inflammatoires tant aiguës
que chroniques, la loi générale à laquelle il
faut rapporter l'application des vésicatoires, a
plusieurs points de vue sous lesquels on peut l'envisager. 1.º Ils doivent être indiqués ou contre-
indiqués suivant l'état général et particulier de la
sensibilité. Il faut avoir égard à la différente activité dont peuvent être affectées les forces sensitives et motrices : il peut y avoir de l'élévation, de
la force, de la fréquence dans le pouls, une chaleur
excessive, une inflammation vive, des mouvemens
convulsifs, soit locaux, soit universels, ce qui
démontre que la mobilité, soit générale, soit particulière, est exaltée à un très-haut degré. Cet état
est une contre-indication à l'application des vésicatoires. La sensibilité peut être éteinte dans tout le

corps ou dans un organe particulier, le malade peut être peu sensible aux causes de la maladie et aux autres impressions des objets externes, autre contre-indication à l'usage des vésicatoires; mais lorsque les forces sensitives sont affaiblies, dejettées sans être entièrement résolues, on peut les employer avec succès. C'est pour cela qu'il ne faut pas attendre, pour les appliquer, la fin de la maladie, où les forces sensitives sont entièrement exaltées ou affaiblies, car c'est alors que les vésicatoires ont ordinairement peu de succès, ce qui diffame ce remède. Quand les forces sensitives sont absolument exaltées vicieusement dans un organe relativement aux autres, lorsque les douleurs et autres affections de la sensibilité sont montées à un très-haut degré, on peut appliquer les vésicatoires dans une autre partie afin d'y exciter puissamment les forces sensitives, afin, par cette excitation forte, de combattre l'excès de la sensibilité qui domine dans une autre partie, surtout quand ces parties sont liées entre elles par une sympathie étroite.

Lorsque nous voulons appliquer les vésicatoires d'après l'indication de l'administration générale des forces sensitives, il est essentiel de faire attention que cette diminution ne soit pas excessive, que les forces ne soient pas totalement abattues, lorsqu'elles sont violemment excitées dans un ordre vicieux, dans un organe particulier, il faut qu'on puisse espérer d'abattre cette excitation en faisant révulsion par l'irritation qu'on opérera dans une autre partie : S'il y a excès de mobilité dans tout le système des forces du corps, les vésicatoires sont contre-indiqués à raison et à proportion de la dominance de cet excès de la mobilité qui s'annonce par l'état du pouls fébrile, la chaleur forte, par des mouvemens convulsifs, multipliés et étendus. S'il y a un organe particulier dans lequel les fibres motrices soient exaltées et qu'il soit dans l'*incrementum* de l'inflammation ou de la fluxion, cela fait une contre-indication générale, surtout quand cet accroissement de la mobilité a lieu dans les organes qui ressentent particulièrement l'impression spécifique des vésicatoires, comme les voies urinaires et la tête.

Je vais, d'après ce principe, parler de leur application dans les fièvres malignes, où leur usage est plus général. Quand dans ces maladies, les forces sont très-abattues, ils ne conviennent pas, si les forces radicales sont alors résoutes, lorsque les malades sont à l'agonie, c'est en vain qu'on les emploie; et, quoiqu'il ne soit que trop commun d'attendre jusqu'à ce moment pour les appliquer, et que leur application soit la marque du fâcheux pronostic du médecin, il est très-incertain qu'on en puisse voir de bons effets (1); c'est se déshonorer que de les réserver pour

_____

(1) Lorsque l'on attend pour appliquer les vésicatoires que les forces des malades soient trop affaiblies et qu'il soit parvenu presque à l'agonie, le praticien compromet sa réputation et les ressources qu'on a droit d'attendre de la médecine, surtout quand des causes débilitantes physiques ou morales ont agi puisamment et pendant long-temps pour produire la maladie. Alors même les vésicatoires ne font rien. On a beau les laisser séjourner des journées entières sur les parties du corps, ces parties ne rougissent point elles restent insensibles, l'épiderme qui les couvre ne se sépare point; les vessies ou phlictènes ne se forment point; et si par un événement qu'on n'a pas souvent lieu d'attendre, l'épiderme à la fin abandonne la peau et qu'on l'arrache, le malade ne souffre point, les endroits d'où on arrache cette su. peau restent pâles, etc. Lorsque, par malheur, tout cela arrive, on peut porter un pronostic mortel; tout comme aussi on peut le porter favorable lorsque le contraire arrive.

des cas où ils peuvent non-seulement ne pas faire
du bien, mais même faire du mal. On voudrait
rétablir l'ordre de la communication des forces
dans tout le corps, leur succession naturelle dans
les divers organes, on ne produit que l'excitation de mouvemens irréguliers qui ne se correspondent point et ne peuvent pas produire cette
énergie de toutes les fonctions qui fait naître ces
mouvemens de crise et d'évacuations salutaires.
Dans cet état le malade est susceptible de l'énervation que produisent les vésicatoires et qu'on
doit expliquer de cette manière. Quand le vésicatoire a produit la plaie, il se fait dans l'endroit
où on l'a appliqué une rupture des vaisseaux et
des fibres. L'impression, la sensation de cette affection locale sur le principe vital se répand dans
toute l'habitude du corps vivant, d'autant plus
qu'il y a extinction des forces radicales. Nous avons
dit que dans les maladies putrides, les vésicatoires ne conviennent pas, parce qu'en excitant
la sensibilité et par conséquent la mobilité, ils
augmentent la colliquation des humeurs (1). Il ne

(1) *Chaumeton*, dict. des sciences médicales, tom. 4 pag.
12, prétend « que les principaux signes distinctifs des fièvres
» adynamiques ou putrides sont la faiblesse et l'abattement
» qu'on aperçoit dans les individus qui en sont atteints, une
» tendance manifeste à la décomposition. D'après cela M.
» *Chaumeton* devrait conclure que l'usage des cantharides doit
» nuire dans ces sortes de fièvres, tandis qu'au contraire il
» regarde comme frivoles et chimériques les argumens que les
» docteurs *Magdewal* et *Tralles* font sur les venins des
» cantharides, qu'ils regardent comme portant une dégé-
» nération profonde et une putrescence mortelle et par con-
» séquent nuisibles dans les adynamies. Il me semble qu'alors
» on pourrait substituer aux cantharides les rubéfians qui
» ne sont pas vésicans, comme les sinapismes que l'on
» aurait soin de multiplier ou de promener sur diverses
» parties du corps. »

faut pas confondre, comme on le fait ordinairement, les fièvres putrides et les malignes; il faut
concilier les auteurs en les définissant rigoureusement et regardant comme fièvre *putride*, celle
où la putridité générale ou particulière est le
symptôme dominant ; et comme *maligne*, celle
dans laquelle par dessus tous les autres symptômes, règne un symptôme d'une extrême malignité qui n'a aucun rapport avec ceux qui
l'ont précédé ou qui co-existent avec lui. Cette
distinction est de la plus grande importance,
parce que autant ils sont avantageux où règnent
des symptômes malins, autant ils sont contraires
au caractère putréfactif des humeurs.

Une autre indication des vésicatoires est dans
les fièvres exanthématiques, quand les boutons
s'affaissent, quand les éruptions rentrent. Ce
qui les rend avantageux dans ce cas, c'est que ces
affaissements sont produits souvent par une affection interne qui tend à dégénérer en inflammation et qui est puissamment combattue par les
vésicatoires. Par là on rétablit le libre transport à
l'habitude du corps, de la matière des exanthêmes. On s'en sert avec succès dans les fièvres
lypiries, où les parties internes sont dévorées
d'une chaleur brûlante, tandis que les extérieures
sont glacées, en suivant l'observation de *Sep-*
talius, bon praticien de son temps, pourvu que
la fièvre lypirie ne soit pas produite par l'extinction des forces, car on aggraverait alors la
maladie, au lieu de la diminuer. La résolution des forces dans ce cas, fait que les vésicatoires sont absolument contre-indiqués; mais
la plus sûre indication dans cette maladie,
est lorsqu'elle est causée par une inflammation
sourde, profonde, interne, de quelque viscère
qui concentre à l'intérieur les mouvemens de

chaleur qui doivent avoir lieu à la partie externe;
les vésicatoires étant le vrai remède de la cause
de la maladie, doit avoir dans ce cas les plus
grands succès, sentant en même temps combien
il est important de faire cette distinction.

L'usage des vésicatoires est fort multiplié dans
les fièvres ardentes, mais pour mieux voir leurs
effets dans ces fièvres, considérons la manière
dont ils agissent dans l'apoplexie, où il y a congestion de sang vers la tête. *Prevantius*, cité par
Rhodius, dit avoir trouvé les vésicatoires dangereux dans cette maladie; *Wepfer*, au contraire,
dans son *historia apoplecticorum*, dit en avoir
éprouvé les meilleurs effets; il est aisé de concilier ces auteurs, en partant des principes puisés
dans l'expérience. Il est certain que si dans la
première période d'une apoplexie, où il y a une
tendance très-forte de sang vers la tête, marquée
par le battement des carotides, la rougeur, le
gonflement du visage, et autres circonstances du
malade; il est certain, dis-je, que si on applique
dans ce cas les vésicatoires sur la tête, on aggrave
la maladie; mais si le premier mouvement est
tombé, qu'il y ait, comme on dit, *stagnation*,
ce qui est aisé de traduire en langue exacte,
c'est-à-dire, quand il y a fixation de la cause de
la maladie, ils peuvent être alors très-bien placés.
En général, c'est une pratique erronée de les employer dans l'incrément de l'apoplexie sanguine;
mais lorsque cette maladie est lente, qu'elle
dure depuis plusieurs jours, et qu'elle n'a pas les
signes d'une forte congestion de sang vers la tête,
ou qu'elle est pituiteuse, ils trouveront souvent
leur place; quoique cette distinction triviale en
apoplexie pituiteuse et apoplexie sanguine ne
puisse tenir lieu de ce qu'on peut savoir sur les
différentes espèces d'apoplexie, elle peut cepen-

dant servir à l'application opportune des vésicatoires dans cette maladie.

· On peut de là voir leurs bons et leurs mauvais
effets dans les fièvres ardentes avec délire. *Freind*,
dans son commentaire sur les fièvres, nous fait
voir quel succès a la pratique d'appliquer un
vésicatoire entre les épaules, on voit qu'ils ont
presque toujours fait du mal et aggravé le délire,
ou l'ont répété lorsqu'il tombait. La raison de cela,
en partant toujours des principes que nous avons
établis, est sensible ; il y a dans ces fièvres, vers
la tête, et en général vers les parties supérieures,
une congestion vive et perpétuelle du sang et
des humeurs qui a été aggravée, plutôt qu'affaiblie, par l'application des vésicatoires entre les
deux épaules ou la nuque, parce que n'y ayant
pas pu faire une dérivation assez forte, ils ont
seulement augmenté par leur propriété irritante,
l'ardeur et la violence de la fièvre.

Après avoir parlé de plusieurs cas d'application
des vésicatoires dans les fièvres aiguës, où nous
avons dit qu'ils étaient utiles pour exciter les
forces sensitives lorsqu'elles ne sont pas trop
abattues, ou pour en faire la révulsion lorsqu'elles
sont trop exaltées dans un organe particulier,
après avoir dit qu'ils étaient contre-indiqués
lorsqu'il y avait excès de mobilité dans le système entier des forces, je passe à un effet qui
est indépendant de leur action irritante, je veux
dire leur effet perturbateur et révulsif des affections spasmodiques qui ont lieu en différentes
parties du corps, en différens organes, en procurant une distribution plus égale des forces. On
doit craindre cet effet perturbateur, lorsque par
le concours des symptômes favorables, la maladie
suit une marche qui tend à une opération salutaire qui peut résoudre la maladie. Les vésica-

toires appliqués dans ce moment, dérangeraient la marche des mouvemens critiques, et on doit les appliquer dans ce cas seulement, lorsque l'indication est très-urgente. Lorsque le développement de ces mouvemens salutaires se fait avec liberté, que rien ne gêne la nature, dans les évolutions complettes de ces mouvemens critiques, leur application serait alors dangereuse; mais si l'effort critique, pour chasser le résidu de la coction, par les selles, les urines et les sueurs est trop faible, si cette évacuation est imparfaite par quelque cause d'irritation locale, de concentration spasmodique des forces, ils rendent un libre cours à la nature vers ces mouvemens critiques. Cette manière d'agir des vésicatoires dans ce cas, peut se rapporter aux méthodes naturelles analeptiques. Cette méthode est celle qui décomposant la maladie, en attaque les symptômes les plus graves pour donner à la nature le temps de faire le reste. Les méthodes empiriques sont celles dans lesquelles on s'attache à détruire les maladies par des remèdes et des procédés qui n'ont pas de rapport directs à la maladie, tels que sont les spécifiques, la méthode perturbatrice, etc. Après avoir considéré l'application des vésicatoires dans les fièvres aiguës, je vais traiter de leur application dans les fièvres inflammatoires : examinons les d'abord dans une péripneumonie. Il y a deux manières d'appliquer les vésicatoires dans les inflammations de poitrine, ou aux jambes, ou à l'endroit même de la douleur et où se fait ressentir ce qu'on nomme *point de côté;* on les applique aux jambes lorsque la maladie dure depuis quelques jours, pour faciliter l'expectoration qui est la voie de solution la plus avantageuse que puisse affecter la nature dans cette maladie, pour empêcher et arrêter la diarrhée fâcheuse qui peut survenir et se compliquer avec l'inflammation de poitrine déjà avancée, on les applique alors entre les épaules ou au gras des jambes. L'utilité de l'application des vésicatoires au gras des jambes tient à la sympathie qu'il y a entre la poitrine et les extrémités inférieures, quoiqu'elle soit inexplicable. *Hippocrate* avait bien observé cette sympathie, il dit que les abcès ou dépôts qui se font aux jambes dans les maladies de poitrine sont d'un bon augure, ce qui nous autorise à croire qu'en excitant dans les parties sympathiques des dépôts artificiels, on soulagerait la nature d'une manière bien efficace.

Ce n'est pas seulement dans les maladies inflammatoires de la poitrine que les vésicatoires peuvent convenir; mais ils sont encore pour cette raison très-utiles dans l'asthme et d'autres maladies de poitrine; en sorte que la nature soulagée par l'action des vésicatoires, recouvre dans les poumons, les forces nécessaires pour procurer la crise par l'expectoration. *Pacome* a observé avec sagacité dans une maladie épidémique péripneumonique, qui régnait à Naples, que les vésicatoires appliqués aux cuisses faisaient du mal, tandis qu'ils étaient avantageux si on les appliquait aux jambes. Dans le cas d'épidémie le meilleur remède c'est l'application des vésicatoires sur le point de côté, ou sur l'endroit de la douleur. Dans le temps que j'étais médecin des armées, j'ai guéri par cette méthode un nombre infini de malades, méthode qui épargne beaucoup de saignées. Les anciens la connaissaient, et nous voyons qu'ils se servaient des ventouses, n'ayant pas de vésicatoires, sur l'endroit de la douleur dans ces maladies inflammatoires de la poitrine. Il ne faut pas croire que ces vésicatoires n'agissent dans ce moment que comme évacuans, en procurant une issue à l'humeur qui embourbe et obstrue le poumon, ou ce qui est plus recherché en excitant la diurèse, en vertu de la sympathie qui existe entre la poitrine et les voies urinaires. Il est bien vrai que lorsque l'inflammation est érysipélateuse, que l'humeur morbifique est vague et maligne, on la soulage par ce moyen; mais nous ne devons pas nous borner à cette seule considération, il faut déduire leur utilité dans ce cas d'une action plus générale et remonter pour cela à la théorie de l'inflammation. Lorsqu'il se fait une irritation locale, elle détermine une fluxion particulière du sang et des humeurs qui gonfle cet endroit et constitue l'état inflammatoire de la partie affectée; une piqûre, par exemple, ou tout autre moyen d'irritation, excite d'abord une vive douleur à laquelle succède la congestion du sang et des humeurs, qui tuméfie cette partie et celles qui les avoisinent. Les causes de la maladie servant de stimulus, rendent exaltée la sensibilité du poumon, elle détermine alors une congestion vicieuse particulière dans la partie du poumon qui est enflammée; l'application stimulante des vésicatoires dans un endroit externe qui correspond à l'endroit affecté du poumon, excite une douleur extrême qui diminue la chaleur de la partie du poumon enflammée, parce que, *pluribus intentus minor est ad singula sensus*. Le sentiment de la douleur doit se partager entre la partie externe et la partie interne, ce qui l'affaiblit nécessairement dans le poumon, où l'afflux des humeurs et du sang qui sont le principe de l'inflammation interne donne à la nature des forces pour opérer la coction critique de la maladie. Il est aisé de

voir par-là, que les vésicatoires employés à propos
peuvent faciliter la résolution de l'inflammation
interne du poumon; les saignées qu'on emploie
et qu'on multiplie pour diminuer le degré d'activité de l'inflammation, pour que la nature
ait le temps de respirer, deviennent moins utiles,
on peut les ménager davantage, il est clair que
cet effet est indépendant de l'évacuation de la
sérosité par la plaie des vésicatoires : en suivant
ces principes, on verra les indications et les
contre-indications des vésicatoires. C'est un excellent remède, mais dont l'emploi est sujet à
bien des modifications.

Les vésicatoires sont singulièrement utiles
dans une espèce de pleurésie qui n'est pas essentiellement symptomatique, avec la douleur et
tout l'appareil de l'inflammation des poumons,
produite par des matières vermineuses, maladie
qui est épidémique chez les gens pauvres, qui
en temps de famine sont obligés de se nourrir
de très-mauvais alimens ; elle est accompagnée
d'une défaillance frappante : la saignée et les pur-
gations y ont des effets très-funestes, quoique
ce soit la pratique qu'on suive journellement,
mais on obtient les meilleurs effets de l'application des vésicatoires sur l'endroit de la douleur
causée par la sympathie de l'impression que font
sur les premières voies les matières vermineuses
ou autres par leur effet irritant. La fausse chronique ayant produit un épaississement excessif,
les forces radicales se sont réunies à raison de
cet épaississement, alors les sympathies vicieuses
de ces organes se développent facilement et les
vers ou autres matières contenues dans les premières voies déterminent la défaillance, ce qui
n'aurait pas lieu si le mauvais régime n'avait précédé et ruiné les forces radicales, les vésicatoires

les excitent puissamment et remédient au point de côté, tandis que toute autre évacuation achéverait de ruiner les forces du malade.

La I.ʳᵉ CONDITION, qui a été négligée par ceux qui appliquent les vésicatoires sur l'endroit de la douleur dans la péripneumonie, est de commencer à faire saigner plus ou moins, une ou deux fois, suivant la circonstance de la maladie; car quoique l'application des vésicatoires sur le point de côté diminue le nombre des saignées qu'il eut été nécessaire de faire, il est toujours mieux de faire précéder quelques saignées suivant que l'exige la pleurésie qui est essentielle, idiopathique, suivant qu'elle se trouve dans son augment, qu'elle est rapide et violente. Si on n'a pas pu faire précéder les saignées, il faut du moins, suivant le précepte de *Pringle*, la pratiquer en même-temps qu'on applique les vésicatoires, afin que la saignée aie le temps d'opérer avant que les cantharides agissent. Si on mettait en usage les vésicatoires avant d'avoir affaibli la fougue de l'inflammation par quelques saignées et par les remèdes anti-phlogistiques, il pourrait arriver qu'au lieu de produire la résolution, les vésicatoires agissent en irritant, il se fait alors un mouvement contraire à celui que nous avons dit avoir lieu quand on obtient de leur application un effet révulsif. Dans ce cas dont nous parlons, l'irritation se communique des parties externes aux internes, et ce surcroît de *stimulus* augmente l'activité des causes de la maladie, ce qui aggrave et augmente la cause de l'inflammation, au lieu de la diminuer. Lorsque par la saignée et les autres remèdes propres à combattre l'inflammation, on l'a déjà affaiblie, la nature est d'autant plus susceptible de l'affection révulsive produite par le vésicatoire, qu'elle n'affecte plus avec la même violence ce mode d'inflammation dont le poumon est affecté. Il ne faut pas croire que toutes les fois qu'on a appliqué un remède il ait un effet absolu, mais au contraire ils sont divers et même opposés suivant la différence de susceptibilité de tel ou tel remède. Dans l'inflammation il se fait un accroissement de mode inflammatoire, si dans ce cas on emploie un stimulus vif, on exalte la nature qui affecte d'autant plus de violence dans la croissance rapide des modes inflammatoires; mais quand par les moyens ci-dessus annoncés on a diminué la véhémence, fait tomber la fougue de l'inflammation, ce moment est le plus favorable pour que la nature se prête à la distraction qu'on veut opérer, telle est la première règle de leur administration, que l'expérience nous démontre.

II.e CONDITION. Lorsque dans une inflammation vive on emploie les vésicatoires, il est essentiel de considérer quels changemens ils introduisent dans le pouls. *De Haën* a vu que lorsqu'ils sont appliqués à propos dans les points de côté, ils ont de forts bons effets, ils font tomber la violence du pouls, le rendent plus mou et plus égal, ils affaiblissent la douleur, facilitent l'expectoration. L'inflammation des parties membraneuses qui tapissent l'intérieur du thorax et la surface extérieure du poumon, communique au pouls de la fréquence, comme toutes les autres inflammations, mais elle en détermine singulièrement la dureté, c'est une preuve bien forte de la sympathie de l'artère enflammée avec celles du reste du système vasculaire; mais lorsque l'inflammation se relâche dans ces organes, leurs artères battent moins fréquemment, et avec moins de dureté, ce qui se communique à toutes les autres

rtères dont les pulsations deviennent plus rares
et plus molles; ce relâchement procure aussi une
issue plus forte aux crachats, qui sont alors
expectorés en plus grande abondance. Une autre
contre-indication des vésicatoires dans les maladies de la poitrine que peu de gens ont vu,
que *Medicus* a trouvé le premier, en quoi il a
été confirmé par le censeur éclairé de son ouvrage, dans la bibliothèque universelle de *Berlin,*
c'est qu'ils sont nuisibles dans les temps avancés
de ces maladies, lorsque d'ailleurs ils paraissent
indiqués, lorsqu'il y a abattement de forces trop
grand chez les malades, causé par de fortes
évacuations naturelles ou artificielles poussées
trop loin, par des saignées trop nombreuses, par
une diarrhée symptomatique et d'autres causes
affaiblissantes intérieures, antérieures à la maladie,
comme celles dont nous avons parlé à l'occasion
de la pleurésie épidémique vermineuse des pauvres gens, l'affaiblissement local produit par les
vésicatoires se communique à tout le corps, la
partie où on les applique a souffert une rupture
de ses fibres, elle a été ulcérée par l'action du
caustique, elle est très-affaiblie, et son énervation
se répète rapidement dans tout le système des
forces, et cela d'autant plus aisément, qu'elles
sont dans un plus grand état de \prostration.

III.ᵉ CONDITION. Si la plaie du premier vésicatoire vient à se fermer, qu'il se forme un nouvel
embarras dans la poitrine, il faut l'employer de-
rechef, ayant toujours égard à l'état des forces
qui rend la nature plus susceptible de résister
à leur effet excitant.

Voilà donc trois règles d'appliquer les vésicatoires dans les maladies inflammatoires :

1.º Il faut attendre que l'inflammation ne soit
plus violente et rapide, mais qu'elle soit tombée,

afin que la nature soit plus susceptible de leur effet révulsif.

2.º Il ne faut pas les employer dans les temps avancés de la maladie où l'aberration de la machine les rend plus suspects.

3.º Enfin, il faut en répéter l'application lorsque l'affaiblissement de la constitution ne le contreindique pas, lorsqu'on a à craindre la régénération du mode inflammatoire qui n'a pas été assez énervé par les vésicatoires précédens.

Après avoir examiné les cas d'indication des vésicatoires dans les maladies fébriles inflammatoires, nous dirons quelque chose de leur usage dans les maladies chroniques. On peut les appliquer dans l'épilepsie des enfans d'un tempérament pituiteux, qui abondent en humeurs, administrés comme le conseille *Boerhaave*, dans son traité des maladies des nerfs, qui est son meilleur ouvrage, dégagé des principes mécaniques et le plus conforme aux règles de la saine pratique; de les appliquer à plusieurs reprises à la nuque, à l'occiput dans le temps voisin de la nouvelle ou pleine lune, de les appliquer quelque temps avant que la lune entre dans ses phases, cela se rapporte à ce que nous avons dit de la liaison singulière qu'on observe entre le retour des accès d'épilepsie, et les phases de la lune. Si on observe cette pratique chez les enfans, ces applications répétées réussissent très-bien, donnent la force à la nature et au corps de l'enfant, de chasser la pituite qui dans un temps fixe et périodique inonde le cerveau de l'enfant, et cause les accès épileptiques répétés suivant les phases de la lune. Ce que nous avons dit de leur utilité dans l'inflammation de poitrine, doit nous conduire à envisager ce qu'ils peuvent dans l'asthme, appliqués entre les deux épaules, cette application peut guérir principalement en diminuant la quantité d'humeurs qui obstruent la poitrine et particulièrement le poumon dans l'asthme humoral, et les diviser en excitant la diurèse.

Picquer s'en servait dans cette maladie. Dans l'ophtalmie chronique, les vésicatoires sont d'un très-grand usage, mais les auteurs ne sont pas d'accord sur les parties sur lesquelles il convient de les appliquer. *Hoffmann* veut que ce soit aux pieds, *Heister* recommande que ce soit à la tête : mais en partant de la vraie théorie de l'inflammation et de la fluxion, on verra que ces deux auteurs ont raison. Si l'inflammation ophtalmique est aiguë, que la marche en soit rapide, qu'elle soit encore dans son principe, certainement il vaut mieux les appliquer aux extrémités inférieures qu'à la tête, on en déterminerait les humeurs à se porter aux yeux plutôt qu'à s'en éloigner, en augmentant la tendance violente qu'affecte la nature vers ces parties; si au contraire, l'ophtalmie commence à tomber, qu'elle soit avancée, que la congestion soit beaucoup moins forte, on peut espérer d'en faire une dérivation utile en les appliquant à la nuque.

Pringle, dans son bon ouvrage des maladies des armées, dit qu'on peut dans l'inflamation des reins appliquer les vésicatoires sur les reins même. Ayant voulu le suivre, j'ai été induit en erreur et en ai toujours vu de mauvais effets; en général quand il y a des signes vrais d'inflammation aux reins, c'est une mauvaise pratique à suivre, ils pourraient cependant être utiles dans certaines maladies chroniques de ces organes.

Raimond, médecin de Marseille, les a employés dans une ischurie avancée, avec douleurs de reins. En les appliquant sur la région des

reins obstrués, il fit couler les urines; c'est là
une pratique bien hardie, et il faut toute la sagacité de celui qui s'en est servi, pour qu'elle ait
été heureuse : car lorsqu'il y a douleur de reins,
on court risque de causer l'inflammation parfaite
ou imparfaite par le vésicatoire, parce qu'en voulant par ce stimulus relever les forces toniques
des voies urinaires, dont la langueur fait séjourner les urines, on peut exciter trop fortement
ces forces, ce qui déterminerait une inflammation plus ou moins violente des reins, d'autant
plus que les cantharides portent leur effet spécifique, particulièrement sur ces organes.

Après avoir parlé des *excitans*, nous nous occuperons des *narcotiques*.

~~~~~~~~~~~~~~~~~~

NARCOTIQUES.

Du cuivre.

Nous ne parlerons dans cet article que de
l'*opium*, sur lequel nous nous étendrons sans
faire mention du *houblon*, ni du *chanvre*, ni des
plantes vénéneuses qui sont narcotiques. Nous
dirons seulement quelque chose de cette propriété
qui existe dans les métaux, célébrée par *Paracelse*
et *Van-Helmont*, et négligée fort mal à propos. Les
anciens avaient déjà reconnu dans le cuivre
cette propriété calmante; *Arétée* dit qu'elle est
utile dans l'*apoplexie*. *Cotunnius*, médecin du
Roi de Prusse, le recommande dans l'hydrophobie; il en faisait prendre en raclure un demi
scrupule étendu sur du pain beurré; il prévenait
ainsi l'hydrophobie, sans que ce médicament
eût aucun mauvais effet; il produisait seulement

des évacuations considérables par haut et par bas, il excite les sueurs, et cette augmentation de toutes les fonctions qu'il déterminait d'une manière spéciale, faisait que l'opération de ce médicament se distribuait également à tout le corps, empêchait son action de se borner à un seul organe et d'exercer son effet vénéneux. Cette révolution soudaine peut heureusement prévenir la formation de la rage. *Boerhaave* dit qu'il calma un vomissement énorme par le mercure de vie, poudre qui se précipite du beurre d'antimoine par le moyen du vitriol bleu, sublimé d'une manière particulière, que l'opium n'avait pu faire cesser. *Hoffmann* nous dit avec sa candeur ordinaire, qu'il avait retiré du cuivre une liqueur spiritueuse, d'une saveur aromatique agréable. Le secret de cette préparation calmante, d'un goût aromatique, agréable, est perdu pour nous. *Stahl* dit avoir vu des enfans délivrés de l'épileptie par un ou deux grains de vitriol blanc que leur donnait un peintre qui en faisait un secret; *Stahl* croit, à la vérité, qu'il agissait dans ce cas comme anthelmintique. *Van-Swieten* se servait avec succès dans la manie et l'épilepsie du vitriol bleu, il tenait cette pratique de *Kaau Boerhaave*, neveu du grand *Boerhaave*. On a obtenu dans divers cas, de grands effets du sel anti-épileptique, qui est le sel ammoniac, secret de *Glauber*, uni par une méthode particulière avec le cuivre, ce qui confirme l'assertion de *Paracelse* et de *Van-Helmont*, sur les préparations narcotiques qu'on retire du cuivre.

Opium.

L'*Opium* est le suc extrait des têtes de pavot, *papaver somniferum* de *Linné*. Celui qu'on retire

par incision des tetes de pavot, dans le Nord,
est le même avec fort peu de différence, et produit les mêmes effets à une dose un peu plus
forte, comme on l'a éprouvé à Paris, en Angleterre, que celui qu'on prépare dans l'Orient (1).
Ce suc a un goût âcre et amer, et une odeur
vireuse ; il doit sa vertu à un principe gravéolent
très-volatil et expansible, qui se résout en vapeurs
pendant la distillation ou la récoction de l'opium.
Ce principe narcotique est répandu dans toutes
les parties de ce suc, soit extractive par la solution aqueuse, soit résineuse soluble dans
un menstrue spiritueux. Mais ce principe de
forte odeur, réside principalement dans les parties
grasses, huileuses, gravéolentes, qui se trouvent
à la surface de la décoction aqueuse. C'est dans
cette partie que réside le principe que l'on pourrait nommer l'esprit recteur de l'opium. Il est
bien répandu dans l'extrait aqueux et résineux,
mais en moindre quantité, et peut-être sous une
différente combinaison ; il est si vrai que le
principe narcotique réside dans cette partie huileuse principalement, que quelques grains de
cette matière ont tué un chien en peu de temps,
ce que n'aurait pas pu faire une drachme d'opium
ordinaire. *Cartheuser* pense aussi que la vertu

(1) L'usage de l'opium est presque aussi ancien que la
médecine. Sans vouloir remonter à ces époques primitives,
des sciences dont la nuit des temps couvre l'origine et
ses progrès, on peut assurer qu'il était employé dans les
premiers siècles éclairés.

Il ne faut pas perdre de vue que l'opium est un remède
très-chaud et qui a précisément l'action du vin. Cette
vérité déjà vue par *Doringius* dans son traité de l'opium
par *Bontens*, *Prater*, *Sennert*, *Winkelman*, *Schroeder*,
Wepfer, *Berger*, etc. a été démontrée par *Tralles* et
n'admet point de doute.

narcotique réside dans cette partie phlogistique, très dilatable à un feu doux, le foie de soufre et les autres émanations qui s'en élèvent, semblent le prouver, car, si on calcine l'opium à un feu doux, ces émanations n'ont aucune acrimonie sensible à l'odorat, et si on les reçoit par la respiration, elles ont un effet aussi narcotique que l'opium lui-même. *Tralles* a mal conclu que la partie extractive soluble dans un menstrue aqueux, et la partie résineuse, n'étaient ni plus ni moins narcotiques, car on doit déduire de l'inégale proportion de cet esprit recteur qui est en plus grande quantité dans la partie résineuse que dans la partie extractive, la différence d'effets de ces deux principes, le premier est évidemment plus narcotique que l'autre. Il faut considérer dans l'opium deux propriétés, l'une par laquelle il est calmant, hypnotique et produit toujours le sommeil, et celle par laquelle il est vraiment narcotique. La résine de l'opium extractive par des menstrues spiritueux, est beaucoup plus narcotique que l'extrait aqueux qui est plus calmant. Les chimistes ont employé de grands travaux pour séparer les parties les plus propres à calmer, de celles qui sont narcotiques. *Beaumé*, entr'autres, y a beaucoup travaillé, et est enfin parvenu au but, en tenant l'opium dissout dans un menstrue aqueux, exposé à une longue digestion pendant plusieurs mois, la résine se brûle, l'huile essentielle de cette résine se sépare, se ramasse à la surface, et on obtient un extrait singulier qui a une vertu calmante comme l'opium, sans rien avoir de son effet narcotique. J'ai vu qu'il calmait des mouvemens convulsifs de l'estomac chez des sujets dont cet organe ne pouvait supporter l'opium pris en entier. Plusieurs autres chimistes ont entrepris des travaux sur

cette matière; c'est certainement d'un procédé
analogue à celui de *Beaumé*, dont parle *Walds-chmidt*, quand il dit qu'il est difficile de séparer
de l'opium le *connexum virus*.

Neuman, habile chimiste de Berlin, dont les
ouvrages abrégés par *Zimmerman*, deviennent
par-là un livre vraiment classique, une vraie
chimie médicinale; auteur qui d'ailleurs était
très-versé dans la manière de traiter l'opium sur
lequel il avait fait des leçons pendant 4 ans,
ayant traité pendant 9 mois l'opium par la fermentation, la dissolution, la coction, était
parvenu à le dépouiller de sa résine et l'avait
obtenu simplement calmant comme dans le
procédé de *Beaumé*; il y a encore la panacée
de *Young*, qui lui est analogue. *Lorry*, médecin
de Paris, a lu à la société royale de médecine
un mémoire sur des longues expériences qu'il
a faites pour obtenir séparément le principe
calmant d'avec le narcotique; dans ce mémoire
il propose plusieurs préparations d'opium où sa
vertu calmante est à un plus haut degré sans
qu'on ait rien à craindre de l'effet narcotique.
Ces effets séparés de l'opium doivent être conçus
de cette manière; les parties extractives de l'opium
étant solubles par les menstrues aqueux, le sont
par conséquent dans les sucs gastriques, et dès
qu'elles sont reçues dans l'estomac, elles se
mêlent aux liqueurs (1), passent promptement
dans les secondes voies, et de là pénètrent dans
tout le corps, sans séjourner dans ses parties et

---

(1) Les Narcotiques produisent dans l'estomac une
espèce d'engourdissement, qui de là se porte principalement à la tête. C'est pourquoi ils conviennent surtout pour
appaiser les irritations qui ne viennent pas d'une cause
humorale, c'est à-dire qui arrivent dans les maladies ner-

sans y faire une impression fixe, elles sont trop fugitives. Au contraire, les parties résineuses n'étant point solubles dans nos liqueurs, ayant plus de tenacité, adhèrent à l'estomac, y restent assez long-temps pour agir puissamment sur ce viscère, puisqu'on a vu l'opium reproduire l'inflammation. C'est de là qu'il me paraît qu'on doit déduire naturellement la diversité d'effets qui se rencontrent dans l'opium, lorsqu'il est fixé dans le ventricule, ses parties résineuses y faisant une impression très-vive, déterminent différens mouvemens convulsifs et divers autres symptômes de même nature dans les différens organes qui ressentent sympatiquement l'impression des narcotiques sur ce viscère, qui, comme on sait, est étroitement lié aux autres par des sympathies bien marquées.

Mais lorsque nous employons l'opium dépouillé par une longue digestion de ces parties résineuses, phlogistiques, abondantes en principe narcotique il n'y a point d'irritation locale qui détermine la sympath'e des organes qui communiquent au système entier des forces sensitives qui est frappé dans toute son étendue, et dont la diminution générale procure le sommeil. Ce principe peut se démontrer par des faits pratiques. Il faut dabord observer que l'opium séparé de son principe extractif aqueux donné à dose égale assoupit plutôt un chien et même le tue plus vite que le suc donné en nature; il est même plus difficile de tuer un chien par l'opium entier, ce qui vient que toutes les forces du principe

---

veuses. Nous indiquons cette remarque parce qu'elle nous paraît très-propre à servir de guide dans l'application des remèdes de ce genre, qui étant donnés mal-à-propos deviennent très-dangereux.

vital sont frappées dans toute leur intégrité.
Quand on ajoute à l'opium du vin, ou des liqueurs spiritueuses, comme quand on employe
la teinture spiritueuse d'opium, on modifie les
effets de ce suc, mais on détermine son effet narcotique irritant, on aggrave le délire et les
convulsions en augmentant l'activité de cette
action narcotique irritante, et c'est là l'inconvénient du *laudanum liquide* de *Sydenham.* Ces
liqueurs produisent cet effet de faire dominer
l'analogie qu'ils ont avec le principe irritant de
l'opium, analogie singulière et bien frappante,
puisque les uns comme les autres ont la faculté
de réjouir, d'enivrer et d'assoupir, faculté qui
tient au principe narcotique ; d'ailleurs le vin
et les autres spiritueux sont de vrais menstrues de
l'opium, analogie prouvée encore en ce que
Pringle a proposé comme correctif de l'opium
les alkalis-volatils ou ammoniac, qui, quoique
des échauffans et des excitans très-puissans n'ont
pas l'effet de l'action irritante narcotique, comme
le vin, parce qu'il n'y a aucune analogie entre
leur nature et celle de l'opium.

Alkalis volatils ou ammoniac correctifs de l'opium.

Tralles, médecin de Breslaw, un des meilleurs
disciples *d'Hofmann,* a donné un traité sur l'opium
où il a prodigué et usé toute sa science. Ce
traité est très-utile, quant à la pratique, parce
qu'elle est éclairée, sage et modérée ; mais
il est très-mauvais quant à la théorie ; elle est
du plus mauvais genre possible, et ses préjugés
singulièrement faux, lui ont fait voir les faits
pratiques bien différemment qu'il n'aurait dû
les voir. Suivant lui l'effet le plus général de
l'opium est d'augmenter la raréfaction du sang
et par conséquent d'accroître la fréquence des

pulsations du cœur et des artères; le mal serait de peu de conséquence, si cette théorie ne le conduisait qu'à mal raisonner, mais le mal est qu'elle le mène souvent dans la discussion des faits pratiques qu'il fait toujours convenir avec sa théorie. Quant au premier fait qu'il avance, quant à l'explication de l'effet de l'opium, je veux dire la raréfaction du sang, il est faux soit qu'on prenne ce médicament à petite dose, soit qu'on le prenne à haute dose; ce qui l'a conduit à cette explication, c'est qu'il a cru que le principe recteur et les émanations qui s'élèvent de ce médicament, étant très dilatables doivent pénétrer la masse du sang et la raréfier. Il a considéré les *effluvia* comme un ferment dont l'action sur le sang était de lui communiquer un mouvement fermentatif qui augmentait le volume de ce fluide, cette explication est contraire aux principes de la chimie, les plus obvies qui exigent une certaine proportion entre la masse du ferment et celle de la substance fermentescible, ce qui ne se rencontre pas dans l'action de l'opium, puisqu'un grain dont les émanations doivent être bien peu considérables, a de très grands effets. En admettant, en supposant même que cette fermentation dût être excitée, comment expliquerait on qu'elle a lieu dans ce cas, et comme l'ont vu *Boerhaave* et *Wepfer*; on a retiré de l'estomac la pilule depuis qu'elle avait produit son effet, sans qu'elle eut perdu sensiblement de son poids, il est bien certain que cette petite quantité à peine sensible, ne peut exciter dans plusieurs livres de sang, un mouvement de fermentation, cette explication est donc contraire et aux principes de la chimie et aux expériences pratiques de la médecine.

Young, médecin anglais, a donné sur l'opium un ouvrage qui est écrit dans le bon goût, mais il est très-borné et il n'a pas ramassé toutes les observations qui peuvent aider à se former un corps de doctrine sur l'opium. Il a bien vu que pour connaître les vertus de ce médicament, il fallait se fonder sur les observations et non sur les expériences vicieuses, comme celles dont s'est servi *Tralles*, pour prouver dans l'opium la vertu raréfiante du sang qu'il lui supposait. Il a mêlé des dissolutions aqueuses et spiritueuses de ce suc avec du sang et des humeurs des cadavres humains, et il a observé si le sang était épaissi ou atténué par ce mélange, expérience très-vicieuse, comme le prouve *Young* et qu'il est aisé de le sentir, puisque tant de personnes qui ont fait des épreuves de ce genre, ont obtenu des résultats toujours différens, les uns ayant vu le sang épaissi, les autres atténué par l'effet de l'opium. Ces faits-là ne pourraient donner que des analogies très-éloignées sur les effets de cette substance sur le corps, analogie qu'il faudrait aussi vérifier par l'expérience pratique. En second lieu il faisait des injections de dissolution d'opium dans les veines des animaux et il observait les effets que produisait cette liqueur injectée; mais c'est-la encore un genre d'expérience très-vicieux, car suivant cela, on conclurait qu'un aliment innocent, le lait de vache, par exemple, serait un poison, parce qu'il tue l'animal dans les veines duquel on l'injecte. Ainsi il faut toujours revenir aux faits pratiques, pour voir le principe de la manière d'agir des narcotiques et leur application dans les différentes maladies.

Tralles a employé encore une méthode beaucoup plus naturelle pour déterminer *à priori* les deux effets de l'opium. C'est d'après la considération des phénomènes du pouls et de la respiration dans le sommeil forcé et dans le sommeil naturel. Dans tous les cas où par les narcotiques on introduit le sommeil non naturel forcé, le sommeil est une menace d'apoplexie (1); il est, comme dans cette maladie, profond et insoluble ou difficile à résoudre, si on en excepte quelques cas heureux où l'on produit un sommeil semblable au naturel. *Tralles* dit que dans le sommeil produit par l'opium, le pouls est accéléré, mais il est faux qu'il soit plus fréquent pendant le sommeil que dans la veille;

---

(1) Le sommeil procuré par l'opium, n'est pas toujours une cessation simple de toutes les fonctions; on peut même aller plus loin, et prononcer que rarement il cause un sommeil sans irritation; la dose même qui causait d'abord un sommeil profond quoiqu'agité et contre nature, peu de temps après que le corps y sera habitué, ne produira plus que des rêves. D'abord il commence par exciter une espèce d'enthousiasme, d'ivresse; delà il jette le corps dans un état d'apathie et porte sur les autres fonctions. Il semble même en exalter certaines aux dépens des autres. Les poëtes, les jongleurs et les romanciers qui s'occupent d'histoires merveilleuses feraient bien de prendre d'abord de l'opium.

Parmi ceux qui en ont pris, il y en a qui ne dorment point; mais qui ne troqueraient point les rêves charmans que cette drogue leur procure, contre le sommeil le plus tranquille; d'autres au-contraire ne voient que des spectres, sont dans un état d'agitation violente et détestent non le calme mais l'inaction dans laquelle les jette l'opium. Dans leurs rêves étranges, fâcheux et funestes, on les insulte, on les baffoue; ils le sentent vivement, mais comme s'ils étaient retenus par des chaines insurmontables, ils ne savent ce qui les arrête, ils ne peuvent se venger.

Les médecins dont le rôle pénible est de tenir d'une main tremblante le gouvernail d'une machine dont l'action et le jeu sont si variés, doivent beaucoup réfléchir en administrant les remèdes et surtout l'opium, à ce qui résulte de leur effet d'après les bonnes observations.

au contraire, il est plus lent et plus tardif, ce qui peut induire en erreur, c'est qu'il est plus fort et plus plein. On observe qu'à mesure que nous avançons dans la veille il s'accélère, en sorte qu'il bat 8 ou 10 fois de plus par minute que le matin, cette augmentation de la fréquence tombe pendant la nuit et quand nous sommes dans l'état de sommeil, de sorte que chaque matin le pouls se trouve dans l'état naturel. Il est facile d'expliquer la fréquence du pouls diminuée pendant le sommeil, en faisant attention que pendant le sommeil il y a une chute générale des forces sensitives et des forces motrices des divers organes; ainsi celles des vaisseaux sanguins sont affaiblies pendant le sommeil en tant qu'elles ont besoin d'être excitées par les forces sensitives, les pulsations deviennent donc plus rares parce qu'elles sont moins sollicitées par l'action des forces sensitives sur les forces motrices; mais elles se font avec plus d'effort parce que la nature par ses lois primordiales, est continuellement déterminée à veiller aux moyens des forces vitales, aux fonctions des organes nécessaires à la vie. La respiration est aussi moins étendue et plus rare dans le sommeil, mais elle se fait avec effort, elle est plus apparente, plus prolongée, la nature compense par la force, ce qu'elle perd en fréquence dans l'exécution des fonctions qu'opèrent les forces vitales. Les faits viennent à l'appui de ce que nous avançons. M.*** a fait prendre de l'opium à des grenouilles, il les a ensuite ouvertes vivantes et il a vu que le mouvement du cœur était beaucoup moins rapide, plus régulier que dans celles qu'il avait ouvertes sans leur faire prendre auparavant de l'opium; et lorsque les tourmens de la dissection et les lésions énormes qu'elles avaient souffertes les faisaient mourir, lorsque tous les muscles avaient perdu leur irritabilité, le cœur continuait de battre, cela tient à la plus grande vitalité qui réside dans le cœur, lorsque les organes voisins moins nobles et moins importans à la conservation de la vie, l'avaient absolument perdue. Cela est entièrement conforme à ce qu'on remarque dans le sommeil, le cœur, les artères, les muscles de la respiration, l'estomac et les intestins conservent leur mouvement de contraction vive, tandis que tous les autres organes musculaires sont dans le repos; la raison en est sans doute que les fonctions de ces organes étant nécessaires à la vie, ils sont continuellement excités par les tendances primordiales du principe vital, et que les forces motrices des divers organes ne sont mises en jeu, qu'autant qu'elles ont besoin d'être excitées par les forces sensitives.

Tralles a été porté à admettre dans le sommeil produit par l'opium une augmentation de la fréquence du pouls, d'après ce qui arrive dans quelques affections soporeuses, où le pouls devient plus fort que dans l'état naturel et peut même produire cette fièvre qui survient à l'apoplexie et qui est l'effet d'un effort critique ou symptomatique de la nature; mais l'apoplexie n'est pas accompagnée essentiellement de la fréquence du pouls; il en est de même du sommeil produit par des doses modérées d'opium qui ne sont pas assez fortes pour produire l'apoplexie, à laquelle la fièvre surviendrait. Lorsqu'on varie la dose du médicament et suivant la disposition des divers sujets, la fréquence du pouls peut varier d'une manière remarquable. *Murray* professeur de Gottingue, a rassemblé plusieurs de ces faits dans sa matière médicale. Cette di-

minution de fréquence du pouls et dans les
fonctions vitales, se porte d'une manière spéciale sur la respiration, ce qui rend l'opium
moins convenable aux asthmatiques, non à raison
d'une vertu spécifique de ce narcotique sur le
poumon, mais à raison de son effet somnifère,
et de ce que le sommeil produit la rareté de
la respiration; on a vu des variétés quant à
l'exercice de ces fonctions plus ou moins déterminées par l'opium. Ainsi quoique ce remède
en procurant le sommeil en diminue la fréquence, il arrive cependant quelquefois à raison de
la nature, du caractère de la maladie et des
circonstances du malade, qu'il peut se faire un
effort accidentel de la nature qui peut augmenter la force de ces fonctions.

Un exemple frappant pris de *Tralles*, de la
mauvaise application des faits qu'il suppose pour
prétendre que la fréquence du pouls est augmentée par l'opium, c'est qu'il dit que le sang
raréfié par ce médicament, se portant en plus
grande quantité vers le cerveau et vers l'origine
commune des nerfs, il doit se faire une plus
grande filtration d'esprits animaux, hypothèse
absurde en ce qu'elle attribue à la matière les
sensations, la propagation de ces sensations,
fonctions métaphysiques qui ne peuvent appar-
tenir *qu'à une substance immatérielle* (1) qui est

_____

(1) Il paraît que *substance* et *immatérielle* sont deux
mots qui ne peuvent aller ensemble ; car qui dit *substance*
dit *matière* : et s'il existe quelque chose dans nous comme
le prétendent certains métaphysiciens, qui soit immatériel,
ce quelque chose n'est certainement pas une substance,
ne peut être rapporté qu'à l'âme, et ce terme didactique
ne paraît point applicable au principe vital qui paraît être
le résultat de l'organisation. En effet ce principe n'est plus
ou moins actif ni plus ou moins régulier dans ses actes
que suivant que l'homme est fort ou faible, sain ou malade

le principe vital. S'il faut ensuite expliquer pourquoi les organes musculaires sont affaiblis par l'effet de l'opium, c'est, dira-t-il, que le sang raréfié, gonflant les vaisseaux sanguins du cerveau, leur pression sur l'origine des nerfs empêche la sécrétion des esprits animaux, et voilà les explications auxquelles on est réduit quand on se voue à la mécanique pour expliquer les fonctions de l'économie animale ; il ne faut pas se fier à ces explications faciles qui n'exigent aucun travail, telles que sont les explications mécaniques qui se présentent aisément, mais qui ne valent pas plus que la peine que l'on se donne pour les trouver.

L'effet général de l'opium est d'affaiblir toutes les sensations ; la sensibilité générale dans toute l'habitude du corps est diminuée, c'est par cette diminution qu'il calme la douleur. Il faut observer que la sensibilité ne réside pas non-seulement dans les solides, mais que les fluides sont encore animés par les forces sensitives du principe vital, et qu'ainsi l'opinion des philosophes modernes qui ont rejetté celle des orientaux qui mettaient le siége de l'âme dans le sang (ils n'entendaient par le mot *âme* que le principe vital) n'est pas trop fondée ; le sang a donc la faculté de sentir comme les solides. Une autre preuve de l'inconséquence des mécaniciens, c'est qu'ils ont admis la faculté de sentir exclusivement dans les fluides qu'ils nomment *esprits animaux*, et n'ont pas voulu l'admettre dans un autre fluide que nous nommons le *sang*, sans donner ni pouvoir donner aucune raison de cette exclusion. La faculté qu'a l'opium de détruire ou du moins de diminuer la sensibilité dans les fluides, explique son utilité dans certaines circonstances pour arrêter les progrès de la putréfaction des humeurs. *Vogel* dit que si on le combine avec des subsanstes septiques, on s'oppose à leur développement putréfactif. *Piquer* dit qu'on peut au moyen de l'opium arrêter les progrès de la putréfaction dans les maladies putrides. Il ne faut pas considérer cet effet anti-septique de l'opium, comme partant d'une vertu anti-septique éprouvée *in vitro*, suivant les expériences de *Pringle*, plus anti-septique que le sel marin, mais il faut considérer cette vertu comme celle d'un médicament qui agissant immédiatement sur les fluides, en éteint les forces vitales jusqu'à un certain point, dont les mouvemens excessifs causaient la putréfaction. Son impression diminue les forces vitales, et les mouvemens intestins fermentatifs trop actifs qui passent à la putréfaction sont corrigés, et par là, les progrès de la fermentation putride arrêtés. Mais comme il n'agit pas d'une manière physique et nécessaire, il devient septique lorsque le principe vital est autrement disposé, c'est ce qui parut bien évidemment chez un jeune homme à qui par une imprudence blâmable et pour remédier à l'effet des cantharides, on fit prendre une drachme d'opium qui le fit mourir; quelque temps après sa mort il se forma sur son cadavre des tumeurs livides et il rendit par tous les émonctoires, un sang dissout et putréfactif.

L'opium pris en petite quantité produit la gayette, une joie illusoire qui est cependant très-agréable au malade ; le vin produit, comme on le sait, les mêmes effets de réjouir, d'enivrer, et enfin d'assoupir très-profondément suivant les quantités qu'on en prend. Il est aisé de sentir à quoi tient cet effet exhalant du vin pris à haute dose, et de l'opium. Il y a toujours au-dedans de nous, dans quelque point de notre machine, un principe d'irritation et de malaise, nous souffrons par un sentiment de douleur plus ou moins obscur qui influe sur tout notre être. L'opium éteint toutes ces petites souffrances particulières et produit la gaîté, nous voyons aussi que les convalescens, à mesure qu'ils reprennent de la santé, acquièrent aussi plus de gaîté et ressentent de l'impression des choses nonnaturelles et des objets externes, une sensation nouvelle et agréable ; il ne produit pas cet effet constamment à moins que la douleur ne procède d'une cause très-simple.

Lorsqu'un homme a de légères diarrhées avec des douleurs de colique, si on lui donne de l'opium, on arrête les douleurs et la diarrhée, et pendant ce temps de suppression la nature travaille à envelopper la cause de la maladie âcre et morbifique qui produit la douleur. C'est une observation qu'a faite sur lui-même le docteur *Young*, Il était sujet à la dyspepsie, il était tourmenté de violentes douleurs, d'anxiétés pendant le temps de sa laborieuse digestion, et les produits de cette mauvaise élaboration se putréfiant, lui causaient la diarrhée. L'usage de l'opium le délivra de ces anxiétés, la nature n'étant alors tourmentée par aucun sentiment de douleur, acheva l'ouvrage de la digestion, en sorte qu'il guérit la dyssenterie et la diarrhée.

Lorsque après avoir agi comme narcotique, l'opium devient dans le recessus de son action diaphorétique, la nature de même libre pendant l'action hypnotique de ce remède, prépare et achève la coction dont le sédiment obéit facilement à la vertu diaphorétique de l'opium, sueurs qui peuvent résoudre critiquement la maladie. Il agit d'abord comme palliatif, ensuite comme

curatif. Lorsqu'on a fait prendre l'opium à quel.
qu'un, son pouls devient plus fort et plus plein (1);
mais en même temps plus lent, la bouche est
sèche, il y a une légère rougeur, à la peau, on
y sent même quelque prurit ; quand son action
est finie, il y a plus de faiblesse et les forces
musculaires sont singulièrement abattues. Ce
qu'on expliquera facilement en partant du principe que les forces radicales sont entretenues et
soutenues en proportion de ce que les diverses
fonctions s'exécutent dans un ordre plus naturel,
par rapport à la constance de leur succession et
la corrélation naturelles d'activité ou d'intensité,
ou directe, ou symptomatique de toutes les fonctions. Le sommeil forcé introduit par l'opium,
interrompt cet ordre de succession et de rapport
d'activité qu'il y a entre les fonctions, parce que
le sommeil est moins propre à soutenir les forces
radicales, que celui qui succède dans un ordre
naturel, suivant les lois primordiales de la nature,
et si le genre de sommeil est moins propre à
entretenir les forces radicales, il n'est pas étonnant que les forces motrices, celles en particulier
qui servent à l'exercice du mouvement musculaire, soient diminuées, quand cet ordre nouveau
est introduit fortement dans la chaîne de succession des fonctions de l'économie animale, la

---

(1) Il n'est pas douteux que le premier effet de l'opium
ne soit d'augmenter les forces et de raréfier le sang;
c'est pourquoi les Turcs le prennent à haute dose avant
les combats et les grands travaux. Ce sont donc là les
premiers effets que ce puissant remède produit sur l'économie animale. Ce ne doit être donc que par un effet secondaire, résultant ou de la compression que les vaisseaux
distendus par le sang raréfié exercent sur les nerfs, ou
par une vertu spécifique qu'a l'opium d'agir sur les nerfs
même, indépendamment de la compression qu'il calme et
qu'il endort.

reproduction des forces radicales doit nécessairement avoir lieu plus difficilement, à moins que le sommeil ne soit devenu naturel par l'habitude. Ceux qui font de l'opium un usage habituel, sont dans un état de langueur et de stupidité, par la même raison que ceux qui font des excès de veille ont des mouvemens de délire, les forces de l'âme conservent à cet égard avec celles du corps une singulière analogie, elles sont exaltées par les veilles trop continuées, comme affaiblies par l'habitude d'un semmeil trop long. L'alternative du sommeil et de la veille est nécessaire pour entretenir les forces de l'âme, comme celle du corps.

Lorsqu'on prend l'opium avec excès il produit ou l'apoplexie ou des convulsions. Nous avons montré comment l'abus de cette drogue peut produire un sommeil profond insoluble, il ne sera pas moins aisé de voir à quoi tiennent ces violentes convulsions répandues dans tout le corps quand on donne l'opium à trop haute dose, relativement à l'habitude et à la disposition du sujet, comme on peut le voir à l'agonie des personnes qui périssent par une trop grande quantité de ce narcotique; la sensation insolite, soudaine et profonde qui se fait sentir à tout le système des forces du principe vital qui, sentant qu'il touche à sa fin, produit aussi dans la machine une révolution soudaine, violente, qui occasione les fortes convulsions, et cela en vertu d'une loi primordiale du principe vital par laquelle toutes les fois qu'il se fait une révolution soudaine, considérable, profonde de tout le système des forces du corps qu'il anime, la nature qui a pour ainsi dire la conscience, *est conscia*, qui sent la grandeur du péril, est déterminée à exécuter des mouvemens désordonnés, auto-

matiques, violens, qui sont les convulsions.
Ainsi on voit qu'un animal qu'on fait périr en
lui tirant tout son sang, meurt dans les convulsions, cette hémorragie outrée fait sur le principe vital cette sensation profonde, inaccoutumée
et universelle qui détermine la nature à exécuter
des mouvemens convulsifs. De même lorsqu'on
a l'imprudence de vider tout-à-coup par la ponction les eaux ascitiques, on voit survenir promptement des convulsions et des symptômes mortels.
La sympathie de l'estomac irrité par une dose
excessive d'opium, produit en même temps ou
séparément des mouvemens convulsifs, universels ; le gonflement des mamelles, l'érection
même de la verge, le priapisme, avec force et
constance, tiennent à une sensation insolite et
profonde du principe vital par l'excitation que
lui communique l'opium, il est déterminé à
produire la dilatation dans ces organes, dont le
tissu cellulaire les rend particulièrement susceptibles de cette action directe du principe vital ;
lorsqu'il est affecté par les causes ordinaires de
cette impression, il écarte par son action immédiate les parties de ces organes, et quoique
cet effet paraisse contraire à celui qu'il exerce
sur les muscles qu'il contracte et met en convulsion, cette dilatation n'est pas plus susceptible d'être comprise, que le resserrement des
fibres, ces mouvemens désordonnés convulsifs,
le gonflement du sein, les priapismes qui sont
produits par l'excitation qui se répète par l'effet
de l'opium dans tout le système nerveux des forces.
Pour bien connaître la manière d'agir de l'opium,
il faut observer que la sensation qu'il produit sur
l'organe auquel il est appliqué, est une impression
simple de ses parties âcres et amères, il excite
et calme en même temps le même organe,

quoique son effet mixte soit de calmer la sensibilité et d'exciter la mobilité; la diminution
de la sensibilité qu'il opère, fait à la longue
diminuer la mobilité, en tant qu'elle dépend,
et est excitée par les forces sensitives; on observe
ces effets dans divers sujets suivant qu'ils sont
diversement disposés, on a ressenti l'impression
irritante ou l'action narcotique. Pour rendre cela
plus sensible, on peut dire qu'il enflamme la
partie dont il diminue la sensibilité, et qu'il
calme par là. Ce double effet tenant à son
impression mixte fait la clef de la manière d'agir
de l'opium et des autres narcotiques, comme le
lactuca virosa, *l'atropa mandragora* qui, comme
le dit un auteur allemand, a un *virus acre cum
virtute narcoticá conjunctum*. Cet effet mixte est
le plus souvent successif dans l'organe qui est
affecté immédiatement par l'opium, l'irritation
se fait d'abord sentir, ensuite par l'effet narcotique
conjoint à la faculté irritante le calme survient.
Il faut que l'un où l'autre de ces effets soit le
calmant, soit l'excitant, domine; c'est la vertu
narcotique qui domine souvent dans l'organe
auquel on applique immédiatement l'opium;
mais cet effet peut varier suivant la disposition
de ces organes vivans à être susceptibles d'excitation ou de diminution de la sensibilité; ce
n'est que la pratique qui peut nous instruire
de l'effet que produira l'opium borné à un tel
sujet; il ne faut pas s'en tenir aux apparences
vagues et générales de langueur, d'atonie ou de
mobilité vive, mais c'est après avoir bien examiné
le cours de la maladie, qu'on doit calculer et
juger avec assez de certitude si le narcotique
appliqué à un viscère lésé, y exercera sa vertu
excitante ou sa vertu calmante. On ne peut là-
dessus établir rien de certain, et c'est un défaut

de l'art que là facilité d'estimer *à priori*, si le principe vital dans tout le système des forces ou dans un organe particulier sera susceptible de l'effet de détente et de calme, ou d'irritation de la part d'un médicament qui peut produire ces deux effets par son impression mixte, et de là la duplicité d'effets qui en est la conséquence; ce n'est que par là qu'on peut lever la contradiction apparente qui est entre les effets de l'opium chez les diverses personnes. On voit que tantôt il calme le spasme, tantôt il l'excite, ainsi il calme le plus souvent, mais il excite quelquefois le vomissement et le hoquet. Étant appliqué, sur le périnée, il a quelquefois calmé des symptômes fâcheux, chez d'autres il les a excités et a eu un effet aphrodisiaque. De même il est diaphorétique chez certains sujets, dans d'autres il arrête les sueurs (1). Dans le premier cas l'estomac, dans le deuxième le périnée, dans le troisième l'organe extérieur de la peau, reçoivent d'une manière opposée l'impression de l'opium qui y est appliqué, parce que la peau a une sympathie bien marquée avec l'estomac, et suivant que cet organe est affecté, elle peut aussi l'être en sens contraire, et produire tantôt la diaphorèse, et tantôt arrêter les sueurs, les divers effets produits chez les différens sujets, sont moins étonnans

---

(1) *Guerenne* (*) *Lind* (**) ainsi que *Thion de la Chaume*, son traducteur, recommandent singulièrement l'usage de l'opium dans le commencement de la chaleur dans les fièvres intermittentes. Rien n'est plus propre, selon eux, à adoucir les symptômes morbifiques qui accompagnent cet stade fébrile et pour même guérir la fièvre sans recourir au quinquina.

(*) Mém. de la Soc. Roy. de méd. • ann. 1786.

(**) Essái sur les malad des Européens dans les pays chauds

que lorsqu'ils ont lieu dans la même personne.

L'opium reçu dans l'estomac, a généralement une vertu narcotique calmante; cependant étant contenu dans l'estomac, il produit de l'irritation dans la partie à laquelle il s'applique, la preuve la plus sensible qu'on puisse donner de cela, est que l'irritation que fait l'opium sur l'estomac, peut devenir un besoin par l'effet de l'habitude; et de là vient que ceux qui sont accoutmés depuis long-temps à l'opium, lorsqu'ils n'en prennent point à l'heure ordinaire, sentent des langueurs et des anxiétés, dont *Boerhaave*, après *Prosper Alpin*, dit que le meilleur remède est de leur faire boire du vin auquel on ajoute quelque peu de poivre, ou quelqu'autre aromate, qui étant excitant, supplée à l'irritation qui tenait à l'habitude qu'on avait contractée de prendre l'opium, et qui lorsqu'elle n'était point produite au temps périodique où on avait accoutumé de prendre l'opium, causait des anxiétés et les langueurs dont se plaignent ces personnes; sentiment incommode qui a toujours lieu suivant une loi primordiale du principe vital, quand quelque irritation soit naturelle, soit artificielle, dont nous avons contracté une forte habitude, vient à cesser. Tels sont les effets stimulans, et il y en a un nombre presqu'infini de ce genre, que l'expérience démontre exister dans ce même organe auquel on applique l'opium. L'estomac et les autres organes sympatiques, suivant qu'ils se trouvent disposés, doivent être affectés très-inégalement des impressions simultanées que fait l'opium par ses parties amères et âcres et par ses parties narcotiques, dont la nature huileuse phlogistique es très-expansible; ainsi M.***, dans un traité fort prolixe qu'il a donné sur les poisons, où on trouve cependant de bonnes ob-

servations, et *Loëseck*, dans sa matière médicale
écrite en Allemand, que j'ai souvent cité, rapportent des observations faites sur les animaux
auxquels ils avaient fait prendre des doses énormes
d'opium, comme de iiȝ, ils ont vu que l'estomac
de ces animaux qu'avait fait périr une dose excessive d'opium, était enflammé et gangrené. Il
est facile de concevoir comment l'inflammation
de l'estomac de ces animaux, et la gangrène
qui l'a suivie, ont pu causer la mort; d'un autre
côté, *Wepfer* et *Spræger* ont vu des animaux
tués par une dose excessive d'opium sans qu'il
fût sorti de l'estomac et qu'il eût produit aucune
lésion sensible. Dans ce dernier cas, la vertu
narcotique de l'opium a frappé et éteint d'une
manière plus directe et plus immédiate, le système des forces du principe vital, parce que
les dispositions de ce principe peuvent empêcher
la génération de l'inflammation et faire en sorte
que la vertu narcotique s'étendît à tout le système des forces, il serait naturel de croire que
l'opium agissant principalement sur la sensibilité,
doit affecter exclusivement le cerveau et les
nerfs qu'on regarde comme les instrumens de
la sensibilité. J'ai souvent fait voir dans mon
ouvrage que les nerfs ne sont pas les organes
exclusifs de la sensibilité, puisqu'il y a d'autres
parties et d'autres organes qui sont doués de
la sensibilité, quoique dépourvus de nerfs; mais
comme entre tous les organes, les nerfs et le
cerveau, qui est un globe de nerfs, sont les
instrumens, par excellence, des sensations, ils
ressentent spécialement l'effet narcotique de
l'opium, cette conjecture est confirmée par l'expérience; nous voyons cependant que l'opium
appliqué sur les nerfs ne diminue pas la sensibilité de ces nerfs, mais l'augmente au contraire,

ainsi, si l'on applique l'opium à la peau mise à découvert, sur un ulcère cancéreux, par exemple, où les houppes nerveuses sont à découvert, ou que sur un animal vivant on dissèque les tégumens, pour appliquer l'opium, ou sa teinture, immédiatement sur le tronc nerveux, on excite la sensibilité de cette partie, au lieu de l'éteindre. C'est un moyen assez général pour calmer les violentes douleurs d'odontalgie, d'appliquer sur la tempe un emplâtre d'opium, mais il est bien des cas ou, loin de voir l'effet qu'on s'en promet, il irrite, porte à l'intérieur de la tête, et produit le délire qui ne cesse que lorsqu'on ôte l'emplâtre. Comment concilier ces faits avec les suivans? Si en appliquant un caustique on y joint l'opium, cette addition, au lieu d'aggraver l'effet irritant (comme il semble que cela devrait arriver, d'après les faits que nous avons rapporté), et d'augmenter la douleur, il la diminue considérablement (1). Un chirurgien suédois est parvenu à appliquer le cautère dans un hydrocèle, presque sans douleur. *Mead* et *Sploegel*, dans leurs dissertations sur les poisons, ont dit avoir

---

(1) Il y a environ trente-six ans que mon très-respectable ami, feu M. *Baumelle*, Docteur en chirurgie de Montpellier, fit l'amputation d'une tumeur énorme et d'un caractère cancroïde à M. Baude, fils d'un avocat de la même ville. L'excision faite, une mauvaise suppuration s'établit, il s'élevait de toute la surface de cet ulcère des chairs baveuses, fongueuses, saignantes et extraordinairement sensibles, qui offraient à l'œil l'aspect d'un ulcère cancereux. Le plus léger cathérétique excitait les douleurs les plus vives et réduisaient le malade dans un état presque convulsif. Dans cet état de choses, M. *Baumelle* fit fondre plusieurs pierres à cautère dans suffisante quantité de la teinture anodine de *Sydenham*, dans laquelle il avait fait dissoudre préalablement *douze grains* d'opium : il étendit ce remède sur tous les points de l'ulcère où il y avait des escarres à former et des chairs de mauvaise qualité à détruire, sans

vu dans les animaux tués par l'opium les vaisseaux du cerveau singulièrement distendus; observation qui se rapporte avec les résultats de
Wepfer, sur l'apoplexie, qui assure que le sinus
de la dure et de la pie mère, sont gorgés de
sang, dans les personnes mortes d'apoplexie, sur
quoi *Thieri* fait une bonne observation, dans
sa médecine expérimentale, qu'il ne faut pas
être trop facile à déduire l'apoplexie de l'engorgement du cerveau et des meninges; car, si on
ouvre, dit il la tête d'une personne avancée en
âge, morte de toute autre maladie que de l'apoplexie, on trouve dans tous les vaisseaux veineux
du cerveau la même plénitude qui, dans ces
trois cas, dépend toujours de la même cause;
c'est un état d'infirmité relative dans le système
vasculeux du cerveau, organe qui est frappé
spécialement par l'impression d'un remède dont
l'effet est d'affaiblir et d'éteindre la sensibilité
dans tout le système des forces toniques universelles. Ces parties qui dans l'état naturel ont
moins de force tonique même dans l'état de

que le malade éprouvât la moindre sensation douloureuse.
La chute de l'escarre eut ensuite lieu, l'ulcère se détergea
et fut conduit à cicatrice. Je cite ce fait pour faire voir
l'avantage qui résulte de la combinaison de l'opium avec
les caustiques pour émousser les douleurs ainsi que les
ulcères, et pour louer la pratique ingénieuse d'un ami
généreux, d'un ami bien cher à mon cœur, qui ne m'a
jamais donné des marques d'un plus tendre, d'un plus
sincère attachement et d'une plus ardente amitié que lorsque les malheurs de toute espèce sont venus fondre sur
ma famille et sur moi.
    J'ai fait usage de ce mélange de l'opium avec la pierre
à cautère, dans des cas moins graves à la vérité que celui
de mon ami *Baumelle*, et spécialement des ulcères vénériens
situés sur des parties très-sensibles et j'en ai retiré comme
lui d'excellens effets.

veille, sont celles qui se ressentent le plus de
cet affaiblissement général; ainsi, par le sommeil,
les forces toniques sont distribuées d'une manière irrégulière qui se remarque surtout entre
les muscles antagonistes des diverses articulations; c'est pour cela qu'elles sont différemment
fléchies dans le sommeil qui produit dans tous
les muscles d'une même extrémité une égale diminution des forces toniques, ce qui fait que les
muscles fléchisseurs sont contractés par la dominance de leur force tonique et qu'il se produit
un relâchement relatif dans les muscles extenseurs.
Il faut donc partir de ce principe général, que
le sommeil soit naturel, soit produit par un
narcotique, procure un affaiblissement universel
des forces toniques de tout le corps; ainsi, comme
dans le système vasculeux sanguin, les veines
ont moins de force tonique que les artères, elles
doivent ressentir d'une manière spéciale l'infirmité introduite dans tout le système nerveux
des organes; les petites veines ont aussi moins
de force tonique que les grandes, elles ressentent
plus particulièrement la débilité générale du
ton; elles résistent moins à l'impulsion du sang,
ce qui produit la rougeur du visage, le renfle-
ment de la peau, par le gonflement des petits
vaisseaux sanguins qui entrent dans son tissu.
Il est aisé de concevoir par là pourquoi et comment les animaux tués par l'opium avaient les
vaisseaux veineux du cerveau très-dilatés.

Un autre fait singulier est, que si on applique imprudemment à l'œil un narcotique, par
exemple, une feuille de *bella dona*, on produit
la dilatation excessive de la prunelle, état qu'on
nomme *mydriasis* (1). Dans l'état naturel, la

---

(1) Si cette expérience est aussi certaine que l'auteur le

prunelle a un certain diamètre d'ouverture constante, entretenue par l'action du principe vital, qui établit un certain degré d'expansion dans les fibres, de l'uvée qui est soutenue par les forces toniques de l'uvée et produit ainsi leur affaiblissement dans cette partie, l'expansion des fibres de l'uvée n'étant pas soutenue par le degré suffisant des forces toniques, cette membrane rentre en elle-même, par conséquent l'ouverture de la pupille s'étend et devient plus grande, ce degré naturel d'ouverture est altéré par l'extinction des forces sensitives, qui fait tomber l'activité des forces toniques qui soutiennent cette expansion dans son état naturel. Nous savons que le principe vital peut dans certains organes par son action immédiate étendre les fibres dans le tissu de l'uvée, tandis que dans d'autres parties, comme dans les muscles par cette même action, il contracte les fibres; mais pour entretenir ce degré naturel d'extension, il faut à cette action un certain degré d'activité qui lui est communiquée par l'excitation des forces sensitives; lorsque celles-ci sont affaiblies la proportion ne subsiste plus, l'uvée rentre en elle-même et le trou de la prunelle s'aggrandit.

Après avoir parlé de l'effet de l'opium sur les forces sensitives, il faut considérer son action sur les forces musculaires agissantes. En général

---

prétend, il n'est pas douteux que l'application des feuilles de *la bella dona* ne conviennent merveilleusement dans une maladie contraire au *mydriasis*, je veux dire au resserrement extraordinaire de la pupille, qui diminue la vue ou la détruit. Cet état morbifique de l'oeil contre lequel l'art n'a pas encore indiqué des remèdes efficaces pourrait en trouver un dans la *bella dona*. J'invite les médecins à la mettre à l'épreuve.

il diminue la force de contraction, ce fait est
rendu bien sensible par une observation de
Martin, chirurgien d'Italie; il n'avait pu par
aucun moyen dégager une balle engagée dans
les chairs, il donna l'opium et fit cesser la
crispation spasmodique causée par l'irritation
que déterminait la balle et qui la retenait fixée
bien fortement. Un autre fait qui sert à prouver
notre assertion, c'est que lorsqu'on arrache des
muscles vivans, par exemple, le cœur et les
intestins, quand ils sont récemment détachés,
ils jouissent encore de la faculté de se contracter
si on leur applique la dissolution aqueuse ou
la teinture d'opium, on fait tomber l'irritation
beaucoup plutôt que si on ne leur avait fait
cette application, ce qui démontre en outre
contre *De Haller*, que les muscles vivans séparés
du corps, conservent pendant plus ou moins
long-temps, la faculté de se contracter autant
de temps qu'ils sont sensibles (1). *Wyht* a fait
beaucoup d'expériences qui prouvent que l'irritabilité permanente dans les muscles séparés du
corps dépend de la sensibilité, quoiqu'en dise
De Haller qui la regarde seulement comme une
faculté physique inhérante aux muscles.

L'impression particulière de l'opium sur la
peau détermine d'après son action sur l'estomac

(1) Pour exciter la sensibilité, ou reveiller l'irritabilité dans
les muscles, même dans les animaux qu'on a tué peu de
temps avant de provoquer l'excitation, il faut que le principe irritant soit appliqué sur les nerfs qui vont aboutir à
ces muscles, plutôt que sur ces muscles même. C'est ainsi
que lorsqu'on veut faire contracter les muscles des extrémités inférieures d'une grenouille qu'on a précédemment
séparées du tronc et écorchées pour y appliquer l'irritant
(le fluide galvanique), il faut mettre le nerf à découvert
et diriger ce principe irritant sur lui, qui le transmet aux
muscles.

qui sympathise avec l'organe extérieur, un effet
général diaphorétique, il excite les sueurs, on
peut lire là-dessus une dissertation d'*Etmuller
de virtute opii diaphoreticá.* Cette faculté est
d'autant plus remarquable que le propre de
l'opium est d'arrêter toutes les autres excrétions
et il ne les arrête pas à raison de ce qu'il
produit une diaphorèse par la sympathie de
l'impression reçue dans l'estomac qui est ressentie à la peau; car ces expériences cessent au
moment qu'il est reçu dans les premières voies
et long-temps avant qu'il ait pu produire un
effet diaphorétique, qui n'est excité que par le
recessus de son action. Cette propriété diaphorétique est commune à d'autres narcotiques
vénéneux reçus dans l'estomac, comme le *stram-
monium*, l'*aconit*, comme le dit *Ludwig* dans
ses *adversaria,* ce qui peut rendre utile l'essai
de ces plantes dans certains cas qui avaient été
reconnus par *Cesar Scaliger. Cardan* dit qu'il
n'y a point de remède plus merveilleux contre
la vérole que l'aconit préparé, propriété qui
vraisemblablement est due à sa vertu diaphorétique. Cet effet de l'opium de porter à la peau
en vertu de l'impression qu'il fait sur l'estomac
et qui de-là se communique à l'organe externe,
peut varier singulièrement dans divers sujets,
soit dans l'état de santé, soit dans l'état de
maladie. *Hoffmann* a observé que dans les maladies de consomption, de marasme, de cachexie (je ne parle pas de la phthisie pulmonaire,
parce que ordinairement il augmente les sueurs
et aggrave par-là la maladie), ce médicament
arrête les sueurs colliquatives; cela indique un
effet bien différent, deux affections diverses
symptomatiques de la peau, déterminées par
l'impression de l'opium reçu dans l'estomac

L'explication de ces faits doit être vue d'une manière simple et plus en grand que dans les théories vulgaires; ainsi, on a tâché d'expliquer cet effet diaphorétique de l'opium par la distention des vaisseaux capillaires produite par la raréfaction du sang, mais cela ne dit pas pourquoi l'excrétion de la sueur n'a pas lieu dans la cachexie par l'effet de l'opium.

Nous avons dit qu'appliqué à un organe particulier, il y produit deux effets; l'un d'excitation, l'autre de calme. Mais quand son action sur un organe est persévérante, l'effet narcotique prédomine ensuite à la longue; le principe vital cesse d'être affecté par l'effet stimulant et il n'est sensible qu'à l'effet calmant; mais si tout le système des forces se trouve plus particulièrement à un excès de mobilité, alors l'effet excitant prévaut comme on le voit dans les maniaques. Quand dans cette maladie domine la mobilité exaltée, indépendamment de l'influence des forces sensitives à moins qu'on ne le donne à une dose énorme, même dangereuse pour un maniaque, il augmente le délire et porte la fureur au plus haut degré; quand il y a aussi une grande excitabilité des forces motrices, qu'on en donne des doses énormes, la sensibilité ne peut pas tomber graduellement, le principe vital n'est pas susceptible de diminution graduée de ces forces sensitives, où elles sont ruinées en entier, où elles ne ressentent aucun effet, l'opium tue alors ou n'est pas ressenti quand il y a cette irritabilité extrême du système général des forces. L'effet narcotique de l'opium peut être arrêté par cette disposition, et l'effet irritant de ce remède peut l'emporter dans l'affection générale des forces, si on ne l'emploie à doses excessives; ainsi il est des

malades qui ne dorment point après avoir pris
de l'opium, ou ils ont un sommeil difficile, agité
de convulsions, de fougue ou de délire qui ne
répare point, et qui est suivi de beaucoup plus
de langueur, de lassitude, dans tout le corps,
qu'auparavant. Il arrive souvent que donné habituellement tous les soirs, dans les maladies
chroniques, il ne produit le calme et le sommeil
que pendant une nuit dans l'espace de deux. Pour
rendre raison de ce phénomène, il faut remonter
à la considération d'une loi primordiale de la
nature, qui affecte le plus souvent et le plus
généralement dans les maladies, les périodes
tierçaires; en sorte qu'en deux fois 24 heures
il n'y a qu'une période où le malade se trouve
bien, tandis que pendant l'autre il se trouve
plus mal. Lorsque dans les maladies chroniques
on donne l'opium dans les nuits où le malade
est plus mal, où la fièvre, la chaleur, l'agitation sont augmentées, cet état de mobilité plus
forte, s'oppose à l'effet calmant de l'opium qu'on
donne cette nuit, et cette excitation des forces
revenant alternativement, fait prédominer dans
le même ordre, l'effet excitant de l'opium. L'effet
le plus singulier de ce genre est celui que rapporte *Fallope*, d'un animal qui avait la fièvre,
auquel, par une bonne manière de faire des
expériences, on fit prendre deux drachmes
d'opium, immédiatement avant le retour de
l'accès, sans danger pour la vie, et que la même
dose le tua, dans un temps éloigné de l'accès.
L'excitabilité des forces motrices produite par
les paroxysmes imminens de la fièvre, empêcha
d'abord son effet délétère meurtrier, parce qu'il
est narcotique; mais donné ensuite dans des
circonstances moins favorables, il devait, et fit
en effet périr l'animal. Il est aisé de conclure

de là que lorsqu'il règne dans le système des forces un excès de mobilité, l'opium augmente plutôt les mouvemens spasmodiques qu'il ne les calme. Si la fièvre ne survient à une hémorragie, et que lorsqu'elle sera arrêtée on donne l'opium, on détermine le retour de l'hémorragie. Dans les maladies qu'une chaleur hectique consume, l'opium au lieu de procurer le sommeil cause l'insomnie qui est quelquefois suivie de délire et toujours de l'augmentation de cette chaleur dévorante, en vertu de l'augmentation de l'agitation tonique des fibres génératrices de la chaleur. C'est surtout dans cet âge où la mobilité de tout le système des forces est considérable, qu'il est dangereux d'insister sur les narcotiques. Il a été un temps où l'on abusait singulièrement dans ce pays-ci, du sirop de diacode pour dissiper les causes inconnues des souffrances que les enfans témoignent par leurs cris. On réussit quelquefois, mais ce remède est perfide; *Hoffmann* a vu l'usage trop fréquent du sirop de diacode causer à un enfant une épilepsie mortelle, et j'ai traité un enfant chez qui l'abus de ce remède, dans les premières années de sa vie, avait produit une palpitation de cœur qui durait depuis 9 ans (1).

(1) Ce n'est pas sans raison que *Lieutaud* regarde le castoreum comme un grand correctif de l'opium. Je l'ai employé avec succès sur un homme de 60 ans, qui, à la suite d'un violent chagrin, avait voulu s'empoisonner avec 10 grains d'opium qu'il s'était procuré en allant en chercher 2 grains chez cinq apothicaires différens; mais comme l'opium avait déjà déterminé une apoplexie; que le malade fut saigné largement du bras et du pied; qu'il prit beaucoup de boissons acides concurremment avec le castoreum, tant par la bouche que par l'anus, et qu'enfin il guérit; il n'est pas possible de prouver démonstrativement s'il dût sa guérison au castor seul, ou à l'effet réuni de tous les remèdes.

Avant de venir au détail des vertus particulières de l'opium dans différens genres de maladie, il faut poser une loi générale à laquelle il faut rapporter l'application de l'opium quand il détermine dans tout le système des forces un vice de sensibilité qui est trop exaltée, ou en elle-même, ou par son influence sur les forces motrices. C'est là l'indication majeure de l'opium; il est beaucoup moins, ou, pour mieux dire, nullement indiqué quand c'est la mobilité qui domine dans tout le système; quand c'est un sentiment vif d'anxiété; quand ce sentiment présente l'indication générale, que certaines affections influent sur la génération des mouvemens convulsifs, désordonnés, qui se montrent dans la maladie, alors l'opium trouve très-bien sa place; mais lorsque le malade, sans éprouver des sensations douloureuses, vives, est affecté cependant de la fièvre, d'agitations et d'autres mouvemens spasmodiques, ce n'est pas le cas d'administrer l'opium, à moins qu'aidé des tempérans et des anti-spasmodiques, on ne soit moralement assuré qu'il produira le sommeil et que le sommeil sera un remède convenable à l'état présent de la maladie. La dominance des forces motrices donne la principale contre-indication de l'opium. Un exemple rendra cela plus sensible : dans une hémorragie utérine, quand on voit que les redoublemens reviennent à mesure que le sentiment de la douleur se fait sentir plus vivement dans les lombes et dans les parties voisines de la matrice, on voit que la conjestion hémorragique est entretenue et renouvellée par le développement des forces sensitives, il faut insister sur les narcotiques qui sont principalement indiqués dans ce cas. Mais lorsque les mouvemens convulsifs entretiennent l'hémorragie et la renouvellent, qu'ils existent sans que le malade se plaigne d'un sentiment douloureux dans ces parties, qu'au contraire la fièvre, l'agitation, preuves d'une mobilité exaltée, dominent, l'opium donné dans ces circonstances aggraverait le flux utérin sanguin, à moins que le sommeil qu'il produirait ne donnât à la nature les moyens de résoudre le principe d'excitation de ces mouvemens : c'est à cette loi générale qu'il faut rapporter et concilier les faits particuliers.

Ne pouvant embrasser la totalité des cas d'application de l'opium dans les maladies inflammatoires, nous allons parler de son usage dans les maladies chroniques. Nous avons posé comme principe fondamental qu'il était d'autant mieux indiqué que l'affection dominante était l'excès de la sensibilité, soit dans tout le système vivant, soit dans un organe particulier. Ce principe est confirmé par l'usage que l'on fait de l'opium dans différens genres de maladie. Il est généralement utile dans celles de la tête, le vertige, la manie; l'épilepsie et autres affections de l'origine commune des nerfs, pourvu que les causes, le caractère et le cours de la maladie nous fassent connaître qu'elle dépend du vice de la sensibilité qui est dépravée en excès. Mais quand c'est la mobilité qui est exaltée, qu'il y a une congestion violente sur la tête et l'origine des nerfs, l'opium y est d'autant plus mal placé que cette tendance des humeurs vers les parties supérieures est plus forte : il peut alors l'augmenter, l'aggraver et déterminer l'apoplexie. Quand les affections sont éminemment nerveuses, que le vice de la sensibilité exaltée est l'indication dominante, l'application de l'opium est suivie de très-bons effets. Il a de très-grands avantages dans le traitement de l'hydrophobie et du tétanos, parce que ces affections sont produites par la dépravation en excès de la sensibilité, et qu'il corrige le vice de cette faculté présente, qui est l'indication dominante. L'affection convulsive de tous les muscles moins commune ici que dans l'Amérique méridionale, que nous appelons ici le tétanos, paraît ici le *tricumus* de la mâchoire inférieure, un serrement convulsif de cette partie par le spasme violent des muscles qui la font mouvoir, et qui est accompagnée de la convulsion universelle de tous les autres, surtout de ceux de l'épine du dos, l'opium est un remède supérieur dans cette maladie. On trouve dans le premier volume des mémoires de la société royale de Londres, une dissertation très-intéressante sur cette maladie endémique dans l'Amérique méridionale et qui attaque surtout les enfans des nègres et des habitans du pays, ils l'appèlent *mal de mâchoire. Sylvester*, auteur de cette dissertation donne à ses malades une dose d'opium énorme comme d'un grain, d'heure en heure, à des personnes qui n'y sont point accoutumées, il a vu des cas en grand nombre même de tétanos où la cure se refusait à l'administration de l'opium, en y joignant alors le musc il en obtenait les meilleurs effets; il paraît d'après ce mémoire, que l'opium est le premier remède de cette affection. La sensibilité extrême que produit cette contraction spasmodique dans les muscles de la mâchoire, ceux de l'épine du dos et dans d'autres parties voisines de l'origine des nerfs est si exaltée que le principe vital n'est pas sensible à des doses modérées de narcotiques, et qu'il supporte des doses vingt et trente fois plus grandes que lorsqu'il a sa sen sibilité naturelle. On ajoute le bain chaud pour guérir cette maladie, comme nous l'avons dit en parlant des bains de vapeurs aqueuses, mais sans un succès bien apparent. Il est aisé de voir que si l'opium réussit dans cette maladie, c'est qu'elle a pour principe évident l'excès de la sensibilité. Il est des cas rares où l'opium ne suffit pas même, quand le tétanos est produit par le déchirement d'une partie aponévrotique, comme quand un clou est introduit dans la plante du pied, vraisemblablement c'est dans des cas semblables que *Sylvester* a échoué. *Plenck*, chirurgien de Vienne, a vu qu'alors le seul remède propre à guérir le tétanos était l'amputation; il ajoute que si à la suite de l'amputation on donnait l'opium, il renouvellait ou augmentait les accès de tétanos. Il conseille en même-temps pour ce mal de mâchoire, un remède qui paraît excellent, qui est de faire autour du col des onctions avec un liniment huileux auquel il ajoute le laudanum liquide, pourvu qu'il n'y ait point d'inflammation au dedans de la gorge, il dit en avoir obtenu les plus grands succès.

Après avoir exclu l'épilepsie et la manie avec congestion forte et mobilité extrême du nombre de celles auxquelles l'opium peut convenir, voyons celles où il peut être utile. L'opium est souvent un grand remède dans l'une et l'autre maladie; mais il faut en distinguer les espèces; c'est dans celles qui reconnaissent pour cause une affection nerveuse, où la sensibilité trop exaltée présente l'indication dominante entre les principes de la maladie, dans celles qui sont causées par de violentes passions de l'âme, par une terreur forte. L'opium est aussi singulièrement approprié dans l'épilepsie des enfans qui est causée par l'irritation excessive que produit la douleur de la dentition, dans celle qui est causée par inanition du sang et du suc nourricier, il détruit la trace de la sensibilité excitée par les passions vives de l'âme et prévient le retour de ces frémissemens qui constituent l'épilepsie; il calme généralement la douleur des dents qui, dans leur pousse est l'affetion dominante de cette maladie. Dans la manie et l'épilepsie produite par l'épaississement du sang, l'opium est bien indiqué sous plusieurs aspects. Il est utile d'abord dans cette maladie fébrile qui succède aux fièvres dans lesquelles on a abusé des purgatifs ou des évacuations. Cela tient à ce que l'opium produit, par son action modérée, une pléthore relative dans les vaisseaux capillaires, il se fait une réplétion de ces vaisseaux qui avaient souffert un *collapsus nervorum*, auquel l'opium remédie.

Ce remède peut être utile comme cordial approprié dans plusieurs cas, suivant les circonstances du malade, comme *Young* l'a observé. C'est ce qu'on n'a pas aperçu ou qu'on n'a pas voulu apercevoir dans les idées imparfaites qu'on s'était formées sur son action comme simplement calmante. Nous savons que les Turcs reçoivent d'une dose modérée d'opium, un nouveau degré d'activité et de courage. Il y a plusieurs cas d'épuisement des forces auxquels convient l'opium. Son impression irritante est affaiblie et assoupie par l'impression des parties calmantes, son action devient par là médiocre et plus appropriée à l'état du malade, la nature est plus susceptible de l'action de ce cordial ainsi châtié, qu'elle ne l'aurait été de celle d'autres cordiaux plus actifs qui n'auraient fait que l'échauffer

Quoique dans la phthisie pulmonaire l'opium augmente communément l'agitation et les sueurs, il est cependant des phthisies purulentes où l'opium

est le meilleur remède pour ranimer les forces ;
ainsi on a vu dans un homme qui avait un
grand abcès, qui versait une grande quantité de
pus, ce qui le jettait dans le marasme et dans
un affaiblissement extrême, dont les forces étaient
singulièrement relevées par l'opium. *Young* a de
même vu que dans les maladies fébriles aiguës,
où par les accidens de la maladie, par le progrès
du mal, les veilles, les évacuations naturelles
ou artificielles forcées, le malade est réduit à un
état d'abattement ou d'épuisement extrême, de
manière qu'il semble devoir bientôt mourir, sans
être cependant réduit à l'agonie, le laudanum
relève singulièrement les forces abattues du malade, il leur donne un degré d'activité nécessaire
pour procurer un sommeil doux, ce qui facilite
et l'opération de la nature pour résoudre la
maladie, et le retour de la convalescence ; il
retire ainsi le malade d'un état dont ne l'auraient
pas retiré les cordiaux les plus actifs. Nous croyons
devoir expliquer cet effet anti-septique de l'opium
dans ces maladies, non-seulement en ce qu'il
a une vertu cordiale, médiocre, appropriée, mais
encore en ce que produisant la pléthore des
vaisseaux capillaires, il rétablit l'équilibre qui
doit être entre les petits vaisseaux et les gros
troncs, équilibre qui avait été rompu, parce que
l'inanition avait fait tomber les parois des vaisseaux d'un moindre diamètre, le sang s'étant
retiré dans les vaisseaux d'un plus gros calibre,
et la rupture de cet équilibre, produisant les
affections nerveuses dont nous venons de parler.
La règle générale de l'application de l'opium
est encore confirmée par son usage dans les
maux de tête ; il ne convient pas lorsqu'ils sont
inflammatoires et rhumatismaux, et entretenus
par une fluxion d'humeurs sur cette partie ; on

aggraverait la douleur et on exciterait la congestion de sang qui la produit; mais il est bien
placé quand dans les maux de tête, l'affection
de la sensibilité est produite, soit par les passions
de l'âme, soit par quelqu'autre cause qui puisse
déterminer l'excès de la sensibilité, comme serait
une douleur d'estomac qui se fait sentir sympathiquement à la tête. L'opium convient encore
dans les maladies chroniques où la douleur est
la principale affection qui détermine le retour
des symptômes graves; ainsi, dans le cancer,
lorsque le sujet éprouve que la douleur détermine
chez lui la chaleur, la fièvre et l'hémorragie,
la douleur alors dans l'ordre de succession des
symptômes, présente l'indication principale, il
faut la prévenir par l'opium; mais si l'on voit
que l'affection dominante est l'excès de la mobilité, il ne faut pas donner les narcotiques, comme
le demandent les malades par leurs plaintes, parce
qu'alors ils échaufferaient. L'habitude rend plus
faible son action narcotique, et l'action irritante
devient d'autant plus forte en augmentant la
chaleur, la fièvre et les autres symptômes fâcheux
du cancer, comme l'a vu *Young*.

Les douleurs qui ont lieu dans l'attaque de
goutte et de rhumatisme, paraissent présenter
l'indication principale; cependant l'expérience
fait voir que quoique le malade soit surtout
attaqué de ce symptôme, il n'est pas cause de
la maladie, mais elle est produite par la fluxion
sur une partie particulière. C'est là l'affection
qu'il faut combattre, sans quoi l'on attaquerait
vainement ce symptôme; il a un effet échauffant,
il augmente la douleur et la fluxion. Souffrir dans
ce cas, est un mal nécessaire, *dolor amarum
nature pharmacum*, dit *Sydenham*. L'irritation
qu'elle produit excite la nature à des évacuations

nécessaires, critiques et salutaires, qui facilitent la congestion de l'humeur arthritique sur les extrémités, et la difflation quand elle est fixée; l'opium imprudemment administré arrête les mouvemens salutaires, et s'oppose à l'effet qu'ils auraient produit. Mais quoiqu'il soit prudent de s'abstenir le plus souvent de ce remède dans la goutte, il ne faut pas, séduits par la pratique commune des médecins, qui sont ennemis des remèdes dont l'administration exige des assiduités et du travail dans l'observation, renoncer à son usage: ainsi, dans le déclin de la maladie, lorsque l'accès s'est terminé heureusement, mais qu'il reste encore une impression vicieuse d'excès de la sensibilité exaltée, il faut hâter le retour de la convalescence en aidant la nature à compléter son ouvrage. Il faut réserver le remède pour les cas de maladies chroniques, en le combinant avec les diaphorétiques ou l'ipécacuanha dans les rhumatismes où les forces sont languissantes, pour aider l'évacuation de la matière-morbifique que la nature n'affecte pas avec assez de force. Dans la goutte répercutée, ou celle qui affecte les viscères, l'opium s'emploie comme ci-dessus.

Quoique les auteurs varient beaucoup sur l'usage de l'opium, il faut poser, comme principe fondamental, qu'il est nécessaire de l'employer avec beaucoup de circonspection dans tous les cas de goutte remontée, et qu'il est même plus prudent de s'en abstenir. *Sydenham* a vu qu'il ne fallait pas s'en servir quand la tête ou la poitrine étaient affectées; il sera facile de sentir l'utilité de ce précepte de *Sydenham*, en partant du principe que nous avons déjà exposé que les organes de la respiration sont particulièrement affectés dans le sommeil naturel, qu'ils doivent aussi l'être dans le sommeil forcé; ainsi la res-

piration se fait plus rarement, à des intervalles
plus éloignés, elle se fait avec plus d'effort dans
celui qui est déterminé par l'opium dans le cas
de goutte vague remontée, il faut craindre de
rallentir les mouvemens du poumon qui sont
nécessaires pour la diffilation de la matière morbifique, et la résolution de la maladie, comme
dans l'asthme humoral produit par la goutte
répercutée. *Tralles* établit une distinction vraie
et intéressante pour la pratique, de l'asthme
produit par le transport de la goutte, en
asthme humoral et en spasmodique, disant
que l'opium pourrait convenir dans le dernier.
Mais comme une infinité d'observations nous
montrent que la goutte est une maladie avec
matière, il est imaginaire de supposer un asthme
spasmodique produit par la goutte. On peut
considérer deux sortes de goutte remontée,
l'une propre, qui étant celle qui était fixée aux
pieds, en a été chassée par quelque application
externe ou par quelque cause propre au malade,
et s'est portée sur différens organes, et une im-
propre qui a son origine dans le viscère qu'elle
affecte, comme elle est un vice de la dernière
digestion qui produit l'humeur de la sueur,
lorsqu'elle n'a pas été évacuée par la transpiration,
ou déposée sur les extrémités par un mouvement
salutaire de la nature, il n'est pas difficile que
cette humeur particulière produise dans le poumon un engorgement qui constitue l'asthme humoral, comme l'a vu *Musgrave*.

Quand la goutte se porte à l'estomac, et ce cas
est plus commun que ne le pensent les praticiens
ordinaires, l'usage de l'opium est aussi très-délicat. Quand il se déclare une diarrhée arthritique,
par un mouvement de goutte sur l'estomac et
les intestins, on peut donner utilement la thé-

riaque avec le vin, ou quelqu'autre préparation de ce genre avec l'opium. Il est utile comme diaphorétique et comme calmant; mais s'il convient dans certains cas, ce sont des cas pressans et extrêmes, où le malade est dans le plus grand danger par le spasme violent, les crampes de l'estomac et les angoisses qui annoncent une mort prochaine ; il faut alors aller au plus pressé ; mais hors ce cas, il ne faut pas donner l'opium, suivant *Sydenham*, parce que l'habitude du calme qu'introduit ce narcotique, affaiblit le malade, ôte à la nature sa vigueur nécessaire pour repousser aux extrémités l'humeur goutteuse; car il faut dans la constitution un certain degré de vigueur pour surmonter le mal; c'est pourquoi il faut, après l'usage de l'opium, recourir aux fortifians, qui restaurent les forces de la nature, et lui donnent l'énergie nécessaire pour produire ces mouvemens salutaires qui chassent au dehors l'humeur goutteuse. On peut donner les amers, les martiaux l'ipécacuanha et terminer la cure par l'application des vésicatoires sur la partie affectée, pour évacuer le reste de la matière déposée.

Quand on donne habituellement l'opium dans les diarrhées, soit hystériques, soit hypocondriaques, ou autres, on affaiblit la constitution, non d'une manière passagère, comme on voit dans ceux qui ont pris de l'opium après qu'il a produit son effet, mais d'une manière permanente, ce qui sera facile à sentir en remontant au principe que nous avons exposé qu'il existe dans le corps vivant outre les forces qui servent à l'exercice des fonctions qui sont perpétuellement agissantes, un autre genre de forces, en réserve, que j'appelle, les *forces radicales* qui servent à constituer l'emploi des forces actives. Elles sont soutenues dans la constitution tant que les forces s'exécutent avec facilité dans l'ordre de succession constante le plus naturel et le degré d'énergie relative entre les fonctions qui leur sont propres, lorsque la digestion s'exécute dans un ordre et un degré d'activité naturelle par rapport à la circulation, et *vice versâ*, elles sont altérées lorsque quelqu'une de ces fonctions ne suit pas la succession qui lui est ordinaire; ainsi le sommeil forcé s'écarte de l'ordre de succession et affaiblit les forces radicales à raison de cette aberration.

L'opium est d'un usage général dans la colique, il n'y a que deux cas qui l'en excluent. 1.º Lorsqu'il y a des signes d'inflammation complète ou incomplète des intestins, nous avons vu que l'opium était contraire à l'inflammation. 2.º Lorsque la colique est produite par un amas de restes de mauvaises digestions, et d'autres matières corrompues dans les intestins : alors il faut faire précéder l'évacuation de ces matières, si on en a le temps, avant de donner l'opium, autrement on augmente la constipation et par conséquent la douleur, et on détermine la congestion de sang vers la tête. Une combinaison très-appropriée non-seulement dans la colique stercorale, mais encore dans la colique bilieuse, est celle de l'opium avec les purgatifs. *Tralles* condamne cette combinaison, disant que ces deux remèdes étant d'une vertu opposée, l'un excitant et l'autre calmant, leur action se détruit mutuellement et devient nulle, en ce qu'elle fait équilibre : mais comme la nature du corps vivant ne connaît pas cet équilibre qu'on veut lui appliquer continuellement, cette opposition est un être de raison et cet équilibre une chimère; car l'expérience nous fait voir tous les jours les meilleurs effets de ce remède. On voit souvent des coliques où il y a indication de purger; mais si on a à craindre en même-temps les purgatifs, dans cette incertitude les médecins ordinaires n'ordonnent rien, ou des remèdes inertes et de nulle valeur; c'est alors qu'il faut combiner l'opium avec les purgatifs, et les donner ainsi ensemble pour remédier à la douleur et évacuer. On assure ainsi réciproquement l'action de l'un par celle de l'autre, on peut aussi employer les narcotiques ainsi combinés, dans les coliques qui se rapprochent de la passion iliaque et de celle du Poitou, où il y a un état sub-paralytique des extrémités, produit par l'affection des intestins; ou bien, on peut donner l'opium séparément et avant que son action ne soit finie, placer un purgatif; c'est une pratique excellente que je vous recommande.

Il y a deux sortes de coliques improprement dites, où l'opium peut être très-bien placé; celles qui sont produites par un calcul biliaire arrête dans le canal cholédoque, ou dans d'autres canaux biliaires, qu'on nomme hépatiques et cistiques, et celles qui sont produites par le calcul rénal fixé dans les urétères, et qu'on nomme *néphrétiques*; il procure la résolution du spasme, la détente et le relâchement de l'étranglement de ce canal; il facilite l'accumulation de la bile ou de l'urine, qui lorsque le canal est relâché doit forcer le calcul qui y est arrêté. *Boerhaave* est le premier qui ait bien vu les causes et la nature de ces coliques et comment l'opium y était approprié; il a dit aussi qu'il fallait le donner à grande dose si on en voulait avoir de grands effets; si on est trop timide (et il y a autant de sagesse à être timide à propos qu'à être circonspect), l'expérience démontre qu'on aggrave la colique,

lorsque dans les cas de colique hystérique on
donne l'opium à de doses trop faibles. On peut
d'après les règles générales que nous avons posées
être sûr que l'opium est convenable dans ces
coliques hystériques, il est de la sagacité d'un
habile médecin de rechercher quelle est la dose
de ce médicament la plus appropriée à l'état
du malade : cet art d'approprier les doses, n'est
pas le moindre talent qui distingue le grand
médecin de tant d'autres qui en portent le nom.

L'opium est un bon remède dans les douleurs
de l'utérus, dans les douleurs fausses qui accompagnent les accouchemens laborieux, comme
l'a vu *Young*. Pour distinguer et connaître ces
douleurs d'avec les vraies qui servent à l'exclusion du fœtus, il faut remonter à la vraie
théorie de l'accouchement qui étant déduite des
faits traduits littéralement et rigoureusement,
nous montre que cette opération est exécutée
par l'action du principe vital et qu'il est impossible de l'expliquer par les principes mécaniques de contre-nitence entre le fond et le
col de la matrice et les autres causes par lesquelles on a voulu déterminer l'accouchement
et l'heure même à laquelle il a lieu, tandis que
c'est un secret de la nature que nous ne dévelop-
perons jamais. Un anatomiste ingénieux a admis
comme cause de l'accouchement celles qui font
prédominer le fond de l'utérus sur le col et
il a expliqué de même l'ouverture des orifices;
mais il n'a pas vu que la théorie déduite d'après
la conformation de la matrice chez les femmes
ne peut pas s'appliquer à l'accouchement chez
les brutes chez lesquelles la matrice est autrement
conformée, et chez lesquelles l'accouchement
s'opère par les cornes de cet organe; mais les
faits disent à qui veut l'entendre qu'il y a dans

la matrice des mouvemens nerveux, comme
péristaltiques du corps, du fond et du col de
l'utérus, qui par un instinct salutaire de la nature aboutissent à l'exclusion du fœtus : les
divers mouvemens produits par le principe vital
à l'heure de l'accouchement devraient rendre ce
travail efficace, supposant qu'il n'y eut pas de
situation vicieuse, soit à cause de l'obliquité du
col de l'utérus, soit à cause de la mauvaise
situation du fœtus dans cet organe; on voit que
l'accouchement n'avance pas à cause des fausses
douleurs, qui viennent de ce qu'il se fait des
mouvemens irréguliers précipités qui croisent
les mouvemens péristaltiques salutaires produc-
tifs de l'accouchement, en affaiblissant la sensibilité dont ils ne laissent subsister que le
juste degré d'activité pour produire l'excitation
des forces motrices nécessaires à l'accouchement.
Il ne faut pas croire avec *Young* qui s'en est
toujours tenu à une théorie mécanique, que
l'opium produit ses bons effets en augmentant
la pléthore sanguine dans les vaisseaux capillaires de l'utérus; ce principe d'irritation ajouté
à celle qui existait déjà, fait succéder les vraies
douleurs aux fausses, au contraire la douleur
augmenterait la sensibilité, ou étranglerait l'ori-
fice de la matrice, ou prolongerait inutilement
pour la mère et pour l'enfant les souffrances
et les fatigues du travail de l'accouchement.

Je finirai ce que j'avais à dire sur l'opium, en
parlant de son usage salutaire dans les catarrhes ou
fluxions, dans les cours de ventre, dans les hémorragies. Parmi les anciens, *Dioscoride* avait déjà connu
l'utilité de ce remède stupéfiant dans les cas que
nous venons d'annoncer. *Prosper Martian*, dans
ses excellens commentaires sur *Hippocrate*, a dit
en général que les remèdes narcotiques étaient

utiles dans les catarrhes, et de fluxion, il a expliqué cet effet de l'opium par la mauvaise théorie de son temps qui peut cependant être traduite en langage exact et très-utile pour la pratique : il calme, dit-il, et il arrête les mouvemens irréguliers des fluxions des humeurs, et il empêche la disgrégation de ces humeurs qui a toujours lieu dans les catarrhes. Nous appliquerons cette théorie à la pratique, en parlant de la théorie du catarrhe ; c'est un mouvement désordonné des humeurs qui affectent une partie particulière ; c'est une tendance spéciale des humeurs sur une partie vers laquelle elles se portent, relativement avec plus de force que sur les autres organes. Cette augmentation vicieuse du mouvement progressif du sang et des autres fluides qui portent sur la tête et sur la poitrine, est toujours accompagné d'un mouvement intestin dans le sang, de fonte et de résolution de sa crise naturelle, c'est à l'un et à l'autre de ces mouvemens que remédie l'opium. Il diminue le mouvement progressif, faisant tomber l'activité des forces motrices des vaisseaux sanguins, qui dépend de l'influence exaltée, il remédie, comme nous l'avons dit, à la résolution du sang, en l'épaississant, ce qu'il fait en diminuant l'intensité des mouvemens intestins qui dépendent de l'excès de la sensibilité de ce fluide, ce qui est prouvé par un nombre infini d'observations. Ainsi lorsqu'il est donné dans les cas de rhume où il convient, il prépare la coction en favorisant la maturité des humeurs, parce que cette opération salutaire de la nature ne peut se faire qu'avec une certaine consistance des humeurs, approchante de l'état moyen de leur crise naturelle. On voit par là que cette théorie est fondée sur l'expérience et bien opposée à celle de *Tralles*, qui fait consister l'effet de l'opium dans l'accélération du mouvement du sang rendue sensible par la fréquence du pouls et dans la raréfaction de ce fluide : mais l'opium est un bon remède dans le catarrhe, principalement en ce qu'il corrige la fonte résolutive des humeurs, comme l'a dit *Prosper Martian*, et comme l'expérience l'a confirmé.

On a disputé pour savoir dans quel temps de rhume de poitrine qui menace de dégénérer en phthisie pulmonaire, on devait donner l'opium, c'est, suivant nous dans le premier temps ; on préviendrait très-souvent la dégénération de ce rhume en phthisie pulmonaire, qui est plus fréquente qu'on le pense ; c'est dans ce cas qu'il est vrai de dire avec *Tissot*, que les rhumes tuent plus de monde que la peste. Un narcotique donné à propos, empêcherait ce malheur, mais il ne faut pas l'administrer indistinctement, et nous devons suivre la pratique de *Ludwig*, imitée par *Mero*, médecin de Copenhague, lorsque le rhume avait duré quelques semaines avec une toux vive et opiniâtre, qu'il donnait lieu de craindre que sa violence ne produisît l'hémoptysie, ils prévenaient par l'opium les effets renaissans de la toux, qui auraient pu l'occasioner. Ils le donnaient à la dose d'un grain, soir et matin, et le combinaient avec les autres remèdes. C'est surtout chez les sujets disposés à la phthisie, qu'il est essentiel d'arrêter les progrès de ce rhume qui peut se régénérer par l'âcreté des humeurs et la sensibilité vicieuse du poumon, relative à la faiblesse qui fait qu'il se perpétue et se renouvelle sans cesse, et fait des progrès tous les jours. Les remèdes généraux appropriés à l'état du malade, sont les légères infusions de coquelicot, qui enveloppent par le travail même

de la nature, cette âcreté des humeurs ; mais
lorsque on a manqué cette première période,
l'opium fait peut-être plus de mal que de bien.
Ce n'est pas que dans les cas extrêmes il ne soit
utile pour arreter les sueurs colliquatives, calmer
latoux qui est si violente, qu'elle fait craindre
quelquefois une mort prochaine, et fait cesser
l'insomnie ; mais il faut être sobre sur son
usage, car la répétition n'en est pas indifférente;
c'est un palliatif infidèle des symptômes de la
maladie, il est même nuisible et n'empêche pas
que la toux, l'insomnie et les autres symptômes
de la maladie qu'on cherche à combattre ne
s'aggravent tous les jours. Les vrais palliatifs,
dans ce cas sont les remèdes dirigés contre le
principe de la maladie, qui font révulsion de
l'état du poumon et qui sont appropriés à corriger la dégénération purulente des humeurs;
ainsi il ne faut l'employer qu'avec réserve dans
les cas où la toux est menaçante, et seulement
afin de gagner du repos et de donner le temps
d'agir aux remèdes curatifs. Il est nuisible en
ce que quoiqu'il calme la toux et rende moins
abondante l'expectoration des matières purulentes, ou simplement puriformes, il affaiblit
les autres fonctions en proportion de ce qu'il
fait plus dormir; le sommeil forcé qu'il produit occasione plus de trouble qui affaiblit
radicalement la constitution et interrompt
l'ordre naturel de la chaîne des fonctions animales, et le rapport d'énergie le plus conforme
à l'état de la nature qui doit exister entre ces
différentes fonctions; ainsi celle du sommeil ne
se faisant pas dans l'ordre de succession et le
rapport d'intensité naturelle, les autres fonctions
en sont affaiblies en proportion, et la répro-
duction des forces radicales tenant à la succes.

sion des fonctions et à leur exercice dans l'ordre le plus naturel, ne peuvent qu'être affaiblies, lorsque cet ordre est dérangé et qu'une fonction s'exerce plus qu'une autre. C'est ce qui fait que la toux, la diarrhée et les autres symptômes de la colliquation, se renouvellent avec plus de violence. Et comme *Young* l'a bien remarqué, si on considère le sommeil d'un homme attaqué d'une pulmonie déjà avancée, son état présente le tableau de la nature agonisante qui lutte contre le remède ; le sommeil est laborieux, gêné, embarassé, agité par des rèves, son désordre influe sur toutes les autres fonctions de l'âme et du corps, en sorte qu'à son reveil le malade est dans un abattement extrème, ses idées sont troublées, il a un léger délire, suite de l'impression des rêves qu'a introduit dans le sommeil le premier effet de l'opium. Dans la dernière période, les malades auxquels on n'a pas fait prendre de l'opium pendant son cours, meurent d'une manière douce et tranquille, au lieu que ceux chez lesquels on en a répété l'exhibition trop fréquemment, ont une agonie inquiète, troublée, avec un délire marqué, et on les prive, en les empêchant de mourir tranquilles, du dernier bien que leur aurait accordé la nature, si elle n'avait pas été irritée et fatiguée pendant le cours de la maladie.

Il est des médecins qui se sont permis d'abréger les souffrances des malades, et de leur rendre la mort douce, en leur donnant une grande dose d'opium ; il est bien de notre devoir d'adoucir, autant qu'il est en nous, ce que ces derniers momens ont de terrible, de rendre les souffrances aussi supportables qu'il est possible ; mais nous ne devons jamais employer pour cela des remèdes aussi puissans et aussi dangereux que

l'opium, dans la croyance intime que nous
avons que le malade est condamné, et qu'il n'a
pas beaucoup de temps à vivre, puisqu'on a vu
que la nature a sauvé des malades dans des cas
aussi désespérés. Si nous voulons rendre la mort
douce, que ce soit par des remèdes qui n'offen
sent ni la corps ni l'âme.

Passons maintenant à l'usage de l'opium, dans
les cours de ventre, dans la diarrhée et la dyssenterie. On serait tenté de croire qu'il est contre-
indiqué dans les cours de ventre bilieux, parce
que dans les animaux auxquels on avait fait
prendre des doses excessives d'opium, on a trouvé
la bile répandue dans les intestins; mais il y a
de la différence entre l'opium donné comme
poison, ou donné comme médicament. Dans le 1.er
cas il peut avoir un effet convulsif qui fasse verser
la bile dans les intestins; mais pris à petites
doses, il peut modérer cet afflux de bile qui
constitue le flux de ventre bilieux. Lorsque le
malade est attaqué de tenesme et d'épreintes fréquentes et douloureuses, qui ruinent les forces;
cette irritation tenant à la faiblesse de la constitution, qui exige les fortifians, les astringens,
les toniques, comme la simarouba et autres, il faut
y joindre l'opium, ou le donner alternativement;
il est d'autant plus naturel que les fortifians et les
toniques opèrent le rétablissement de l'influence
naturelle des forces motrices sur les forces sensitives, que par le moyen de l'opium on éteint
auparavant l'excès des forces sensitives, comme
l'opium convient dans ce cas, en tant qu'anti-
spasmodique, sa vertu narcotique trop forte est
bien corrigée par le simarouba; l'atonie des intestins ne succède pas alors, et comme il arrive
souvent, le météorisme du bas-ventre ne survient
point à l'usage de l'opium. Dans la dyssenterie

on emploie heureusement l'opium combiné avec
les purgatifs, puisqu'on a vu une infinité de cas
où des personnes ont été guéries par le seul usage
de la rhubarbe et de l'opium. L'effet évacuant
de la rhubarbe étant combiné et modifié avantageusement par ce narcotique, cela le rend
approprié dans un grand nombre de coliques,
lorsque surtout en étudiant avec sagacité les
élémens de la maladie, on voit que la considération principale doit être bornée du côté des
douleurs et des tranchées qui excitent les veilles,
les inquiétudes, qui déterminent les déjections
fréquentes; lorsque, dis-je, cette sensibilité est
exaltée, l'indication majeure est la combinaison
de l'opium avec les purgatifs, quoiqu'en dise
Tralles, d'après sa mauvaise théorie, c'est un
excellent remède. Il est un cas de dyssenterie
avancée, où il se déclare une douleur fixe dans
un endroit déterminé des intestins, avec une
chaleur brûlante à la même place, on sent dans
le pouls, et on aperçoit dans tout le reste du
corps, qui souvent est glacé, tous les signes d'une
inflammation sourde, interne, complette, incomplette et locale, dans un point des intestins,
alors dans cet état d'inflammation qui menace de
dégénérer en gangrène. *Aurengbux* et *Schasthadt*,
médecins des armées du Bas-Rhin, sauvèrent beaucoup de soldats en faisant faire une petite saignée,
donnant ensuite le laudanum liquide pour détruire
la douleur, principe élémentaire de l'inflammation; et si les forces étaient affaiblies, ils y joi-
gnaient les cordiaux. Cette pratique ne plairait
pas à *Tralles*, mais cependant étant suivie avec
sagacité, et appliquée à propos, elle était le seul
moyen propre à sauver le malade. L'opium devenait, dans ce cas, un cordial très-approprié;
d'une part ses principes stimulans étaient mo-

difiés par la combinaison de ces principes calmans, et sa vertu cordiale était exaltée avec
modification par les autres cordiaux, comme la
thériaque, qu'on lui combinait.

Une observation essentielle à faire, quand à
son administration dans les dyssenteries avan-
cées, c'est que nous ne devons pas être détournés
de le donner, quoiqu'il se déclare une inflammation incomplette dans la partie des intestins,
où se fait sentir la chaleur brûlante, circonscrite,
qu'on reconnaît par le tact, le pouls concentré,
tendu, plus petit qu'à l'ordinaire, dans l'inflammation vive qui menace de gangrène, quoique,
à l'exception de l'endroit de la douleur, toute
l'habitude du corps soit froide, parce que dans
ce cas la douleur est un des élémens principaux
de l'inflammation, dont l'extinction affaiblit
d'autant plus cette affection. C'est ainsi que *Ra-
mazini* rapporte l'exemple d'un dyssentérique qui
avait toute l'habitude du corps glacée, le pouls
éteint, qui fut réchauffé, et ranimé par l'opium.
Tralles l'a vu être utile dans un cas semblable,
en ce qu'il combat la douleur, qui, après que
l'inflammation qui avait été diminuée par les
anti-phlogistiques et la saignée, était devenue
l'indication principale. Il était un excitant très-
approprié à l'état de faiblesse de tout le système
des forces, les cordiaux plus actifs, comme le
vin, les alcalis volatils ne seraient point appropriés, et pourraient amener la gangrène, au lieu
que l'opium est convenable par la médiocrité de
son énergie, et accommodé, par son effet mixte,
à l'affaissement des forces. C'est à sa vertu cordiale
et en même temps calmante, qu'il faut rapporter
les cas singuliers suivans et autres analogues.
Rega, dans son *Methodus medendi*, dit avoir
vu des asphyxies, ou lipothymies algides, avec

un refroidissement extrème et général, où l'opium était un excellent anti-spasmodique. *Rega* a attribué cette lipothymie algide, à un spasme du cœur. Il est certain qu'on peut la présumer produite par cette cause, quand on voit survenir des défaillances graves, avec l'extinction du pouls, le froid extrème, et autres symptômes de mort prochaine, chez les malades vaporeux hypocondriaques, hystériques au plus haut degré, sujets à des affections spasmodiques dans les intestins et les autres viscères, d'où vraisemblablement la convulsion est transmise à d'autres viscères et au cœur. L'opium a été reconnu comme le cordial le plus approprié dans cette affection ; si on donnait d'autres cordiaux plus actifs, comme le vin, la thériaque, les essences, etc., on augmenterait la crispation du cœur, et on produirait une mort prompte : il faut choisir un cordial qui soit en même temps calmant, anti-spasmodique et excitant ; ces qualités réunies existent dans l'opium, dans le degré le plus convenable. Il faut choisir avec sagacité, dans une maladie menaçante, qui ne donne pas le temps de réfléchir, quel est son caractère et ses causes pour la combattre par les remèdes qui lui sont appropriés ; il faut, dans le cas dont nous parlons, regarder ce spasme du cœur comme analogue à ceux que souffrent les intestins dans les sujets vaporeux, pour juger de là que les cordiaux ordinaires ne feront que rendre la maladie plus funeste. *Pott*, habile chirurgien anglais, rapporte un exemple remarquable de cette vertu cordiale fortifiante de l'opium employé dans une gangrène qui avait résisté au quinquina et dont l'opium arrêta les progrès, étant le vrai spécifique de cette maladie, ou de cette gangrène. Si on suit exactement la description excellente

qu'il en donne, on voit que son efficacité doit
être rapportée à sa vertu excitante exclusivement appropriée à cette espèce de gangrène.

. Ce médicament est encore en usage dans les
hémorragies habituelles, mais il est circonscrit:
les deux cas où il est indiqué sont, ou le
retour de l'hémorragie qui est déterminée par
de violentes passions de l'âme, ou par des sensations de douleur et d'anxiété: mais hors de
de là il est dangereux d'en faire usage, surtout
quand l'hémorragie dépend de la congestion
irrégulière du sang sur quelque viscère qui est
affecté d'hémorragie, ou de congestion qui se
reproduit indépendemment de l'influence de la
sensibilité, quoiqu'il soit utile dans les flux
sanguins habituels. Une autre contre-indication
de l'opium, c'est lorsque ces flux sont accompagnés d'un état ulcéreux, d'inflammation lente
dans le viscère affecté d'hémorragie habituelle,
ainsi dans cette affection la nature contracte à
la longue un état provenant de phlogose lente,
de l'état ulcéreux dans le poumon, lorsque c'est
de lui que vient l'hémorragie, ou de la matrice,
lorsque c'est ce viscère qui verse le sang. En
général l'opium, comme nous l'avons dit, est
contraire aux inflammations. Le plus souvent
il s'établit chez les personnes sujettes à l'hémop-
tyisie, un état ulcéreux du poumon, ce qui est
également vrai des autres organes. Il est rare
que chez une personne sujette à une hémop-
tisie universelle, il ne s'établisse une phthisie
du poumon, si non purulente, du moins une
inflammation non complette, mais ulcéreuse,
incomplette avec colliquation de la substance
de ce viscère : cet état contre indique l'opium
parce qu'il y a un excès de mobilité qui accompagne toujours l'état inflammatoire. Toutes les

personnes, cependant, qui sont sujettes à l'hémoptysie habituelle, ne tombent pas dans la
phthisie. J'ai vu un homme qui depuis 20 ans,
avait une hémoptysie. Il paraît que le flux sanguin
habituel a lieu chez ces personnes, parce qu'il
se fait à certaines périodes une expansion du
tissu du poumon, tissu cellulaire qui se trouve
entre les dernières artérioles et les premières
venales, par l'évacuation des petits vaisseaux
capillaires qui donnent passage au sang, ou par
un état variqueux des veines du poumon; l'opium
donné alors arrète à la vérité l'hémorragie, mais
ce n'est que pour le moment; et comme il n'agit
pas sur la véritable cause, elle se renouvelle avec
plus de force quand l'effet palliatif a cessé. L'opium
est encore pernicieux dans ce cas, en ce que par
le sommeil qu'il procure, il occasione la pléthore
relative de ces petits vaisseaux qui donnent le
sang de l'hémorragie, et qui en détermine le
retour; ainsi nous voyons que ceux qui sont
sujets à des hémorragies habituelles, en éprouvent
les attaques, surtout après le sommeil et au moment du reveil.

Suivant *Boerhaave*, dont la pratique a été
imitée par *Young*, il n'y a pas de meilleur remède que l'opium, dans le cas de lochies excessives, qui amènent l'épuisement des forces, comme
le prouvent le froid des extrémités, l'affaiblissement du pouls. Il est alors le vrai cordial
approprié, en ce qu'il arrète les mouvemens de
congestion hémorragique, en faisant cesser l'excès
de la sensibilité de l'utérus, qui déterminait
l'excès de la mobilité. On voit, après son administration, les forces du malade se réveiller, le
sommeil dans lequel il tombe peu de temps après,
a l'effet de réparer singulièrement les forces de
la constitution, comme le fait le sommeil naturel

qui succède au travail : l'opium a donc une vertu restaurante en même temps qu'il arrête les mouvemens hémorragiques, en éteignant la sensibilité, mais il est essentiel de faire attention à ce que la matrice ne soit pas affectée d'inflammation, car alors il est absolument contre-indiqué, à moins que ce ne soit dans des cas rares et avec les précautions que nous avons indiquées. Il est aussi singulièrement utile dans un état contraire des vuidanges, lorsqu'elles sont supprimées, comme l'a reconnu Sydenham. Mais il faut distinguer les cas où cette suppression a pour cause principale l'excès de la sensibilité, quand les souffrances de l'accouchement ont été longues et fortes, quand la malade est affectée de violentes passions de l'âme, lorsque le lait se portant au sein, les mamelles s'endurcissent et deviennent douloureuses, accident qui se rencontre souvent dans celles qui accouchent pour la première fois ; enfin lorsque cette suppression est occasionée par la sensibilité exaltée, par la douleur qui affecte l'âme et le corps ; alors l'opium est un des meilleurs remèdes. Il faut remarquer que l'influence de la douleur du sein, pour arrêter l'écoulement des lochies, est une preuve bien frappante de l'étroite sympathie qui unit la matrice et les mamelles, sympathie qui s'aperçoit par une infinité de symptômes qui paraissent dans la grossesse. Dans le cas dont nous venons de parler, il faut se servir de la mirrhe, du borax, et des aristoloches, qui ont une vertu spécifique pour pousser les vuidanges ; mais il ne faut pas que la fièvre de lait soit trop vive, et comme donnés seuls, leur énergie serait trop forte, il faut les joindre à l'opium qui en modifie et en approprie l'action ; il faut bien prendre garde aussi que ce ne soit pas l'excessive mobilité de la matrice qui cause cette suppression des lochies, et quand le cas est douteux, si cet accident est dû à l'exaltation de sensibilité, ou à celle de la mobilité, il faut voir si les premiers essais sont heureux; s'ils ne le sont pas, il faut s'arrêter, parce que la nature qui n'a pu être sensible à l'effet de l'opium, ne sentirait que son effet irritant qui la révolterait.

Nous avons parlé du quinquina comme utile pour prévenir le retour de l'avortement; nous allons discuter les cas où l'opium peut être avantageux, dans les cas où les femmes sont menacées d'avortement par une hémorragie utérine; ces cas sont communs dans la pratique, et la conduite d'un médecin est alors très-délicate. Il y a deux moyens principaux pour arrêter l'avortement, qui l'un et l'autre ont de grands succès; l'opium et la saignée, mais qui peuvent aussi avoir des conséquences funestes et déterminer l'exclusion prématurée du fœtus; il faut là-dessus observer quelques règles. Il ne faut donner l'opium que lorsque l'hémorragie utérine est produite par une cause nerveuse hystérique, comme les affections de l'âme, les douleurs, les anxiétés; l'opium détruisant l'impression vicieuse de cette passion de l'âme, de cette sensibilité qui détermine la congestion du sang vers l'utérus, en est le vrai remède dans ce cas. *Cullen* dit que la saignée employée au commencement peut faire disparaître la crainte de l'avortement, mais elle peut aussi l'exciter; elle fait du mal, par exemple, quand l'hémorragie est déterminée par une cause nerveuse, et même lorsqu'elle est produite par la congestion du sang vers la matrice; pour entendre quel est le cas de l'application de la saignée, lorsque c'est un mouvement violent du sang qui se porte vers l'utérus qui est la cause du flux sanguin qui est versé par ce viscère, il faut dis-

tinguer les différens temps d'invasion et de l'état
fixe, parce qu'on peut opérer la révulsion en
diminuant l'engorgement sanguin, en saignant
suivant que le tempérament est plus ou moins
sanguin; mais dans le temps d'agitation où le pouls
est fréquent et fort, les spasmes nous indiquent que
la fluxion est dans sa plus grande violence, la saignée aurait un effet équivoque dans ce moment
de trouble où il règne des mouvemens spasmodiques désordonnés, la nature n'est pas susceptible
de l'effet revulsif de la saignée, elle ne peut être
affectée que de l'effet de commotion que produit
cette évacuation dans les derniers temps; l'impression vive, soudaine et profonde de cette évacuation,
introduit dans la manière d'être, une altération
qui peut déterminer la cessation comme l'augmentation de l'hémorragie utérine ; il faut
observer quelle est la période et la marche du
retour des règles dans cette personne attaquée
d'hémorragie utérine pendant la grossesse, pour
juger ainsi d'après ses progrès, si elle est dans
son commencement, ou dans tout autre état,
afin de lui appliquer la saignée lorsqu'elle est
dans son principe. *Cullen* prétend qu'une saignée
est bien placée lorsqu'une femme est disposée à
l'avortement par l'inflammation, et que l'opium
serait nuisible dans ce cas; il est d'autant plus
porté à croire cela que toutes les femmes grasses
sont dans un état inflammatoire à cause de la
couenne plus épaisse ou croûte phlogistique qui
couvre le sang qu'on leur tire; mais on ne sait
pas encore si c'est un signe certain de l'inflammation puisqu'il n'existe pas seulement chez
les femmes grosses, mais qu'on le rencontre chez
d'autres personnes qui jouissent de la meilleure
santé, et que si l'on s'en tenait à ce signe seul on
ne donnerait jamais l'opium dans les hémorragies

qui arriveraient pendant le cours de la grossesse, puisque ce signe se manifeste durant tout le temps de la gestation. L'application de la saignée et de l'opium dans ce cas exige une discussion délicate; ce dernier peut déterminer une pléthore relative des petits vaisseaux veineux sanguins du tissu de la matrice, qui devient la cause la plus puissante de l'augmentation ou du renouvellement de l'hémorragie, parce que la tendance ou la congestion sanguine a disposé les parties à souffrir la distension; on ne court cependant aucun risque à le donner à dose modérée quand le fœtus a été chassé hors du corps, de même que le placenta. En effet ce serait en vain qu'on donnerait l'opium avant cela, ainsi il faut toujours commencer par accoucher, dans les cas douteux, on ferait bien de joindre au narcotique l'huile de vitriol; par la combinaison de cet acide, on obvie à l'inconvénient de l'opium dans des cas où l'on ne peut pas en calculer les effets (1).

DES ÉVACUANS.

Je ne parlerai pas des *évacuans émétiques et purgatifs*, les bornes de ce cours sont trop étroites

---

(1) L'application topique des calmans est en général contre-indiquée dans la cure de la goutte. Un ami de *De Barthez* lui communiqua l'observation d'un goutteux, sur les pieds lequel on appliqua la thériaque, afin de modérer la violence des douleurs : il fut soulagé comme par enchantement; mais deux heures après il fut privé de tous ses sens ; il éprouva des suffocations extrêmes et aurait succombé, si au moyen d'un vésicatoire on n'eut rappelé l'humeur goutteuse au dehors. Ainsi l'on voit que quoique les opiatiques ayent une vertu calmante, ils peuvent devenir préjudiciables, à moins qu'on ne les combine avec d'autres moyens.

et cette matière trop étendue, comme on peut
le voir d'après ce que j'ai dit dans mes différentes
préleçons de thérapeutique sur l'administration
de ces médicamens, et on pourrra juger facilement de là que sans épuiser la matière on *pourrait
faire* 40 *leçons sur l'usage des émétiques et des
purgatifs*, *dans les maladies aigues.* Je me contenterai donc de vous donner des préceptes sur
l'administration des sudorifiques et des diaphorétiques (1).

_____

(1) Sous le titre de perspiration on comprend toutes les
variétés des évacuations cutanées, le gaz, la vapeur subtile que l'on nomme transpiration insensible ou aériforme,
et la même matière condensée sur la peau en gouttelettes
visibles que l'on nomme sueurs; car les unes et les autres
proviennent de la même source et ne diffèrent, quant aux
parties constituantes, qu'en ce que la sueur est mêlée a
la matière sébacée de la peau.

L'évacuation qui se fait par l'insensible transpiration est
la plus considérable du corps humain. Elle excède toutes
les autres évacuations ensemble naturelles et sensibles. L'expérience le prouve incontestablement. On cessera d'en être
surpris si l'on fait attention à l'étendue de l'organe secré-
toire, au nombre prodigieux des vaisseaux qui vont se
perdre à la peau et qui encore s'étend de là à la surface
intérieure de la trachée-artère, des vésicules pulmonaires, etc.

Puisque cette évacuation est si considérable on concevra
aisément de quelle utilité elle peut être pour la santé et
de quelle conséquence il est de la rétablir lorsqu'elle est
diminuée ou supprimée; car il parait que les principaux
usages de la transpiration, sont de conserver l'équilibre
entre les fluides et les solides du corps, et sans doute de
donner issue à certaines substances inutiles; d'entretenir
la peau humide, souple et douce, afin qu'elle soit plus propre
à se prêter aux divers mouvemens des membres et du corps,
et en même temps de conserver la finesse du tact: de modérer la chaleur et l'action quelquefois excessive de la
peau et en fournissant par là une température plus égale et
plus douce a tout le système.

La transpiration est une fonction qui est citée comme
cause de maladie et comme moyen de guérison; aussi les mé-

Suite de la note de la page 462.

decins fondent-ils tous les jours leurs indications curatives les plus importantes sur son rétablissement (*).

On ne cesse de parler du danger d'une suppression de tranpiration, comme matière morbifique, produisant des congestions des inflammations dans différens viscères; des bons ou des mauvais effets de l'humidité et du relâchement de la peau; ou de sa sécheresse et de sa rigidité; des avantages de déterminer, vers la surface du corps, de l'éfficacité des sueurs, etc. *Bouillet*, médecin de Béziers, dans son ouvrage sur les élémens de la médecine, page 202, traite, *ex professo*, des coups de vent du Languedoc.

L'urine et la transpiration sont toujours disposées à se succéder mutuellement. On convient de ce fait que l'on peut observer tant en Été qu'en Hiver.

Abernethy a trouvé que l'évacuation aériforme de la peau est composée de gaz acide-carbonique et d'azote; le premier formant un peu plus que les deux-tiers. *Jonh* a trouvé dans l'air de la respiration une vapeur aqueuse; acide-carbonique-gazeux; azote; très-peu d'oxigène. On peut voir dans le *tableau* chimique du règne animal par *Jonh*, traduit de l'allemand par *Sthéphane Rabinet*, page 41, le sentiment de plusieurs bons auteurs sur les diffé-

(*) La sueur est la crise la plus commune que la nature emploie. L'Art a guéri beaucoup de maladies par son secours. Mais c'est en vain que les médecins ont souvent tenté de procurer des secours salutaires à l'aide des sudorifiques dans les maladies aigues. Leurs effets ont généralement été nuisibles lorsque la nature n'avait pas déjà commencé la crise par cette voie.

On réserve spécialement les sudorifiques pour les maladies chroniques, telles que les rhumatismes froids, les sciatiques, la vérole, les venins, produits par la morsure de certains animaux, les maladies de la peau, les maladies catarrhale, etc.

L'urine est toujours en proportion avec la transpiration, aussi bien qu'avec la sueur, car la sueur n'est qu'une transpiration forcée, un état violent et presque contre nature.

La transpiration contenue dans de justes bornes que la nature lui a prescrites, doit être, dit *Lorry* dans ses savans commentaires sur *Sanctorius*, en raison directe des alimens qu'on aura pris, et en raison inverse des autres évacuations sensibles.

Sanctorius, cet observateur aussi patient qu'ingénieux, a remarqué au moyen de la balance, que tout de suite après le repas la transpiration est moindre qu'en tout autre temps; que la transpiration est la plus grande cinq heures après le repas.

Suite de la note de la page 462.

rentes substances qui entrent dans la composition de l'humeur de la transpiration.

De Barthez n'a parlé dans son cours que de quelques substances douées de vertus diaphorétiques ou sudorifiques. Outre les sudorifiques internes dont il a parlé, et auxquels j'en adjoindrai plusieurs autres dont les effets me sont connus et que j'ai eu occasion de constater dans ma pratique, je vais énumérer ici ceux qui, appliqués à l'extérieur, peuvent ou produire le même effet, ou tout au moins aider merveilleusement l'action des autres.

Les sudorifiques ou diaphorétiques externes sont, le bain chaud, les étuves, les frictions sur la peau, la vapeur de l'eau chaude, la vapeur d'esprit de vin enflammé, le bain de sable chaud, l'air chaud, les couvertures, la réunion de plusieurs de ces moyens employés en même temps.

Les remèdes dont nous parlons ne produisent leurs effets qu'autant que le tissu de la peau prête, que les vaisseaux sécrétoires et excrétoires sont libres, que les pores se dilatent et que les parties actives de ces remèdes divisent et atténuent le sang et les autres humeurs, en dégagent la sérosité, en ce qu'ils augmentent l'action des solides et hâtent la circulation.

L'on voit pendant l'action des sudorifiques le pouls s'élever, le visage devenir rouge, la peau devenir brûlante, aride, et à cette aridité succéder une mollesse, ensuite une moiteur plus ou moins forte ; le toucher et l'odorat font voir la transpiration augmentée et les gouttes répandues sur la peau et les linges devenus humides. On connaît la sueur parce qu'elle est plus abondante et que ce qui n'était d'abord que gaz, vapeur, s'est transmutté en gouttes très-apparentes. Le pouls est plus grand, plus développé, plus fréquent. Le sang qu'on tire par la saignée est plus vermeil et son mouvement est plus rapide.

On voit donc que l'effet des sudorifiques est d'inciser, d'atténuer, de diviser et de raréfier les humeurs, même celles qui sont ténaces et épaisses et à les porter vers la périphérie du corps. Aussi c'est quelquefois par leur moyen que la cause morbifique et immédiate des maladies contagieuses va se porter vers l'organe cutané.

Les sueurs sont bonnes si elles sont universelles, et soulagent les malades ; elles sont mauvaises, si elles ne produisent par cet effet, soit qu'elles viennent naturellement, ou qu'elles soient produites par l'art.

Gayac.

Le premier des remèdes sudorifiques est le gayac (1). *Hoffmann* nous aprend, que par une légère ébullition, l'eau se charge de ses principes balsamiques et que cette décoction est plus efficace que le gayac ou la gomme résine qui découle naturellement des fissures qui se font à l'écorce de l'arbre qui nous la donne. Elle a une odeur de camphre, elle détermine une évacuation de la membrane pituitaire. Elle est un très-bon dépuratif très-actif et très-efficace dans certaines maladies de la peau, telles que les dartres, ainsi que dans la pierre, la gravelle, etc., dans les maladies du tissu cellulaire lorsqu'il est devenu œdémateux, et dans les

---

Suite de la note de la page 462.

Dans bien de cas, les diaphorétiques les plus actifs ne produisent pas un effet apparent, et il faut alors se servir de remèdes internes et externes réunis pour exciter l'organe de la peau.

(1) *Gayac*, nommé bois saint ou bois de vie. Arbre qui vient aux Antilles. C'est un remède *polichreste*, puisqu'on le met au nombre des plus excellents sudorifiques et dépuratifs, et qu'à cela il joint la propriété d'être tonique et anti-scorbutique.

Le Gayac est après le mercure le meilleur anti-vénérien que nous possédions. Il a eu des succès surprenans dans le rhumatisme et la goutte. Les paralytiques se trouvent bien de fon usage, ainsi que les femmes phlegmatiques qui ont des fleurs blanches.

Boerhaave a tâché de faire revivre l'usage du gayac dans les maux vénériens, dans la préface qu'il a mise à la tête de la collection qu'il a faite des auteurs qui ont écrit sur la vérole ; il lui donne un tel éloge, qu'il peut achever, dit-il, une cure que la salivation a manqué ; au lieu que là ou le Gayac est insuffisant, il est inutile d'employer la salivation. Lisez le traité pratique de *Fernel* sur les maladies vénériennes.

différentes affections des glandes comme les écrou.
elles. Tous les jours on entend raisonner sur
l'étendue de la signification de ce mot, il semble
à les entendre que les médicamens affectent d'une
manière spéciale, qu'ils vont choisir de préférence les humeurs dépravées pour agir sur elles
exclusivement aux autres, et les corriger par
une vertu spéciale, cependant il est assuré qu'il
n'y a aucune affinité entre telle partie du sudorifique et telle humeur dépravée (1); mais ce qu'il
y a de vrai, c'est que dès qu'un homme est affecté
d'un vice des humeurs, il souffre dans leur élaboration un vice de préparation qui engendre
une surabondance de matières excrémentitielles,
qui sont chassées par l'augmentation de la transpiration, déterminée par les diaphorétiques, en
sorte qu'il ne reste plus dans les vaisseaux que
la juste proportion d'humeurs qui facilite au

---

(1) Comme de grands médecins avaient remarqué que la
voie des sueurs paraissait être la meilleure et la plus naturelle, surtout dans les fièvres quand elles se terminent par
elles-mêmes, les médecins spéculatif prirent occasion de là
pour établir comme une règle, que toutes les fièvres pouvaient
ou devaient être guéries uniquement par les sueurs.

Il est certain que quoique la sueur soit la crise la plus
commune dans les maladies qui s'accompagnent de fièvre
et que l'art en ait guéri beaucoup par cette évacuation en
s'efforçant de procurer des sueurs salutaires à l'aide des
sudorifiques, les efforts des médecins ont été quelquefois
non-seulement inutiles, mais nuisibles, lorsque la nature
n'avait pas déjà commencé la crise par les sueurs et ne
leur avait pas indiqué la route qu'ils avaient à suivre.

On a ouvert les yeux sur cette erreur et l'on a presque
blâmé l'usage dans le traitement des maladies aiguës, lorsque la nature ne s'était pas déjà démontrée pour la sueur.

Alors on a aussi observé que les drogues sudorifiques
loin de procurer des sueurs salutaires, causent quelquefois un incendie dans les humeurs et augmentent la sécheresse de la peau.

secours de l'art et de la nature, la correction de
ce qui reste de dépravé dans les humeurs. La
décoction de gayac et des autres bois, est employée utilement dans la vérole, et dans d'autres
vices des humeurs ; mais sa plus heureuse application est dans la phthisie. Il a ordinairement trop
d'activité pour l'état du malade. Il y a cependant
des cas où, suivant *Sylvectius*, cité par *Spielmann*,
la décoction de ce bois a été très-utile comme
prophylactique, pour prévenir cette maladie.
Leur action est analogue, dans ce cas, à celle
du santal citrin, que *Salius Diversus* a vanté comme
un préservatif de la phthisie. Pour bien entendre
cette efficacité des sudorifiques dans ce cas, il
est nécessaire de considérer que dans les personnes
prédisposées à cette affection, il y a non-seulement
une infirmité originaire du poumon, mais que
le vice de la dernière digestion des humeurs qui
co-existe avec cette faiblesse, produit une exubérance de matières excrémentitielles : c'est ce
vice des humeurs qu'il faut corriger avec les
diaphorétiques, qui les expulsent en même-temps,
et pour assurer l'effet des remèdes qu'on emploie,
pour fortifier le poumon, comme le quinquina.
Il est cependant utile de faire attention que cette
méthode préservatrice ne convient guère qu'à
des habitans des pays froids, et aux personnes
d'un tempérament phlegmatique ; on peut, lorsque
ces circonstances ne se rencontrent point, suppléer par le santal citrin.

La décoction des bois est non-seulement un
très-avantageux préservatif de la phthisie, mais
elle peut même devenir curative, surtout dans
la phthisie vénérienne, qu'on attaquerait vainement par le traitement le plus approprié à la
consomption pulmonaire ; mais lorsqu'on a bien
déterminé l'existence et le caractère vénérien,

l'art réussit fort bien, en employant pour les tempéramens faibles et sensibles, la décoction de *salse-pareille*, et celle de gayac, pour les personnes d'un tempérament plus robuste et moins sensible (1).

On a long-temps regardé, en Italie, le *gayac* comme le spécifique de la vérole, et aussi assuré que le mercure. On l'employait dans les maladies vénériennes, à l'exclusion du mercure ou des frictions mercurielles. On avait été induit en erreur par deux observations, l'une de *Baron Mizen de Hutsens*, qui ayant été traité plusieurs fois infructueusement de la vérole, par les frictions mercurielles, fut enfin guéri par une décoction de *lignum santum*; il écrivit sur ce remède et il en fit l'éloge, comme on le pense bien. L'autre est celle d'*Astruc*, qui a cité plusieurs cas de maladie vénérienne traitée sans succès

_____

(1) Le gayac est mis avec raison au nombre des plus excellens sudorifiques et dépuratifs; à cela il joint la propriété d'être tonique et anti-scorbutique. C'est surtout sous ce dernier rapport qu'on doit l'administrer, lorsqu'il y a complication de virus et surtout lorsqu'une personne déjà atteinte du vice scorbutique contracte la vérole.

Les plus habiles praticiens prétendent qu'après le mercure le meilleur médicament anti-vénérien que nous possédions est le gayac, c'est surtout dans le commencement des maladies vénériennes qu'il convient. C'est aussi sur la fin et surtout après avoir fait précéder les frictions mercurielles.

Quand ce remède s'ordonne dans un cas vénérien, on fait prendre après les préparations convenables et durant quarante jours, une forte décoction de six onces de bois gayac rapé, à la dose d'une livre par jour, en plusieurs fois; et le malade fait sa boisson ordinaire d'une seconde décoction préparée avec la même rapure. Cette seconde décoction est nommée *hochet*. Le bois de gayac a des succès surprenans dans le rhumatisme; il éloigne les attaques de goutte et les rend moins graves. C'est aussi avec raison qu'on le recommande dans les maladies de la peau.

par le mercure, et guérie par les sudorifiques.
Il faut voir à quoi tient cette vertu des diaphorétiques pour assurer et compléter l'effet du
mercure, et comment la vérole, après avoir été
combattue par le spécifique, cède à des remèdes
qui ne le sont pas (1).

Nous savons que les Nègres et les habitans
de l'Amérique méridionale et des îles Antilles
qui sont adjacentes, qui vivent dans un pays
beaucoup plus chaud que le nôtre, et où le mal
vénérien est comme habituel, supportent avec
beaucoup moins d'incommodité, sans que cela
les empêche de vaquer à leurs affaires, des symptômes qui rendraient ici une vérole très-grave;
en sorte que *Zimmermann* a eu raison de dire
que le degré de vérole qui ne fait rien au Mexi-
cain, tuerait un Moscovite. On sait très-bien que
les habitans de ces pays se guérissent parfaitement
au moyen des bois sudorifiques, de manière
qu'on pourrait dire, que chez eux la vérole étant
plus faible, peut être guérie par des remèdes
plus faibles. On a long-temps, par cette raison,
cru, et on croit encore en Italie, pouvoir se
servir exclusivement à tout autre de ces mêmes
remèdes, et en obtenir les mêmes succès qu'en
Amérique. C'est ce qui a été cause qu'on a manqué

---

(1) Toutes les méthodes de guérir les maladies sont bonnes;
mais il n'y en a aucune d'exclusive. Celle des sudorifiques
doit donc trouver son application dans la pratique. Elle
est aussi utile aux tempéramens phlegmatiques, pituiteux,
qu'elle est nuisible aux tempéramens secs, mélancoliques
et aux sanguins. Les praticiens de Montpellier ont observé
que la méthode de guérir la vérole par les sudorifiques ne
réussit jamais mieux que lorsqu'on la fait succéder aux traitemens mercuriels, surtout aux fonctions mercurielles, lorsque
celles-ci ont échoué; ayant cependant égard aux tempéramens
des malades chez lesquels elle est généralement indiquée.

beaucoup de personnes, et cela a servi dans ces derniers temps, où la singulière propagation de la vérole, a fourni des expériences plus nombreuses et plus sûres. D'un autre côté, dans ce pays (1), on avait si fort simplifié le traitement mercuriel, qu'il n'y avait pas de garde malade, qui au bout de deux heures de temps, ne fût aussi habile, pour le traitement, que le plus habile médecin, et pour le dire en passant, on croit que la vérole est une maladie très-aisée à guérir; il est certain qu'elle exige cependant beaucoup de talens et de sagacité, lorsqu'on veut varier les remèdes suivant les circonstances de la maladie et des symptômes, la curation. Cependant, quoique le traitement fût bien simple, il était inconnu dans les pays les plus voisins.

Astruc a donné un ouvrage assez bon sur les maladies vénériennes; on n'avait, avant lui, rien de si complet sur cette matière; il est écrit en latin, il y a prodigué beaucoup d'érudition, mais cette érudition est d'un mauvais genre. Il a lu, à la vérité, beaucoup d'anciens livres, il en a même donné des notions assez exactes; mais si quelqu'un avait la patience de les dépouiller et d'en extraire les observations curieuses, il ferait un ouvrage aussi docte et aussi avantageux que celui d'*Astruc*, dont le plus grand défaut est d'avoir une opinion particulière, dont il ne se départ jamais. Comme il était dans la persuasion que la meilleure méthode de guérir était une demi-salivation, il y faisait toujours rapporter, de gré ou de force, les observations des auteurs, et tout ce qui s'en écartait ne lui paraissait bon à rien et impuissant, ce qui était borner les

_____

(1) Montpellier.

efforts de la nature et les secours de l'art. Il a donc mis de côté ce qui n'entrait point dans son opinion. Si cependant quelqu'un voulait se donner la peine de lire, je ne dis pas tous les auteurs, mais les principaux, ceux surtout dont on trouve la liste dans l'*Aphrodisiasme* de *Boerhaave*, ou son traité des maladies vénériennes, et l'ouvrage de *Suriman*, sur la même matière; qu'on examinât avec impartialité le genre, la méthode, les observations de ces différens auteurs, qui développent leur manière de voir, on pourrait faire un traité plus savant, plus utile que celui de notre Professeur *Astruc*. Enfin le succès du sublimé corrosif fait ouvrir les yeux sur l'imperfection de ce traitement, encore a-t-on donné dans des excès. Lorsque je commençai à le mettre en usage dans ce pays-ci, tout le monde criait contre lui, et présentement je suis celui qui le donne le moins, et avec plus de réserve, ayant toujours conservé les indications et les contre-indications avec lesquelles je l'employais, et suivant lesquelles il faut toujours l'administrer.

Il y a deux indications qui rendent utile l'application du gayac, lorsque la maladie est locale, comme la chaude-pisse. On voit beaucoup de gens qui après un traitement anti-vénérien, par le mercure, croient utile de donner la décoction des bois sudorifiques, ce qui est, suivant l'expression des anciens, un *tormentum*, un *supplice*; car ces médicamens sont très-actifs, et pour en assurer l'effet révulsif, il faut en forcer la dose, ce qui fatigue beaucoup la constitution. A la vérité, lorsque après avoir été sappée par les fondemens, la vérole est détruite, le malade se remet aisément. Mais c'est une imprudence de le donner dans la chaude-pisse; car en se gorgeant de sudorifiques, on affaiblit la constitution; alors

il est ordinaire de voir la vérole locale s'étendre
et se répandre dans tout le corps. De même que
les frictions mercurielles peuvent aussi causer
cette dégénération, comme lorsqu'on a mal traité
la gonorrhée, qu'on a arrêté mal à propos l'écoulement par des injections astringentes dans le
canal de l'urètre, cette conduite ignorante est
suivie dans les trois cas du développement de la
vérole dans tout le corps (le malade est disposé
à cette translation), comme l'indiquent les douleurs, et les exostoses, symptômes caractéristiques de la vérole. Le malade est disposé à cette
translation, lorsqu'il est énervé par de fortes
évacuations, comme la saignée, les frictions
mercurielles; les sueurs peuvent, comme nous
l'avons dit, en affaiblissant, produire cette trans-
formation de la vérole locale en vérole générale (1).

La décoction des bois sudorifiques peut être
utile dans les cas de cachexie; mais lorsque le
malade étant disposé par l'évacuation est rendu
plus susceptible de la vérole universelle, c'est
une mauvaise pratique de donner des sudorifiques aussi actifs, parce que suivant ce que nous
avons déjà dit, on risquerait de lui donner la
vérole. *Astruc*, dit que la décoction des bois est
bonne lorsque le scorbut se trouve joint à la
vérole, ou qu'elle se trouve compliquée avec les
écrouelles, en ce qu'elle pousse les humeurs
excrémentitielles à la peau. Mais il faut que le
fonds du tempérament soit bon comme on le
dit vulgairement, c'est-à-dire, que la constitution
soit originairement robuste et que le sujet soit

(1) Une remarque importante, c'est que le gayac cause
beaucoup plus de chaleur que la squine et la salse-pareille.

phlegmatique, parce que dans ce cas le scorbut présente une indication de plus, qui assure les bons effets des sudorifiques dans la vérole; mais pour en avoir de bons effets il faut en forcer l'usage; de même que pour être assuré de l'effet du mercure, il faut en déterminer une impression sensible sur la bouche, ce qui indique l'action de l'effet spécifique du mercure,. sans cependant. pousser à la salivation; quoiqu'il y ait plusieurs cas où le mercure guérit radicalement, sans affecter la bouche (1).

La révolution générale que doit opérer le mercure pour avoir un effet curatif est assurée par cet effet salivatoire, révulsif général, qui change la manière d'être qui constituait la maladie. Ainsi, *Fracastor* nous rapporte l'exemple d'un jeune-homme chez qui les exercices forcés de la chasse produisirent une transpiration très-forte, les symptômes disparurent; on peut soupçonner que cette cure est imparfaite, mais on a vu, sur les galères de *Malte*, un forçat entièrement délivré de tous les symptômes d'une vérole

---

(1) Il n'est pas toujours nécessaire comme *De Barthez* le prétend, pour s'assurer de l'effet du mercure, que cè remède détermine une impression sur la bouche, au point de tuméfier les gencives, ou de provoquer la salivation, car il y a des malades chez lesquels il ne manifeste jamais ses effets sur ces parties. Mais le médecin à d'autres indices pour s'assurer de son action et même de son efficacité. Ces indices sont : 1.º la disparition des symptômes vénériens. 2.º Les diarrhées qui remplacent la salivation. L'observation montre tous les jours que des maladies syphilitiques très-graves, guérissent sans que les malades éprouvent aucun de ces flux. Dans d'autres cas on voit de diarrhées, tenir lieu de salivation et que les malades auxquels elles surviennent ne salivent jamais; comme aussi que ceux qui salivent non-seulement n'ont jamais la diarrhée, mais au contraire sont très-constipés.

confirmée, par l'excès des sueurs qu'excitait en
lui la fatigue de son état, et qui altérait profondément et complètement la manière d'être inconnue que la nature affecte dans cette maladie.
On l'a vue aussi, dans ce pays, être radicalement
guérie par une fièvre maligne. L'administration
des bois doit être appropriée habilement, car
l'infirmité et l'épuisement général qu'elle produit,
la rendent suspecte dans des cas où elle serait
d'ailleurs indiquée. Les auteurs italiens ont bien
vu que pour obtenir une guérison complète il
fallait en faire prendre une grande quantité.
Valsalva dit que lorsqu'elle passait entièrement
par les urines des malades, elle lui réussissait
fort bien; ce qu'on n'aura pas de peine à croire,
si l'on considère que cette diurèse considérable
était une évacuation révulsive spéciale qui assurait
le succès de la révolution générale qui devait
détruire la maladie.

On voit, par le principe de l'observation de
Valsalva, que de même qu'il y a de véroles où
il ne suffit pas que le mercure porte sensiblement
à la bouche, mais où il est nécessaire de déterminer une salivation marquée, de même il est
des cas de vérole opiniâtre et invétérée, où il
faut non-seulement que la décoction des bois
pousse par les sueurs, mais lorsque la nature
ne peut supporter ce traitement énergique, il
faut la forcer, parce que ce remède n'agit pas
de même que le mercure, par une vertu spécifique qui guérit, lors même qu'il ne produit
aucune évacuation critique qu'on puisse regarder
comme telle, ou la résolution de la maladie.
Faba a cru que le mercure n'opérait, comme
correctif, qu'en déterminant une crise par la
salivation, qui n'est cependant produite par aucun
effet anti-vénérien du mercure; le gayac n'étant

pas un spécifique, doit agir en déterminant une évacuation critique, comme celle des sueurs ou des urines.

Boerhaave et *Hoffmann* ont joint au gayac dans les véroles simples qui avaient porté sur les os et produit la carie, les teintures spiritueuses de foie d'antimoine. Il est certain que ces deux puissans sudorifiques ne peuvent avoir que de très-grands succès. *Boerhaave* connaissait une méthode particulière de traitement qui consistait à faire suer le malade lorsqu'il avait inutilement employé le traitement par les frictions mercurielles; cette méthode avait déjà été employée par *Salck*, docteur agrégé de cette Faculté; on commençait à frotter tout le corps du malade avec des linges chauds un peu rudes, après avoir ainsi mis en érection l'organe extérieur et l'avoir rendu susceptible plus efficacement de l'action du sudorifique, il inondait le malade de boissons sudorifiques, jusques à ce que la peau devint pateuse comme dans l'anasarque, il bouffissait l'organe extérieur, il faisait mettre ensuite le malade dans un panier d'osier bien couvert d'un tapis, de sorte qu'il n'avait que la tête à l'air libre, on allumait sous le panier une lampe à esprit de vin dont la flamme et la vapeur agissant sur la peau ainsi préparée, excitaient des sueurs abondantes, en sorte que des croûtes véroliques qui couvraient différentes parties du corps se détachaient et tombaient pendant l'opération, la tisane aussitôt qu'on l'avait prise s'échappait en nature par les pores de la peau. Il faisait par ce moyen des cures merveilleuses; des véroles qui avaient résisté aux frictions mercurielles, étaient guéries par cette méthode. Ce traitement ne peut convenir qu'à des habitans du nord qui sont d'un tempérament phlegmatique. Cette pénétration intime de toute l'habitude du corps sollicitant toutes les parties *in intimos usque recessus* peut opérer une fièvre artificielle, qui fouettant la tisane de gayac dans les vaisseaux la détermine à se porter dans les parties les plus intimes du corps; mais cette opinion ne mérite pas d'être examinée, lorsqu'en effet on croirait que la fièvre porte les sudorifiques jusques dans la moëlle des os suivant l'expression de *Boerhaave*, il resterait à croire qu'ils détruisent spécifiquement le virus vénérien; cependant il n'est pas croyable qu'il y ait un contraste entre la nature du virus considéré en soi et celle des sudorifiques. Nous avons vu en effet que le gayac ne guérit pas comme spécifique; mais en procurant une évacuation critique, ce remède peut être sans doute utile dans les cas de vérole désespérée, il est trop négligé; mais il convient de ne le tenter que sur des sujets phlegmatiques et assez robustes pour pouvoir en supporter l'activité. On observe en Italie où l'on traite par les sudorifiques à l'exclusion des frictions mercurielles, comme l'a vu *Joubertou*, que lorsqu'on en force l'usage chez les personnes sensibles sujettes aux obstructions, ils ont les plus mauvais effets ; on force tellement ces mauvais effets à paraître, qu'on a vu des femmes sensibles tomber en convulsion, les obstructions des vieillards augmenter et se terminer par l'hydropisie.

Loësecke, dans sa matière médicale, recommande le gayac et les autres sudorifiques coupés avec le lait pour achever et parfaire le traitement par les frictions mercurielles en les donnant sur la fin, surtout la salse-pareille, quand on a mal administré les frictions, quand on a donné une trop forte dose de mercure. Cette

expression souffre des modifiations, car ce n'est
pas la quantité totale du mercure employé durant
le traitement qui entraîne cet inconvénient, mais
lorsqu'on en donne trop grande quantité à la
fois, erreur qui peut avoir lieu lors même qu'on
ne donnerait pas assez de mercure pendant le
traitement entier : ensuite il y a de véroles vieilles,
invétérées, qui exigent pour la guérison parfaite
le double de mercure qu'il n'en faut dans les
autres, comme de 20 ou 24 onces de pommade
mercurielle faite au tiers.

Les sudorifiques sont encore utiles, suivant
Loësecke, lorsque, suivant la manière de parler
vulgaire, le mercure reste dans le corps, ce qui
arrive lorsqu'on en donne trop la fois. Mais dans
le cas qu'il séjourne, il peut produire de bons
ou de mauvais effets, et même lorsqu'on ne
pourrait pas prouver cette résidence du mercure,
quoique *Fallope* et d'autres auteurs assurent avoir
trouvé après des traitemens souvent et inutilement
répétés, par les frictions, du mercure coulant
dans la cavité des os; il arrive souvent que quoique
le mercure ne reste pas dans le corps, il produit,
à la longue, pourvu que le malade ne fasse point
des erreurs dans le régime, la cessation des divers
symptômes qui n'avaient pu céder pendant le
traitement. Ainsi nous voyons dans une infinité
de traitemens, que divers accidens achèvent de
disparaître complètement dans la convalescence.
Dans la chaîne des succès toujours croissans du
remède qui a produit la résolution du virus,
une preuve bien forte que le mercure ne produit
pas les succès ultérieurs, par son séjour dans le
corps, et qu'on a guéri des enfans de la vérole
par l'application d'étouppes mercurielles qui,
après la cure, n'avaient pas perdu sensiblement
de leur poids. *Spzentel* dit que les emplâtres

produisént aussi de très-bons effets à la fin du
traitement par les frictions, et lorsqu'on pouvait
préjuger que la trop grande quantité de mercure
donné à la fois, produirait des accidens fâcheux.

Entre autres effets avantageux des étuves, cet
auteur dit qu'on voyait sortir manifestement des
pores de la peau le mercure en globules. Cela
peut arriver parce que l'impression du minéral
sur la peau la frappe d'une affection singulière
qui s'oppose à son action propre qui est la résorption à l'extérieur du corps. Les diaphorétiques à la fin des frictions, remédient aux vices
de la peau et en déterminent un effet avantageux dans le corps; car il ne faut pas croire
que les frictions fassent pénétrer beaucoup de
mercure dans le corps. Il peut s'arrêter dans le
tissu cellulaire, parce que le mercure affaiblissant jusqu'à un certain point la sensibilité des
parties auxquelles on l'applique, produit sur la
peau un effet paralytique qui l'empêche de se
charger d'une plus grande quantité de mercure.
Car lorsqu'on a donné le mercure avec excès,
qu'on a trop rapproché les frictions, il en résulte des langueurs, des faiblesses sémi-paraly-
tiques et d'autres incommodités qui tiennent à
la lésion des nerfs, c'est ce qu'on observe bien
visiblement dans les malades qui sont souvent
attaqués d'un tremblement paralytique dans tous
les membres, qui a beaucoup d'analogie avec le
chorée de S.t-Whyt, qui est une affection sémi-paralytique qui se guérit de même par les
frictions, les vrais toniques, sans y joindre les
anti-spasmodiques, parce que cette affection n'est
pas mêlée de convulsions, comme il arrive souvent dans la danse de S.t-Whyt.

Une preuve bien forte de cet état sémi-paralytique que produit le mercure introduit dans

le corps, est que ceux qui ont été guéris par les frictions, sont rarement susceptibles des mouvemens spasmodiques de la fièvre. Cet état sémi-paralytique, surtout celui de la peau, est singulièrement corrigé par le gayac, l'action des diaphorétiques augmentant beaucoup l'énergie de l'organe extérieur, le rend plus susceptible de l'absorption du mercure; c'est sur la même raison qu'est fondée l'utilité de l'électuaire de *Fuller*, composé de gomme gayac et de soufre, qui favorise l'effet spécifique du mercure. Il faut réserver la décoction de gayac, comme étant trop active pour les hommes d'un tempérament chaud. On peut, dans les autres tempéramens, lui substituer la décoction de salse-pareille, qui est excellente dans tout le cours du traitement, et préférable à la squine. Une observation à faire, c'est qu'il semble que la vérole a perdu les symptômes hideux, les maux effroyables qu'elle produisait dans les premiers temps à la surface du corps, mais elle a aussi gagné en profondeur, de sorte qu'il est très-difficile de guérir une vérole enracinée; le traitement est alors très-long, et dans ce cas la décoction des bois sudorifiques convient très-bien, car malgré qu'on ait administré le mercure avec toute l'attention et l'habileté possible, il reste souvent des symptômes qui ne disparaissent que par l'exhibition des sudorifiques (1).

---

(1) Le bois de gayac doit donc tenir un rang distingué parmi les sudorifics et les dépuratifs. Outre ces deux propriétés incontestables, il est tonique, d'une saveur agréable quoique un peu amère. Aussi échauffe-t-il plus que la squine et la salse-pareille. » Quel remède ! dit *Boerhaave*, » peut donc opérer ce que le mercure ne peut fair' pour » la curation de la vérole ? Le voici. Si vous lisez attentive-

La Salse-pareille.

Fordyce a vanté avec raison la décoction de
salse-pareille. Nous avons des aperçus qui nous
font croire que son usage a été connu des anciens dans les ulcères vénériens en particulier.
Conformément à ce que nous avons dit précédemment il se fait une surabondance d'humeurs
excrémentitielles qui rendent les ulcères trop
abreuvés de ces matières âcres, surabondantes,
que produit ce sudorifique qui est encore utile
dans ce cas, en ce que par l'évacuation géné:

» ment le traité de *Hulten*, vous verrez qu'une forte décoction
» de gayac purifie le corps du venin le plus interne et le
» plus caché «.

La résine qui se retire du bois passe pour avoir les
mêmes vertus que le bois. Elle se prescrit à la dose de 8 grains
jusqu'à un scrupule.

L'huile ou l'essence qu'on tire du bois de gayac est fort
vantée pour agir extérieurement dans la carie. Je l'ai employée
souvent tant dans la carie de dents que dans celle des os
des deux mâchoires; ainsi que dans la carie des os qui
entrent dans la composition des fosses orbitaires. Je ne
l'ai jamais employé dans les caries profondes des os longs
des extrémités; mais dans des ulcères avec carie, j'ai
souvent chargé les bourdonnets ou les plumasseaux de cette
huile; pour hâter l'exfoliation des lames osseuses altérées;
et soit que les exfoliations, plus ou moins promptes, ou
plus ou moins tardives fussent dues aux efforts de la nature,
ou aux effets de ce remède, j'ai souvent obtenu de très
bons résultats.

Dans les maladies inflammatoires dont la nature décide
les crises par les sueurs, il paraît convenable de choisir de
préférence les sudorifiques mucilagineux, émolliens; comme
le sureau, la scorsonère, la bourrache, etc.; tandis que
dans les fièvres adynamiques, il faut choisir les stimulans,
comme l'esprit de *Mindererus*, le camphre, les décoctions
des bois sudorifiques.

rale qu'il détermine, il fait une révulsion avantageuse des humeurs qui se portent à ces ulcères.
Harris, dans son ouvrage sur les maladies des
enfans, recommande la salse-pareille pour les
traiter de la vérole, en en mêlant la poudre
dans le gruau; c'est un anti-vénérien insipide
qu'ils prendront sans répugnance; elle est aussi
très-utile lorsque la consomption survient à plusieurs véroles entées les unes sur les autres et
mal traitées. Elle est très-bien appropriée dans
le cas de marasme en en prenant la tisanne
coupée avec le lait. Elle est utile dans ce cas-là
sous deux aspects, en ce qu'elle est anti-vénérienne et qu'elle aide la nutrition qui était
troublée et viciée par le virus vérolique; cette
fonction se fait d'autant plus aisément que la
diaphorèse des parties excrémentitielles a lieu
plus facilement et plus parfaitement dans les
parties extérieures et dans les organes internes;
cette distillation permet à la nature de travailler
avec plus de force à la nutrition, le rétablissement de cette transpiration universelle répare
les forces radicales de la constitution, pourvu
que cette évacuation ne soit pas poussée trop
loin, mais qu'elle soit uniforme. L'ordre naturel
de l'exercice de cette fonction influe sur celui
des autres fonctions, de manière qu'elles se fassent dans l'ordre le plus conforme à la nature.
D'un autre côté, la souplesse, la flexibilité, la
pénétrabilité de tous les organes, produites par
les diaphorétiques, donnent au principe vital
une alacrité, propre à remplir la fonction de la
nutrition, qui se fait par une action particulière de ce principe; cette activité se communique
aux autres fonctions, elle se fait dans la chaîne
et le rapport d'énergie le plus naturel, les forces
radicales sont élevées à un très-haut degré, et

d'autant plus haut et plus constant, qu'elles se
font dans un ordre et un rapport d'intensité plus
naturel. (1).

La Squine.

Entre les divers bois sudorifiques qu'on fait
entrer dans les boissons diaphorétiques qu'on
fait prendre à ceux qui subissent un traitement
anti-vénérien par les frictions, un des plus utiles est la *squine* quoiqu'elle ait moins d'activité
que les autres, et en particulier qu'elle soit inférieure à la salse-pareille, lorsque cette racine
est bien choisie, qu'elle est pesante, propre et
de bonne odeur, elle a un effet assez utile
dans les maladies de la peau dépendantes de
l'acrimonie, dans les maladies vénériennes. *Baron*,
dans ses notes sur la pharmacopée de *Fuller*,
croit avec beaucoup d'autres auteurs, qu'il y a
un vice de la lymphe dans ces maladies, lymphe qui est épaissie et qu'ils pensent être atté-

---

(1) *Cartheuser* regarde la racine de salse-pareille comme
aussi peu active que la squine ; mais soit que son efficacité
ait pu dépendre du temps précis de son application, ou
du bon choix de cette racine exotique qui peut être bonne
ou mauvaise, saine ou vermoulue, des auteurs estimés l'ont
mise au rang des meilleurs dépuratifs et sudorifiques ; aussi
la trouve-t-on placée chez presque tous les auteurs de
médecine pratique dans une infinité de formules des remèdes
dépuratifs.
Je suis porté à croire que dans la majeure partie des
cas on administre ces remèdes comme sudorifiques, sans
avoir préalablement disposé les malades par les bains tièdes,
et ensuite parce que l'on est un peu trop timides sur les
doses. Je me suis plusieurs fois convaincu qu'en les administrant après l'augment des maladies et à la suite des bonnes
préparations et à des doses un peu fortes, l'effet sudorifique
devenait le plus souvent infaillible.

nuée par la squine qui la porte à l'extérieur.
Quoique ce vice soit souvent un vice imaginaire,
il arrive cependant qu'il y a quelquefois un vice
d'épaississement très-marqué dans l'humeur séminale et dans l'humeur muqueuse des prostrates;
que c'est de cet épaississement que s'engendrent
les typhus, les gummi et d'autres tumeurs de
ce genre qu'on observe dans la vérole. Il peut
se faire que l'action de la squine soit trop vive
et échauffante, par cela même qu'elle est trop
faible pour produire les sueurs, elle est seulement échauffante de l'organe extérieur, la peau
est irritée, on y sent des poignemens, de l'inquiétude qui peut même ôter le sommeil. Il
ne faut pas croire que la décoction de squine
produise cette impression de chaleur et d'igni-
tion sur la peau, mais elle tient à l'imperfection
de son effet diaphorétique, cette impression est
très-bien modifiée par l'addition du lait qui est
adoucissant et tempérant. Elle a deux indications
principales dans le traitement avancé des maladies vénériennes, quand il reste des douleurs,
une apparence de gonflement qui cèdent à l'usage
des sudorifiques.

La Bardanne et la Saponaire.

Il faut rapprocher de l'utilité de la racine de
squine, celle de racine de *bardanne*, dont *Baglivi*
dit avoir obtenu de très-bons effets dans ce cas,
ainsi que celle de la *saponaire*; cette plante
contient un vrai savon acide, comme l'a vu
Bergius, par une analyse exacte rapportée dans
sa matière médicale, où l'on trouve des faits
curieux, et des expériences ainsi que des observations utiles. Cette utilité de la *saponaire*
conciliatrice, pour ainsi dire, des parties grasses

et séreuses, produit une révolution générale dans les humeurs qui, étant appuyé par sa vertu diaphorétique, la rend appropriée dans un très-grand nombre de véroles, c'était le secret de *Zapata*, médecin espagnol, suivant *Septalius.*

DIAPHORÉTIQUES.

La Vipère.

Après avoir parléé des bois sudorifiques, nous allons parler de l'utilité des substances diaphorétiques et dépuratives, tirées du règne animal. De ce genre sont les bouillons de *vipère* (1) et de *serpent.* Il ne faut pas croire, comme on y est porté, que ces décoctions sont indifférentes comme celles de grenouilles; au contraire, elles portent sensiblement à la peau et chassent les humeurs à l'extérieur, on pourrait établir une chaîne de leurs vertus, une nuance relative aux différentes maladies de la peau. Les bouillons

---

(1) La poudre de vipère tient le premier rang dans la classe des diaphorétiques et dans celle des alexitaires. On en faisait autrefois un très-grand usage surtout au commencement des petites véroles, dans la rougeole, la peste, etc., Dans la vue de pousser la matière vénéneuse et morbifique de la maladie vers la peau, et de favoriser l'éruption des exanthèmes et des pustules. On les employait même assez indistinctement dans la variole et la rougeole soit qu'elles fussent accompagnées de sténie et même d'inflammation, soit qu'elles le fussent de pléthore ou de cacochymie. Mais depuis que *Sydenham* et d'autres ont abandonné une méthode du traitement aussi incendiaire et aussi échauffante pour recourir à une méthode diamètralement opposée (la rafraîchissante), il en a résulté que la poudre de vipère est presque oubliée.

de grenouilles occuperaient le 1.er échelon, ceux
de tortues le 2.e, ceux d'écrevisse le 3.e, et ceux
de vipère le 4.e, ou le plus élevé. Leur usage
a été déjà connu du temps des anciens, qui les
employaient dans le traitement de la lèpre. *Galien*
nous fait là-dessus un conte, lorsqu'il nous dit
qu'un lépreux abandonné de tout le monde fut
guéri par du vin qu'on lui donna par commi-
sération et dans lequel on avait étouffé une
vipère. Il est bien difficile en effet de s'imaginer comment la petite quantité de poison qu'elle
porte dans des vésicules qui aboutissent à ses
dents aigues et longues, comme l'ont décrit
Mead et *Klein*; il est remarquable, dis-je, comment une si petite quantité de poison étant
répandue dans le vin ait pu lui communiquer
une si grande efficacité, puisque *Rhedi* en a fait
prendre de grandes doses à un homme, sans en
avoir obtenu d'effet sensible.

Vin Vipérineux de Mead.

Mead conseille son vin *vipérineux* qui ne doit
pas être d'une aussi grande efficacité qu'il le dit
(après qu'on a considéré les ingrédiens qui le
composent), contre la lèpre confirmée qui est
une espèce de cancer porté au plus haut degré,
qui est confirmé et qui participe de son immobilité; mais c'est un bon remède dans les affections dartreuses du plus mauvais caractère et
d'autres maladies de la peau. On s'en sert avec
succès en Italie, et on en a vu de très-bons
effets dans la gratelle vénérienne qui avait résisté
à trois traitemens vénériens faits à Paris, par
d'habiles gens, au moyen des bains, de sublimé
corrosif et des bouillons de vipère. L'administration de ce remède demande beaucoup de

prudence et de précaution, car ils sont échauffans; il ne faut pas les donner à des tempéramens trop irritables. Un de leurs effets, suivant
Tissot, est de disposer à l'irritabilité. Il n'est pas
indifférent d'observer le rapprochement, le pa-
rallèle des affections de l'âme et de celles du
corps, les anciens, et parmi les modernes, beaucoup d'auteurs en ont fait usage dans les maladies
dont nous venons de parler.

Observations d'Alexander, sur l'administration des sudorifiques.

Ayant donné la manière d'employer les sudorifiques dans les maladies chroniques, il sera
très-utile de donner un précis d'observations
qu'a faites le 1.er, *Alexander*, sur la meilleure
méthode d'administrer les sudorifiques, et le
point le plus fixe de la chaleur animale, pour
la production de la sueur, comme celui au
dessous duquel elle ne peut avoir lieu, touchant
le mode d'administration des sudorifiques dans
les maladies aiguës. *Alexander* fait deux observations; d'abord les sudorifiques, sous forme
sèche, comme les préparations thériacales, les
sels volatils sont moins propres à aider la sueur,
que ceux qui sont sous forme liquide; comme
la décoction de salse-pareille et des autres bois
sudorifiques. Pour mieux entendre ce que nous
avons à dire, il faut savoir ce que c'est que la
sueur; ce n'est que la transpiration forcée, tranpiration qu'il ne faut pas concevoir comme la
filtration de l'eau, de sang et des humeurs à
travers la peau, de même qu'à travers d'un crible.
Dans certaines circonstances, comme lorsqu'on
applique une chaleur plus grande à l'organe de
la peau, les sueurs n'ont pas lieu, de même

que les autres excrétions sont suspendues lorsque
les organes par lesquels elles se font sont excités
par une irritation trop vive. Quand les diaphorétiques sont donnés sous forme sèche, ils produisent une chaleur forte; mais la peau reste
toujours aride : au lieu que sous forme fluide la
chaleur qu'ils produisent est humide, halitueuse,
vaporeuse, et l'impression de cette sorte de
chaleur qu'ils font sur l'estomac, se répète dans
toute l'habitude du corps et détermine le principe vital, qui ranime l'organe extérieur, à reproduire plus abondamment cette excrétion de
la sueur, ce qui est rendu très-sensible par une
expérience d'*Alexander*. Il avait administré des
diaphorétiques sans pouvoir déterminer la sueur,
quoiqu'il excitât la chaleur, il fit appliquer aux
pieds des linges trempés dans l'eau chaude.
L'impression de cette chaleur humide sympathiquement répétée, fit bientôt suer le malade,
quoique la chaleur de ces linges ne fût pas plus
forte que celle du corps, ce qui prouve bien
contre ce qu'on est porté à croire communément, que *ce qui peut le plus ne peut pas toujours le moins*, ce qui est bien démontré par
les expériences d'*Alexander*, en sorte qu'en
forçant la chaleur, on ne peut pas forcer la
sueur. Il ne sera pas inutile de détruire une
erreur fort accréditée, qui est que l'humeur de
la sueur et de la transpiration ne sont pas les
mêmes, et qu'il y a des pores particuliers pour
l'une et pour l'autre de ces excrétions. Mais elles
ne diffèrent qu'en intensité ; ce qui détermine
la condensation à l'extérieur sous forme de sueurs,
c'est que lorsque la chaleur est excitée à l'habitude du corps par bouffées, il y a de petites
inégalités, dans le premier moment la chaleur
pousse la transpiration, ensuite le refroidisse-

ment survient et condense cette humeur qui laisse former à la surface du corps, cette couche vaporeuse qui introduit l'atonie et le relâchement dans l'organe externe, sur lequel les causes internes qui excitent la diaphorèse agissent avec beaucoup plus d'énergie, l'excrétion de la sueur se fait sans interruption, elle devient plus visible parce que le corps est refroidi.

Alexander, remarque que quand le malade commence à suer, il faut employer des boissons sudorifiques d'autant plus chaudes qu'on s'éloigné davantage du moment auquel le malade a accoutumé de suer, parce qu'à mesure que le malade sue, il perd de sa chaleur naturelle à raison du froid que cause l'évaporation qui fait tomber la chaleur de l'habitude du corps au dessous du degré moyen de la chaleur auquel répond l'éruption de la sueur. Malgré les préjugés qu'on a sur la chaleur animale du feu des jeunes-gens, des glaces des vieillards, des tempéramens chauds et froids, il est certain qu'à peu de chose près le degré fixe et constant de la chaleur vitale chez tous les individus qui se rencontre au 95.e degré du thermomètre de *Farenheit*, est le même. Ce degré de chaleur est suffisant pour entretenir la transpiration insensible et il faut pousser la chaleur à ce degré pour produire la sueur; mais si le degré de chaleur propre à l'éruption de la sueur, après s'être soutenue, vient à baisser vicieusement, la chaleur tombera, et cet accident peut avoir lieu parce qu'il faut un certain degré de réfroidissement dans tout le corps. En déterminant l'énergie du principe vital, quant à la reproduction de la sueur, il faut, pour la soutenir, commencer toujours par des boissons plus chaudes pour s'opposer au froid produit par l'évaporation et à l'infirmité qui empêche que l'éruption des sueurs ne se fasse, parce qu'elle ne peut avoir lieu qu'à un certain degré de chaleur auquel le principe vital, épuisé par les sueurs qui viennent de se faire, ne peut pas élever sa chaleur vitale. Cet épuisement est surtout à craindre chez les personnes faibles, et quand l'air que respire le malade est renfermé, qu'il se charge des vapeurs qui s'exhalent du corps du malade, et qui en faisant un bain de vapeurs s'opposent au refroidissement que produirait l'évaporation, et augmentent ainsi la chaleur. Cette sueur mine beaucoup plus les forces du malade quand l'air de son appartement n'est pas renouvelé, parce que l'air libre aide la transpiration, agit sur les poumons, sur leur membrane interne' et les vaisseaux aëriens; plus l'air est pur, plus il électrise et donne un nouveau degré d'activité et de force à cette fonction, et par là à toutes les autres. Mais lorsque pour ne pas avoir été renouvelé, il est corrompu, par la respiration ou de quelqu'autre manière, qu'il a contracté ce degré d'adhérence et de viscosité que ne considèrent pas assez les physiciens, il est moins propre à faire sur le poumon cette impression forte et rapide comme d'un courant d'air qui chasse la vapeur perspirable qui se tenait sur la surface des membranes internes du poumon; pour me servir de l'idée des anciens, plus juste que ce qu'ont inventé, sur le mécanisme de la respiration, la plupart des physiologistes. Par cette difflation, il électrise et vivifie cette membrane, cette excitation se transmet aux forces de toute l'habitude du corps; mais lorsque cette difflation se fait moins, l'excitation des forces vitales n'ayant pas lieu, elles ne peuvent se soutenir, et cette double cause des forces du principe vital, qui doit entretenir la chaleur au degré moyen, pour procurer les sueurs (l'évaporation et l'épuisement), empêchent, d'une manière invinsible, l'excrétion des sueurs de se soutenir.

Comme les théories elles-mêmes du meilleur genre, doivent être fondées sur l'expérience; nous allons voir si celle-ci est appuyée sur cette base. On voit tous les jours que l'épuisement des malades est plus grand quand l'air qu'ils respirent n'est point renouvellé, la difflation des vapeurs perspirables du poumon, le *refrigerium* vivifiant, cette alternative de rafraîchissement avec les mouvemens de la chaleur que produit la respiration dans un air libre et pur qui doit soutenir la chaleur dans le terme moyen auquel répondent les sueurs, ne peuvent pas avoir lieu, ou se font beaucoup moins bien, ce qui fait que les forces du corps sont moins soutenues, les malades sont épuisés, la chaleur tombe, à moins qu'on ne leur donne des boissons d'autant plus chaudes qu'ils sont dans un air plus renfermé et qu'ils ont plus de sucs. Il est beaucoup préférable de les faire respirer un air plus pur, plus libre, convenablement renouvelé et rafraichi, de manière cependant que les malades ne soient pas exposés à des courans d'air dirigés sur eux.

On était porté à croire d'après les préjugés vulgaires que la sueur n'est qu'une évaporation, que plus la chaleur était forte, plus on devait forcer la sueur, cependant l'expérience universelle était contraire; car de même qu'il y a de fièvres aiguës où pour procurer la sueur il faut faire boire chaud, de même aussi, il y en a où l'on n'obtient les sueurs qu'en faisant prendre des boissons froides; il était naturel de voir qu'il y avait un terme moyen de chaleur qui procu-

rait la sueur le plus sûrement et le plus efficacement. La découverte d'*Alexander* consiste
en ce qu'il a vu qu'il y avait un degré de chaleur général et constant auquel tout homme
est disposé à suer, ce degré et le 104, 105, ou
106 au thermomètre de *Farenheit*. Ce degré de
chaleur auquel correspond d'une manière constante et harmonique l'éruption des sueurs, n'est
pas exactement le même pour tous les hommes,
ni même quelquefois pour les mêmes hommes
dans diverses circonstances qui seront détaillées
dans la suite. De cette belle découverte on peut
déduire pourquoi dans les fièvres où il y a
beaucoup de chaleur, où la langue est brûlée;
la soif ardente, la chaleur dévorante, les rafraîchissans sont nuisibles, c'est ce qui fait distinguer ce sentiment de chaleur, d'avec celle qui
est vérifiée par l'application du thermomètre,
et quoique le malade soit tourmenté d'une chaleur brûlante. Examinée par le thermomètre
elle n'était cependant pas au degré où il faut
donner les rafraîchissans; cet habile observateur
a vu que si la chaleur du malade, soit par la
maladie, soit par les sudorifiques, est parvenue
au 104.e degré, il faut, lorsque c'est par la maladie, l'élever jusqu'au 112.e par les sudorifiques, les vapeurs chaudes pour obtenir les
sueurs; si elle est montée jusqu'au 112.e degré
par les sudorifiques il faut la faire descendre
jusques au 106.e, et après l'avoir maintenue une
demi-heure à ce degré, si le malade ne sue
pas, il faut la faire monter plus haut jusqu'au
112.e et ensuite la faire retomber au 106.e auquel
il suera, quoique auparavant il n'ait pas pu y
suer. Il faut faire différens essais alternatifs,
tourner au tour du point de l'éruption des sueurs,
cela est inexplicable par les théories vulgaires

de la circulation augmentée dans les petits vaisseaux, ou de l'évaporation : car si au 112.º
degré de chaleur la peau est sèche et que les
sueurs paraissent au 106.ᵉ, c'est un fait inexplicable *à priori*, mais que les faits nous démontrent. Il faut par les différentes variations
faciliter l'organe extérieur et le porter d'une
manière inexplicable à sa fonction propre, ces
sollicitations en sens contraires sont nécessaires
pour ramener le corps à ce terme moyen de
chaleur qui produit les sueurs ; c'est par une des
fonctions du principe vital, et des affections de
ce principe qu'il faut déduire tous les phénomènes dont nous avons parlé d'après *Alexander.*

Nous citerons ici quelques faits qui s'expliquent très-bien par la théorie de ce médecin
anglais. Dans l'Indostan, à Mazulipatam, la
chaleur excessive dans le mois de Mai, empêche de suer pendant tout le jour, mais dès que
le soleil est couché, on sue abondamment. Il
est naturel de croire que la nature qui excite
ou diminue les mouvemens de chaleur suivant
ses affections, lorsque la chaleur est excessive
se sentant menacée de dissolution elle arrête
les mouvemens toniques générateurs de la chaleur,
elle contracte l'organe par où se font les sueurs
et en arrête ainsi l'éruption. De même lorsqu'on
a fait un violent exercice par un temps chaud,
on sue plus abondamment lorsqu'on se repose
que pendant l'exercice ; le refroidissement nous
ramène au terme moyen de l'éruption des sueurs.
Pendant l'état de santé pour faire suer un homme,
il faut porter le degré de chaleur au 8.ᵉ degré
au dessus de celui qui lui est naturel, si la
fièvre à fait monter la chaleur à 108 degrés,
il faut encore l'augmenter, si la chaleur fébrile
lui était naturelle.

La Serpentaire de Virginie.

Entre les diaphorétiques qu'on emploie dans
les fièvres aiguës, un des plus utiles est la *serpentaire de Virginie*. *Cullen* est fondé à croire qu'elle
est préférable à la racine de contra yerva, qui a
été trouvée, en Angleterre, un diaphorétique et
un alexi-pharmaque des plus efficaces; elle est
cependant inférieure à la serpentaire de Virginie,
pourvu que celle-ci soit donnée à propos; nous
ne dirons rien de l'usage qu'on pourrait retirer
des autres diaphorétiques végétaux, d'après l'analogie botanique, prise du caractère générique de
ces plantes comme nous l'avons dit dans notre
cours de botanique. Cette racine est utile dans le
cas de fièvre intermittente aiguë. *Leyus*, auteur
anglais, a donné un ouvrage sur son usage dans
les fièvres intermittentes, on le lira avec profit;
elle est très-efficace dans les cas de fièvre de ce
genre, qui sont rebelles, en la joignant au quinquina dans les proportions de ce dernier fébrifuge. C'est un excitant singulièrement approprié
dans les fièvres lentes nerveuses, ainsi appelées
par les Anglais; ce n'est que la sagacité pratique
qui peut faire distinguer ces fièvres; car on n'a
pas encore défini leur caractère d'une manière
claire et lumineuse. D'après les descriptions qu'en
ont données *Pringle* et *Huxham*, on les trouve à
la suite des fièvres malignes, au printemps, qui
dégénèrent souvent: tantôt elles se rapprochent
de la catarrhale maligne, tantôt elles prennent
une tournure inflammatoire, tantôt on y aperçoit,
vers la fin, des signes d'une putridité universelle;
ainsi, il ne faut pas la désigner sous un nom particulier; mais à l'égard de cette maladie, comme
de toutes les autres, il faut principalement entendre ce principe du traitement des élémens de

la maladie, et passer ensuite aux affections qui, successivement sont dominantes. Il faut rapprocher et lier les observations des auteurs praticiens, il faudrait avoir une éthymologie commune des termes, pour passer par-dessus les vices des dénominations différentes données à la même maladie, il faut les rendre en langage commun, et ainsi réduites, il sera alors plus aisé de profiter de ce qu'a dit *Huxham.*

La meilleure division des fièvres est en leurs propres genres, ensuite dans le traitement de chacun de ces genres, d'où on tirerait un grand avantage de s'y opposer, sachant le traitement qui convient à la maligne essentielle. Si c'était le caractère catarrhal ou inflammatoire, on y appliquerait le traitement qui convient à chacune de ces affections suivant leur degré de dominance respective; on profite très-bien, par ce moyen, de ce qu'en disent les grands auteurs qui ont déjà écrit sur ce sujet, parce qu'on peut discerner les endroits où ils ont raison, d'avec ceux où ils ont tort. On peut alors combiner le principe de traitement de ces élémens en particulier, suivant leur dominance, lorsqu'on administre les secours propres à chacun d'eux, et qu'on en prévoit les applications et non-seulement on pourra tirer parti des auteurs qui ont écrit sur la maladie nommée *fièvre lente nerveuse*, en modifiant leurs préceptes, mais encore sans en faire un genre particulier, sans savoir le traitement particulier spécial de cette maladie, on sera conduit le plus sûrement à la méthode propre de guérison qui lui convient le plus (1).

---

(1) Les praticiens ayant observé que beaucoup de maladies et surtout de fièvres se terminaient par les sueurs, prirent

Les plus actifs des sudorifiques composés de substances végétales, sont les différentes préparations thériacales, avec l'opium. Elles tirent leur plus grande vertu de l'huile essentielle des substances qui entrent dans sa composition, ce qu'il

---

de là occasion d'établir pour règle qu'on pouvait les provoquer, dans la vue d'aider la nature. Mais comme la nature peut choisir diverses voies pour se débarrasser du principe morbifique, c'est au médecin qui est son interprète, à attendre qu'elle se soit choisie celle qui lui est la plus favorable, pour la seconder et agir de concert avec elle.

Le praticien à quelques remarques essentielles à faire sur la qualité des sueurs avant de se déterminer à agir. Les sueurs froides qui n'ont lieu qu'à la tête sont d'ordinaire mauvaises. --- Des sueurs qui ne viennent qu'au cou et en forme de grains de millet sont mauvaises ; tandis que celles qui paraissent par gouttes, et qui s'évaporent sont de bon augure.

Les sueurs froides dans les maladies aiguës annoncent souvent des inflammations internes, et la gangrène. *Hippocrate* les regarde comme mortelles. *Zimmermann* a remarqué dans un enteritis qui devint mortel, des sueurs froides comme la glace les trois premiers jours. L'auteur jugea que l'événement serait funeste et son pronostic se vérifia.

Les sueurs abondantes pendant la nuit sont un signe de plénitude. --- Les petites sueurs au commencement des fièvres annoncent qu'elles seront de durée. Les sueurs sont quelquefois salutaires ; mais c'est lorsqu'elles surviennent dans le progrès de maladie, ou vers la fin et principalement si elles arrivent un jour décréteur. ---- Les maladies du sang se guérissent par les sueurs, les fièvres mésentériques par les purgatifs, les maladies de la poitrine par les crachats, et celles de l'abdomen par le canal intestinal.

Une sueur trop abondante peut devenir dangereuse en épuisant les forces : la plupart du temps cette sueur devient froide ; c'est ainsi qu'est la sueur de la mort.

Nous allons indiquer quelques cas particuliers dans lesquels on pourra administrer les sudorifiques avec succès. 1.º Ils conviennent dans le commencement des maladies inflammatoires et surtout dans celles de la poitrine. Néanmoins *Vallesius* dans son excellent traité *de methodo medendi* rapporte qu'il a guéri par les sudorifiques une inflammation de poitrine qui était au dernier jour et presque désespérée.

sera aisé de sentir en remontant aux principes
que nous avons donné sur la manière d'agir de
l'opium; lorsqu'il est combiné avec le camphre,
c'est un sudorifique puissant et un anti-spasmodique très-efficace, qui a reçu des Anglais et

---

Voilà dabord une condition essentielle et générale, puisque
la maladie était à son apogée et a son déclin pour la vie
ou pour la mort Ce n'est pas que les sudorifiques ne
puissent quelquefois réussir au commencement; mais alors
ils agissent moins comme sudorifiques que par une vertu
propre et particulière avant que l'inflammation soit bien
formée, soit pour la résoudre en excitant une autre excrétion
plus salutaire.

Le camphre, par exemple, que l'on ne compte pas parmi
les sudorifiques énergiques peut être d'un grand secours dans
les maladies inflammatoires de poitrine. *Zimmermann* a guéri
par ce remède une inflammation de poitrine qui était au
sixième jour et qui était accompagnée de veille. Dans ce
cas là le camphre n'agit pas comme sudorifique, mais comme
résolutif.

L'antimoine diaphorétique a aussi réussi au commencement
d'une maladie par une vertu salutaire qu'il a occasionné
dans la machine, et par sa vertu sudorifique.

Cimbali rapporte qu'il a guéri une inflammation de poitrine
à son commencement, par l'usage de l'antimoine diaphorétique sans être lavé et sans qu'il produisit aucune excrétion
salutaire. On a vu des péripneumonies désespérées guéries
de même par le kermès minéral. *Venel* a donné dans des
péripneumonies malignes, les baumes combinés avec le kermès
et la térébenthine dissous dans le jaune d'œuf. Ce remède
peut être utilement donné avec précaution.

Dans les diarrhées invétérées, dans lesquelles les humeurs
ont pris une tendance singulière vers le tube intestinal, les
sudorifiques, combinés avec les opiatiques font révulsion
vers la peau, rompent le spasme intestinal et guérissent.
Baglivi, sudor diarrheis superveniens morbum sistit. Il est
à observer que les sudorifiques ne font un bon effet qu'autant que pendant que leur action dure, les malades gardent
le lit et qu'ils se tiennent chaudement et sans remuer.

Rien ne dispose plus à favoriser l'action des sudorifiques
qu'un bain tiède, et même pris à quelques degrés au dessus
de la chaleur naturelle, auquel on fait succéder une course

des Allemands les plus grands éloges. Si on se rappelle de ce que nous avons dit de leur effet mixte, on verra que l'effet rafraîchissant du camphre est modifié et corrigé par l'effet excitant de l'opium, de manière à faire produire l'effet

---

ou tout autre exercice violent ; mais ces préliminaires ne peuvent être admis sur les malades.

Cullen donne une liste des sudorifiques faibles, ou qui n'excitent la sueur que quand ils sont fortement aidés du régime sudorifique : tels sont, dit-il, le souci, le safran, la sauge, le scordium, le sassafras et la salse-pareille ; ceux qui selon lui sont doués d'une vertu plus énergique, sont l'alcali volatil, le vin, l'alcool, les huiles essentielles ou les substances aromatiques dont les huiles sont tirées. La contrayerva et la serpentaire de Virginie, sont selon le même, de puissans stimulans seulement. Aucun n'est préférable au gayac, dit encore *Cullen*, pour stimuler les conduits exhalans. Il les préfère à tous les autres pour guérir la vérole et même le rhumatisme, il regarde aussi comme un bon sudorifique le vinaigre dans le petit-lait, et assure que le *musc* donné à grandes doses produit le sommeil, qui est ensuite suivi d'une sueur abondante.

Le buis. *Bruxus arborescens.*

Si le buis n'était pas un arbrisseau indigène, que ce fut un remède cher, on en ferait un très grand usage ; mais malheureusement l'expérience prouve tous les jours aux praticiens les plus judicieux et les plus honnêtes, qu'un remède n'est le plus souvent employé avec confiance par la majorité des malades, que lorsqu'il coûte beaucoup.

Les médecins ne font prendre le buis qu'à la dose d'une ou deux onces de rapure (de buis) pour chaque livre d'eau, tandis que pour qu'il opère bien, il faut en mettre au moins de trois à quatre onces.

L'huile qu'on tire du buis par une grande distillation, se donne, comme anti-hystérique, anti-épileptique et généralement dans toutes les maladies convulsives, à la dose de huit ou dix gouttes, dans quelques eaux distillées également anti-hystériques.

Comme médicament externe, on l'emploie avec le même succès que l'huile de gayac. La dose que l'on a soin de rendre un peu plus grande, en fait toute la différence.

de chaleur auquel correspond harmoniquement l'éruption des sueurs, théorie que confime l'expérience la plus universelle ; *Glass*, dans ses commentaires sur *Hippocrate*, recommande cette combinaison comme un puissant diaphorétique; car c'est à l'effet mixte de ces deux médicamens qu'il faut attribuer leur vertu anti-spasmodique éprouvée; c'est la raison pour laquelle ces préparations sont utiles dans différentes maladies de la tête et dans quelques affections nerveuses. Nous avons déjà rapporté la combinaison d'un arcane qui avait procuré de belles cures d'épilepsie, dont la base était l'opium et le camphre combinés avec le cinabre, auquel on ne doit pas certainement trop attribuer de l'efficacité de ce remède ; *Hocher*, habile médecin de Vienne, enlevé à la fleur de son âge, dit en avoir observé les meilleurs effets dans les maladies de la tête et des nerfs.

Antimoine diaphorétique ou Oxide blanc d'Antimoine.

Un sudorifique très-puissant dans les maladies aiguës et chroniques, est l'*antimoine diaphorétique*. Boerhaave, entraîné par le préjugé, dit, dans sa chimie, que c'était une pure chaux terreuse, mais ne pouvant se refuser à son efficacité dans la pratique, il se contredit dans ses préleçons sur les institutions de médecine, en disant qu'il agissait comme un émétique affaibli. Une raison pour laquelle *Cartheuser* a prétendu, contre *Boerrhaave*, que cette chaux pouvait être utile, c'est parce que l'eau en dissout quelques parties qu'elle fait passer avec elle au travers du papier gris ou du filtre; car cette eau ainsi chargée du principe de cette chaux, a tous les effets de l'antimoine diaphorétique, et lors même qu'il ne serait pas soluble dans un menstrue aqueux, comme sont nos sucs gastriques, cela n'empêcherait pas qu'étant reçue dans l'estomac, elle n'eût une efficacité marquée, puisque les ouvertures des vaisseaux lactés peuvent déglutir cette prétendue chaux et la répandre dans tout le corps, de manière à y produire et y déterminer son effet sudorifique. De plus, lors même qu'elle ne serait pas resorbée dans la masse des humeurs, elle pourrait agir sympathiquement sans sortir des premières voies; on peut en dire autant du kermès; les raisonnemens chimiques ne valent rien, car, suivant cela, le kermès en tant que soluble, serait inefficace, cependant on ne saurait douter de son énergie (1).

On n'a point encore déterminé quel est le principe de l'antimoine diaphorétique qui lui donne sa dissolubilité. Il faut croire que la partie réguline qui n'est pas entièrement décomposée est dissoluble dans l'eau, et que c'est cette partie qui communique à l'eau la vertu diaphorétique (2). *Cartheuser* fait voir cela d'une manière assez sensible; si l'on fait infuser du verre d'antimoine dans du vin d'Espagne, qu'on le filtre, il ne reste rien sur le papier, le vin ne paraît pas changé, il est cependant un violent émétique et

_____

(1) Tant que dure l'action de l'antimoine, il faut éviter de prendre des acides, de crainte qu'il ne devienne émétique.

(2) L'antimoine diaphorétique surpasse en vertu l'antimoine crud.

Zimmerman en faisait, dit-on, un très-grand usage, pour atténuer et diviser les humeurs épaisses et lymphatiques, dans diverses maladies chroniques qui ont pour cause des obstructions et surtout dans la cachexie, la vérole, les écrouelles et le scorbut à coagulo. --- Il est à observer que si l'on en portait la dose à demi gros il deviendrait émétique.

produit tous les effets violens de l'antimoine; il est certain que l'antimoine diaphorétique est utile dans les maladies aiguës et chroniques. *Synibaldi*, et après lui plusieurs habiles médecins de Vienne ont dit en avoir observé de très-bons effets dans les inflammations de poitrine, qu'ils guérissaient en procurant des évacuations critiques par les urines et les sueurs. *Guamps* l'a employé avec succès dans différentes fièvres intermittentes quartes en le donnant de quatre en quatre heures. Il agissait, en introduisant dans la manière d'être actuelle du principe vital qui constituait la fièvre, une révolution considérable; par cette méthode perturbatrice, il détruisait le principe de la fièvre.

Besoard minéral.

Le *besoard minéral* est analogue à l'antimoine diaphorétique; on le prépare avec l'acide nitreux, qui, dit-on, le dissout, et d'où on le précipite: il faut que l'acide nitreux soit enlevé en aussi grande quantité qu'il est possible, parce que la combinaison de cet acide avec la partie réguline de l'antimoine, fait un drastique très-dangereux; cependant, la petite quantité de régule qu'il contient est peu de chose relativement aux autres préparations antimoniales plus actives, il est plus inerte, et par sa médiocrité d'énergie, il est peut-être mieux approprié que le kermès minéral.

DIURÉTIQUES.

La distinction qu'on a faite des diaphorétiques et des diurétiques, est bien peu fondée, puis-

qu'ils peuvent se changer réciproquement, les
diurétiques en sudorifiques, *et vice versà*, quand
on tient le malade *sub regimine calido*, c'est-à-
dire, dans les circonstances nécessaires pour procurer le degré de chaleur qui détermine la sueur;
les diaphorétiques peuvent convenir quand on les
donne dans des boissons chaudes, et qu'on tient
le malade dans un air chaud. Un puissant sudorifique, si on le donne souvent dans l'eau froide,
que le malade soit tenu dans un air frais, peut,
au lieu d'être modifié, avoir un effet diurétique;
en sorte que cette distinction est plutôt fondée
sur le mode d'administration que sur la nature
des remèdes (1).

La vraie division des diurétiques doit être en
directs et en indirects; car, celle qu'on a établie
en chauds et en froids, quoique généralement
vraie, ne signifie rien, et ne veut dire autre
chose, sinon qu'il y a des diurétiques qui ne
peuvent se rapporter ni à l'une ni à l'autre classe,
comme les pois chiches, les asperges, les racines
de chausse-trape, qui ne sont ni froids ni chauds,

---

(1) Quoi qu'il en soit de l'action des diurétiques, il ne
faut pas nier qu'ils ayent la vertu d'augmenter la sécrétion
de l'urine et de la chasser au dehors, et c'est par la voie
des reins que le sang se dépouille de la sérosité superflue;
mais il faut avouer aussi, ainsi que le prétend notre
professeur, qu'une bonne partie de cette sérosité sort par
les pores de la peau, ou par la transpiration pulmonaire,
à l'aide de l'expiration.

La situation des reins, leur organisation particulière, la
capacité des vaisseaux sécrétoire plus lâches et plus ouverts,
la disposition de l'artère émulgente, rendent ces viscères
plus propres que d'autres à filtrer cette humeur.

La sécrétion de l'urine dépend du dégagement de la
matière qui doit être filtrée et de la force impulsive qui
la détermine dans les couloirs où doit se faire la séparation.
Si le sang est épais et visqueux, la sérosité s'en dégagera

au lieu que notre divison embrasse tout, elle est simple et générale. Ceux qui affectent spécialement les voies urinaires, comme le nitre, les baumes naturels, sont des diurétiques indirects, et en même-temps des remèdes excitans ou anti-spasmodiques qui agissent également sur tout le corps, en excitant et relâchant, et qui ne déterminent la diurèse que par cet effet général qui, portant sur les reins et les voies urinaires, deviennent diurétiques, en relevant le ton de ces parties lorsqu'il était trop abaissé et qu'il était dans un état de langueur et d'atonie, et en relevant le spasme de ces parties ou organes qui s'opposait à la sécrétion de l'urine. *Cullen*, nous fait connaître plus particulièrement la vertu des baumes. Nous avons parlé de celles des cantharides. Le nitre peut être diurétique, soit par son impression immédiate sur l'estomac, qui se répète sympatiquement sur les reins, ou, lorsque résout dans nos humeurs, il est porté dans ce torrent de la circulation jusques sur les parties, pour y exercer son action propre. Pour calculer ses effets diurétiques, il

---

difficilement. Si les fibres sont trop tendues, elles resserreront les ouvertures des vaisseaux sécrétoires; ainsi la sécrétion de l'urine diminuera, et celle de la transpiration augmentera par l'effet de la sympathie qui existe entre les systèmes urinaires et cutanés. --- Pour rétablir la liberté de la sécrétion d'urine, il faut, ou augmenter le mouvement des solides ou les diminuer, et les calmer, voilà pourquoi on avait cherché à établir qu'il y avait des *diurétiques chauds*, qui augmentant la chaleur naturelle, devaient augmenter le mouvement des solides et des fluides; et des *diurétiques froids*, qui, en tempérant la chaleur naturelle affaiblissaient le mouvement des solides et des humeurs: mais ils avaient oublié de dire, que les diurétiques chauds ou froids, ne produisaient ni l'un ni l'autre effet, et qu'ils agissaient, au contraire, comme diaphorétiques et portaient les humeurs vers la peau.

faut remonter à ce que nous avons dit du double effet du nitre, mixte, de son impression excitante et rafraîchissante; c'est par cette vertu irritante rafraîchissante, qui porte spécialement sur les reins, que détruisant la langueur des voies urinaires, il devient diurétique; mais lorsqu'il est nécessaire d'entretenir chez certains hommes, le ton et l'effort des voies urinaires, et qu'on y emploie le nitre, la nature entretient l'habitude de sa vertu stimulante, sa vertu s'en perd, son effet rafraîchissant est seul ressenti par le principe vital, et cette impression continuée par un usage constant du nitre, énerve singulièrement les voies urinaires. Il en est de même de l'effet des sels laxatifs qui d'abord font beaucoup de bien, mais qui ensuite affaiblissent à la longue les intestins, et produisent la constipation qu'on voulait combattre par leur moyen. En général, pour assurer l'effet diurétique actif, il faut faire prendre de l'eau en même temps (1);

---

(1) Aussi *Cullen* (*) parlait de la suppression des boissons, *que je transcris ici littéralement*, tant je le trouve conforme à ce que j'ai vu moi-même, dit : » je n'examinerai point » à la rigueur la vérité de ce fait, mais je suis assuré, » par tout ce que j'ai vu et oui dire, que cela doit être » arrivé très-rarement; et d'après le nombre de cas où » j'ai vu employer ce moyen (la suppression des liquides) » avec très-peu d'avantage, je ne suis pas étonné que » plusieurs médecins pensent qu'on ne doit jamais le tenter. » Ce moyen est extrêmement douloureux, parce qu'il » contrarie le désir ardent de boire, qui accompagne » communément cette maladie; et l'on peut objecter qu'il » n'est pas toujours nécessaire, parce que la tendance à » l'épanchement peut avoir ses limites, de manière que toute » la boisson que l'on prend ne doit pas prendre cette voie, » mais une portion peut encore se porter aux reins. Tant

(*) Matière-médicale traduite de l'Anglais, par Bosquillon, tom. 2, pag. 571.

Suite de la note de la page 503.

» que cela arrive, l'usage de la boisson peut être un moyen
» innocent; et je puis assurer avoir vu plusieurs hydropisies
» considérables, où la quantité d'eau rendue par les urines
» était à peu près égale à la quantité de boisson : ce qui
» prouve que la dernière etait un moyen très-convenable
» dans ce cas.

« Je suis étonné que les médecins, qui ont recommandé
» l'abstinence de la boisson, n'aient pas donné le moyen
» de déterminer jusqu'a quel point on peut porter cette
» abstinence; l'on pourrait certainement la déterminer à
» peu de chose près, en comparant la quantité d'urine que
» l'on à rendue dans un temps donné, à la quantité de
» boisson que l'on a prise dans le même temps

» J'ai fréquemment fait cette comparaison, et j'ai remarqué
» que l'abstinence totale de la boisson, en diminuant la
» quantité d'urine, était cause que les conduits sécrétoires
» des reins tombaient dans un état de contraction, de
» manière que la quantité d'urine, que l'on rendait, en
» était encore plus diminuée; ce qui m'a paru tendre à
» augmenter l'épanchement et à aggraver en conséquence
» la maladie. J'ai remarqué dans d'autres cas, que quand
» l'on prenait une certaine quantité de boisson, il en
» passait une portion considérable par les reins ; et quand la
» quantité d'urine égalait la boissson que l'on prenait,
» comme il arrive quelquefois, j'en concluais que l'on
» pouvait donner sans danger cette quantité de boisson.

» J'observerai, pour éclaircir ce que je viens de dire, que
» l'eau du sang entraînant les matières salines qui y sont
» contenues, est déterminée par la nature de l'économie
» animale, à passer par les excrétions, etc., surtout par
» les reins; et que, par conséquent, les boissons chargées
» de matières salines, sont naturellement déterminées à se
» porter vers cette voie plutôt que vers les cavités où se
» font les épanchemens contre nature dont j'ai parlé. Le
» fluide épanché dans ce cas, est presque insipide, et
» néanmoins, quoique les épanchemens enlèvent la partie
» aqueuse du sang aux conduits sécrétoires des reins, une
» grande quantité de la matière saline du sang continue
» à passer par cette voie : c'est ce qui m'a déterminé à
» donner pour boisson, non l'eau simple, mais toujours
» une eau imprégnée de matières salines, et je puis assurer
» qu'une eau de ce genre passe plus certainement vers les
» reins que les liqueurs absolument insipides «.

Suite de la note de la page 5o3.

» Ainsi l'eau imprégnée d'acides végétaux , est non seule-
» ment plus agréable au malade, que l'eau d'orge simple,
» ou l'eau de gruau ; mais elle passe toujours en plus grande
» quantité en proportion du liquide que l'on a pris ; et
» c'est communément en faisant attention à cette circonstance,
» que j'ai remarqué dans l'hydropisie même , la quantité
» d'urine que l'on rendait était égale à la quantité de boisson
» que l'on avait prise

» J'ai ainsi tenté d'exposer quelques unes des circonstances,
» où l'abstinence totale de boisson peut ne pas convenir,
» et j'ai indiqué quelques unes de celles où l'usage de la
» boisson peut être sans danger ; d'où il paraît qu'on n'aurait
» pas dû l'éviter aussi généralement que l'ont fait la plupart
» des médecins.

» En exposant les exceptions que l'on doit faire à la règle
» générale que l'on avait adoptée à ce sujet, j'ai observé
» que la boisson convenait surtout lorsque la quantité d'urine
» que l'on rendait, était égale, ou à-peu-près égale à la
» quantité de boisson que l'on avait prise ; et j'ai observé
» que cela arrivait spécialement lorsque la boisson dont l'on
» faisait usage, était imprégnée de quelques matières salines,
» qui la déterminait à se porter davantage vers les reins,
» et capables même d'exciter dans ces dernières, une sécrétion
» plus parfaite. En réfléchissant sur cet objet, je me suis
» aperçu que j'avais omis dans mon catalogue des diuréti-
» ques, quelques matières qui peuvent servir particulièrement
» de boisson , telles que les liqueurs fermentées de toutes
» espèces , naturellement faibles, ou convenablement affaiblies
» avec l'eau.

» L'on a remarqué que les esprits ardens, même délayés
» avec beaucoup d'eau et unis avec une portion d'acide
» végétal , stimulait les reins , et pouvait convenablement
» faire une portion ordinaire de la boisson des hydropiques.
» J'ai aussi omis de faire mention dans la liste des diurétiques,
» du lait des animaux non ruminans , et des produits du
» lait des autres animaux ; tels que le miel et le lait de
» beure , surtout, lorsqu'ils sont dans l'état le plus acide.
» J'observerai pour terminer ce qui est relatif à l'usage
» de la boisson dans l'hydropisie, que toutes les fois que
» l'on reconnait que l'urine égale la quantité de boisson
» que l'on a prise dans le même espace de temps, l'on
» peut, je pense, permettre sans danger au malade, de

Suite de la note de la page 503.

» boire autant qu'il le désire, et je ne doute pas que l'on
» ne pusse souvent avec cette indulgence, guérir parfaite-
» ment la maladie, comme le prouve un grand nombre
» d'observations, telles que celles qu'a données George
» Baker, dans les médical. transactions. Celles que Milman
» a rapportées de différens auteurs, et surtout celles que
» ce médecin habile a citées d'après sa pratique.

» Je ne puis rapporter aucun exemple d'après ma propre
» expérience ; mais j'ai été témoin d'un par hazard : l'on
» conseilla à une femme attaquée d'anasarque, de boire d'une
» eau minérale, dont elle prit une grande quantité; ce qui
» augmenta considérablement ses urines, et dissipa en très-
» peu de temps, absolument l'anasarque.

» J'observerai d'après mon expérience, que j'ai toujours
» pensé, qu'il était absurde aux médecins de faire usage
» des diurétiques, tandis qu'ils recommandaient l'abstinence
» de la boisson, qui est presque l'unique moyen de porter
» ces diurétiques vers les reins ; de manière que toutes les
» fois que j'emploie les diurétiques, je conseille en même-
» temps de boire abondamment ; et je suis persuadé que
» la boisson abondante a souvent contribué aux guérisons
» que j'ai opérées ».

Mon dessein, en rapportant le sentiment de Cullen, de
Georges Baker, de Milman, et en y joignant ce que j'ai
vu moi-même, est d'éveiller sur ce faux préjugé, l'attention
de mes lecteurs, afin que dans l'occasion ils se tiennent en
garde et ne suspendent pas exclusivement les boissons aux
hydropiques.

Ma façon de penser contre la suspension des boissons
allait s'imprimer lorsque je me suis procuré la matière
médicale de Cullen. Je me suis empressé de placer sa façon
de penser dans celle-ci, parce que c'est un auteur distingué,
dont l'opinion ne peut être que d'un grand poids.

De mon côté je puis assurer par une longue expérience
que je n'ai jamais observé aucun bon effet de la suppression
des boissons ; que tant que j'ai soumis mes malades à ce
funeste préjugé, aucun n'a été guéri par le seul fait de
cette privation ; qu'ayant demandé depuis quarante ans aux
médecins et aux chirurgiens les plus occupés, s'ils avaient
obtenu des guérisons d'hydropisies par l'abstinence des
boissons, aucun ne ma cité une seule curation. Plusieurs
m'ont dit, à la vérité, que la soif inextinguible, qui a

Suite de la note de la page 5o3.

presque toujours lieu dans l'hydropisie, avait forcé les
malades à transgresser leurs ordres, qu'ils n'étaient point
assurés si c'était aux boissons ou à la gravité de la maladie
qu'ils avaient dû le défaut de succès..

La majeure partie des praticiens m'ayant avoué ingénu-
ment qu'ils tenaient ce précepte de leurs prédécesseurs, ou
du livre d'*Hippocrate* (*), qui dit, » que celui qui sera
» hydropique se fatigue, prenne de l'exercice, sue, mange
» du pain, boive peu, use du vin blanc, dorme modérément.
» *Monro* qui dit, de porter une extrême attention à ne
» boire que très-peu «.

Mon devoir m'oblige de citer aussi les observations
parvenues à ma connaissance dans lesquelles il est prouvé
que les malades se sont guéris en s'abstenant de boire.

» Une femme âgée de 3o ans, se guérit d'une hydropisie
anasarque, en s'abstenant de boire pendant presque une
année entière. Et un paysan de son voisinage fut guéri de la
même manière (**). A des cas semblables dans *Schenkius* (***).
Voyez les exemples d'ascitiques guéris par le même moyen
dans *Mead* (****). *Wilkinson* s'est guéri radicalement d'une
hydropisie ascite, pour laquelle on lui avait déjà fait la
ponction, en s'abstenant rigoureusement de tout liquide, sans
prendre d'autres remèdes que l'infusion amère de Lower et
quelquefois une cuillerée ou deux d'un julep cordial. Or,
Banyer. Philos. transact. n.º 471, sect. 15.

Parmi le très-grand nombre de remèdes diurétiques, il y
en a beaucoup sur l'efficacité desquels il n'est guère permis
de compter. A l'exemple de mon maitre (*De Barthez*) et
de mon modèle, je ne vais parler que de ceux que j'ai
employé moi-même et dont j'ai à me louer.

Ces diurétiques sont *la garance ; rubia tinctorum.* Le
chiendent, l'asperge, l'arrête-bœuf, la digitale digitalis,
la *scille,* la *limonade* et les boissons acides, les cantharides.

Les diurétiques produisent quelquefois de très-bons effets
dans les cachexies simples, ainsi que dans celles où il y a
complication d'asthme *Rhodius* (*****) dit que ces remèdes

(*) Livre de ses épidémiques.
(**) *Lib* II. *obs.* 27.
(***) Pag. 1o3.
(****) Rivière, obs. comme *Jacoz, obs.* 21. *lib.* 3. *obs.* 3. *Ephem.*
d'Allemagne 1o6.
(*****) Obs. 27. *lib.* 2. *Acta physico medica de natur. cur. vol*

Suite de la note de la page 503.

firent disparaître un asthme dans une nuit en procurant
une évacuation *de trente-sept livres d'urine.* » J'ai plusieurs
» fois observé , dit *Baglivi* , qu'il faut dans les maladies
» de poitrine, promouvoir la sécrétion des urines , parce
» que la nature fournit cette indication. Il y a une contre-
» indication ; il y a un rapport intime entre les jambes,
» la poitrine et les parties de la génération. « Mais il ne
faut pas donner dans les maladies de poitrine les diurétiques
composés avec des sels laxatifs ou des acides ; ils excitent la
toux , et augmentent la maladie ; il faut choisir par préférence
la poudre des cloportes , la térebenthine , le baume du
Pérou , les décoctions des racines apéritives , le sirop d'althéa
de *Fernel* et autres de cette nature.

S'il fallait donner l'énumération de tous les remèdes qui
ont guéri les hydropisies sans posséder la vertu diurétique,
le nombre serait étonnant et nous tomberions dans l'em-
pyrisme. *Sydenham* en a eu guéri par *l'ail* seul , et par le
sirop de *Nerprun* , par la lessive des cendres de genet. D'autres,
par le sel de nitre. Une de mes tantes guérit par l'usage
des soupes au vin , dont elle fit sa nourriture exclusive et
sa boisson pendant deux ou trois mois ; et cela à soixante-
dix ans , âge ou ces maladies sont ordinairement incurables.

On peut favoriser la sécrétion des urines , 1.º En augmentant la quantité d'eau contenue dans le courant de la
circulation. 2.º En donnant des remèdes qui agissent
spécifiquement sur les reins et qui les stimule. 3.º En faisant
des applications extérieures sur toutes les parties qui sont
situées ou qui avoisinent le système urinaire. Il paraît que
l'on ne doit pas croire absolument qu'il faut appliquer
immédiatement les topiques sur les régions renales , parce
que celles faites sur l'hypogastre , sur les parties de la génération des deux sexes , sur le périnée , sur les parties
supérieures et internes des cuisses , ainsi que les lavemens,
produisent des effets très-diurétiques.

Ceux qui regardent les boissons comme contraires dans
les hydropisies et surtout dans l'ascite , pensent de même
sur l'usage des lavemens. La manière extrêmement prompte
avec laquelle ils sont quelquefois absorbés , les a prévenus
contre leur administration. Ce qui a augmenté leurs craintes,
c'est la promptitude avec laquelle une grande quantité d'eau

Suite de la note de la page 5o3.

injectée dans le ventre d'un chien jouissant de la plus parfaite santé, a été également absorbée. D'où ils ont conclu qu'il ne fallait pas en injecter dans les intestins des hydropiques, même dans les cas d'une constipation.

Les diurétiques secs ou humides, sont d'un usage très-général dans la cure de l'ascite. En effet lorsqu'on a le bonheur de guérir les ascitiques par l'action de ces remèdes pris à l'intérieur, les eaux s'évacuent d'une manière étonnante par les urines, et c'est ce que j'ai presque toujours vu dans les cas où ils ont eu le pouvoir de réussir ; même lorsque dans le même temps on employait les hydragogues.

On a proposé de frictionner le bas-ventre des ascitiques avec de l'huile. J'ai tenté ce moyen sans aucun succès, ne l'ayant jamais trouvé curatif.

On a aussi appliqué des vésicatoires sur le ventre, ce qui agit d'une manière diamétralement opposée à l'huile, la formation des vessies et l'écoulement des sérosités ne m'ont pas été beaucoup utiles.

Revenons aux diurétiques directs : les médecins qui les prescrivent, semblent n'avoir en vue que de stimuler les reins, ou de faire agir les diurétiques d'une manière générale sur tout le système, pour delà les faire correspondre à d'autres organes ; mais il me paraît qu'ils perdent trop de vue les deux sortes d'urine, qui vont se rendre dans la cavité de la vessie ; savoir : celle qui résulte de l'action des reins qui la secrètent et celle qui va comme tout d'un trait de l'estomac ou des intestins dans le même organe. Car si l'on ne peut douter qu'il y a des remèdes qui agissent spécialement sur les reins, après avoir parcouru les routes de la circulation du sang, il est aussi incontestable qu'il y a des substances dans les trois règnes de la nature qui déterminent les liquides qui sont dans l'estomac et les intestins à se porter d'une manière immédiate dans la vessie urinaire, sans passer par toutes les voies de la circulation. Les asperges n'ont ils pas cette propriété ? *Willis* a vu une anasarque causée par la répercussion d'une maladie cutanée céder à l'opium, qui procura des urines si abondantes, que le malade en fut guéri. On trouve une observation semblable dans les mémoires de l'Académie Royale des Sciences.

Je parlerai plus au long des vertus médicamenteuses de la digitale pourprée dans le supplément qui sera placé à la

excepté dans des cas d'hydropisie, quoiqu'on ait
vu des cas où la grande quantité d'eau à déter-

Suite de la note de la page 503.

fin du 2.d volume de cet ouvrage, où je traiterai des remèdes
nouvellement découverts.

Les sels neutres sont en général de bons diurétiques.
Un très-bon praticien guérit un ascitique dans l'espace d'un
mois, en lui faisant prendre dans cet intervalle de temps
une livre de tartre de vitriol. Je ne le nomme point, n'ayant
pas assez à me louer de lui pour que son nom figure dans
mon ouvrage.

Venel, a guéri des ascitiques, en leur faisant prendre
une drachme et demi ou deux drachmes de sel de nitre tous
les jours. On a vu produire le même effet à la crème de
tartre, donnée à une ou deux onces par jour.

Les sels neutres formés par l'union des acides et des
alcalis sont diurétiques lorsqu'ils se portent vers les reins;
mais lorsqu'ils purgent, ils perdent leur qualité diurétique,
ou du moins elle n'a pas lieu. Il y a un sel neutre qui
passe pour être plus diurétique que les autres, et que l'on
appelle par cette raison sel diurétique. _

Masel, médecin de Berlin, a vu des cas où les plus puissans diurétiques avaient été sans effet, et qui combinés
avec le quinquina avaient réussi parfaitement

L'on a prétendu que puisque les sudorifiques étaient
souvent un bon moyen curatoire dans le traitement de la
dyssenterie, surtout de la rhumatismale de *Stoll*. Les diurétiques peuvent aussi avoir leur utilité dans cette maladie, par
la raison que l'excrétion de l'urine et celle de la sueur se
suppléent et se remplacent réciproquement, du moins dans
l'état de santé. Mais *Jacoz*, dans son traité de la dyssenterie,
déclare ingénûment n'avoir jamais observé aucune diminution
de la dyssenterie par une excrétion quelconque d'urine.

Lorsqu'un malade a besoin d'user de remèdes diurétiques
il faut faire concourir les internes dont nous venons de parler
avec les diurétiques extérieurs. Les embrocations faites sur la
région des reins, sur l'épigastre et le périné faites avec les
huiles; les fomentations émollientes calmantes, les bains de
vapeurs, les bains d'eau tiède, les lavemens émolliens sont
d'excellens diurétiques lorsqu'il y a plutôt défaut de sécrétion
que d'excrétion.

miné une évacuation par les urines qui a avancé celle de l'humeur morbifique qui constituait l'épanchement (1).

Arnica montana.

Je vais parler de deux diurétiques assez actifs; le premier est l'*arnica montana*, dont on emploie les feuilles et les fleurs. C'est une plante de très-peu d'usage dans ce pays, et dont cependant les vertus sensibles et les effets éprouvés, annoncent la grande efficacité, mais aussi peut-être autant elle est négligée dans cette ville (Montpellier), autant on a pour elle un excès de confiance à Vienne en Autriche, où *Collins* l'a mise en usage et à la mode, il a succédé à *Storck* dans la place de médecin de l'hôpital, à Vienne. L'expérience des médecins qui ont voulu imiter ses essais, n'a pas confirmé tout ce qu'il avait avancé de sa vertu. Il l'avait encore regardée comme fébrifuge efficace; cependant, *Bergius*, médecin Suédois, n'a pas confirmé cette vertu fébrifuge; elle a néanmoins des vertus assez marquées dans les maladies des nerfs, dans différentes affections paralytiques et convulsives; mais les cas où elle agit comme spécifique, c'est dans les

---

(1) J'ai vu un de mes parens attaqué d'une ascite vineuse accompagnée de squirrhe au foie, à la rate, etc., qui en renonçant au vin, et en se mettant à l'usage du petit-lait nitré, qu'il prenait à haute dose toute la journée, sans compter plusieurs pintes par jour d'une tisanne de chiendent, avec lesquels remèdes il ne pouvait parvenir à modérer la soif inextinguible dont il était dévoré, parvint à se guérir de cette hydropisie, considérée par la majeure partie des praticiens comme incurable.

contusions violentes et étendues, qui font de larges ecchymoses, des extravasations de sang dans le tissu cellulaire externe, soit à l'intérieur, qui sont causées par des chutes, en sorte qu'on la regarde comme le spécifique *lapsorum*. Elle entre avec la douce-amère et la cochenille dans la décoction traumatique de *Fuller*. *Vogel* assure avoir vu que son usage, après des extravasations sanguines, occasionées par des chutes, faisait sortir des urines noires et chargées du sang épanché dans le tissu cellulaire, qui par l'action de cette décoction avait été repompé et déposé dans les voies urinaires. *Collins* prétend l'avoir trouvée utile dans plusieurs cas de paralysie, il explique son utilité d'une manière ingénieuse, déduite de ses effets dans la résolution des contusions avec echymose. Il veut qu'il y ait dans ces maladies un engorgement des vaisseaux de la dure et de la pie-mère, du cerveau et des autres parties voisines de l'origine commune des nerfs qui, comprimant ces parties, interromp la sympathie de la sensibilité dans les parties paralytiques avec le reste du système, et que cette racine produisant la résolution de cet engorgement, fait cesser la compression et rétablit la sympathie entre les organes; mais rien ne nous montre chez les paralytiques un semblable flux dans les vaisseaux du cerveau, ou sur ses membranes, où il est l'effet de la mort, et on en rencontre dans une infinité de cas, où il n'y avait ni apoplexie, ni compression de l'origine des nerfs: cette explication ne serait pas admissible, lors même que l'expérience de plusieurs autres médecins confirmerait cette utilité de l'*arnica* dans la paralysie, quoique cela ait lieu jusques à un certain point. L'*arnica* a été trouvée bonne dans l'*amaurosis* et la cataracte, vraisemblablement à cause de sa vertu atténuante qui résout l'obstruction du cristallin (1).

Cochenille.

La *cochenille* est aussi un diurétique dont on dit avoir éprouvé de bons effets. *Lister* dit en avoir obtenu de bons succès dans des dysuries totales. On en a éprouvé des effets remarquables dans cette maladie, dans ce pays-ci, mais particulièrement dans l'affection du calcul, pourvu qu'il soit friable. Un auteur l'a trouvée utile dans l'incontinence d'urine, ce qu'on entendra facilement en remontant au mécanisme de l'exclusion de l'urine. La vessie n'a point de sphincter musculeux, mais bien un anneau ligamenteux qui en fait la fonction, quand le stimulus qui fait l'urine est devenu assez puissant, le principe vital par lequel il est ressenti, change l'effet tonique des fibres ligamenteuses de cet anneau qui retenait l'urine : quand ces fibres sont paralysées n'étant pas susceptibles de l'effort tonique qui les resserre, elles donnent lieu à l'incontinence d'urine, et un remède irritant rendant à ces fibres leurs forces, remédie à cette affection.

(1) Dans plusieurs gouttes séreines provenant de cause interne, j'ai employé pendant très-long-temps l'*arnica* sans aucun succès, tant à petites doses, à doses moyennes qu'à grandes doses. Je ne l'ai jamais expérimenté dans les gouttes séreines par cause externe. Dans celles-ci, et surtout dans les récentes, au lieu d'*arnica*, j'ai guéri mes malades, en appliquant la glace sur les yeux pendant plusieurs jours et plusieurs nuits de suite. J'ai inséré il y a quelques années des observations sur le bon effet de ce topique, dans les annales de la Société de médecine pratique de Montpellier, et depuis cette époque, j'ai guéri deux malades par cet excellent moyen.

Cloportes.

Les *cloportes* ou leur suc exprimé sont un très-bon diurétique, pourvu qu'elles soient données à forte dose, on n'a pas assez éprouvé leur vertu dans les catarrhes commençans qui peuvent dégénérer en phthisie. Mais leur vertu diurétique d'où dépend leur vertu résolutive, est bien prouvée par l'expérience. Il y a environ 20 ans qu'appelé en consultation, je vis une farce digne d'être mise en action par *Molière*. Deux médecins discutaient gravement si on donnerait au malade 6 ou 8 cloportes, et chacun appuyait son sentiment sur des considérations abstraites du tempérament du malade et de la nature de la maladie, j'en donnai jusqu'à 60 et 80. Ce n'est pas que je donne tout de suite cette quantité, mais on peut pousser la dose jusques là sans danger, et ce n'est que par ce moyen qu'on peut en obtenir des effets sensibles. Le suc exprimé donné à cette dose est un puissant résolutif; on peut l'employer ainsi dans la phthisie pulmonaire; mais il faut comme dans toutes les autres maladies, spécifier le cas, le stade de la maladie, le tempérament du malade où il peut être utile; il faut en suivre l'application pendant long-temps, et ce ne sont que ces observations multipliées à l'infini qui font honneur à l'art et à l'artiste. *Gedeon Harvée* dit, dans sa satyre contre les médecins, qu'il connaît un bon remède contre la phthisie pulmonaire et à bas prix, mais qu'il ne veut pas le révéler. *Stahl*, ayant conjecturé que c'était les cloportes, quoiqu'il n'en tirât pas d'effets merveilleux, dit qu'il n'est pas à mépriser. Ayant joint à leur administration, dans le cas de phthisie pulmonaire, des remèdes plus actifs, je n'ai pu en obtenir des effets plus marqués; mais un médecin de Marseille assure en avoir eu de bons effets dans cette maladie; l'espèce de phthisie où le préjugé nous porte à croire que les cloportes sont utiles, sera celle qui aura le plus d'analogie avec les autres genres de maladies auxquelles les cloportes sont convenables. Les anciens ont déjà dit qu'elles résolvaient les engorgemens glanduleux; *Dioscoride* les loue dans l'obstruction du foie, et son assertion est confirmée par *Fuller*. *Rivière* les recommande dans les maladies *à colluvie serosa*, dans les ulcères de mauvais caractère, dans les tumeurs glanduleuses des mamelles. Elle serait donc appropriée à cette espèce de phthisie pulmonaire, produite par les tubercules du poumon, qui s'enfle et s'abcède. Nous avons dit qu'il y avait plusieurs genres de pulmonie; que les uns étaient rapides et tuaient dans deux ou trois mois, que les autres avaient des progrès plus lents et n'enlevaient les malades que dans deux ou trois ans, qu'il y en avait d'autres, qui laissaient aux malades des intervalles lucides, et où le crachement de sang et de pus revient par reprises; qu'ordinairement on disait, quoique sans fondement, que les malades avaient des tubercules au poumon, mais les faits nous montrent que la plupart de ces phthisies à longs intervalles, sont causées par un état variqueux des veines du poumon, état qui diffère beaucoup de celui où elle est causée par des tubercules; il est cependant vrai qu'il se rencontre de vraies phthisies tuberculeuses, surtout chez les sujets scrophuleux, comme l'a très-bien décrit *Morton*, c'est dans ce genre de pulmonie que le suc de cloportes est utile, donné à haute dose.

*De Barthez n'ayant pas eu le temps de donner
à cet article tout le développement dont il
me parait susceptible, tant relativement à MM.
les étudians, qu'aux praticiens des campagnes,
qui d'ordinaire n'ont pas de bibliothèques étendues, j'ai cru devoir y suppléer par les additions suivantes.*

La Scille.

Elle est regardée depuis de temps très-anciens
comme un excellent diurétique. Lorsqu'on veut
qu'il porte ses effets vers le système urinaire,
il faut éviter qu'elle agisse comme émétique ou
purgative, et c'est en la donnant à petites doses.
Cullen a observé que l'unissant à un narcotique,
on l'empéchait d'agir comme émétique et purgative.

La *scille* desséchée porte plus sur les reins que
la récente. Cependant il est prouvé que si on la
dessèche trop, on peut la rendre de nul effet.
Pour la faire mieux agir sur les reins, on n'a
qu'a l'associer à un sel neutre.

En général, un émétique fait vomir, un purgatif provoque les selles : mais les diurétiques
ne font pas toujours uriner, ni les béchiques
expectorer, ni les sudorifiques suer. On peut
presque en dire autant de beaucoup d'autres
remèdes, tant altérans qu'évacuans. Mais quand à
la soille, administrée comme diurétique, quoique
possédant d'ailleurs d'autres vertus, puisqu'elle
est susceptible de stimuler presque également
toutes les parties sensibles, ou tous les conduits
excréteurs sur lesquels on l'applique, puisqu'elle
fait vomir, purge, provoque les crachats ; elle
porte plus spécifiquement ses effets sur le

système urinaire, que sur tous les autres systèmes excrétoires, et est plus propre à entraîner la sérosité par les reins, qu'il n'agit sur les autres humeurs.

Il y a des praticiens qui regardent l'oximel scillitique comme le spécifique de l'ascite, au point que si ce remède ne peut la guérir, c'est fait du malade. On la donne à dose convenable, pour prévenir la diarrhée, mais on ne craint point qu'elle soit un peu purgative. On la combine avec le nitre; mais lorsqu'on en fait un long usage sans le discontinuer, elle peut affaiblir l'estomac. Pour la continuer sans interruption et sans crainte, on donne à sa place le vin scillitique. Dans d'autres circonstances on combine le vin scillitique avec le quinquina. Lorsqu'il survient des douleurs ou des crampes, ou d'autres symptômes nerveux, on la combine avec le camphre. Lorsqu'on veut augmenter son effet dissolvant, il faut la combiner avec le galbanum ou les savons.

Il faut s'abstenir de la scille s'il y a quelque symptôme d'inflammation aiguë ou lente; s'il y a une fièvre sensible, ou des indices de la dissolution des humeurs; car, par son action continuée, elle finit par teindre les urines et les excrémens de sang.

Si après en avoir usé quelque jours, la scille n'augmente pas la masse des urines, il faut renoncer à son usage.

Les cantharides.

Je ne répéterai point ce que j'ai déjà dit sur l'usage des cantharides tant extérieurement comme rubéfians et vésicans, que sur leur usage à l'intérieur à l'article *vésicatoires*, auquel je renvoie le lecteur, puisque j'ai établi qu'il n'était pas douteux qu'elles ne portassent leurs effets sur le système urinaire, qui dans les deux sexes est intimement lié avec les organes de la génération ; ce qui, outre leur vertu diurétique, leur donne un rang distingué parmi les aphrodisiaques.

On a observé que leur premier effet, données à petites doses ou même appliquées à l'extérieur, était d'agir sur le cou de la vessie, et d'occasioner une légère strangurie, et que c'est par une continuation de leur action, qu'elles devenaient aphrodisiaques, provoquaient le priapisme, le pissement de sang chez les hommes; qu'elles agissaient de même sur le système urinaire des femmes et déterminaient en elles l'appétit vénérien.

Néanmoins, quoique mises au rang des diurétiques, il y a eu de praticiens qui leur ont contesté cette vertu. *Smyth Carmichael* assure qu'il a donné fréquemment la teinture de cantharides, sans jamais avoir observé que la sécrétion d'urine en fût augmentée. *Cullen*, dit qu'il a vu les cantharides appliquées à l'extérieur, agir sur la vessie, produire la strangurie et ne pas augmenter le flux d'urine ; ce qui suivant eux jette de doutes sur la vertu diurétique de cette substance animale. Je crois en avoir donné la raison, en disant que les *diurétiques* n'étaient pas toujours aussi propres à provoquer la sécrétion et l'excrétion de l'urine que les émétiques et les purgatifs pour faire vomir, ou pour aller à la selle ; ou comme l'opium pour faire dormir.

Cependant *De Barthez* en était singulièrement partisan. *Fouquet*, qui maniait joliment les substances vénéneuses et les poisons, ne doutait point de leur vertu diurétique. *Werloff*, (1)

---

(1) *Commercium litterarium Norimbergence.*

donne un exemple remarquable de la puissance diurétique des cantharides, dit même l'avoir observé fréquemment dans l'hydropisie et dans d'autres maladies. *Werlhoff*, les donnait à un grain en poudre toutes les quatre heures; et ce ne fut qu'à la troisième prise, qu'une suppression d'urine qui durait depuis plusieurs jours commença à céder.

Le docteur *Etmuller* à Jutenbog, assure que dans les fièvres nerveuses malignes, il a administré avec le plus grand succès la teinture concentrée des cantharides après avoir donné en vain les stimulans volatils et autres. Il donne de cette teinture dix gouttes, toutes les deux ou trois heures dans une cuillerée d'une émulsion de gomme arabique. Dix gouttes de cette teinture contiennent un grain de cantharides (1).

Dans l'hydropisie *Capivacius* donnait une cantharide avec la poudre de rhue. *Valescus de Tarente*, *Schenic*, *Scultet*, *Grainger*, d'un à trois grains avec le mercure doux et le camphre. *Classius*, *Hoffmann*, mêlé avec le camphre, le nitre et le sel de tartre.

Ledelius (2) cite l'effet des cantharides sur un noble et lui attribue une vertu aphrodisiaque, irritante, stimulant les organes de la génération et provoquant le désir insatiable du coït, des tumeurs au scrotum. Après avoir épuisé la semence, elles provoquèrent le pissement de sang et la mort d'un malade au 2.me jour.

On a vu encore l'usage des cantharides produire des accidens graves depuis la bouche jusqu'à la vessie; les malades se sentent comme

---

(1) Annal. de littérat. médic. étrang. tom. 1. pag. 386.
(2) Mélang. des curieux de la nat. ann. IX, et X. obs. 148.

rongés et corrodés ; il survient une fièvre ardente
avec nausées, dyssenterie, lypothimie, vertige, etc.
La force caustique des cantharides ne saurait
être révoquée en doute. Les vomissemens, les
douleurs ; de là l'inflammation, l'érosion, le sphacèle et la mort. Cependant les cantharides prises
intérieurement, ne sont pas toujours nuisibles
d'après *Spilenberger* (1). Les habitans de la haute-
Hongrie au delà du Tein ou Tibisque, sont
sujets à une maladie qui a quelque rapport avec
l'hydrophobie. Une grande chaleur dans la tête
qui se répand ensuite par tout le corps, succède
à une enflure subite du cou, et ils meurent en
quatre jours, s'ils ne sont secourus à temps. Pour
remédier à cette maladie ils se contentent de
prendre dans une potion, dix cantharides pulvé-
risées et en une seule prise ; ce qui leur procure
une sueur abondante et quelquefois une excrétion
copieuse d'urine sans aucune douleur. Ce remède
ne serait pas sans danger pour les hommes des
autres pays. Il peut se faire aussi que les cantharides ne soient pas douées d'une vertu aussi
active que dans les autres pays.

Pour remédier aux mauvais effets produits par
les cantharides, il faut donner beaucoup d'huile
d'olive, de lin, ou d'amandes douces, fortement
camphrées. On tâche de les expulser de l'estomac,
dans le premier moment, à l'aide de l'émétique.
On donne beaucoup de boissons inviscantes, le
lait, de décoctions de plantes et des graines émollientes et mucilagineuses ; les bouillons gras, le
beurre récent ; les emulsions avec les semences
froides, bien sucrées et bien camphrées.

_____

(1) Ephémer. des cur. de la nat. ann. 1670, obs. 33.

BÉCHIQUES EXPECTORANS.

Les *béchiques expectorans* favorisent l'expulsion des matières sécrétées dans les poumons, dans les vésicules aériens, dans les bronches, sous forme de crachats. Ces remèdes produisent ces effets en lubréfiant les voies de la respiration, en excitant une toux légère et en fondant les matières visqueuses et épaisses. Avec tous ces avantages nous sommes forcés d'avancer qu'aucun remède ne provoque la toux à volonté, à moins que ce ne soit le soufre réduit en vapeurs ou en gaz. *Cullen* ne connaît rien, qui soit dans le cas de faire tousser à volonté, que les vomitifs.

Les bronches et l'intérieur des poumons sont arrosés par une humeur séroso-lymphatique, afin que l'air qui entre facilement dans toutes ces parties, s'y décompose, y abandonne son oxigène et qu'il dilate les vésicules pulmonaires. Il faut que cette humeur ne soit ni trop épaisse, ni trop visqueuse, ni trop fluide, ni trop acrimonieuse. Si cette humeur est trop visqueuse ou trop grossière, l'expectoration s'en fait difficilement, l'air ne peut l'entretenir dans l'expectoration, la toux ou le mouvement devient infructueux, et son adhérence reste collée aux parois de la trachée artère, aux bronches, et aux vésicules pulmonaires; elle obstrue les vaisseaux, les glandes s'opposent à l'entrée de l'air dans les bronches; la circulation du sang est gênée dans le tissu du poumon, et la respiration extrêmement embarrassée, ce qui excite dans tout le système pulmonaire un sentiment de pesanteur et produit la toux, la dyspnée, l'athsme, etc.

Lorsqu'il se sépare dans le poumon une humeur trop fluide ou acrimonieuse, elle irrite tout l'intérieur des bronches et du poumon et par sympathie le diaphragme et les autres muscles de la respiration se mettent en contraction, excitent des toux violentes, opiniâtres, etc.

Pour corriger les qualités de cette humeur qui gêne l'action naturelle du poumon, il faut des béchiques choisis, dont les uns divisent et atténuent la lymphe; comme l'iris de Florence, l'origan, l'hyssope, le camphorate, etc., les autres qui donnent de la consistance aux crachats et diminuent, adoucissent l'acrimonie de la pituite; ces derniers sont appelés béchiques incrassans, comme la pulmonaire, la buglose, la bourrache, la grande consolde, le coquelicot, les raisins, les figues, les dattes, les jujubes, etc.

Comme la toux est le moyen que la nature emploie pour expulser les diverses humeurs de la trachée-artère des bronches et des poumons, les médecins ont cru qu'il était de leur devoir d'exciter cette toux par des remèdes appropriés, surtout lorsqu'il y avait une humeur nuisible, dont il était nécessaire de provoquer la sortie.

L'on a prétendu qu'il était important de n'administrer les expectorans qu'après avoir fait usage de la saignée, des adoucissans et des anti-phlogistiques. Sans doute ce précepte est avantageux dans les maladies inflammatoires du système pulmonaire, si l'on est appelé au commencement de la maladie où il y a grande irritation; mais aussi, ce précepte serait inconvenant, si l'on n'était appelé que lorsque la coction est faite.

La crise de la péripneumonie, se fait ordinai-

rement par les crachats, qui sont d'abord plus
ou moins teints de sang, mais qui deviennent
par la suite comme puriformes.

Mais comment le sang est-il versé des vaisseaux sanguins dans les canaux bronchiques ?
Lancisi a prétendu que le sang était repompé
de la partie enflammée par les veines intercos-
tales qui se portent dans l'azigos, qui par ses
ramifications les versaient dans les bronches.
Cela parait hypothétique; il parait plus naturel
de dire avec *Galien*, que cela se fait par une
espèce de transsudation, semblable à la matière
que l'on observe à la surface des viscères qui
ont été enflammés.

Quoi qu'il en soit de la manière dont les crachats se forment, il est certain que l'expectoration seule, établie à propos, guérit la pleurésie
et la péripneumonie. Les sueurs et les autres
évacuations produisent très-rarement le même
effet, parce qu'elles ne dégagent pas immédiatement la partie affectée. Comme les crachats,
l'expectoration, encore un coup, est la voie la
plus propre et celle que la nature a établie
pour débarrasser les poumons et la plèvre de
la matière, qui forment les engorgemens de la
poitrine. Dès que les matières sont évacuées, la
circulation se rétablit, les dangers disparaissent
et le malade entre en convalescence.

Si l'expectoration commence à s'établir avant
le 4.e jour, c'est une bonne marque, selon
Hippocrate; l'usage des expectorans ne convient
point dans la première période des inflammations de poitrine, c'est-à-dire, avant le 4.e jour
d'après *Stoll*, T. I.er p. 43. 59. Cet auteur dans
le même tome, parlant de la pleurésie rhumatismale, persiste dans son opinion, et il veut
qu'on ne place les expectorans qu'après les sai-

gnées et la prompte application des vésicatoires.

Ils sont à redouter tant que la fièvre est forte, la chaleur grande, la toux sèche, les douleurs et l'irritation de la poitrine intenses.

La dernière classe des évacuans spécifiques comprend les *béchiques expectorans* (1), *poligala*, il ne faut pas y joindre les diaphorétiques, à moins que ce ne soient ceux qui portent leur effet d'une manière spécifique sur le poumon, comme le soufre, le nitre ; les plantes nitreuses ne doivent pas non plus être mises au rang des expectorans, car le nitre ne porte son action sur le poumon que lorsque ce viscère est affecté d'infirmité relative par une fluxion dont il est le terme. Il serait imprudent de le donner en

---

(1) J'ai dit dans le Discours Préliminaire que M. le Chancelier *De Barthez*, n'avait parlé dans ses leçons que des remèdes qu'il avait expérimenté dans sa pratique. Il fallait alors qu'il n'eut pas une bien haute opinion de l'effet du *poligala de Virginie*, ou *Senega*, puisqu'il n'en dit rien, ni en parlant *des atténuans*, puisqu'on attribue au poligala la singulière vertu d'inciser et de diviser la croûte pleurétique ou la couenne du sang qui existe chez les personnes atteintes de fluxions de poitrine, et de favoriser la résolution de l'inflammation ; ni qu'il n'en parle pas non plus dans la classe des béchiques ou pectoraux, quoique alors ce remède fût fort en vogue à Montpellier, qu'il fût employé dans les fluxions de poitrine par la majeure partie des praticiens, et que dans un Discours Préliminaire mis en tête d'une traduction de la pleurésie de *Wan-Swieten*, ouvrage qui était alors entre les mains de tout le monde, le traducteur M. le docteur *Paul* eût fait l'éloge le plus pompeux du polygala de Virginie. Néanmoins, la racine de cette plante continue à être d'un très-grand usage, au moins dans tout le Midi de la France, dans les inflammations du système pulmonaire, et il est à croire que les praticiens judicieux qui l'emploient en ont obtenu quelque bon résultat. *Voyez le discours cité dans le traité de la pleurésie*, traduit du latin de *Wan-Swieten* par *Paul*, 1. vol. in 12.

pareil cas puisqu'on a vu le crachement de sang renouvelé par le suc de bourrache, dans quelques circonstances de pulmonie, à raison du principe irritant du nitre, qui fait toute la vertu de cette plante. Nous allons donner quelques observations générales sur le catarrhe et l'usage dont peuvent être les *béchiques* dans cette maladie.

On peut appliquer au catarrhe ce que l'on dit de toutes les autres maladies, que chacune d'elles peut être combattue par différentes méthodes; 1.º par la méthode naturelle qui tend essentiellement à accoucher les mouvemens salutaires de la nature, et à déterminer le genre d'opérations le plus avantageux qui affecte la nature universelle de l'homme frappé de cette maladie. 2.º Par la méthode analeptique qui sépare la maladie en ses élémens, en considérant l'élément principal, il faut s'attacher à le combattre, laissant la cure des autres à l'œuvre de la nature, ou aux opérations ultérieures de l'art. 3.º Par la méthode perturbatrice qui renferme l'empirique et la spécifique qui est celle qui change la manière d'être de la nature, lui donne une nouvelle forme et dénature la constitution de la maladie.

On peut guérir le catarrhe par la méthode perturbatrice, en excitant une diarrhée artificielle. Nous ne nous arrêterons point à la méthode analeptique de traiter cette affection, nous nous attacherons à la naturelle (1). Il est certain qu'on peut arrêter des catarrhes qui dégénereraient en phthisie colliquative, au moyen d'une tisane

---

(1) Les expectorans sont alors les remèdes les mieux indiqués parce qu'ils agissent en favorisant la sortie des matières muqueuses contenues dans la cavité des poumons et des bronches; ce qui se fait toujours avec plus ou moins de toux.

béchique, *et vice versâ*. Pour mieux voir l'utilité
de ces médicamens, il faut remonter à la nature
du catarrhe. C'est une fluxion irrégulière d'humeurs séreuses sur le poumon, le mouvement
est toujours accompagné d'une surabondance de
ces humeurs dans l'homme malade d'un catarrhe,
qu'on détruit en augmentant la transpiration de
tout le corps intérieurement et extérieurement.
Cette surabondance d'humeurs qui faisait l'élément principal du rhume étant détruite, la
nature ou l'art ont plus de facilité à faire le
reste. Il est rare que les béchiques aient un si
bon effet parce qu'on les donne d'une manière
vague et dans tout le cours d'un rhume de
poitrine ; c'est pour éviter qu'ils n'aient un effet
pernicieux qu'il est nécessaire de faire attention
à ce principe, que le catarrhe a plusieurs temps,
dont le premier est fort court, c'est dans cette
période qu'on pourrait faire une révulsion heureuse qui chassât par les sueurs ou l'expectoration
les humeurs surabondantes ; mais le temps est
trop court pour s'y attacher, il est remplacé par
le temps de l'augment, pendant lequel il serait
pernicieux d'employer les béchiques ; il faut donc
laisser passer quelque temps sans donner de
remèdes, au moins de ceux qui sont trop actifs,
attendre que l'augment soit passé, que le déclin
arrive où la nature affecte quelque degré de
coction et quelque effort d'expectoration qu'on
peut aider alors utilement par les béchiques :
si on les donnait avant qu'il eût paru aucun signe
du travail de la nature, ou intervertirait la chaîne
des mouvemens salutaires qu'elle affecte, on
affaiblirait toujours plus l'estomac et le poumon,
ce qui rendrait ces viscères d'autant plus susceptibles de devenir le terme de la fluxion, et
pourrait faire dégénérer le rhume en affection

colliquative d'abord séreuse, ensuite muqueuse,
et enfin en phthisie. Dans la méthode naturelle,
il faut bien faire attention à la manière dont
se fait la coction de l'humeur du catarrhe; elle
se fait quelquefois rapidement et tout d'un coup,
et quelquefois en partie seulement : il faut aider
cette coction en plaçant dans les intervalles les
béchiques, afin qu'ils puissent agir efficacement.
Si on les donne au contraire pendant tout le
cours de la maladie, on expose le malade, dont
on énerve le poumon, à des rechutes fréquentes
de rhume, et en affaiblissant les forces de la
constitution et révulsivement celles du poumon
encore davantage, on risque de les jeter dans
la phthisie. L'application des béchiques dans les
catarrhes sera souvent déplacée, si on ne fait pas
la distinction des vrais rhumes d'avec ceux qu'on
leur confond et qui ne viennent pas du poumon,
mais de l'estomac; lorsqu'un mauvais régime ou
de mauvaises digestions ont accumulé des humeurs dépravées dans les glandes et les membranes de l'œsophage, de l'estomac et du mésentère ;
la plénitude de ces humeurs dans le sang, porte
dans les premières voies, pendant l'hiver. La
révolution du Printemps excite une fermentation
putride de ces humeurs; c'est la vraie source des
fièvres mésentériques bilieuses ; plus les matières
sont abondantes, plus la fermentation est vive et
forte, et les produits en sont rejetés plus difficilement par les efforts de la nature affaiblie. Ces sucs
qui, pendant l'Hiver se sont accumulés, surtout
chez les personnes qui font bonne chère et fort
peu d'exercice, y avaient stagné pendant l'Hiver;
soutenues en mouvement par la sève du Printemps, qui a lieu dans les hommes comme dans
les végétaux, ils subissent des mouvemens de
fermentation putride qui produisent le catarrhe

qui affecte le poumon ou l'estomac, et quelquefois l'un et l'autre. La toux est alors stomocale, et fait quelquefois vomir les malades, elle chasse les glaires qui sont dans l'estomac et les bronches; si dans ces cas on donnait les béchiques, on affaiblirait l'estomac, on préparerait des suites fâcheuses : comme la dégénération des humeurs; mais lorsqu'on a reconnu que l'estomac est le terme de la fluxion, les remèdes efficaces sont ceux qui font sortir les mauvais sucs filtrés dans les membranes, et en procurent la résolution (1). Les émétiques, les purgatifs, et autres évacuans appropriés, soutenus par de légers toniques, sont alors les vrais remèdes, et ont les meilleurs effets; au lieu que les béchiques, par l'énervation qu'ils causeraient à l'estomac qui se communique sympathiquement au poumon, pourrait faire dégénérer la catarrhe de l'estomac en phthisie pulmonaire.

(1) Les médicamens *atténuans* et *incisifs*, sont ceux qui jouissent de cette vertu, mais il me paraît que *De Barthez* les a réduits à un très-petit nombre.

Cullen prétend en général qu'il n'existe pas des remèdes de ce genre, et il conclud que l'action des atténuans ne peut avoir lieu que dans les maladies qui dépendent de l'accumulation des matières muqueuses dans les bronches; car, il ne pense pas que les remèdes puissent agir sur le mucus déjà épanché dans les bronches. Mais nous disons à cela, que si en effet les remèdes n'agissent pas sur le mucus accumulé dans les bronches, il suffit qu'ils agissent sur les solides qui constituent le système pulmonaire, et spécialement sur la membrane muqueuse ou sur le parenchyme même du poumon, pour concourir à chasser hors des voies aériennes une humeur qui par sa tendance à l'épaississement ou par la quantité étonnante qui s'en sépare dans les catarrhes, peut nuire à l'acte de la respiration et même à étouffer les malades.

Sucre et Miel.

Le *sucre* et le *miel* sont des béchiques très-efficaces, de même que les plantes qui contiennent un principe sucré, comme on le trouve dans certains arbres, dans quelques racines charnues comme le *chervi*, la *carotte*, la *betterave*; dans les sucs qui découlent naturellement au printemps de diverses sortes d'arbres, dont *Margraff* a tiré du vrai sucre par un moyen ingénieux. Le miel en général dans la composition des remèdes, doit être préféré au sucre qui a perdu par son rafinement la plus grande partie de son mucilage. C'est à leur principe savonneux qu'il faut rapporter leur action, car le sucre a véritablement l'effet d'une substance savonneuse : savoir, de mêler l'huile à l'eau dans notre corps, comme dans les expériences chimiques; le miel est un savon très-efficace, pourvu que le sujet ne soit pas bilieux, il rendrait alors les selles habituellement trop libres. C'est un fondant et un résolutif très-efficace, qu'on a abandonné mal à propos dans le traitement de plusieurs maladies chroniques qui tiennent à un embarras, à un engorgement atrabilaire des viscères du bas-ventre; comme dans les sujets atrabilaires et mélancoliques. *Boerhaave* et ses disciples donnaient le lait qui, mêlé aux fruits, produisait une fonte des humeurs. *Alberti* a vu une jeune fille attaquée de phthisie pulmonaire ulcèreuse, survenue à une hémoptysie, dont elle se guérit en mangeant du miel étendu sur du pain de seigle. L'utilité du miel dans ce cas, doit être déduite de son efficacité appliqué à l'extérieur dans les ulcères sordides, où il est détersif et anti-septique. Le sucre paraît nuisible dans

quelques affections de poitrine; dans d'autres,
au contraire, il est avantageux, comme dans la
toux, le rhume. Il faut donc avoir la clef des
contradictions apparentes qu'on trouve dans les
différens auteurs; les uns disent que les corps
sucrés sont nuisibles dans les affections de poitrine, les autres disent qu'ils y sont merveilleux;
Rivière rapporte qu'une phthisie qui avait été
abandonnée par les médecins, fut guérie par
l'usage du miel rosat. *Sylvius de Leboë*, *Van-
helmont*, *Russel*, disent que le sucre engendre la
pituite au lieu de la chasser. Pour résoudre la
question de l'utilité du sucre dans la pulmonie,
il faut savoir qu'il y en a une qui n'est pas produite par l'ulcération du poumon, surtout dans
le commencement, son augment et la plus grande
partie de sa durée. *De Haen* dit encore que des
pulmoniques ont vécu ou sont morts avec tous
les signes de l'ulcération du poumon, et qu'à
l'ouverture de leurs cadavres on a seulement
trouvé les chairs infiltrées. Le même auteur a
vu que les glaires que rejettaient les malades, se
filtraient dans la substance du poumon; il y a
alors une inflammation ulcéreuse avec colliquation lente de la substance du poumon, état qui
diffère beaucoup de l'ulcère circonscrit du poumon : le sucre étant savonneux et balsamique,
en conservant par sa propriété la mixtion propre
du sang et des humeurs, empêche que la fermentation qui en opère la reproduction ne devienne putréfactive; mais cette grande miscibilité
qu'il concilie à nos fluides est aussi dangereuse;
car les fibres produites par de tels sucs, sont beaucoup plus faibles et plus molles que celles qui
sont fournies par des sucs bien moins mêlés.
Ainsi, les cochons nourris aux Antilles avec le
résidu des cannes à sucre, ont la chair beau-

coup plus fine et plus tendre que ceux que nous nourissons avec le gland ; ainsi le sucre doit être utile dans cette pulmonie, qui tire son origine de la maigreur du poumon, dans les fièvres bilieuses aiguës des sujets gras, dont la graisse se fond, et introduit dans la constitution une bilescence qui produit des lésions dont les effets sont très-funestes. Le sucre pourrait être utile, suivant *Van-Swieten*, en opérant la mixtion savonneuse des parties huileuses surabondantes, avec les parties séreuses lymphatiques du sang, comme correction de la fusion de la graisse; si cela était, l'exhibition du sucre devrait être suivie, dans ces fièvres, de cessation de la digestion, ce qu'on ne voit pas avec satisfaction. On serait, par cette théorie, porté à employer le sucre et les tablettes pectorales dans les sujets bilieux qui crachent le sang, dans l'hémoptysie pulmonaire qui vient à la suite de la rupture des vaisseaux du foie, et chez lesquels durant le cours de la maladie on observe une surabondance d'humeurs bilieuses, le sucre deviendrait alors correctif de cette dégénération bilieuse, ce qui est difficile à croire, puisque tous les corps doux, favorisent la génération de la bile.

Le sucre, suivant *Pringle*, est un très-puissant anti-septique des matières animales, il croit que les maladies putrides pestilentielles sont devenues plus rares par l'usage plus abondant du sucre et des végétaux qui en contiennent. Le sucre, il est vrai, peut empêcher la dégénération colliquative des humeurs, mais seulement pris en grande quatité. Il peut être donné en looch pour détacher les humeurs glaireuses âcres, qui séjournent dans le ventricule, le larynx et les glandes de la trachée-artère ; mais lorsque la toux a jeté de profondes racines, le sucre peut dans ce cas agir sympathiquement en empêchant la parfaite mixtion des humeurs, il empêche la tendance à la colliquation; mais si la phthisie est avancée, il augmente la fluxilité du sang et produit un effet analogue à celui qu'il exerce sur les animaux en rendant leurs chairs plus molles.

Les Baumes.

Les baumes les plus actifs, sont les naturels; comme l'encens, la *térébenthine*, etc. L'expérience les a faits trouver efficaces dans plusieurs cas de maladies du poumon et de la poitrine, lorsque la langueur du poumon empêche l'expectoration. *Venel* a vu de très-bons effets de la *térébenthine*, donnée dans un jaune d'œuf avec ou dans le kermès minéral, dans une péripneumonie épidémique gangréneuse; le ton du poumon était relevé avantageusement par les baumes.

Le soufre.

Le premier des expectorans est le soufre; c'est aussi un excellent diaphorétique qui porte son impression sur la peau et sur la surface transpirable des vaisseaux aériens du poumon (1). Il ne faut pas juger de ses vertus éprouvées dans

---

(1) C'est en excitant là toux que les stimulans facilitent l'expectoration des crachats. *De Barthez* donnait la préférence au soufre; mais la majeure partie des praticiens préfèrent les oxides d'antimoine et surtout le kermès minéral et le tartrite de potasse, antimonié á petites doses. Les eaux minérales hépatiques sulfureuses sont préférées aux autres expectorans stimulans dans les ulcérations du poumon et des bronches, dans les phthisies trachéales et pulmonaires; la seille (*), l'ipécacuanha.

(*) On a vu la fausse pleurésie céder à l'oximel scillitique et à l'usage des purgatifs doux.

la pratique, d'après des préjugés chimiques, d'après lesquels on veut qu'il n'ait point d'effet étant reçu dans le corps, parce qu'il n'est pas soluble dans les menstrues aqueux, ce qui est une manière de raisonner très-vicieuse, parce que 1.º les orifices des veines lactées peuvent le déglutir en masse, sans qu'il soit besoin qu'il soit dissout. 2.º Parce que ce dogme, que le soufre n'est pas soluble dans l'eau, n'est pas éclairci par une longue suite d'observations chimiques, et qu'on trouve du soufre dissout dans les eaux minérales. 3.º La sueur de ceux qui prennent le soufre, a une odeur sulfureuse très-sensible, et les vapeurs qui passent à travers de l'organe de la peau, noircissent l'or et l'argent que portent les malades. *Sylvius de Leboë* assure que si l'on frotte le poignet d'un homme à l'endroit où l'on tâte le pouls, avec le baume de soufre, l'urine qu'il rend quelque temps après, donne des signes que le soufre lui a transmis son odeur spécifique.

C'est un très-bon remède dans les maladies du poumon, dans celles surtout qui dépendent de l'*infarctus* de ce viscère, comme l'asthme et autres, où il faut exciter doucement la transpiration; les anciens ont donné au soufre le nom d'*amicum pulmonum*. Il est spécifique dans la gale, et c'est à tort que l'on a dit que son application sur les éruptions galeuses, ne les guérit qu'en les répercutant à l'intérieur, où elles produisent des maux très-graves, de la même manière qu'étant donné intérieurement, il les pousse à la peau. Mais l'expérience est contraire à cette opinion, et il ne faut point attribuer cet accident, lorsqu'il arrive, à l'effet propre du soufre, mais à celui des corps et des topiques auxquels on l'incorpore pour en faire une pommade. Les eaux sulfureuses minérales guérissent très-bien en bain et en boisson les affections galeuses, il est au contraire excitant, évaporant, il augmente la transpiration tant interne, qu'externe; car, tous les viscères sont continuellement baignés dans une atmosphère de vapeurs perspirables qui découlent de leur surface, qui en entretiennent la souplesse et le jeu; et suivant quelques naturalistes, disciples de *Linnæus*, il détruit les vers du genre des ascarides, qui font les exanthèmes galleux. La vertu spécifique de cette substance, lorsqu'elle est prise à l'intérieur, est de porter son action sur toutes les parties perspirables, c'est ce qui le rend utile dans l'asthme et les autres affections du poumon, la phthisie produite par la répercussion de l'humeur galleuse sur la surface des vaisseaux aériens de ce viscère, où elle détermine des affections dartreuses, érysipélateuses, galleuses, semblables à celles qu'on combat efficacement par son secours, quand elles sont sur la surface extérieure du corps, il les guérit aussi sûrement à l'intérieur qu'au dehors; il discute les œdèmes, mais il y en a, dont la suppression est dangereuse.

Il y a des eaux thermales, comme celles des eaux de Barège, qui sont très-sensiblement chargées de soufre. Il serait à souhaiter qu'on eût une échelle des vertus respectives, suivant la quantité de soufre qu'elles contiennent, et leurs effets pratiques dépendans de l'impression spéciale qu'elles ont sur les surfaces perspirables, qui est déterminée par leur effet sur l'estomac; effet qui se répète sympathiquement sur le poumon et sur la peau. *Werlhof* dit, que ces eaux sont des purgatifs avantageux dans des cas d'hémorrhoïdes aveugles, lorsqu'il y a constipation, en y dissolvant de la crême de tartre et du miel: comme elles sont sulfureuses à différens degrès; il faut en savoir apprécier l'activité pour les approprier aux différentes maladies auxquelles elles conviennent. On peut lire là-dessus avec fruit l'essai de M. *de Bordeu*, sur la cure des écrouelles; il faut savoir en modérer l'activité, suivant le malade qu'on a à traiter; ainsi, il y en a qui n'ont qu'une idée de soufre et qui sont avantageuses dans l'asthme, chez les personnes disposées surtout à l'échauffement (1).

(1) Tous les expectorans excitans et stimulans n'ont pas besoin de passer directement de l'estomac dans d'autres voies pour venir agir sur les poumons.

Les vapeurs de soufre d'ammoniaque, les acides fumans mêlés à l'air, le vinaigre volatilisé, les bitumes enflammés dont il se fait des dégagemens de matières gazeuses par l'effet de la combustion; les baumes, les résines, le benjoin, l'oliban, le baume du Pérou allumé, etc.; portent leur action sur la glotte, le pharinx et les tuyaux bronchiques, et produisent une toux relative à la sensibilité des malades et des parties du système pulmonaire qui sont exposées à leurs effets. On doit observer que leur action est très-vive, on les administsre *dans la crise* du rhume des catarrhes, dans tous les temps de l'asthme humide, dans la vomique confirmée, et dans toutes les inflammations de poitrine lorsque pour leur solution la nature choisit la voie des crachats.

Du kermès minéral, ou poudre des chartreux.

Il est surprenant que *De Barthez* n'ait pas parlé d'un remède qui en qualité d'expectorant a joué pendant l'espace d'un siècle, d'une grande vogue, pour le traitement des maladies du système pulmonaire, et qui presque toujours, au dire des meilleurs praticiens, à souvent produit des effets salutaires. Comme je l'ai vu employer, et l'ai employé moi-même avec succès, à la vérité conjointement avec d'autres remèdes, dans la cure des maladies aiguës de poitrine et même dans les accès d'asthme humoral; je ne puis me dispenser, non seulement de le citer, mais encore de le recommander comme un moyen supérieur, à tous les expectorans énumérés dans le cours de *De Barthez*.

Deux fameuses observations ont servi d'époque à la réputation brillante dont a joui le kermès minéral.

La I.re est du 17 Février 1714, de la cure de frère *Dominique*, chartreux, pris d'une grosse fluxion de poitrine, guéri par frère *Simon*, du même ordre religieux, sous les yeux de *Thuisier*, docteur régent de la faculté de Paris, et médecin des chartreux.

La 2.e est du célèbre *Lemery*, opérée les derniers jours de Décembre 1718, sur le Marquis *De Bayers*, de la maison de *Laroche-Foucault*, qui par ses circonstances, par la singularité et par la leçon importante qui en résulte pour les médecins, de ne jamais désespérer d'une maladie, tant qu'il reste quelque rayon d'espérance. J'ai cru devoir rapporter cette observation, pour la mettre a portée d'être connue des jeunes praticiens, étant comme ensevelie dans les *mémoires de l'Académie Royale des sciences* de Paris, année 1722, ainsi que dans la *collection académique*, ouvrages considérables et précieux d'une grande cherté, qui malheureusement ne peuvent pas être dans les mains de tout le monde.

» Le Marquis *De Bayers*, fut attaqué d'une grosse fièvre
» continue, accompagnée de redoublemens, de toux fréquentes,
» de crachement de sang, de douleur vive au côté, d'oppres-
» sion et de difficulté de respirer très-considérable. On
» n'oublia rien de tous les secours que l'art indique en
» pareille circonstance, et quoiqu'ils fussent placés avec
» tout le soin et toute la promptitude possible, le malade
» ne laissa pas de tomber, dans les premiers jours de
» l'année 1719, et vers le sept de sa maladie dans un état
» véritablement déplorable; le ventre se gonfla et se tendit
» extraordinairement, les crachats se supprimèrent totalement,
» ce qui produisit un râle et une oppression épouvantable;
» le pouls devint petit, inégal, intermittent; la connaissance
» se perdit entièrement; et il ne parla ni ne répondit plus;
» en un mot, il était réduit a un état d'agonie.

» *Lemery*, aimant mieux espérer encore, contre toute
» espérance que d'abandonner le malade à son triste sort,
» eut recours alors à la poudre des chartreux, dont il
» connaisait déjà les bons effets, surtout dans les maladies
» de poitrine, et comme de toutes les maladies considérables
» qu'il savait avoir été guéries par cette poudre, aucune,
» sans excepter même celle du *frère Dominique* n'avait pas
» été portée aussi loin et ne demandait un aussi prompt
» secours, il fit prendre au malade successivement, mais
» à des intervalles peu éloignés 9 a 10 grains du remède;
» et voyant qu'il n'opérait ni par le vomissement, ni par
» le ventre, ni par les sueurs, et que cependant le pouls

» devenait un peu moins mauvais, et l'oppression un peu
» moindre, il fit continuer de quatre en quatre heures
» pendant 24. une dose de 3 grains de cette même poudre,
» qui, au bout de ce temps ne produisit d'autre effet que
» de rendre le pouls un peu meilleur et de diminuer
» l'oppression, mais tout cela sans aucune évacuation ; le
» malade resta sans connaissance, sans aucuns crachats,
» et toujours avec beaucoup de tension au ventre. Enfin,
» on continuait encore dans la suite quelques doses du
» remède, la poitrine commença à se dégager par une quantité
» considérable de crachats durs, recuits et chargés d'un
« sang noir et caillé, que le malade rendit pendant trois
» ou quatre jours : et dès que cette espèce de crise commença,
» la connaissance revint, l'oppression, la tension du ventre,
« en un mot, tous les accidens s'évanouirent, et en assez
» peu de temps le Marquis *De Bayers* se trouva guéri.

« Ce qu'il y a de singulier dans cette guérison, n'est pas
» seulement que le malade soit revenu d'un état aussi désespéré,
» c'est encore dont le remède a opéré, et la quantité qu'il
» en a fallu donner successivement ; en effet, le malade en
» prit trente-six grains en deux fois vingt-quatre heures,
» et ces trente-six grains, au lieu de pousser par haut,
» par bas, ou par les sueurs, comme le remède, quoique
» pris en beaucoup plus petite dose, le fait assez ordinaire-
» ment dans les cas où il réussit; les 36 grains, dis-je,
» débarrassèrent d'une manière insensible les organes de la
» respiration, ce qui mit tout à coup le malade en état de
» chasser de sa poitrine la prodigieuse quantité de crachats
» qui y séjournaient depuis plusieurs jours, s'y étaient
» desséchés par la chaleur de la fièvre, précisément comme
» s'ils avaient été exposés à l'air et au soleil ».

Je crois pouvoir avancer avec certitude que si très-souvent
le kermès minéral n'a pas produit tout l'effet que l'on
croyait avoir droit d'en attendre, c'est qu'il a été administré
a trop petite dose, ou combiné avec de loochs invisquans,
qui devaient nécessairement en affaiblir l'action. Je l'ai
souvent vu donner de trois en trois ou de quatre en quatre
heures, à la dose d'un quart de grain. En supposant le
remède indiqué, on doit voir que sa force doit être insuffisante
pour dompter celle produite par le principe morbifique,
et quand on l'emploie, il faut que cela soit à des doses
sur la vertu desquelles on puisse compter.

FIN du I.er Volume.

TABLE
DES MATIÈRES
Contenues dans ce volume.

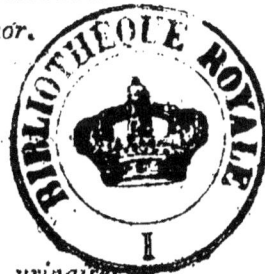

FIN de la TABLE.

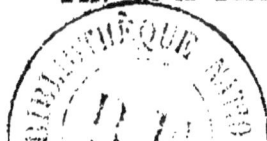